DOCUMENTS

RELATIFS A LA RÉVISION DES DÉCRETS

1° du 22 juillet 1882 sur les saillies permises dans la Ville de Paris;

2° du 23 juillet 1884 sur la hauteur des maisons, les combles et les lucarnes dans la Ville de Paris.

RÉPUBLIQUE FRANÇAISE
LIBERTÉ — ÉGALITÉ — FRATERNITÉ

PRÉFECTURE DU DÉPARTEMENT DE LA SEINE

VILLE DE PARIS

DIRECTION ADMINISTRATIVE DES SERVICES D'ARCHITECTURE ET DES PROMENADES ET PLANTATIONS
BUREAU DES ALIGNEMENTS ET DES PROMENADES ET PLANTATIONS

DOCUMENTS

RELATIFS A LA RÉVISION DES DÉCRETS :

1° du 22 juillet 1882 sur les saillies permises dans la Ville de Paris ;

2° du 23 juillet 1884 sur la hauteur des maisons, les combles
et les lucarnes dans la Ville de Paris.

M. BOUVARD, Directeur

M. G. JOURDAN, Chef de bureau.

PARIS
IMPRIMERIE ET LIBRAIRIE CENTRALES DES CHEMINS DE FER
IMPRIMERIE CHAIX
SOCIÉTÉ ANONYME AU CAPITAL DE TROIS MILLIONS
Rue Bergère, 20
1900

TABLE DES MATIÈRES

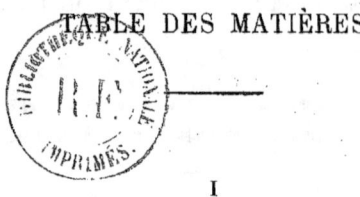

I

RÉVISION DU DÉCRET DU 22 JUILLET 1882
SUR LES SAILLIES PERMISES DANS LA VILLE DE PARIS

I

NOMINATION DE LA COMMISSION ADMINISTRATIVE CHARGÉE D'EXAMINER LES MODIFICATIONS QUI POURRAIENT ÊTRE APPORTÉES AU DÉCRET DU 22 JUILLET 1882

	Pages
1° Rapport à M. le Préfet de la Seine du 20 mai 1896	1
2° Arrêté préfectoral du 13 juin 1896, nommant la Commission administrative.	4
3° Arrêté préfectoral du 9 novembre 1896 nommant deux nouveaux membres de la Commission administrative.	6

II

DÉCRET DU 22 JUILLET 1882 PORTANT RÈGLEMENT SUR LES SAILLIES PERMISES DANS LA VILLE DE PARIS	7

III

SOUS-COMMISSION ADMINISTRATIVE DES SAILLIES

1° Procès-verbaux des séances	19
Procès-verbal n° 1.	19
— n° 2.	23
— n° 3.	26
— n° 4.	29
— n° 5.	31
— n° 6	37
— n° 7	43

	Pages
Procès-verbal n° 8.	47
— n° 9.	49
— n° 10.	52
2° Rapport de M. Louis Bonnier, architecte voyer, sur les travaux de la Sous-Commission administrative	55
3° Projet de règlement préparé par la Sous-Commission administrative.	61
4° Pièces annexes :	
I. Projet de règlement élaboré par la Société centrale des architectes français.	69
II. Projet de modifications présenté par la Société nationale des architectes.	75

IV

COMMISSION ADMINISTRATIVE DES SAILLIES

1° Procès-verbaux des séances	77
Procès-verbal n° 1	77
— n° 2	80
— n° 3	84
— n° 4	89
2° Projet de règlement proposé par la Commission administrative.	93

V

SOUS-COMMISSION DU COMITÉ TECHNIQUE

1° Procès-verbaux des séances.	105
Procès-verbal n° 1.	105
— n° 2.	108
— n° 3.	113
— n° 4.	118
— n° 5.	122
— n° 6.	125
— n° 7.	128
— n° 8.	131
— n° 9.	140
— n° 10.	143

	Pages
Procès-verbal n° 11	146
— n° 12	148
— n° 13	149
— n° 14	151
2° Rapport de M. Boileau, architecte, sur les travaux de la Sous-Commission du Comité technique	154
3° Projet de règlement préparé par la Sous-Commission du Comité technique	166

VI

COMITÉ TECHNIQUE

1° Procès-verbal de la séance du 28 juin 1898	175
2° Projet de règlement adopté par le Comité technique	201

VII

1° LETTRE DU PRÉFET DE LA SEINE AU PRÉFET DE POLICE DU 11 MARS 1899	215
2° RÉPONSE DU PRÉFET DE POLICE AU PRÉFET DE LA SEINE DU 5 MAI 1899	216

II

RÉVISION DU DÉCRET DU 23 JUILLET 1884
SUR LA HAUTEUR DES MAISONS, LES COMBLES ET LES LUCARNES
DANS LA VILLE DE PARIS

I

NOMINATION DE LA COMMISSION ADMINISTRATIVE CHARGÉE D'EXAMINER LES MODIFICATIONS QUI POURRAIENT ÊTRE APPORTÉES AU DÉCRET DU 23 JUILLET 1884

1° Rapport à M. le Préfet de la Seine du 28 septembre 1897	219
2° Arrêté préfectoral du 16 octobre 1897 nommant la Commission administrative	221
3° Arrêté préfectoral du 12 mars 1898 nommant M. Roussi en remplacement de M. Loviot	223

II

DÉCRET DU 23 JUILLET 1884 SUR LA HAUTEUR DES MAISONS, LES COMBLES ET LES LUCARNES DANS LA VILLE DE PARIS	225

III

SOUS-COMMISSION ADMINISTRATIVE DES HAUTEURS

	Pages
1° Procès-verbaux des séances	233
Procès-verbal n° 1	233
— n° 2	234
— n° 3	237
— n° 4	238
— n° 5	240
— n° 6	243
— n° 7	246
— n° 8	248
— n° 9	250
— n° 10	253
— n° 11	255
— n° 12	257
— n° 13	261
— n° 14	263
— n° 15	265
— n° 16	267
— n° 17	269
— n° 18	271
— n° 19	273
— n° 20	275
— n° 21	277
— n° 22	280
— n° 23	283
— n° 24	286
— n° 25	288
— n° 26	290
— n° 27	293
— n° 28	296

2° Rapport de M. Louis Bonnier, architecte voyer, sur les travaux de la Sous-Commission administrative 297

3° Projet de règlement présenté par la Sous-Commission administrative. . . . 341

4° Pièces annexes :

    I 349

    II 353

Pièces annexes *(Suite)*.   Pages

    III. 355
    IV. 357
    V. 367
    VI. 369
    VII. 371
    VIII. 373
    IX. 375
    X. 377
    XI. 385
    XII. 393
    XIII. 395
    XIV. 397
    XV. 399
    XVI. 401
    XVII. 407
    XVIII. 409

IV

COMMISSION ADMINISTRATIVE DES HAUTEURS

1° Procès-verbaux des séances. 411
    Procès-verbal n° 1. 411
       —   n° 2. 414
       —   n° 3. 416

2° Observations présentées par M. G. Jourdan, chef du bureau des alignements et des promenades et plantations sur le projet de règlement préparé par la sous-commission administrative, concernant la hauteur des bâtiments. . 419

3° Avis du Comité consultatif du contentieux du 24 avril 1899 428

4° Projet de règlement préparé par la Commission administrative 430

V

SOUS-COMMISSION DU COMITÉ TECHNIQUE

1° Procès-verbaux des séances 437
    Procès-verbal n° 1. 437
       —   n° 2. 440

		Pages
Procès-verbal n° 3		443
— n° 4		446
— n° 5		449
— n° 6		453
— n° 7		456
— n° 8		460
— n° 9		462

2° Rapport de M. Boileau, architecte, sur les travaux de la Sous-Commission du Comité technique 465

3° Projet de règlement préparé par la Sous-Commission du Comité technique . . 473

VI

COMITÉ TECHNIQUE

Procès-verbal de la séance du 27 juillet 1899 481

III

DOCUMENTS COMMUNS A LA RÉVISION DES DEUX DÉCRETS

I

Mémoire au Conseil municipal 501

II

Rapport présenté par M. Adolphe Chérioux, au nom de la 3ᵉ commission du Conseil municipal 509

III

Délibération du Conseil municipal du 28 décembre 1899 et projet de règlement y annexé 523

IV

Pages

Lettre du Préfet de la Seine au Président du Conseil, Ministre de l'Intérieur, du 18 janvier 1900 541

V

Enquête sur les réglementations de voirie dans les grandes villes de l'Europe, par M. Louis Bonnier, architecte voyer 543

I

RÉVISION DU DÉCRET DU 22 JUILLET 1882

SUR LES SAILLIES PERMISES DANS LA VILLE DE PARIS

I

RÉVISION DU DÉCRET DU 22 JUILLET 1882
SUR LES SAILLIES PERMISES DANS LA VILLE DE PARIS

I

Nomination de la Commission administrative chargée d'examiner les modifications qui pourraient être apportées au décret du 22 juillet 1882.

1° — RAPPORT A MONSIEUR LE PRÉFET DE LA SEINE
du 20 mai 1896

Les saillies que forment les bâtiments dans la ville de Paris ont été réglementées, d'abord par l'ordonnance royale du 24 décembre 1823, et ensuite par le décret du 22 juillet 1882, qui est aujourd'hui en vigueur.

Les tableaux annexés à ce décret divisent les saillies en deux catégories, les unes faisant partie intégrante de la construction, c'est-à-dire les saillies fixes, les autres qui ne sont pas inhérentes à la construction, et qu'on appelle les saillies mobiles. En outre, les conditions d'établissement et les dimensions de ces deux sortes de saillies varient suivant la largeur des voies de la hauteur à laquelle elles sont placées au-dessus du trottoir.

Mais cette réglementation, qui remonte à près de quatorze ans, n'est plus en rapport, du moins dans certaines parties, avec les progrès de la construction et les besoins du commerce parisien. En raison de la cherté toujours croissante du prix des terrains, les propriétaires ne consentent pas, en général, à se retraiter sur leur propre domaine pour établir sur les façades de leurs immeubles des saillies plus accentuées et plus mouvementées qui donneraient aux maisons une physionomie moins banale et contribueraient ainsi à l'embellissement de la ville. D'un autre côté, les commerçants, stimulés par la concurrence, réclament un peu plus de latitude pour les saillies de leurs enseignes, qui ne peuvent actuellement dépasser 50 centimètres.

L'Administration s'est efforcée d'interpréter le décret de 1882 dans le sens le plus large, mais les tolérances qu'elle peut accorder ne sont jamais que fort minimes et prêtent, dans tous les cas, à l'arbitraire.

Le soussigné pense que le moment serait venu de reviser ce décret du 22 juillet 1882 dans un sens plus libéral, sans nuire toutefois aux intérêts du voisinage et de la circulation publique. Dans ce but, il a l'honneur de proposer à Monsieur le Préfet de charger une commission du soin de préparer une nouvelle réglementation sur les saillies des bâtiments, qui serait soumise à l'approbation du Gouvernement.

Cette commission, qui serait présidée par M. le Préfet, ou à son défaut par le Directeur des Travaux, comprendrait deux membres du Conseil municipal, le Chef du Service administratif de la voirie, le Chef du bureau des Alignements et de la police des Constructions, l'Ingénieur en chef de la voie publique, deux architectes de la Ville de Paris, deux architectes délégués par la Société centrale, l'architecte en chef de la Préfecture de Police (sous réserve, bien entendu, de l'autorisation de M. le Préfet de Police), les deux architectes voyers honoraires, membres de la Commission supérieure de voirie, l'architecte voyer en chef, les trois architectes voyers de 1re classe et un architecte voyer de 2e classe.

Les fonctions de secrétaire seraient remplies par l'architecte voyer du Ve arrondissement.

Si Monsieur le Préfet approuvait ces propositions, le soussigné prendrait immédiatement les mesures nécessaires pour s'assurer du concours des personnes étrangères à l'Administration et soumettrait à la signature de Monsieur le Préfet l'arrêté de constitution de la Commission.

Paris, le 20 mai 1896.

Le Directeur des Travaux de Paris,
E. HUET.

2° — ARRÊTÉ PRÉFECTORAL DU 13 JUIN 1896
instituant une Commission administrative chargée d'examiner les modifications qui pourraient être apportées au décret du 22 juillet 1882.

Le Préfet de la Seine,

Vu le rapport par lequel M. le Directeur administratif des Travaux propose d'instituer une Commission à l'effet d'examiner les modifications qui pourraient être apportées au décret du 22 juillet 1882, sur les saillies permises dans la ville de Paris ;

Vu le décret du 22 juillet 1882 ;

Arrête :

Article premier.

Une Commission est instituée à l'effet d'examiner les modifications qui pourraient être apportées au décret du 22 juillet 1882, sur les saillies permises dans la ville de Paris.

Art. 2.

Cette Commission, présidée par M. le Préfet de la Seine et, à son défaut, par M. le Directeur administratif des Travaux, se compose en outre de :

MM. Bassinet, Sauton, membres du Conseil municipal.
Deville, chef du service administratif de la voirie.
Jourdan, chef du bureau des alignements et de la police des constructions.
Boreux, ingénieur en chef de la voie publique.
Bouvard, inspecteur général des services municipaux d'architecture.
Vaudremer, architecte honoraire de la Ville de Paris.
Ernest Bertrand, Paul Sédille, membres de la Société centrale des architectes.
Fernoux, président de la Société nationale des architectes.
Bunel, architecte en chef de la Préfecture de police.
Rivière, Duchatelet, architectes voyers honoraires.
Legros, architecte voyer en chef.
Pierron, architecte voyer en chef adjoint.

MM. Cléry,
Sauger,
Dardoize,
Tanquerel,
} architectes voyers.

Debrie, architecte voyer, qui remplira les fonctions de secrétaire.

Art. 3.

M. le Directeur administratif des travaux est chargé de l'exécution du présent arrêté, dont ampliation sera adressée à chacun des membres de la Commission.

Fait à Paris, le 13 juin 1896.

J. de SELVES.

3° — ARRÊTÉ PRÉFECTORAL DU 9 NOVEMBRE 1896
nommant deux nouveaux membres de la Commission administrative.

Le Préfet de la Seine,

Vu l'arrêté préfectoral, en date du 13 juin 1896, aux termes duquel a été instituée une Commission à l'effet d'examiner les modifications qui pourraient être apportées au décret du 22 juillet 1882 sur les saillies permises dans la Ville de Paris ;

Sur la proposition de M. le Directeur administratif des Travaux ;

Arrête :

Article premier.

MM. Champion et Bonnier, architectes voyers, sont nommés membres de la Commission de revision du décret du 22 juillet 1882 sur les saillies permises dans la Ville de Paris.

Art. 2.

Ampliation du présent arrêté sera adressée à MM. Champion et Bonnier.

Paris, le 9 novembre 1896.

J. de SELVES.

II

Décret du 22 juillet 1882
portant règlement sur les saillies permises dans la Ville de Paris.

Le Président de la République française,

Vu l'ordonnance royale du 24 décembre 1823, portant règlement sur les saillies, auvents et constructions semblables à permettre dans la ville de Paris ;

Vu les décrets des 27 octobre 1808 et 28 juillet 1874, concernant le tarif des droits de voirie à percevoir dans la ville de Paris ;

Vu l'avis émis par le Conseil municipal de la ville de Paris, dans sa séance du 9 avril 1881, sur un projet de règlement relatif aux saillies à permettre dans cette ville ;

Vu l'avis du Préfet de Police ;

Vu la proposition du Sénateur, Préfet de la Seine, en date du 3 mai 1881 ;

Le Conseil d'État entendu,

Décrète :

TITRE PREMIER
Dispositions générales.

Article premier.

A l'avenir il ne pourra être établi, sur les murs de face des constructions alignées ou non alignées de la ville de Paris, aucune saillie sur la voie publique autre que celles autorisées par le présent décret.

Art. 2.

Pour les constructions alignées, les jambes étrières et boutisses au droit des murs séparatifs devront toujours être sur l'alignement et ne pourront recevoir, sur toute la hauteur du rez-de-chaussée, à compter du niveau du trottoir, aucune saillie inhérente au gros œuvre du mur de face.

Art. 3.

Toute saillie sera comptée à partir de l'alignement pour les constructions alignées, et à partir du nu du mur de face pour les constructions non alignées et joignant la voie publique.

Art. 4.

Les saillies, dont les dimensions sont variables suivant la largeur des voies, seront déterminées d'après la largeur légale de la voie pour les constructions alignées ou en retraite de l'alignement, et d'après la largeur effective pour les constructions en saillie sur l'alignement.

Art. 5.

Les saillies autorisées ne pourront excéder les dimensions fixées aux tableaux annexés au présent décret et devront satisfaire aux conditions qui y sont déterminées.

Ces dimensions pourront être restreintes pour les constructions en saillie sur l'alignement.

Art. 6.

L'Administration pourra autoriser, après avis du Conseil général des bâtiments civils et avec l'approbation du ministre de l'Intérieur, des saillies exceptionnelles pour les constructions ayant un caractère monumental.

TITRE II

Saillies autorisées à titre provisoire au devant des constructions.

Art. 7.

Barrières provisoires, étais, échafauds.

La saillie des barrières provisoires, étais, échafauds, engins et appareils servant à monter et à descendre les matériaux, sera fixée dans chaque cas particulier, suivant les localités et les circonstances, de manière à ne pas gêner la circulation.

Les constructeurs devront, en outre, se soumettre, sauf en ce qui touche la pose des étais, aux prescriptions du Préfet de Police.

Art. 8.

Constructions provisoires, échoppes.

Il pourra être permis de masquer par des constructions provisoires ou des appentis les renfoncements n'ayant pas plus de huit mètres de longueur et ayant au moins un mètre de profondeur.

Ces constructions provisoires ne devront, dans aucun cas, excéder la hauteur du rez-de-chaussée, et elles seront supprimées dès qu'une des constructions attenantes subira retranchement.

Il pourra de même être permis de masquer, par des constructions provisoires en forme de pan coupé, les angles de toute espèce de renfoncement, mais sous la même condition que ci-dessus, pour leur établissement et leur suppression.

Le Préfet de Police sera consulté sur ces demandes.

TITRE III

Dispositions spéciales et transitoires.

Art. 9.

Entablements, corniches.

Les entablements et corniches existant actuellement et dépassant les saillies fixées à l'article 9 ne pourront être réparés, même en partie, et ils devront, dans leurs portions mauvaises, être reconstruits sans excéder la saillie réglementaire.

Art. 10.

Marches, perrons, bancs.

Il est interdit d'établir, de remplacer ou de réparer des marches, bancs, pas, perrons, entrées de caves ou tous ouvrages en saillie sur les alignements et placés sur le sol de la voie publique.

Néanmoins, il pourra être fait exception à cette règle pour ceux de ces ouvrages qui seraient la conséquence de changements apportés au niveau de la voie.

En outre, les marches, pas, perrons et entrées de caves, qui appartiendraient à des immeubles atteints par l'alignement au moment de la promulgation du présent règlement, et qui feraient eux-mêmes saillie sur l'alignement, pourront être entretenus et au besoin reconstruits tels qu'ils existaient jusqu'à l'époque où seront réédifiés les bâtiments dont ils dépendent.

Art. 11.

Bornes.

Il est interdit d'établir des bornes en saillie sur les murs de face ou de clôture, et celles qui existent actuellement devront être enlevées partout où un trottoir sera construit.

Art. 12.

Conduits de fumée.

Aucun conduit de fumée ne pourra être appliqué sur le parement extérieur des murs de face ni déboucher sur la voie publique.

Art. 13.

Cuvettes.

Aucune espèce de cuvette pour l'écoulement des eaux ménagères ou industrielles ne pourra être établie en saillie sur la voie publique.

Art. 14.

Constructions en encorbellement.

Aucune construction en encorbellement sur la voie publique ne sera permise.

Art. 15.

Les objets énumérés dans les articles 12, 13 et 14, qui existent actuellement, ne pourront être réparés et devront être supprimés dès qu'ils seront en mauvais état.

Art. 16.

Contrevents, persiennes.

Les contrevents et persiennes existant actuellement au rez-de-chaussée et se développant à l'extérieur pourront être conservés, mais ils ne pourront être remplacés.

Art. 17.

L'ordonnance royale du 24 décembre 1823 est rapportée.

Art. 18.

Le Ministre de l'Intérieur est chargé de l'exécution du présent décret.

Fait à Paris, le 22 juillet 1882.

JULES GRÉVY.

Par le Président de la République,

Le Ministre de l'Intérieur,

RENÉ GOBLET.

DIMENSIONS ET CONDITIONS DES SAILLIES

OBJETS INHÉRENTS AU GROS ŒUVRE DES BATIMENTS

NUMÉROS DES ARTICLES	DÉSIGNATION DES OBJETS	SAILLIES AUTORISÉES	
		jusqu'à 2m,60 au-dessus du trottoir	à plus de 2m,60 au-dessus du trottoir
		m. c.	m. c.
	§ 1er — SOCLES ET OBJETS DE DÉCORATION		
1	Socles ou soubassements des maisons et murs	0, 04	» »
	Les socles ou soubassements pourront faire ressaut avec la même saillie de 0m,04 au droit des pilastres, colonnes, chaînes, chambranles et pieds-droits.		
	La hauteur des socles et soubassements, mesurée au milieu de la façade, ne devra pas excéder 1m,20 au-dessus du trottoir.		
2	Pilastres, colonnes, chaînes, chambranles, pieds-droits, appuis de croisées et barres d'appui.		
	Dans les voies ayant moins de 12 mètres de largeur . . .	0, 04	0, 06
	Dans les voies de 12 mètres de largeur et au-dessus . . .	0, 10	0, 15
	Les bases des pilastres, colonnes, chaînes, chambranles, pieds-droits, etc., ne pourront dépasser les saillies autorisées pour les ressauts du socle; par conséquent les saillies totales ne pourront excéder :		
	Dans les voies ayant moins de 12 mètres de largeur. 0m,08		
	Dans les voies de 12 mètres de largeur et au-dessus. 0m,14		
	La largeur de chaque pilastre, colonne, chaîne en refond ou bossage, chambranle, pied-droit, ne devra pas excéder. 1m,20		
	Leur largeur cumulée ne pourra excéder le tiers de la largeur totale de la façade et, pour chaque trumeau ou partie pleine, le parement devra être aligné sur un quart au moins de sa largeur totale.		
	L'appareil continu formé par des refends ou bossages ne devra faire aucune saillie sur l'alignement.		

NUMÉROS DES ARTICLES	DÉSIGNATION DES OBJETS	SAILLIES AUTORISÉES	
		jusqu'à 2m,60 au-dessus du trottoir	à plus de 2m,60 au-dessus du trottoir
		m. c.	m. c.
3	Lorsque les pilastres, colonnes, etc., auront une épaisseur plus considérable que les saillies permises, l'excédent sera en arrière de l'alignement de la propriété et le nu du mur de face formera arrière-corps à l'égard de cet alignement. Dans ce cas, la retraite du mur formant arrière-corps ne pourra être établie à moins de 0m,80 de hauteur au-dessus du trottoir. Bandeaux, corniches, entablements, attiques, consoles, clefs, chapiteaux et autres objets de décoration analogues. Dans les voies ayant moins de 7m,80 de largeur.	0. 04	0, 25
	Dans les voies de 7m,80 à 12 mètres de largeur	0. 04	0. 30
	Dans les voies de 12 mètres de largeur et au-dessus . . .	0. 10	0, 50
	Les bandeaux, corniches, clefs, chapiteaux et autres objets de décoration analogues ayant plus de 0m,16 de saillie ne pourront être qu'en pierre, en bois ou en métal. La saillie des corniches ou entablements en maçonnerie de plâtre ne pourra en aucun cas excéder 0m,16. La saillie des corniches ou entablements en bois, sur pans de bois ne pourra en aucun cas excéder 0m,25. La saillie des corniches ou entablements en pierre de taille, en bois ou en métal sur façades en pierre, moellons ou briques, ne pourra excéder l'épaisseur du mur à son sommet, excepté dans les voies de 20 mètres de largeur et au-dessus, et sous les conditions suivantes: 1° le mur n'aura pas à son sommet moins de 0m,45 d'épaisseur; 2° la saillie de l'entablement ne dépassera pas 0m,65 ; les assises en pierre composant l'entablement auront, en arrière du parement extérieur du mur, une longueur au moins égale à leur saillie.		

NUMÉROS DES ARTICLES	DÉSIGNATION DES OBJETS	SAILLIES AUTORISÉES		
		à 2m,60 au moins au-dessus du trottoir	à 4 mètres au moins au-dessus du trottoir	à 5m,75 au moins au-dessus du trottoir
		m. c.	m. c.	m. c.
	§ 2. — BALCONS ET ACCESSOIRES			
	Les hauteurs de $2^m,60$, 4 mètres, $5^m,75$, fixées ci-contre, seront mesurées pour les balcons jusqu'au parement inférieur de l'aire de ces balcons.			
4	Grands balcons (aires et garde-corps compris). Dans les voies de $7^m,80$ à $9^m,75$ de largeur	» »	» »	0, 50
	Dans les voies de $9^m,75$ de largeur et au-dessus	» »	0, 50	0, 80
	Les consoles et autres supports des grands balcons de $0^m,80$ de saillie pourront avoir cette même saillie, mais seulement dans une hauteur de $0^m,80$ en contre-bas du parement inférieur de l'aire.			
5	Petits balcons dans les voies de toute largeur .	0, 22	» »	» »
	Il pourra être établi sur les grands et les petits balcons des constructions légères qui ne dépasseront pas la saillie de ces balcons, à la condition que ces constructions présenteront toutes les garanties désirables de solidité.			
6	Herses, chardons, artichauts et autres objets analogues destinés à servir de défense sur les balcons, corniches et entablements. En sus de la saillie permise pour lesdits objets.	» »	0, 25	» »
	Les parties de ces objets excédant la saillie de leurs supports ne pourront être qu'en fer forgé sans partie pleine.			

OBJETS NE FAISANT PAS PARTIE INTÉGRANTE DE LA CONSTRUCTION

NUMÉROS DES ARTICLES	DÉSIGNATION DES OBJETS	SAILLIES AUTORISÉES		
		jusqu'à 2m,60 au-dessus du trottoir	de 2m,60 à 3 mètres au-dessus du trottoir	à plus de 3 mètres au-dessus du trottoir
		m. c.	m. c.	m. c.
7	Seuils ou socles de devantures de boutique . . .	0, 20	» »	» »
	La hauteur des seuils ou socles de devanture, mesurée, en cas de déclivité de la voie, au point le plus haut du trottoir, ne devra pas excéder 0m,22.			
	En cas de suppression de la devanture, le seuil ou socle devra être également enlevé.			
	Lorsque, entre deux devantures consécutives dont la distance n'excédera pas 2 mètres, il existera une baie de porte, les seuils ou socles de ces devantures pourront être prolongés au devant de l'intervalle, mais à la condition d'être enlevés dans le cas où l'une de ces devantures serait supprimée.			
8	Devantures de boutiques entre le socle et le tableau, tous ornements compris	0, 16	0, 16	0, 16
	Les devantures de boutique ne pourront pas s'élever au-dessus de l'entresol.			
9	Tableaux de devanture sous-corniche	0, 16	0, 16	0, 16
10	Ornements pouvant être appliqués sur lesdits tableaux et y compris la saillie des tableaux.	0, 16	0, 30	0, 50
11	Corniches de devanture de boutique en bois ou en métal.	0, 16	0, 30	0, 50
12	Grilles de boutique	0, 16	0, 16	0, 16
	Les grilles de boutique ne pourront pas s'élever au-dessus du rez-de-chaussée.			
13	Volets ou contrevents pour fermeture de boutique	0, 16	0, 16	0, 16

NUMÉROS DES ARTICLES	DÉSIGNATION DES OBJETS	SAILLIES AUTORISÉES		
		jusqu'à 2^m,60 au-dessus du trottoir	de 2^m,60 à 3 mètres au-dessus du trottoir	à plus de 3 mètres au-dessus du trottoir
		m. c.	m. c.	m. c.
14	Pilastres, colonnes, chambranles, caissons isolés en applique.	0, 16	0, 16	0, 16
	Ces objets ne seront permis qu'au rez-de-chaussée et à l'étage immédiatement au-dessus.			
15	Parements de décoration.	0, 06	0, 06	0, 06
	Les parements de décoration ne seront permis qu'au rez-de-chaussée et à l'étage immédiatement au-dessus.			
16	Moulures formant cadre	0, 06	0, 06	0, 06
17	Enseignes, tableaux-enseignes, attributs, écussons, grands tableaux (frises courantes portant enseignes)	0, 16	0, 30	0, 50
	Les enseignes et les tableaux-enseignes et grands tableaux ne devront, en aucun cas, être suspendus ni appliqués soit aux balcons, soit aux marquises.			
	Il pourra néanmoins être appliqué sur les garde-corps des balcons, sans pouvoir en dépasser la hauteur, des attributs et des lettres dont l'épaisseur n'excédera pas 0^m,10.			
18	Montres et vitrines	0, 16	0, 30	0, 50
	Les montres et les vitrines ne seront permises que dans la hauteur du rez-de-chaussée et de l'entresol.			
	Pour ceux de ces objets qui seraient appliqués sur une devanture de boutique, leur saillie, cumulée avec celle de la devanture, pourra, dans la hauteur de 2^m,60, atteindre 0^m,20.			
19	Horloges.	» »	» »	1, 00
	La saillie de 1 mètre n'est accordée qu'aux horloges donnant l'heure; ces horloges ne devront être accompagnées d'aucune espèce d'enseigne.			

NUMÉROS DES ARTICLES	DÉSIGNATION DES OBJETS	SAILLIES AUTORISÉES		
		jusqu'à 2m,60 au-dessus du trottoir	de 2m,60 à 3 mètres au-dessus du trottoir	à plus de 3 mètres au-dessus du trottoir
		m. c.	m. c.	m. c.
20	Étalages sur les façades . . . . Aucun étalage ne sera permis au-dessus de l'entresol. Tous étalages de viande, volaille, abats ou autres objets, de nature à salir ou à incommoder les passants, sont formellement interdits.	0, 16	0, 16	0, 16
21	Baldaquins, marquises et transparents (supports compris) . . . . La hauteur de ces objets, non compris les supports, n'excédera pas 1 mètre. Aucune partie des supports, consoles ou accessoires ne devra être établie à moins de 3 mètres au-dessus du trottoir. Aucun de ces objets ne pourra être autorisé sur les façades au droit desquelles il n'y a pas de trottoir ; ils ne pourront recevoir de garde-corps ni être utilisés comme balcons. Leur saillie devra, dans tous les cas, être limitée à 0m,50 en arrière de l'arête de la bordure du trottoir. L'Administration pourra autoriser l'établissement de grandes marquises excédant la saillie de 0m,80, au devant des édifices publics, théâtres, salles de réunion, de concert, de bal, ainsi qu'au devant des établissements particuliers, hôtels, maisons d'habitation. Elle restera libre d'apprécier, dans chaque cas, la saillie qui pourra être permise suivant la largeur des voies et des trottoirs et les besoins de la circulation.	» »	» »	0, 80
22	Bannes. . . { Le trottoir ayant moins de 5 mètres de largeur	» »	1, 50	1, 50
	Le trottoir ayant de 5 à 8 mètres de largeur	» »	2, 00	2, 00
	Le trottoir ayant 8 mètres de largeur et au-dessus	» »	3, 00	3, 00
	Les bannes ne seront permises qu'au rez-de-chaussée.			

NUMÉROS DES ARTICLES	DÉSIGNATION DES OBJETS	SAILLIES AUTORISÉES		
		jusqu'à 2m,60 au-dessus du trottoir	de 2m,60 à 3 mètres au-dessus du trottoir	à plus de 3 mètres au-dessus du trottoir
		m. c.	m. c.	m. c.
23	Les branches, supports, coulisseaux, en un mot toutes les parties accessoires de bannes ne pourront descendre à moins de 2m,50 au-dessus du niveau du trottoir ; la saillie des bannes devra être limitée, dans tous les cas, à 0m,50 en arrière de l'arête de la bordure du trottoir. Les bannes ne pourront pas être garnies de joues, à moins d'une permission spéciale qui ne sera accordée qu'autant qu'il n'en résulterait aucun inconvénient pour la circulation ou pour les voisins et qui sera d'ailleurs toujours révocable. Les bannes devront être essentiellement mobiles et ne pourront, en aucun cas, être établies à demeure. Stores. Développés. { A l'étage immédiatement au-dessus du rez-de-chaussée	» »	» »	1, 50
	Aux étages supérieurs .	» »	» »	0, 80
	Pavillons des stores.	» »	» »	0, 16
	Les stores ne pourront régner au droit de plusieurs baies que dans le cas où ils seraient posés au-dessus de grands balcons et à la condition de ne pas dépasser la longueur desdits grands balcons. Il pourra être posé des stores au devant de l'étage d'attique, à la condition que leur saillie n'excédera pas celle du grand balcon d'entablement, et que les appareils sur lesquels ils seront établis ne seront pas construits et fixés de manière à constituer une sorte d'étage dépassant la hauteur légale.			
24	Grilles de croisées. { Dans les voies ayant moins de 12 mètres de largeur. . . .	0, 04	0, 04	0, 10
	Dans les voies ayant 12 mètres de largeur et au-dessus. . .	0, 10	0, 10	0, 10
25	Persiennes, volets et contrevents de croisées .	» »	» »	0, 10
	Dans la hauteur de 3 mètres au-dessus du trottoir, les persiennes, volets ou contrevents			

NUMÉROS DES ARTICLES	DÉSIGNATION DES OBJETS	SAILLIES AUTORISÉES		
		jusqu'à 2m,60 au-dessus du trottoir	de 2m,60 à 3 mètres au-dessus du trottoir	à plus de 3 mètres au-dessus du trottoir
		m. c.	m. c.	m. c.
	devront être placés sans saillie dans l'épaisseur des tableaux des baies et ouvrir à l'intérieur. Tout développement à l'extérieur est interdit. Dans la hauteur des étages, tous châssis vitrés, toutes croisées simples ou doubles devront, de même, ouvrir à l'intérieur ; il est interdit de les développer extérieurement, hormis le cas où ils se trouveraient au-dessus d'un grand balcon.			
26	Jalousies	» »	0, 16	0, 16
27	Abat-jour et réflecteurs	» »	0, 50	0, 50
28	Lanternes fixes à bras ou à consoles	» »	» »	1, 50
29	Lanternes mobiles, transparents en forme d'appliques, vitrines lumineuses	» »	0, 50	0, 50
30	Rampes d'illumination	» »	» »	0, 16
	Les lanternes ou tous autres appareils d'éclairage ou d'illumination autorisées à n'importe quelle saillie devront toujours être placés à 0m,50 au moins en arrière de l'arête de la bordure du trottoir. Dans les rues de 12 mètres de largeur et au-dessus, les lanternes mobiles, dites réflecteurs, servant à l'éclairage des devantures de boutiques, pourront descendre jusqu'à 2m,20 au-dessus du trottoir, mais à la condition qu'elles ne seront posées qu'au moment de leur allumage et retirées au moment de leur extinction.			
31	Tuyaux de descente	0, 16	0, 16	0, 16
32	Cuvettes de dégorgement des eaux pluviales sous l'entablement	» »	» »	0, 35

Vu pour être annexé au décret présidentiel de ce jour.

Paris, le 22 juillet 1882.

Le ministre de l'Intérieur,
René GOBLET.

III

Sous-Commission administrative des saillies.

1° PROCÈS-VERBAUX DES SÉANCES

Procès-verbal n° 1.

Séance du 27 novembre 1896.

Sont présents :

MM. Sédille, *président*, Bertrand, Duchatelet, Legros, Cléry, Sauger, Dardoize, Tanquerel, Debrie, Bonnier et Champion.

M. Pierron s'est fait excuser.

M. Fernoux n'ayant pas été convoqué, n'a pu assister à cette séance.

Sur l'offre qiu lui en est faite par M. Legros, M. Sédille accepte de présider.

M. Legros. — Je vous présente un travail émanant de la Société centrale. Je n'ai pu l'examiner que ce matin seulement, j'en ai fait faire des copies à l'intention de tous les membres de la Commission.

Ce travail est bien étudié ; je pense qu'il peut servir de base à la discussion.

M. Sédille donne lecture de ce document et propose d'en discuter chaque article.

M. Duchatelet. — On pourrait revenir plus tard à la discussion générale, et pour le moment ne discuter que ce qui est relatif aux saillies.

M. Tanquerel. — Il serait peut-être préférable de suivre le décret comme ordre de discussion.

Quoi qu'il en soit, je pense qu'il faut décider tout d'abord si on adoptera, pour les saillies, le principe de la proportionnalité par rapport à la largeur de la voie.

M. Cléry. — Il n'est pas très aisé, dans chaque espèce, de préciser la largeur au-devant d'un immeuble ; ne vaudrait-il pas mieux sérier les saillies ? Dans le cas contraire, les récolements et la surveillance seront très difficiles. Les mêmes voies sont quelquefois de largeurs très variables ; prendra-t-on la largeur effective de la voie ou la largeur moindre indiquée aux documents administratifs ?

M. Legros. — On pourrait supposer la voie réalisée ; c'est ce qu'on fait, dès maintenant, pour les balcons toujours autorisés à la grande saillie quand la maison sur laquelle ils sont construits est alignée.

M. Sauger. — Étant donné qu'il y a des catégories de largeurs de rues, il serait plus naturel de suivre la même classification pour les saillies.

M. Legros. — Le projet présenté par la Société centrale est extrêmement séduisant parce qu'il assurera la variété des saillies dans la même voie.

M. Bonnier. — Ce projet est très simple; avec lui, on n'a pas à rechercher dans quelle série se trouve la construction. Il est bien logique qu'on profite de l'espace qui est au-devant de l'immeuble qu'on possède. Si vous pensez que les chiffres proposés ne sont pas suffisants, on peut les augmenter, mais le principe qui vous est soumis est le plus simple et le plus logique.

M. Sédille. — En résumé, doit-on proportionner les saillies à l'espace libre qui existe au-devant de la construction ?

Ou doit-on établir les saillies suivant le classement des voies par catégories ?

Peut-être pourrait-on attendre pour se prononcer de voir quelles sont les conséquences de chacun des deux systèmes.

M. Duchatelet. — Pour donner satisfaction à quelques inquiétudes, il serait bon d'ajouter à l'article IV « *au-devant de la propriété* ».

M. Sédille. — Discutons le § 1 ainsi conçu : « *La saillie des socles et soubassements*
» *des maisons et murs, des pilastres, colonnes, chaînes, chambranles, bossages, pieds-*
» *droits, appuis de croisées, barres d'appui, etc., n'excédera pas $0^m,01$ par mètre indi-*
» *visible de la largeur légale de la voie avec un minimum de $0^m,30$.* »

M. Sauger. — On profitera de cette saillie pour avancer le mur de face, et on fera des décorations moindres pour tirer profit du règlement ; la réglementation proposée aliénerait une partie de la voie publique.

M. Bonnier. — On abandonne déjà des parties de la voie publique pour des socles, etc., nous demandons que cet abandon soit plus large. Voilà tout. Est-ce que toutes les saillies permises jusqu'ici n'aliènent pas la voie publique ?

M. Duchatelet. — On pourrait indiquer que le nu de l'alignement devrait se retrouver à chaque étage sur une dimension déterminée.

M. Dardoize. — Si tout avance, il n'y aura pas de saillies.

M. Cléry. — Avec l'esprit de spéculation de certains constructeurs, il pourrait arriver qu'on fît des points d'appui au droit des murs de refend et, entre eux, des placages en saillie, on utiliserait ainsi la voie publique pour toute autre chose que la décoration.

J'avais été chargé d'examiner cet article 1er et je proposais qu'on limitât la hauteur des socles afin que cette hauteur, étant au-dessous de celle d'un étage, ne pût jamais profiter à la spéculation.

M. Bonnier. — Cela serait restrictif ; pourquoi ne pas imaginer un socle, un piédestal de façade prenant un ou même deux étages.

M. Cléry. — Je crains, si on adopte la proposition de la Société centrale qu'on n'arrive à l'uniformité en avant au lieu de l'avoir en arrière.

M. Sédille. — Il me semble utile d'obliger à retrouver le nu, tant au point de vue artistique qu'au point de vue de la garantie contre la spéculation. Peut-être est-ce en limitant la hauteur des soubassements ?

M. Legros. — Les grandes saillies ne seraient jamais que dans les grandes voies ; il faut bien considérer qu'il n'y a pas que celles-là, comme il faut considérer qu'il n'y a pas que des constructeurs cherchant à envahir la voie publique sans profit pour la beauté de la construction.

M. Sédille. — En suivant le nouveau projet on aura dans les petites voies une moindre saillie que celle qui est permise aujourd'hui. Je voudrais qu'on conservât pour ces voies étroites les saillies autorisées maintenant.

M. Bonnier. — On pourrait ajouter à la rédaction du paragraphe : « *Sans pouvoir constituer un nu continu.* »

M. Sédille. — M. Duchâtelet et M. Bonnier pourraient, pour la prochaine fois, nous apporter une rédaction étudiée pour que ce paragraphe donne satisfaction aux observations qui se sont produites.

Examinons maintenant la suite : « *Les bandeaux et corniches secondaires $0^m,02$ par*
» *mètre indivisible, avec maximum de $0^m,60$.* »

Je pense qu'il faut encore fixer le minimum à ce qui est permis aujourd'hui : « *Pour*
» *les entablements, c'est-à-dire pour la corniche la plus importante de la façade, $0^m,04$*
» *par mètre avec minimum de 1^m.* »

M. Dardoize. — Il faudrait examiner, prévoir ou prescrire des saillies suivant la nature des matériaux.

M. Legros. — Le décret est muet sur ce point et jusqu'à présent on n'a pas considéré cela comme une lacune ; les commissions statuent, et n'y a-t-il pas aussi la responsabilité légale du constructeur ?

Dans les affaires présentées on hésite même à demander un détail au constructeur afin de lui laisser toute la responsabilité.

M. Sédille. — « *Saillie des balcons.* »

Je fais la même observation. Il faudrait partir de ce qui existe et le prendre comme minimum.

De plus, pourquoi limiter la hauteur des consoles à la saillie du balcon ? Ce serait bien restrictif.

M. Cléry. — On pourrait augmenter et permettre les consoles dans la hauteur de l'étage au-dessous des balcons.

M. Sédille. — Je lis :

« *Il pourra être établi des constructions ou motifs de décoration en encorbellement*
» *dont la largeur cumulée n'excèdera pas la moitié de celle de la façade et dont la saillie*
» *aussi bien pour la construction elle-même que pour les consoles et accessoires, sera la*
» *même que celle des balcons.*

» *Latéralement, toutes les saillies de ces constructions en encorbellement seront*

» *limitées par un plan vertical à 45° partant de l'intersection du plan vertical mitoyen*
» *avec le plan vertical d'alignement.* »

Nous voici arrivés à la fin de la lecture du travail présenté par la Société Centrale. Lecture soulignée par diverses observations dont quelques-unes donneront lieu à une nouvelle étude de la part de MM. Duchâtelet et Bonnier, qui apporteront leur travail à la prochaine réunion.

M. TANQUEREL. — Je vois qu'un balcon placé à environ 3 mètres de hauteur ne pourra avoir de consoles suffisamment saillantes. Je voudrais que le bas des consoles pût être à $2^m,60$.

M. LEGROS. — Ce serait dangereux et il n'y a aucune utilité à laisser descendre la décoration aussi bas.

M. SÉDILLE. — Quand M. Duchâtelet pourrait-il nous apporter le résultat des études qui sont à faire à la suite de notre discussion d'aujourd'hui ?

M. DUCHATELET. — Dans quelques jours.

M. SÉDILLE. — On pourrait fixer la prochaine réunion à huitaine, soit vendredi prochain 4 décembre, à 3 heures.

La Sous-Commission accepte cette proposition.

Le Secrétaire,
GEORGES DEBRIE.

Le Président,
PAUL SÉDILLE.

Procès-verbal n° 2,

Séance du 4 décembre 1896.

Sont présents :

MM. SÉDILLE, *président*, BERTRAND, FERNOUX, LEGROS, CLÉRY, SAUGER, DARDOIZE, DEBRIE, BONNIER, CHAMPION et PREUX.

MM. TANQUEREL, DUCHATELET et PIERRON se sont fait excuser.

Le procès-verbal de la dernière séance est lu et adopté.

M. SÉDILLE fait observer que sans avoir donné lieu à un vote, le principe de la proportionnalité est admis par tous les membres de la Commission.

M. BONNIER. — Je vous présente la nouvelle rédaction proposée par la Commission de la Société centrale.

M. Duchâtelet, qui est empêché, propose qu'après l'article 6, page 3, de cette nouvelle rédaction, on ajoute :

« *En conséquence, à chaque étage, le nu devra être retrouvé dans une proportion* » *de... de la partie pleine de la façade.* »

M. CLÉRY. — Je désirerais une rédaction ne pouvant prêter à aucune équivoque ; ainsi, lorsqu'il y a des bossages, on ne manque pas de dire que l'alignement est articulé au fond des refends.

M. SÉDILLE. — En lisant le paragraphe 1er, page 7, je trouve : « *à l'exclusion du* » *nu continu* » ; je préférerais : « *à l'exclusion d'un nu continu en avant de l'aligne-* » *ment.* »

Il me semble qu'avec cette rédaction, rien ne serait à ajouter à l'article 6.

La Sous-Commission adopte cette rédaction.

M. SÉDILLE. — Le maximum pourrait être fixé à 0^m,30. Le minimum pourrait être fixé à 0^m,20.

M. CLÉRY. — 0^m,20 est peut-être beaucoup pour les voies les plus étroites.

La Sous-Commission, consultée sur ces chiffres, les adopte.

L'article 1er est adopté avec les modifications indiquées ci-dessus.

On discute ensuite le 2°.

M. LEGROS. — Pour les bandeaux, le minimum pourrait être 0^m,50 et le maximum 0^m,60.

La Sous-Commission adopte ces chiffres.

M. Sédille. — 3° Pour les entablements, etc... le minimum pourrait être fixé à 0^m,50 et le maximum à 1^m,20.

La Sous-Commission consultée adopte ces chiffres.

M. Dardoize. — Quelle est la restriction pour les petits matériaux, pour les corniches en plâtre, par exemple ?

Je désirerais que la saillie de la corniche ne pût jamais être supérieure à l'épaisseur du mur.

M. Sédille. — On peut construire en matériaux légers ou mettre des armatures, et réaliser ainsi de fortes saillies qui pourront être parfaitement solides.

M. Bonnier. — L'administration n'a pas à se préoccuper des différents modes de construction.

M. Sauger. — L'administration ne peut se désintéresser lorsqu'il s'agit de la sécurité publique.

M. Sédille. — On pourrait peut-être, au lieu de dire « *pour la corniche* » dire « *pour le couronnement* ».

M. Cléry. — Ce point est très important. Il faut faire cesser une confusion qui pourrait donner lieu à des discussions analogues à celles qui se produisent à propos des balcons que certains constructeurs veulent faire au dernier étage.

On pourrait peut-être ne faire qu'un article pour cette saillie et pour celle des balcons.

M. Sédille. — Les indications des saillies de balcons sont au-dessous des saillies permises aujourd'hui.

M. Bonnier. — On peut, pour les saillies des balcons, indiquer, comme pour les autres saillies, une proportionnalité avec un maximum et un minimum.

La rédaction deviendrait alors :

« *La saillie des balcons sera au maximum de 0^m,50 pour les voies de 9^m,74 et au-dessous, de 0^m,80 pour les voies de 9^m,75 à 20 mètres. Pour les voies de plus de 20 mètres, la saillie sera de 0^m,04 par mètre indivisible de la largeur légale de la voie, avec un maximum de 1^m,20.* »

M. Fernoux. — On pourrait dire que, pour les entablements, la saillie sera celle permise pour les balcons.

M. Sédille. — Il faut peut-être conserver la distinction. La rédaction du 3° pourrait être :

« *Pour les entablements, c'est-à-dire pour le couronnement le plus important d'une façade, 0^m,04 par mètre indivisible de la largeur légale de la voie, avec un maximum de 1^m,20 et un minimum de 0^m,50.* »

La Commission adopte cette rédaction.

Paragraphe 2 :

La Commission adopte la rédaction indiquée plus haut.

Pour les consoles, etc., la Commission adopte la rédaction proposée par la Commission de la Société centrale.

Paragraphe 3 :

M. Legros. — Il est indispensable d'indiquer une proportion à observer à chaque étage sans quoi on pourra accumuler la surface sur un ou deux étages et il en résultera des bow-windows prenant toute la largeur de la façade :

On pourrait donc rédiger ainsi :

« *Il pourra être établi des constructions ou motifs de décorations en encorbellement dont les largeurs cumulées n'excéderont, en aucun cas, à chaque étage, la moitié de la largeur de la façade, et dont la saillie, aussi bien pour la construction elle-même que pour ses consoles et accessoires, sera la même que celle des balcons.* »

La Sous-Commission adopte cette rédaction.

M. Bertrand, pour la suite de ce paragraphe, propose que le plan à 45° ne parte qu'à 0^m,25 de l'axe du mur mitoyen.

La Commission est de cet avis et adopte la rédaction suivante :

« *Latéralement, toutes les saillies de ces constructions en encorbellement seront limitées par un plan vertical à 45° avec celui de l'alignement.*
» *Ce plan partira à 0^m,25 de la ligne mitoyenne, mesure prise sur l'alignement.* »

La fin du paragraphe 3 est adoptée sans changement.

M. Bonnier. — Page 2, article 2, il y a dans la rédaction proposée 0^m,20, c'est une erreur, on a voulu proposer 20 centimètres sur 0^m,20 comme minimum. Je demande que la Commission adopte cette rectification.

La Commission adopte ce changement et adopte ensuite l'ensemble du projet présenté par la Société centrale avec toutes les modifications indiquées ci-dessus.

M. Sédille. — Il y a lieu de se préoccuper des saillies sur les combles; cette étude pourrait être faite dans notre prochaine séance.

Il serait utile, je crois, de faire présenter à la Commission plénière, le travail d'ensemble par un rapporteur.

M. Legros. — M. Bonnier, secrétaire de la Commission de Voirie de la Société centrale, paraît tout désigné pour remplir cette fonction.

La prochaine réunion est fixée à vendredi prochain, 11 décembre, à 3 heures.

Le Secrétaire,
Georges DEBRIE.

Le Président,
Paul SÉDILLE.

Procès-verbal n° 3.

Séance du 11 décembre 1896.

Sont présents :
MM. Sédille, *président*, Bertrand, Fernoux, Duchatelet, Legros, Cléry, Sauger, Dardoize, Tanquerel, Debrie, Bonnier, Champion et Preux.

M. Pierron s'est fait excuser.

Le procès-verbal de la dernière séance est lu et adopté.

M. Bonnier. — J'ai encore quelques observations à présenter sur le projet de la Société centrale.

Quand on dit : page 7, paragraphe 1ᵉʳ, « *par mètre indivisible* » doit-on considérer le nombre de mètres au-dessus de la fraction, ou celui au-dessous ?

M. Tanquerel. — Pourquoi ne pas reprendre la rédaction du Décret que nous vons à réviser ?

M. Fernoux. — Il n'y a qu'à dire « *chaque fraction de mètre en plus du nombre entier sera comptée pour un mètre.* »

M. Duchatelet. — On pourrait ajouter cela à l'article 3.

M. Champion. — On devrait aussi indiquer à cette même place le principe de la proportionnalité.

M. Sédille propose la rédaction suivante :

« *Toutes les saillies, sauf les exceptions ci-après, seront proportionnelles à la largeur légale des voies. Toute fraction de mètre en plus du nombre entier étant comptée pour un mètre. Toute saillie sera mesurée à partir de l'alignement pour les constructions alignées, et à partir du nu du mur de face pour les constructions non alignées et joignant la voie publique.* »

La Sous-Commission adopte cette rédaction.

M. Bonnier. — J'appelle votre attention sur 2° et 3° du paragraphe 1ᵉʳ.

« *Pour les bandeaux, etc.* »
« *Pour les entablements, etc.* »

On n'a pas fixé à quelle hauteur ces saillies sont permises ou interdites.

Je propose que ces saillies soient permises à partir de la hauteur de 3 mètres.

M. Tanquerel. — Je trouve la hauteur de 3 mètres trop élevée, parce que le bandeau devra souvent correspondre au plancher ; je propose 2ᵐ,80, hauteur légale du rez-de-chaussée.

M. LEGROS. — Nous avons examiné la hauteur à propos des saillies des balcons, et je pense qu'il ne faut pas revenir sur cette cote à propos des saillies des bandeaux. Il y a intérêt à ne pas créer des saillies encombrantes.

M. TANQUEREL. — Actuellement, dans les voies étroites, on a droit à 0^m,30 de saillie.

M. SÉDILLE met aux voix la proposition de M. Tanquerel. Elle n'est pas adoptée.

La Commission adopte la hauteur de 3 mètres qui sera indiquée en modifiant ainsi la rédaction :

« *Pour les bandeaux et corniches secondaires, qui ne pourront descendre à moins de 3 mètres du point haut du trottoir, etc.* »

Il faudrait répéter cela pour les entablements.

M. CHAMPION. — Je propose l'article additionnel suivant :

« *Aucune saillie supérieure à celles permises par l'article 1er du paragraphe 1er, ne pourra descendre à moins de 3 mètres du point haut du trottoir.* »

M. SÉDILLE. — Sa place serait en 4° à la fin du paragraphe 1er.

La Commission adopte la rédaction de M. Champion.

M. CLÉRY. — On parle, dans le projet, de la largeur légale : c'est bien la largeur définie par le plan d'alignement.

M. BONNIER. — Ne serait-il pas bon, avant d'aborder l'étude de la petite voirie, d'exprimer le vœu relatif aux saillies des combles?

M. FERNOUX lit et propose une rédaction qu'il a préparée.

M. SÉDILLE. — Nous avons pensé qu'on ne pouvait proposer, sur les façades, des saillies plus importantes que celles permises, sans s'occuper des saillies sur les combles. Notre pensée serait exprimée par un vœu qui pourrait peut-être recevoir bon accueil de la Commission plénière, surtout, si cette proposition était résumée en une rédaction très courte.

M. DUCHATELET. — Je crois qu'il est utile de nous remettre un exemplaire de la proposition de M. Fernoux ; nous la discuterons dans la prochaine séance.

M. FERNOUX fait aussi une proposition relative aux saillies sur les cours.

La Commission est d'avis de ne pas entrer dans cette voie et de ne pas s'occuper des saillies autres que celles sur la voie publique.

M. SÉDILLE. — Occupons-nous maintenant des saillies de petite voirie.

M. BONNIER. — La Commission de la Société centrale n'a pas encore adopté la rédaction de ses propositions ; mais je peux, dès maintenant, vous faire connaître ce qui a été dit dans cette Commission.

M. Bonnier donne connaissance des modifications qui seront proposées.

M. SÉDILLE. — Que pourra-t-on faire pour les vieilles constructions où le rez-de-chaussée est très bas?

M. DUCHATELET. — Est-ce bien utile de fixer la hauteur des devantures?

M. TANQUEREL. — Le décret en vigueur permet 2^m.30 à 2^m,60 de hauteur.

M. Sédille. — N'y a-t-il pas, rue d'Argenteuil, des jours qui ne sont pas à plus de 1^m,50 de hauteur ? Pourrait-on, par exemple, fermer ces jours par des tôles s'enroulant dans un caisson saillant ?

M. Legros. — Je crois qu'il n'y a pas d'intérêt à gêner la voie publique par des saillies qui n'ajouteront pas beaucoup à l'agrément architectural des façades.

Les devantures à rouleaux ne pourraient être autorisées que dans le cas où la hauteur serait suffisante pour permettre la saillie nécessaire à ce genre de fermeture.

M. Bonnier devrait nous donner une lecture complète du travail élaboré par la Commission de la Société Centrale.

M. Bonnier lit ce travail.

M. Legros. — Il serait utile, pour bien l'étudier, que ce travail fût disposé par articles et que chaque membre de la Commission en possédât un exemplaire. — M. Bonnier se charge de faire préparer ces exemplaires.

La Commission décide ensuite qu'elle se réunira vendredi prochain, 18 courant, à 3 heures.

Le Secrétaire,
Georges DEBRIE.

Le Président,
Paul SÉDILLE.

Procès-verbal n° 4.

Séance du 17 décembre 1896.

Sont présents :
MM. Sédille, *président ;* Bertrand, Fernoux, Duchatelet, Legros, Cléry, Sauger, Dardoize, Tanquerel, Debrie, Bonnier, Champion et Preux.

M. Pierron s'est fait excuser.

Le procès-verbal de la dernière séance est lu et adopté.

M. le Président lit la proposition présentée par M. Fernoux pour les saillies hors comble.

M. Bonnier lit et commente, à l'aide de figures, la proposition faite par la Commission de la Société centrale des Architectes.

M. Champion. — A la Société centrale, on a pensé demander que la surface découverte dont on jouit en ce moment à l'étage d'attique, pût être couverte.

MM. Fernoux et Dardoize font remarquer qu'on arriverait ainsi à permettre le prolongement du mur de face sur la moitié de la façade, puisque les bow-windows sont supposés être autorisés dans cette proposition.

M. Legros. — Ce serait sortir du décret de 1882 et toucher au décret de 1884.

M. Duchatelet. — La Commission plénière a autorité pour présenter toutes observations à M. le Préfet et pourra signaler qu'il est nécessaire de reviser le décret de 1884.

M. Sédille. — Je ne vois pas bien l'utilité qu'il y aurait à prolonger les bow-windows ; ces couronnements masqueront les combles.

M. Fernoux commente la proposition qu'il a rédigée et fait remarquer qu'il a voulu, surtout, conserver les garabits indiqués au décret de 1884.

M. Duchatelet. — Étant donnée notre mission, nous sommes parfaitement autorisés à examiner les saillies des combles ; il est bon que nous exprimions notre pensée.

M. Sédille. — Est-il possible d'augmenter le rayon qui sert à tracer le périmètre dans lequel doivent rester les saillies, afin que ce périmètre puisse contenir les couronnements des bow-windows ?

M. Fernoux. — Il est utile, en parlant des crêtes, de dire qu'elles doivent être à jour.

M. Sédille. — Devons-nous considérer la proposition de la Société centrale comme un amendement à la proposition de M. Fernoux ?

La Sous-Commission, consultée, est de cet avis et accepte le principe du périmètre enveloppant dont le profil est formé par un arc de cercle.

M. Bonnier. — Je soumets la rédaction suivante :

« *En dehors du périmètre légal des combles, les objets d'ornementation tels que cou-*
» *ronnements de lucarnes, crêtes ajourées, galeries, etc., etc., devront être inscrits dans*
» *un arc de cercle concentrique au périmètre légal et d'un rayon total égal au rayon*
» *légal augmenté de la saillie accordée pour les balcons* ».

La Sous-Commission se rallie à cette rédaction.

M. Sédille. — Examinons ce qui est relatif aux couronnements des bow-windows.

M. Bonnier. — Pour ces couronnements, il y a lieu d'examiner à nouveau la résolution votée par la Commission en ce qui concerne la proportionnalité de la surface des bow-windows et de voir s'il est utile d'empêcher le constructeur de répartir cette surface suivant sa fantaisie.

M. Sédille. — Si la Sous-Commission décide que les constructeurs peuvent répartir, à leur gré, la surface permise, on pourrait alors réduire la surface que nous avions arrêtée dans une des dernières séances.

La Sous-Commission décide que les bow-windows ne pourront occuper, au plus, que le tiers de la surface de la façade et que cette surface pourra être employée suivant la volonté des constructeurs.

M. Duchatetet. — Il est indispensable d'indiquer ce qu'est la surface de la façade.

La Sous-Commission décide que cette surface sera obtenue en prenant la façade à partir de 3 mètres au-dessus du trottoir jusques et y compris l'étage d'attique.

M. Sédille. — Maintenant comment seront couronnés les bow-windows ? Il faut étudier le couronnement en profil et en même temps étudier la longueur de face de ce couronnement.

Cette longueur pourrait être fixée au tiers de la largeur de la façade.

M. Bonnier rédige un texte d'accord avec ces propositions.

La Sous-Commission adopte la rédaction de M. Bonnier.

M. Fernoux dépose un vœu tendant à ce que l'administration accorde des primes aux meilleures façades exécutées chaque année.

La Sous-Commission décide de se réunir jeudi 24 courant à 3 heures.

Le Secrétaire,
Georges DEBRIE.

Le Président,
Paul SÉDILLE.

Procès-verbal n° 5.

Séance du 24 décembre 1896.

Sont présents :

MM. Sédille, *président;* Bertrand, Fernoux, Duchatelet, Legros, Cléry, Dardoize, Tanquerel, Debrie, Bonnier, Champion et Preux.

MM. Pierron et Sauger se sont fait excuser.

M. Bonnier remet des exemplaires du projet de règlement avec les modifications proposées jusqu'à ce jour.

Il présente ensuite un croquis indiquant ce qui peut être fait pour les bow-windows suivant le projet de réglementation élaboré par la sous-commission.

M. Legros. — Je propose de ne permettre les bow-windows que sur des voies de 15 mètres de largeur et au-dessus.

M. Duchatelet. — On en fait actuellement ; ce serait revenir en arrière que de ne pas permettre ce qui paraît acquis.

MM. Fernoux et Dardoize proposent que les bow-windows ne soient permis que dans les voies de 12 mètres au moins.

M. Sédille. — Il est nécessaire que nous arrivions devant la Commission plénière avec des idées bien nettes et je crois qu'il serait bon de dire que nous ne faisons que des propositions au delà de ce qui est permis.

M. Champion. — L'établissement des bow-windows est le fait d'une tolérance qui maintenant devient la loi.

M. Sédille. — La Sous-Commission entend-elle maintenir ce qu'elle a décidé dans les dernières séances ?

M. Champion. — Nous avons aujourd'hui seulement le projet d'ensemble, je demande que la question soit réservée.

M. Sédille. — Examinons maintenant les propositions de la Société Centrale en ce qui concerne les saillies de petite voirie. Propositions fixées dans le travail qui nous est remis.

M. Duchatelet lit la proposition faite par le Société Centrale.

M. Preux. — Je pense que pour les saillies de petite voirie, l'idée dominante doit être de ne pas entraver la circulation ; il serait rationnel d'établir ces saillies proportionnellement à la largeur des trottoirs et non par rapport à la largeur des voies.

— 32 —

M. Sédille. — Cette observation d'ensemble trouvera, s'il y a lieu, sa place dans la discussion des articles.

A la fin de l'article premier la Sous-Commission supprime « *accordé actuellement et les corniches en plus* ».

M. Dardoize. — A l'article 2, on parle d'une saillie de 0^m,03 par chaque mètre de la largeur légale de la rue, ce serait le moment de voir s'il y a lieu de prendre en considération l'observation de M. Preux.

M. Bertrand. — Il serait indispensable de rappeler pour la petite voirie que les saillies ne sont permises que pour les constructions à l'alignement.

M. Cléry. — La servitude d'alignement est déjà très lourde et il ne faut pas aggraver cette servitude en restreignant les saillies pour les propriétés grevées de ces servitudes; on devrait au moins permettre les saillies suivant la largeur effective des voies.

M. Legros. — On n'autorise actuellement les devantures que lorsque les trottoirs ont 1 mètre de largeur, il n'y a pas de restriction dans le décret, mais c'est l'usage et c'est aussi le droit de l'administration de n'autoriser que dans les circonstances favorables.

M. Duchatelet demande quelles sont les largeurs des trottoirs par rapport à la largeur des voies.

M. Dardoize. — J'ai ce renseignement : dans les voies de 6 mètres, les trottoirs ont 0^m,80 de largeur.

M. Sédille. — Je propose qu'en tête du projet on ajoute :

« *Les saillies mobiles ne pourront en aucun cas être établies à moins de 0^m,80 en arrière de l'arête de la bordure du trottoir.* »

La Sous-Commission adopte cette adjonction.

La Sous-Commission adopte les articles 2 et 3 avec quelques modifications de rédaction qui sont notées par M. Bonnier, rapporteur de la Sous-Commission.

M. Tanquerel. — Je voudrais qu'au lieu de l'indication de gabarit, on précisât la saillie des objets.

M. Fernoux. — On pourrait rappeler à chaque article quel est l'article correspondant de la grande voirie.

M. Sédille. — M. Bonnier voudra bien tenir compte de cette observation dans la mise au net de la rédaction.

M. Duchatelet. — Le 4° est relatif aux objets parallèles au mur de face, on ne le voit pas assez ; il est nécessaire de mettre ce titre au commencement de 4° et de supprimer « *lanternes mobiles* ».

La Sous-Commission adopte cette modification.

M. Duchatelet. — En ce moment, les enseignes et les tableaux ne doivent en aucun cas être suspendus ni appliqués soit aux balcons, soit aux marquises.

M. Sédille. — Cette restriction est excellente et il serait bon de la conserver.

La Sous-Commission adopte cette proposition qui sera ajoutée à 4°.

5° On mettrait au commencement de cet article :

« *Objets perpendiculaires au mur de face* ».

On ajouterait : « *Lanternes fixes ou mobiles* ».

Le volume proposé pour cet article paraît colossal ; pour la largeur le quart de la saillie paraît suffisant. On peut éclairer par l'électricité, par conséquent, même pour les motifs lumineux on n'a pas besoin d'une largeur importante.

M. Debrie, secrétaire, obligé de quitter la séance est remplacé par le secrétaire adjoint.

M. Cléry. — On pourrait, dans ce parallélippipède, construire une sorte de logette. Je vous signale un exemple récent : au devant des bureaux de *l'Echo de Paris*.

M. Bonnier. — Je ne suis pas effrayé de cette perspective ; j'estime même que des objets de cette nature ajouteraient au pittoresque d'une rue.

M. Duchatelet. — Il n'est pas utile de favoriser ce genre d'ouvrages qui auraient pour effet d'incommoder les voisins.

M. Sédille. — On doit être réservé dans les extensions de saillies à autoriser pour des objets pouvant servir, et servant le plus souvent à la réclame commerciale ; et cela dans l'intérêt même des commerçants.

La concurrence les obligerait fatalement à placer devant leurs établissements les mêmes monstrueuses réclames que celles de leurs voisins.

Le résultat le plus clair de cette lutte serait une augmentation de dépenses pour tous.

MM. Dardoize, Fernoux et Duchatelet proposent de supprimer de l'article le mot « *parallélippipède* » qui éveille immédiatement l'idée d'un cube énorme à utiliser.

La Sous-Commission adopte cet avis.

De plus, sur la proposition de M. Cléry, elle propose de fixer à 3 mètres la hauteur minima de ces objets.

L'article 5 serait ainsi rédigé :

« *Objets perpendiculaires au mur de face et à partir de 3 mètres au dessus du*
» *trottoir.*

» *Enseignes, tableaux-enseignes, attributs, écussons, horloges, lanternes fixes ou*
» *mobiles, à bras ou à consoles, etc.*

» *Saillie $0^m,10$ par mètre indivisible de la largeur de la voie, avec maximum de*
» *2 mètres* », *hauteur une fois et demie la saillie permise; largeur moitié de cette même*
« *saillie* ».

« *Les potences, supports et modes d'attache de ces objets seront compris dans ces*
» *mesures* ».

M. Champion. — Lorsqu'il s'agira simplement de fils de fer haubanant un objet (un tableau-enseigne de 2 mètres de saillie par exemple) je demande que ces haubans ne soient pas compris dans les mesures ci-dessus.

La Commission adopte cet avis, mais estime qu'il n'est pas nécessaire d'insérer cette disposition à l'article ; il y aura simplement matière à tolérance.

Art. 6. — Le premier paragraphe est adopté.

M. Bonnier. — Les vitrines horizontales dont il est parlé sont celles fixées à certaines devantures, celles des bijoutiers par exemple, elles sont le plus souvent enlevées le soir. Le maximum de hauteur de 1 mètre qui leur est imposé a pour but de les maintenir au-dessous des coudes des passants.

Le second paragraphe est adopté.

Art. 7. — *Étalages sur les façades.*

M. Bertrand. — Il serait permis d'après la rédaction proposée de faire des étalages sur les façades jusqu'à $0^m,60$ de saillie, alors qu'on empêche par l'article précédent de fixer des vitrines au delà de $0^m,30$.

M. Sédille. — Les étalages sont constitués par une série d'objets isolés et ne forment pas une saillie continue comme pourraient le faire des vitrines.

M. Champion. — Je propose de limiter en largeur les vitrines verticales et de leur accorder comme pour les étalages, la même saillie de deux gabarits.

M. Legros. — Je suis d'avis de ne pas augmenter la saillie des vitrines verticales et de supprimer aussi le deuxième gabarit pour les étalages. Ceux-ci dépassent souvent la saillie de $0^m,16$ qui leur est accordée ; certainement il arriverait encore qu'ils excéderaient celle de 20 à 30 centimètres qu'on propose de leur accorder.

L'administration continuerait à user largement des tolérances ; mais elle conserverait la faculté de faire supprimer ceux des étalages qui seraient incommodes ou déplaisants.

M. Sédille. — Réduire au gabarit la saillie des étalages serait les interdire dans la plupart des cas. Il est inutile de faire un règlement impossible à appliquer, je propose de leur accorder une saillie égale à celle de deux gabarits.

La Commission décide de ne pas modifier l'article 6 et d'adopter l'article 7 tel qu'il est présenté.

L'article 8 est adopté sans autre modification que la suppression du dernier paragraphe devenu inutile par l'observation générale placée en tête de la petite voirie.

Il est passé à l'examen de l'article 9.

M. Champion. — Je propose de substituer aux mots « *bannes à rez-de-chaussée* » ceux de « *bannes et stores à rez-de-chaussée* ».

MM. Dardoize et Cléry appuient cette observation. Des stores placés à rez-de-chaussée et soumis aux mêmes conditions que celles imposées aux bannes n'offrent pas plus d'inconvénients.

Cet avis est adopté.

Sur la proposition de M. Bonnier le mot « *lambrequins* » est ajouté au texte. Ces accessoires de la banne ne devront pas plus que les autres parties descendre à moins de $2^m,50$ du sol.

Le second paragraphe traite des joues de bannes.

M. Duchatelet. — Je propose de supprimer les mots « *à moins d'une permission spéciale* ». Cette permission spéciale n'est jamais accordée ; il est inutile d'en parler.

M. Champion. — Je demande au contraire qu'il ne soit rien changé à ce paragraphe. Il est vrai que la permission n'est jamais délivrée ; mais la rédaction dans ces termes donne à l'administration le droit formel dont elle use journellement de faire supprimer les joues de bannes gênantes pour les voisins.

Cet avis est adopté par la Sous-Commission.

M. Duchatelet. — Doit-on autoriser les bannes fixées aux marquises et dans quelles conditions ?

Après plusieurs observations les points suivants sont adoptés à l'unanimité :

1° Il sera dans tous les cas permis de faire descendre verticalement jusqu'à $2^m,50$ du sol à l'extrémité de la marquise et sans saillie supplémentaire, un store banne ou rideau.

2° Il sera permis de prolonger la saillie d'une marquise par celle d'une banne qui y serait fixée de façon à ce que l'ensemble ne dépasse pas la saillie autorisée pour les bannes fixées aux devantures.

3° En aucun cas la saillie d'une banne par rapport à l'ouvrage fixe sur lequel elle est établie ne devra dépasser 3 mètres.

La rédaction de l'article est réservée.

Il restait à régler la question suivante :

Lorsqu'une marquise n'a pas toute la saillie permise, peut-on y fixer une banne formant une saillie supplémentaire et pouvant sauf la condition stipulée au 3° ci-dessus s'avancer jusqu'à $0^m,80$ de l'arête du trottoir ?

M. Bonnier. — Puisqu'on peut établir une marquise jusqu'à cette limite, il n'y a pas de raison pour empêcher d'y mettre une banne ?

M. Champion. — Les marquises ne sont permises qu'au-dessus de 3 mètres du trottoir et les bannes peuvent descendre jusqu'à $2^m,50$.

M. Bonnier. — La Sous-Commission a décidé de permettre les rideaux verticaux descendant des marquises jusqu'à $2^m,50$. Une banne établie dans les mêmes conditions ne gênerait pas davantage la circulation.

La même limite de 3 mètres pourrait être imposée aux bannes dépassant 3 mètres de saillie à partir du mur de face.

M. Cléry. — Je suis contre l'adjonction aux marquises des bannes supplémentaires.

Par la définition des deux objets on voit qu'ils sont de nature essentiellement différente et que les saillies qu'on peut autoriser pour l'un ne doivent pas, de droit, être autorisées pour l'autre.

La marquise est relativement transparente, elle garantit les passants de la pluie, elle est fixe.

La banne, au contraire, est opaque, elle rejette sur les passants l'eau qu'elle reçoit. Enfin, la banne est mobile et la surveillance en est difficile quant à la hauteur à laquelle elle doit être maintenue.

M. Bertrand. — Si un commerçant trouve insuffisante la dimension de sa marquise, il aura toujours la ressource d'en faire construire une autre plus grande.

M. le Président remet à la prochaine séance la solution de la question et demande à M. Bonnier à quelle date il pense avoir terminé son rapport sur les décisions prises pour la grande voirie.

M. Bonnier dit qu'il aura terminé son travail avant le 15 janvier et qu'il en donnera communication à la Sous-Commission.

La prochaine séance est fixée au lundi, 4 janvier, à 3 heures.

Le Secrétaire,
Georges DEBRIE.

Le Président,
Paul SÉDILLE.

Procès-verbal n° 6.

Séance du 4 janvier 1897.

Sont présents :
MM. Sédille, *président*, Fernoux, Duchatelet, Legros, Cléry, Dardoize, Debrie, Bonnier, Champion et Preux.

M. Pierron s'est fait excuser.

Lecture du procès-verbal.

M. Duchatelet. — Je trouve que le procès-verbal n'indique pas suffisamment les votes émis par la Commission ni les rédactions modifiées par les décisions de la Commission; je demande que ces rédactions complètes figurent au procès-verbal.

M. le Président invite le secrétaire à tenir compte de cette observation.

Le procès-verbal est adopté.

M. le Président. — Continuons l'examen des articles pour la petite voirie.

M. Duchatelet. — Dans l'article 5, il faut ajouter après : objets perpendiculaires, « *ou obliques* ».

M. Cléry. — Je pense, au contraire, que cette distinction ne fera que jeter un trouble.

M. Bonnier. — Ne vaudrait-il pas mieux distinguer entre les objets appliqués aux façades et ceux soutenus par des bras ou consoles ?

M. Champion. — Dans le cas de deux tableaux posés en V, quelle sera la classification ? Il est utile de définir bien exactement dans quelles conditions ces objets seront considérés, comme perpendiculaires ou comme parallèles à la façade ?

M. Duchatelet. — Je n'insiste pas pour que la rédaction soit modifiée, mais les observations qui viennent d'être faites sont utiles à consigner au procès-verbal.

M. Legros. — Les procès-verbaux pourront être revus en même temps que le rapport sera dressé, afin que toutes les observations soient enregistrées.

M. Sédille. — Reprenons la question des bannes et marquises : on se demandait si la marquise pouvait se compléter par une banne.

Les bannes sont permises à 3 mètres de hauteur et à $0^m,80$ en arrière de la bordure du trottoir.

M. Fernoux. — Ce sera gênant pour les piétons chargés. Dans les voies larges et très fréquentées, on pourrait faire des restrictions.

M. Legros. — Quand il y a des arbres, on ne permet pas les marquises. Je crois très utile de distinguer les bannes des marquises.

M. Cléry. — C'est d'autant plus exact que le règlement permet l'établissement des bannes, tandis que l'Administration est toujours libre de refuser l'autorisation d'établir une marquise.

M. Bonnier. — La discussion est de savoir si on pourra ajouter une banne à une marquise.

M. Legros. — La marquise étant établie par tolérance, l'Administration pourra toujours examiner, si elle juge à propos de permettre une marquise dans telle ou telle condition; par exemple, avec banne ou sans banne. Je pense qu'il est inutile de mêler les deux articles; la marquise est une exception et l'Administration est maîtresse de chaque espèce.

M. Duchatelet. — Quelle est la saillie permise pour les marquises?

M. Cléry. — L'Administration s'est arrêtée à ne permettre pour les marquises aucune saillie supérieure à 3 mètres.

M. Duchatelet. — N'y aurait-il pas moyen de fixer les saillies des marquises à 3 mètres?

M. Legros. — Il est nécessaire que l'Administration réserve tous ses droits; si on fixe un maximum, c'est la porte ouverte à toutes les réclamations.

M. Champion. — On dit à $0^m,80$ en arrière du trottoir; en ajoutant un maximum, de 4 mètres par exemple, on augmenterait la restriction.

M. Cléry. — Je trouve très dangereux de fixer un maximum : l'Administration, lorsqu'elle permettra moins que le maximum, aura l'air de réagir.

L'Administration doit être très circonspecte, car, si on accorde quelque chose à un pétitionnaire, les voisins demanderont la même tolérance.

M. Bonnier. — On pourrait limiter le maximum à la moitié de la largeur du trottoir.

M. Sédille. — Il y a deux moyens de se défaire de l'envahissement :
1° Ne rien mettre;
2° Ou mettre la moitié de la largeur du trottoir, comme le propose M. Bonnier.

M. Duchatelet. — La rédaction de l'article paraît bonne et donne satisfaction aux diverses observations qui ont été présentées.

M. Sédille met aux voix la rédaction suivante, qui est adoptée par six voix :

« *Baldaquins, marquises et transparents (supports compris).* — *L'Administration pourra autoriser l'établissement de grandes marquises excédant la saillie de $0^m,80$. Elle restera libre d'apprécier, dans chaque cas, la saillie, qui pourra être permise suivant la largeur de la voie et des trottoirs et au besoin de la circulation.*

» *La hauteur de ces objets non compris les supports n'excèdera pas un mètre.*

» *Aucune partie des supports, consoles ou accessoires, ne devra être établie à moins de 3 mètres au-dessus du trottoir.*

» Aucun de ces objets ne pourra être autorisé sur les façades au droit desquelles il n'y a pas de trottoir.

» Ils ne pourront recevoir de garde-corps ni être utilisés comme balcons. »

M. Sédille. — Voyons maintenant l'article 9.

M. le Président lit la rédaction proposée par la Société centrale.

M. Debrie. — La proportionnalité indiquée ne peut, en aucun cas, recevoir son application; je propose de la supprimer.

M. Sédille met aux voix la rédaction suivante, qui est adoptée à l'unanimité :

« Bannes et stores à rez-de-chaussée. Les branches, supports, coulisseaux, lambrequins, en un mot toutes les parties accessoires des bannes, ne pourront descendre à moins de $2^m,50$ au-dessus du niveau du trottoir.

» Les bannes ne pourront être garnies de joues, à moins d'une permission spéciale qui ne sera accordée qu'autant qu'il n'en résulterait aucun inconvénient pour la circulation ou pour les voisins et qui, d'ailleurs, sera toujours révocable.

» Les bannes devront être essentiellement mobiles et ne pourront, dans aucun cas, être établies à demeure.

» Leur saillie maxima sera de 3 mètres. »

M. Duchatelet. — Article 10. Pourquoi ne pas dire « les bannes » car, par cet article, on autorise les bannes ?

M. Legros. — On pourrait mettre que « les bannes ne pourront être établies qu'au-dessus des grands balcons ».

M. Sédille. — On s'est aussi préoccupé du ruissellement d'eau que déverse sur les passants les bannes continues.

M. Champion. — C'est un inconvénient qu'on ne peut empêcher. Dans la rédaction, je mettrais « bannes ou stores ».

M. Duchatelet. — Je construis dans une voie très large, je n'use pas des saillies permises pour les balcons et, alors, je n'aurais pas le droit de mettre des stores aussi saillants ?

M. Sédille. — On peut indiquer le bénéfice d'un minimum, $0^m,80$ par exemple. Ne pourrait-on supprimer ce qui est dit pour la saillie des bannes à l'étage immédiatement au-dessus du rez-de-chaussée ? cet étage serait traité comme les autres.

M. Sauger. — Je propose la rédaction suivante :

» Bannes ou stores aux étages. Au-devant des croisées non pourvues de grands balcons, les bannes ou stores pourront profiter d'une saillie maxima de $0^m,80$; il en sera de même pour les constructions en encorbellement, saillie prise à partir du nu desdites constructions. Au-devant des croisées pourvues de grands balcons, les bannes ou stores pourront, par exception, avoir la même longueur et la même saillie que lesdits balcons, en bénéficiant d'un minimum de saillie de $0^m,80$. »

Cette rédaction est adoptée à l'unanimité.

M. Sédille. — Je lis ensuite :

« Il pourra être posé des bannes ou stores au-devant de l'étage d'attique, etc. »

M. Champion. — Mais si l'entablement est au troisième étage et l'attique au cinquième?

M. Cléry. — Pourquoi ne pas dire « *les étages en retrait* » et supprimer la mauvaise appellation d'étage d'attique?

M. Bonnier. — Il n'y a qu'à mettre :
« *On pourra établir des stores ou bannes au-devant de l'étage d'attique.* »

M. Sédille. — Les bannes ne devraient pas dépasser le retrait de la construction.

M. Sauger. — On a admis que les saillies prennent, comme point d'application, le mur de face : si un constructeur se retraite, pourquoi ne pas l'en laisser bénéficier en lui permettant d'arriver à une saillie en avant de l'alignement?

M. Bonnier. — Il serait bon de dire : « *à la condition de ne pas dépasser tel ou tel périmètre.* »

M. Champion. — On pourrait limiter la saillie des stores, en disant que ces stores ne dépasseront pas les gardes-fous.

M. Fernoux. — Dans le cas où on se retraite sans mettre de terrasse ni garde-fou, que fera-t-on?

M. Legros. — Le plus simple serait de rester dans le périmètre des saillies légales du comble.

M. Sédille. — On pourrait supprimer la fin de l'alinéa.

La sous-commission adopte à l'unanimité la rédaction suivante :

« *Il pourra être posé des stores ou bannes au-devant des étages en retrait à la condition que leur saillie n'excédera pas le périmètre légal des saillies hors comble.* »

M. Duchatelet. — (11° *Grilles de croisées, etc.*). Les persiennes ou volets ne pourraient-ils pas s'ouvrir à partir de $2^m,50$ de hauteur? je n'insiste d'ailleurs pas.

M. Champion. — On pourrait faire exception en faveur des caissons de boutiques.

M. Sédille met aux voix l'article 11.

La sous-commission adopte à l'unanimité la rédaction suivante :

« *Grilles de croisées, persiennes, volets et contrevents de croisées, jalousies. Dans la hauteur de 3 mètres au-dessus du trottoir, les persiennes, volets, ou contrevents devront être placés, sans saillie, dans l'épaisseur des tableaux des baies et ouvrir à l'intérieur.*

» *Tout développement à l'extérieur est interdit.*

» *Dans la hauteur des étages, tous châssis vitrés, toutes croisées simples ou doubles, devront, de même, ouvrir à l'intérieur. Il est interdit de les développer extérieurement, hormis le cas où ils se trouveraient au-dessus d'un grand balcon.* »

Saillie : le gabarit.

M. Cléry. — Les soupiraux de cave qui servent pour l'entrée du combustible ne peuvent s'ouvrir en dehors; la sous-commission entend-elle maintenir cette restriction?

M. Sédille. — Le mieux serait de n'en pas parler.

M. Legros. — On devrait ajouter à l'article « *ou autres baies* ».

M. Sédille. — Où faut-il supprimer « *contrevents de croisées* » ?

M. Fernoux. — Si pour la construction en pierre on n'a pas profité de la saillie légale, pourra-t-on profiter de cette saillie pour l'établissement des volets ?

M. Legros. — Non, car la saillie des volets est mobile.

M. Sédille met aux voix la nouvelle rédaction suivante pour l'article 11 :

« *Grilles de croisées, persiennes, volets, jalousies, etc. Saillie : le gabarit.*

» *Dans la hauteur de 3 mètres au-dessus du trottoir, les persiennes, volets, etc., ne pourront être placés que dans l'épaisseur des tableaux des baies et devront ouvrir à l'intérieur. Tout développement à l'extérieur est interdit.*

» *Dans la hauteur des étages, tous châssis vitrés, toutes croisées simples ou doubles, devront de même ouvrir à l'intérieur. Il est interdit de les développer extérieurement, hormis les cas où ils se trouveraient au-dessus d'un grand balcon.* »

La sous-commission adopte à l'unanimité.

12° Abat-jour et réflecteurs diurnes. Saillie de 0^m,50 à 2^m,50 du sol; adopté à l'unanimité.

13° Rampes d'illumination, même saillie que les objets sur lesquels elles sont fixées.

M. Preux. — Cet article aura pour résultat de supprimer toute redevance due par les rampes d'illumination, puisqu'aujourd'hui ces rampes ne paient de droit que quand elles ont une saillie spéciale.

M. Legros. — Les bordereaux de droits seront certainement revisés.

M. Preux. — Je propose la rédaction suivante : « *La saillie que pourraient avoir les objets sur lesquels elles sont fixées* ».

M. Champion. — Et si on a une façade sans saillie, on ne pourra rien faire.

M. Sauger. — Il n'y a qu'à ajouter : « *et à défaut de ces objets, le gabarit.* »

M. Sédille. — Je propose ceci : « *Rampes d'illumination : le gabarit ou la même saillie que les objets sur lesquels elles sont fixées* ».

Cette rédaction est adoptée à l'unanimité.

14° « *Tuyaux de descente : saillie, le gabarit.* »

15° « *Cuvettes de dégorgement des eaux pluviales sous l'entablement, même saillie que celle de la corniche sous laquelle elles sont placées avec droit à un* minimum *de 0^{m}35.* »

Ces deux articles sont adoptés.

M. le Président demande que, pour la prochaine séance, chacun des membres de la sous-commission ait l'ensemble des rédactions.

M. Sauger. — Dans l'ancien décret, il y a une explication claire du mot minimum.

M. Cléry. — Je propose qu'on dise : « *avec droit à un minimum de* ».

La sous-commission adopte.

M. Champion. — N'est-ce pas le moment d'émettre le vœu que le décret de 1884 soit modifié ?

M. Duchatelet. — Il y a aussi à signaler que les droits doivent être revisés, l'Administration décidera.

M. Champion. — Je propose le vœu suivant :

« *La sous commission de revision des saillies émet le vœu que l'extension donnée aux saillies soit complétée par la revision du décret sur les droits de voirie, à l'effet de proportionner lesdits aux nouvelles saillies permises.* »

M. Cléry. — Il serait aussi nécessaire de signaler à l'Administration que la revision du décret de 1884 s'impose.

La sous-commission décide que la prochaine réunion aura lieu après que M. Bonnier aura fait parvenir la nouvelle rédaction relative à la petite voirie ;

Soit le vendredi 15 janvier à 3 heures.

Le Secrétaire,
Georges DEBRIE.

Le Président,
Paul SÉDILLE.

Procès-verbal n° 7.

Séance du 15 janvier 1897.

Sont présents :

MM. Sédille, *président;* Fernoux, Bertrand, Duchatelet, Legros, Cléry, Dardoize, Tanquerel, Sauger, Debrie, Bonnier, Champion et Preux.

M. Pierron s'est fait excuser.

Le procès-verbal de la dernière séance est lu et adopté.

M. le Président invite M. Bonnier à donner lecture de son rapport.

M. Bonnier lit la première partie de ce document.

M. le Président. — Ce travail résume d'une façon très claire ce qui a été dit, et je demande à la Sous-Commission si elle a quelque chose à y ajouter, si les considérations générales expriment bien notre sentiment.

M. Duchatelet. — Dans l'exposé des principes, à l'article 3, on parle du principe de la non-rétroactivité; y sommes-nous bien fidèles? surtout en ce qui concerne les saillies de bannes qui sont permises à $0^m,50$ en arrière du trottoir, dimension que nous demandons de porter à $0^m,80$.

M. Cléry. — Avant le décret de 1882, on permettait les bannes jusqu'à $0^m,25$ en arrière de la bordure du trottoir. Le décret a porté cette mesure à $0^m,50$, et je ne sache pas que cette décision ait donné lieu à des récriminations. Je ne pense pas que l'application des $0^m,80$ donne lieu à plus de difficultés.

Après une seconde lecture des parties principales des préliminaires ou rapport, la Sous-Commission entend la lecture du projet de décret.

Dispositions générales.

M. Duchatelet. — *(Article 5.) L'Administration pourra autoriser, après avis du Conseil général des Bâtiments civils et avec l'approbation du Ministre de l'Intérieur, des saillies exceptionnelles pour les constructions ayant un caractère monumental.*

Pourrait-on ajouter « *et artistique* » ou mettre « *décoratif* » ?

M. Cléry. — Au lieu de mettre « *caractère* », ne devrait-on pas mettre « *destination* ».

M. Sédille. — Le mot « *monumental* » ne paraît pas désigner suffisamment l'architecture privée.

M. Bonnier. — On a répété les termes du décret. Au titre IV du décret du 23 juillet 1884, article 26, il y a une autre rédaction.

M. Bertrand. — Elle n'est pas applicable aux saillies.

M. Champion. — Je me demande pourquoi on parle, à l'article 8, des constructions provisoires dans un décret relatif aux saillies.

M. Bonnier. — C'est l'ancienne rédaction.

(Article 9). Au lieu de mettre . « *Les entablements et corniches* », je propose de dire : « *Les objets en saillies existant, etc.* », afin de généraliser et de pouvoir atteindre toutes les espèces de saillies.

M Sédille. — L'article paraît bien restrictif; il y a certaines saillies décoratives intéressantes : les colonnes quai Malaquais, celles rue Boissy-d'Anglas et d'autres; n'est-il pas possible d'indiquer qu'on peut les entretenir sans les réconforter?

M. Duchatelet. — On peut dire : « *ne pourront être réconfortés, même en partie, etc.* »

M. Sédille. — Je me rallie à la proposition de M. Duchatelet.

L'article 9 est modifié ainsi qu'il suit :

« *Les objets en saillie existant actuellement et dépassant les saillies fixées par le présent décret, ne pourront être réconfortés, même en partie, et ne devront, dans leurs portions mauvaises, être rétablis que dans la limite des saillies réglementaires* ».

M. Champion. — (Article 10). Ce qui est relatif aux marches et perrons paraît faire double emploi avec l'article précédent.

M. Duchatelet. — Il est probable que les colonnes dont il a été parlé tout à l'heure n'ont pas été établies en contravention des constructions de ce genre et n'ont pu échapper à la vigilance des architectes voyers. Ne peut-on protéger ces ouvrages en les visant?

M. Sédille. — Je voudrais que le public sût qu'il peut adresser une prière à l'Administration, avec espérance de la voir accueillir favorablement.

M. Duchatelet. — Pourquoi ne pas ajouter à l'article 9 un « *toutefois* ».

M. Champion. — Une voiture peut renverser une des colonnes dont on parle, et on ne pourra autoriser la reconstruction.

M. Sédille. — Nous devrions donner à l'Administration le moyen de donner cette permission en ajoutant par exemple : « *Toutefois l'Administration pourra autoriser en certains cas la réconfortation d'objets anciens ayant un caractère archéologique ou monumental* ».

La Sous-Commission adopte cette adjonction à l'article 9.

M. Duchatelet. — Le titre III devrait être à la fin et s'appeler titre IV.

Le titre III serait :

« *Dimensions et conditions des saillies* ».

La Sous-Commission adopte ce changement.

M. Champion. — Il faudra dire alors pour les marches qu'elles sont interdites en dehors du gabarit.

La Sous-Commission adopte la rédaction suivante :

« Marches, perrons et bornes.

» Il est interdit, en dehors du gabarit, d'établir, de remplacer ou de réparer des marches, perrons, pas, entrées de caves, et tous ouvrages en saillies sur les alignements et placés sur le sol de la voie publique.

» Néanmoins, il pourra être fait exception à cette règle pour amender les ouvrages qui seraient la conséquence de changements apportés au niveau de la voie.

» En outre, les marches, pas, perrons et entrées de caves, qui appartiendraient à des immeubles atteints par l'alignement au moment de la promulgation du présent décret et qui feraient eux-mêmes saillie sur l'alignement, pourront être entretenus et au besoin reconstruits tels qu'ils existaient jusqu'à l'époque où se seront réédifiés les bâtiments dont ils dépendent. »

M. Bonnier. — (Article 12.) Au lieu de dire les contrevents, on pourrait mettre « les persiennes et les volets. »

M. Cléry. — Je propose « pourront être maintenus mais non remplacés ».

La Sous-Commission adopte cette modification. L'article 12 est ainsi rédigé.

« Aucun conduit de fumée ne pourra être appliqué sur le parement antérieur du mur de face ni déboucher sur la voie publique.

» Mêmes prescriptions pour les cuvettes d'eaux ménagères ou industrielles.

» Les conduits de fumée, les cuvettes d'eaux ménagères ou industrielles, ainsi que les persiennes et volets existant actuellement à rez-de-chaussée et se développant à l'extérieur, pourront être maintenus mais non remplacés. »

M. Sédille. — Il semble tout naturel de reporter les dispositions transitoires à la fin, et ensuite il faut décider si le numérotage ira de 1 jusqu'à la fin sans recommencer à chaque titre.

La Sous-Commission adopte cette disposition.

M. Bonnier. — Donne ensuite lecture de la partie relative aux objets ne faisant pas partie intégrante des constructions.

M. Champion. — A l'article 20, ancien article 12, on n'a pas indiqué la saillie ; je propose *quatre gabarits;* cette indication serait « *après supports compris* ».

La Sous-Commission adopte la rédaction suivante :

« *Baldaquins, marquises et transparents (supports compris), saillie : quatre gabarits.* L'Administration pourra autoriser l'établissement de grandes marquises excédant cette saillie. Elle restera libre d'apprécier dans chaque cas la saillie qui pourra être permise suivant la largeur de la voie et des trottoirs et les besoins de la circulation. La hauteur de ces objets, non compris les supports, n'excédera pas un mètre.

» Aucune partie des supports, consoles ou accessoires ne devra être établie à moins de 3 mètres au-dessus du trottoir. Aucun de ces objets ne pourra être autorisé sur les façades au droit desquelles il n'y a pas de trottoir; ils ne pourront recevoir de garde-corps ni être utilisés comme balcons. »

M. Bonnier. — Pour l'article 21 (ancien article 13), je propose 3 mètres au lieu de 2^m,50.

La Sous-Commission adopte cette hauteur.

M. Sauger. — Je propose de simplifier la rédaction de l'article 22 (ancien article 14).

La Sous-Commission adopte la rédaction suivante :

« *Bannes ou stores aux étages.*

» *Au droit de chaque croisée non pourvue de grands balcons, saillie maxima : $0^m,80$. Au droit des constructions en encorbellement, cette saillie sera prise à partir du nu desdites constructions.*

» *Au-devant des croisées pourvues de grands balcons, même longueur et même saillie que ces balcons, avec droit à un minimum de saillie de $0^m,80$.*

» *Il pourra être placé des stores ou bannes au-devant des étages en retrait, à la condition que leur saillie n'excèdera pas le périmètre légal des saillies hors comble.* »

M. Champion. — On a oublié d'indiquer qu'on ne peut établir de stores continus qu'au-dessus des grands balcons.

Je propose d'ajouter l'article du décret :

« *Les stores ne pourront régner au droit de plusieurs baies que dans le cas où ils seraient posés au-dessus de grands balcons, et à la condition de ne pas dépasser la longueur desdits balcons.* »

M. Sédille. — On pourrait, à l'article 22, au lieu de « *au-devant des croisées* », dire « *au droit* » pour bien indiquer que les stores ne pourront passer devant les trumeaux lorsqu'il n'existe pas de grands balcons,

Adopté.

La Sous-Commission adopte ensuite l'ensemble du projet de décret et décide que la prochaine séance aura lieu après que le travail de M. Bonnier sera terminé et, en tous cas, un vendredi à 3 heures.

M. Fernoux remet une lettre rappelant le vœu qu'il a déposé au nom de la Société nationale des Architectes de France, ayant pour objet l'attribution de prix et primes à décerner par la Ville de Paris aux meilleures façades des maisons construites à Paris, et demandant de renvoyer ce vœu à la Commission plénière avec avis favorable.

Le Secrétaire,
Georges DEBRIE.

Le Président,
Paul SÉDILLE.

Procès-verbal n° 8.

Séance du 3 février 1897.

Sont présents :

MM. Sédille, *président* ; Bertrand, Duchatelet, Legros, Cléry, Sauger, Dardoize, Tanquerel, Debrie, Bonnier et Preux.

MM. Fernoux, Rivière, Pierron et Champion se sont fait excuser.

Le procès-verbal de la dernière séance est lu et adopté.

M. Legros. — Pour les travaux qui peuvent être faits, après un accident, on a écrit « *réconforter* ». Je pense que « *réparer* » serait préférable.

Cette modification est adoptée.

M. Sédille. — Pour les colonnes de la rue Boissy-d'Anglas, par exemple, on pourrait discuter et dire qu'elles ne sont ni archéologiques ni monumentales. Je crois qu'on comblerait une lacune en ajoutant le mot « *artistique* » ; d'ailleurs ce ne serait qu'une extension au droit de l'administration.

Cette adjonction est adoptée.

M. Cléry. — A l'ancien article 12, au lieu du mot « *antérieur* » à propos des conduits de fumée, ne vaudrait-il pas mieux dire « *extérieur* » ; la sous-commission adopte ce changement.

M. Duchatelet. — Je vois avant l'article 21 que les saillies sont indiquées par gabarits, et à cet article relatif aux stores, on dit : « *saillie maxima 3 mètres* » ; ne pourrait-on ramener cela à un nombre de gabarits ?

M. Tanquerel. — Chaque fois qu'on voit le mot gabarit, je voudrais qu'il fût expliqué par l'indication des saillies correspondantes.

M. Bertrand. — Ne pourrait-il y avoir un tableau des gabarits... un barème, à la fin du décret ?

M. Cléry. — Il est évident que le gabarit est un module, une chose abstraite qui a besoin d'être déterminée.

M. Bonnier. — Je pourrais dresser ce tableau pour le présenter à la Commission plénière.

La Commission prie M. Bonnier de faire ce travail.

M. SÉDILLE. — J'ai été surpris de voir notre travail publié, même avant que la sous-commission en ait arrêté l'ensemble et le texte définitif de telle sorte que nous n'apporterons pas à la commission plénière un travail tout à fait inédit. Il y a là une indiscrétion fâcheuse et contre laquelle nous devons protester.

M. BONNIER. — Je possède tous les documents et je vous donne l'assurance de mon entière discrétion.

M. DUCHATELET. — De mon côté, comme président de la Commission de la Société Centrale dont le travail a préparé celui de la sous-commission officielle, j'aurais pu donner des renseignements et je ne l'ai pas fait, pour ne pas déflorer les travaux de la sous-commission.

M. SÉDILLE. — Nous devons constater le fait, protester et faire connaître à l'administration que le projet élaboré par la sous-commission est déjà publié dans un journal spécial.

Tous les membres présents protestent énergiquement contre cette inqualifiable indiscrétion et s'associent aux sentiments exprimés par M. le Président.

Par lettre du 6 février 1897, M. Fernoux proteste également contre le fait signalé ci-contre.

M. SÉDILLE. — Il y aurait lieu de faire un extrait de ce qui précède pour que le président de la Commission plénière pût en donner connaissance au début de la séance de cette commission.

M. LE PRÉSIDENT. — Tous les membres de la sous-commission adressent leurs vifs remerciements à M. Bonnier pour son rapport si bien établi et surtout pour les figures très intéressantes qui rendent tout à fait sensible et clair le travail de la sous-commission.

La sous-commission remercie également M. Duchatelet pour le travail si utile qui a été élaboré sous sa présidence par la commission de la Société Centrale.

M. FERNOUX rappelle, par lettre, le vœu qu'il a déposé, tendant à l'allocation de primes et prix à décerner aux auteurs des meilleures façades.

La sous-commission se déclare incompétente pour discuter un vœu qu'elle considère comme étant en dehors de ses attributions, elle se bornera à transmettre ce vœu à la Commission plénière.

Le procès-verbal de la huitième séance est lu et adopté. Puis, la séance est levée.

Le Secrétaire,
GEORGES DEBRIE.

Le Pésident,
PAUL SÉDILLE.

gereux et même impossible il y a vingt ans, est aujourd'hui réalisable et réalisé.

Mais, si le décret de 1882 ne correspond plus absolument à nos besoins actuels, il ne s'ensuit pas qu'il faille le condamner dans toutes ses parties. A tort, le public, les artistes, voire des architectes, ont accusé les règlements dont nous nous occupons d'avoir créé la lamentable et infinie perspective des rues du Paris moderne. Le mal est antérieur. Sans nier que, à une certaine époque, l'idéal n'ait été de voir se succéder le long de nos rues les façades des maisons alignées à la parade comme les grenadiers du grand Frédéric, on ne peut cependant rendre responsable de cette tendance au caporalisme architectural le décret de 1882, paru vingt ans après.

Il faut dire aussi que les saillies fixées étaient considérées comme l'extrême limite de ce que la Ville abandonnait de son domaine à chaque particulier, la réalisation de ces saillies étant une faculté, non une obligation. C'est le constructeur qui, poussé par l'esprit d'utilisation à outrance, poussé aussi quelquefois par l'incompréhensible besoin de « faire régner » sa façade avec celle de ses voisins, donnait à tous les balcons la saillie maxima de $0^m,80$, à toutes ses corniches la saillie maxima de $0^m,50$, enflait enfin son œuvre le plus possible, pour tirer profit des moindres anfractuosités du périmètre légal. Toutes les concessions du Décret de 1882 eussent été portées subitement à une dimension double, que les constructeurs eussent doublé uniformément et instantanément tous leurs empiétements sur la voie publique, et cela, sans se soucier davantage de l'effet des saillies, du jeu des ombres et de la lumière.

Quand j'accuse tous les constructeurs, Messieurs, j'exagère, heureusement. Eux-mêmes ont pris soin de démontrer que le décret de 1882 n'était nullement le bouc émissaire responsable de leurs négligences artistiques. Un quartier de Paris, habité généralement, il est vrai, par des artistes, sous le régime de ce même décret, et avec les mêmes prescriptions étroites, s'est bâti, en quelques années, avec les saillies, les balcons, les windows, les encorbellements, les pignons et toutes les fantaisies de l'architecture ancienne.

La création du quartier de l'avenue de Villiers, les travaux de transformation de Paris, l'exemple des autres capitales, les besoins de confort et aussi, disons-le, l'esprit artistique français, qui sommeille quelquefois, mais se réveille toujours, ont fait voir que, après tout, l'esthétique est pour un peuple, non un luxe, mais un besoin et un droit au même titre que l'hygiène.

Certaines avenues se sont pourvues de zones « non ædificandi » qui les bordent de verdure. Et déjà se lève, dans les âmes artistes, la vision lointaine d'une capitale forçant énergiquement les constructeurs, dans toutes les rues, même les plus malsaines et les plus étroites, — surtout les plus malsaines et les plus étroites, — à reculer leurs façades à quelques mètres en arrière de l'alignement, précisé seulement par des grilles; élargissant avec les voies le domaine de la santé publique, créant des bandes verdoyantes au pied des constructions dont les saillies seraient alors libres de toute discussion et se silhouetteraient à l'aise. On entrevoit les trottoirs débarrassés, au profit des passants, de tout ce dont les encombrent aujourd'hui les boutiquiers, égayés par des dallages de couleur, meublés d'édicules et de kiosques franchement différents, pittoresques de coloration et de forme; une lumière vraiment abondante distribuée largement le soir par des appareils artistiques, non alignés et de modèles variés; les souches de cheminées et les pignons mitoyens décorés; enfin, de chaque côté des voies élargies, dans les arbres, des architectures étudiées par des architectes.

Mais ce sont là des rêves, et, sans s'égarer à les poursuivre, on peut penser aujourd'hui que les grandes avenues du nouveau Paris sont en droit d'obtenir de l'Administration quelques concessions de saillies correspondant mieux à leurs dimensions.

Certes, Messieurs, en vous présentant le résultat de ses études, votre Sous-Commission ne s'attend pas à ce que de plus grandes saillies fassent faire de meilleure architecture à ceux qui ne s'en soucient guère. Elle pense néanmoins, par les propositions que j'ai l'honneur de vous soumettre en son nom, répondre aux désirs de nombreux artistes. Elle croit même que les nouvelles saillies permises, fussent-elles dues au seul désir de gagner quelques centimètres de terrain, contribueront encore au jeu des silhouettes sur le ciel, au mouvement des façades.

C'est dans ce but qu'elle a travaillé avec une grande activité pendant les derniers mois. Elle a eu la bonne fortune de recevoir, au cours de ses études, d'importantes communications de la Société centrale des Architectes français, qui lui a transmis un projet très complet rédigé par sa Commission spéciale de Voirie, sous la présidence de notre éminent collègue, M. Duchâtelet, et dont elle a adopté l'esprit général, sinon le détail.

Il lui a été encore adressé d'autres contributions à l'œuvre commune, notamment une proposition de M. Fernoux, président de la Société nationale et aussi notre collègue, relative aux saillies hors-comble.

Ces différentes pièces sont annexées au présent rapport.

Il n'est pas dans mes attributions de rapporteur d'entrer dans le détail des travaux de la Sous-Commission, de vous dire les raisons qui ont fait adopter tel article, telle rédaction, telle cote. Les procès-verbaux, rédigés avec soin par M. Debrie, notre dévoué secrétaire, vous renseigneront à ce sujet mieux que je ne saurais le faire. Mais de la discussion générale, votre Sous-Commission a dégagé des principes généraux et s'est efforcée de les respecter au cours du projet qu'elle propose à votre examen.

Ces principes, pour les saillies fixes, sont les suivants :

1° Rendre les saillies, permises en avant de l'alignement, proportionnelles à la largeur légale des voies ;

2° Enfermer ces saillies dans des « gabarits », ou lignes enveloppantes très simples, dans lesquelles les architectes auront toute liberté de se mouvoir, sans qu'il soit spécifié de saillie particulière aux différents objets inscrits dans ces limites ;

3° Appliquer au futur décret le bénéfice de non-rétroactivité, c'est-à-dire le libeller de telle sorte que le minimum des saillies permises n'enlève aux propriétaires d'immeubles situés sur les voies étroites aucuns des avantages que leur accordait le décret de 1882 ;

4° Favoriser le développement des silhouettes, c'est-à-dire autoriser de nouvelles et importantes saillies pour la partie ornementale des combles ;

5° Réglementer l'établissement des constructions en encorbellement prohibées par le décret de 1882, et ce, dans l'espoir que ces encorbellements contribueront à la décoration de la voie publique;

6° Empêcher, dans la mesure du possible, ces constructions en encorbellement de troubler les voisins dans leur jouissance de vue latérale sur rue;

7° Ne préconiser ni interdire aucuns matériaux, aucuns modes d'emploi;

8° Pour les saillies mobiles, remanier le classement et simplifier la réglementation, comme pour les saillies fixes;

Remonter à 3 mètres au-dessus du trottoir toutes les saillies gênantes pour la circulation.

Enfin, augmenter jusqu'à $0^m,80$ la cote qui, actuellement, recule à $0^m,50$ en arrière de la bordure du trottoir, les objets de petite voirie.

Procès-verbal n° 9.

Séance du 26 février 1897.

Sont présents :

MM. Sédille, *président ;* Bertrand, Fernoux, Duchatelet, Cléry, Tanquerel, Debrie, Bonnier et Champion.

M. Sédille. — Nous allons revoir les quelques points sur lesquels notre attention a été appelée par la Commission plénière.

Titre premier. Art. 3.

M. Debrie propose la rédaction suivante qui est adoptée par la Sous-Commission :

« *Toutes les saillies seront mesurées à partir de l'alignement pour les constructions alignées. Elles seront mesurées à partir du nu du mur de face pour les constructions en saillie sur l'alignement « ainsi que pour celles sujettes à avancement par mesure de voirie.* »

La Sous-Commission décide ensuite qu'il n'y a pas lieu de viser les constructions qui sont mises volontairement en retrait.

En conséquence, la nouvelle rédaction pour l'article 4 sera :

« *Les saillies dont les dimensions sont variables suivant la largeur des voies, seront déterminées d'après la largeur légale de la voie au droit de la propriété pour les constructions alignées ou sujettes à avancement par mesure de voirie et d'après la largeur effective pour les constructions en saillie sur l'alignement.* »

La Sous-Commission adopte ces changements.

Le Titre III est maintenant :

« *Dimensions et conditions des saillies* » et en sous-titre : *Objets faisant partie intégrante des constructions.* »

Art. 9.

En tenant compte des observations faites à la Commission, M. Bonnier propose la rédaction suivante :

« *La saillie des socles et soubassements des maisons et murs, des pilastres, colonnes, chaînes, pieds-droits, appuis de croisées, barres d'appui et autres éléments décoratifs analogues en avant du nu du mur de face n'excédera pas, etc. »*

M. Fernoux. — Ma préoccupation est qu'on ne se serve pas des avantages qui vont être accordés pour augmenter la surface de l'habitation ; cette rédaction ne me paraît pas répondre à mon objection.

M. Champion. — Je crois qu'aux étages il est nécessaire de retrouver le nu.

M. Fernoux. — J'avais préparé la rédaction suivante : « *La saillie des socles et soubassements des maisons et murs, des pilastres, colonnes, chaînes, pieds-droits, appuis de croisées, barres d'appui, à condition que l'alignement soit retrouvé chaque étage au-dessus du rez-de-chaussée jusqu'à la base légale du comble, pour le cinquième de la surface, n'excédera pas, etc.) »*

M. Champion. — Je crois inutile et même dangereux de déterminer une quotité.

M. Sédille. — J'avais proposé de dire : « *... et de tous autres éléments décoratifs analogues en avant du nu à l'alignement* ».

M. Cléry. — On a bien songé à livrer au constructeur tout le bénéfice des saillies puisque à l'article 2 on a dit que sur les jambes étuères on réserverait un espace où l'alignement serait indiqué.

M. Champion. — L'ancien décret fixe une quotité pour la totalité de la façade et aussi pour chaque trumeau.

M. Sédille. — Il est nécessaire de voter sur des propositions fermes.

M. Cléry. — Le soubassement pourra-t-il atteindre toute la hauteur du rez-de-chaussée ? La question est là ; si on ne limite pas cette hauteur, on ouvre la porte à l'emprise possible par le constructeur.

M. Sauger. — Les hauteurs des socles pourraient être limitées à une distance déterminée au-dessous du premier étage.

M. Champion. — On permet pour les boutiques toute emprise, pourquoi la refuser pour la construction d'habitation ? Je crois qu'il faut abandonner au constructeur le rez-de-chaussée avec les saillies.

M. Bonnier. — Si on ne permet pas de faire monter le socle jusqu'à la hauteur du plancher séparant le rez-de-chaussée du premier étage, on fera quelque chose d'illogique et d'anti-architectural.

M. Sauger. — Un constructeur pourra faire un rez-de-chaussée de 7 mètres de hauteur et ensuite le recouper par un plancher.

M. Bonnier. — Si on fixe une quotité, il faudrait la prendre par rapport aux parties pleines.

M. Cléry. — Je pense que le plus simple serait de fixer une fraction de la largeur totale de la façade.

M. Sédille met aux voix la rédaction proposée.

La Commission (à l'exception de M. Cléry) l'adopte.

La Commission adopte ensuite le principe de la quotité et la fixe à *un dixième* au moins de la largeur de la façade à chaque étage.

M. Champion. — Pour que l'article soit moins long, je demande qu'il soit divisé en deux paragraphes.

La Commission adopte la rédaction suivante :

« *La saillie des socles et soubassements des maisons et murs, des pilastres, colonnes, chaînes, bossages, pieds-droits, appuis de croisées et de tous autres éléments décoratifs analogues en avant du nu à l'alignement n'excédera pas $0^m,01$ par mètre indivisible de la largeur légale de la voie avec un maximum de $0^m,30$ et avec droit à un minimum de $0^m,20$.*

» *Au-dessus du rez-de-chaussée, le nu à l'alignement devra toujours servir de fond à la décoration pour un dixième au moins de la largeur de la façade à chaque étage* ».

M. Fernoux. — Pour le rez-de-chaussée, je propose ceci :

« *Au rez-de-chaussée et pour la porte principale d'entrée de la maison, la saillie pourra à $2^m,20$ au-dessus du trottoir être augmentée d'un demi-gabarit.* »

A 3 mètres, on peut mettre un bandeau de $0^m,50$ de saillie et au-dessous, pour motiver cette saillie, je désirerais qu'on ait le moyen de faire une console, un support.

M. Cléry. — Je crois qu'il serait bon de viser ces objets ; la porte est un motif important dans la décoration.

C'est au paragraphe 4 que cette proposition prendrait sa place.

La Sous-Commission adopte cette rédaction :

« § 4. — *Toute saillie supérieure à celles permises par le paragraphe premier du présent article ne pourra être établie qu'à partir de 3 mètres du point haut du trottoir.*

« *Par exception, la décoration de l'entrée principale d'une construction pourra descendre à 2 mètres du trottoir avec une saillie de deux gabarits.* »

M. Cléry. — La rédaction prête à la critique parce que le mot gabarit est pris dans deux sens différents ; d'abord, comme limite, comme enveloppe et ensuite comme quotité. Lorsqu'on dit deux gabarits, trois gabarits, il vaudrait mieux dire deux fois la saillie du gabarit, etc.

M. Debrie. — Afin de déterminer tout d'abord ce qu'est le gabarit, on pourrait dire après l'article 4 :

« *Ces saillies seront comprises dans une ligne enveloppante appelée gabarit.* »

M. Champion. — Je propose d'ajouter :

« *Ces saillies seront limitées par un contour enveloppant appelé gabarit.* »

La Sous-Commission adopte la proposition de M. Champion et décide que la prochaine séance aura lieu vendredi prochain à 3 heures et demie.

Le Secrétaire,
Georges DEBRIE.

Le Président,
Paul SÉDILLE.

Procès-verbal n° 10

Séance du 5 mars 1897.

Sont présents :

MM. Sédille, *président*, Bernard, Fernoux, Duchatelet, Cléry, Sauger, Dardoize, Tanquerel, Debrie, Bonnier et Champion.

Le procès-verbal de la dernière séance est lu et adopté.

M. Sédille. — Nous avons à examiner à quel endroit sera placée la rédaction indiquant que, dans aucun cas, les saillies mobiles ne pourront être établies à moins de $0^m,80$ en arrière de la bordure du trottoir.

M. Duchatelet. — Pourquoi ne ferait-on pas passer les devantures (immeubles par destination) dans la catégorie des objets faisant partie intégrante de la construction ?

M. Fernoux. — Pourquoi ne pas numéroter la rédaction indiquée et en faire un article ? De plus, pour ne pas empêcher de construire des devantures lorsque la largeur du trottoir est inférieure à un mètre, je demande à ce qu'on puisse toujours profiter du gabarit.

Je propose cette rédaction :

« *En aucun cas, les saillies des objets ne faisant pas partie intégrante des constructions et dépassant le gabarit ne pourront être établies à moins de $0^m,80$ en arrière de l'arête du trottoir* ».

La Sous-Commission adopte et donne le n° 13 à ce nouvel article.

M. Sédille. — Art. 13 ancien. — Nous avons à expliquer le mot gabarit.

M. Tanquerel. — J'ai demandé qu'on indique, à chaque article, les saillies correspondantes.

M. Cléry. — Je proposerais de modifier l'article 9 en ajoutant « sera limitée par un gabarit fixé à $0^m,04$, etc.

La Sous-Commission adopte ce changement ; le paragraphe premier de l'article 9 devient :

« *La saillie des socles et soubassements des maisons et murs, des pilastres, colonnes, chaînes, bossages, pieds-droits, appuis de croisées et de tous autres éléments décoratifs analogues en avant du nu à l'alignement, sera limitée par un gabarit fixé à $0^m,04$ par mètre indivisible de la largeur légale de la voie, avec un maximum de $0^m,30$ et avec droit à un minimum de $0^m,20$.* »

L'ancien article 13, nouveau 14, devient :

« *Devantures de boutique, compris seuils et socles. La saillie devra être comprise dans le gabarit des saillies inhérentes au gros œuvre (art. 9, § 1).* »

M. Duchatelet. — Je propose qu'on donne à la Commission plénière une nouvelle impression des textes modifiés.

M. Sédille. — Il la faudrait pour lundi prochain, et il n'est pas possible d'arriver, en si peu de temps, à faire imprimer ou autographier quoi que ce soit.

L'ancien art. 14 devient art. 15.

M. Fernoux. — L'article 13, tel que nous l'avons rédigé, répond aux observations de la Commission.

M. Sédille ayant à s'absenter prie M. Duchatelet de prendre la présidence.

La Sous-Commission adopte la rédaction proposée par M. Fernoux pour l'ancien article 14.

« Tableaux de devantures, compris tous ornements pouvant y être appliqués, corniches de devanture en bois ou en métal, saillie $0^m,03$ par chaque mètre indivisible de la rue, maximum $0^m,80$.

L'ancien article 15 devient n° 16.

L'ancien article 16 devient n° 17.

M. Duchatelet. — On n'aurait, pour répondre aux observations de la Commission, qu'à supprimer « *soit* » et « *soit aux marquises* ».

La fin de cet article devient ainsi :

« *Les enseignes, tableaux-enseignes et grands tableaux ne devront en aucun cas être suspendus ni appliqués aux balcons.* »

Art. 17 devient 18.

D'après la décision de la Commission plénière, la rédaction est arrêtée ainsi :

« *Objets perpendiculaires au mur de face : enseignes, tableaux-enseignes, attributs, écussons, horloges, lanternes mobiles ou fixes, à bras ou à consoles, etc... saillie à $0^m,10$ par mètre indivisible de la voie avec maximum de 2 mètres. La hauteur pourra être égale à la saillie permise et la largeur à la moitié de cette même saillie.* »

M. Champion. — Je demande que la hauteur et la largeur soient indiquées en petit texte comme : les potences, etc.

La Sous-Commission adopte cette disposition.

Ancien article 18.

M. Bonnier. — Je demande que cet article soit supprimé et que les vitrines soient rattachées à l'ancien article 15 après le mot « chambranle. »

Adopté.

L'ancien article 18 étant supprimé, l'article 19 conserve son numéro.

M. Bonnier. — Si on taxe les supports d'étalage et qu'un autre service ait à permettre ou à refuser les étalages, il y aura des conflits parce qu'un pétitionnaire muni d'une permission pour les supports pourra avoir payé en vue de faire un étalage qui lui sera refusé.

M. Duchatelet. — La délimitation des services est très difficile à faire ; nous avons deux catégories très simplement déterminées : d'une part, le trottoir et ce qui repose sur lui, d'autre part, la façade et tout ce qui y est fixé ou accroché.

M. Fernoux. — Je demande alors qu'on défende tout étalage sur les façades ; si on a à les permettre, on devra se munir d'une autorisation du service du stationnement, et, conséquemment, je demande la suppression de l'article 19.

M. Champion. — Pour éviter tout conflit, il suffirait que le service de la voierie n'ait pas à percevoir de droits pour les supports d'étalage.

Nous n'avons à nous occuper en ce moment que des saillies, et il n'y a aucun inconvénient à ce que les dimensions des supports soient fixées.

M. Bonnier. — Je propose de supprimer entièrement cet article que je trouve trop restrictif ; pourquoi ne permettrait-on pas des étalages à tous les étages ?

La Sous-Commission n'adopte pas cette proposition.

M. Duchatelet. — C'est à cet article 19 que nous avons pour la première fois : 2 *gabarits*.

Je propose qu'on mette : « *saillie* » deux fois celle du gabarit.

La Sous-Commission adopte la rédaction suivante :

Art. 19. — Supports d'étalage ; saillie : deux fois celle du gabarit.

« *Aucun étalage ne sera permis au-dessus de l'entresol.* »

L'indication : *n* fois celle du gabarit sera faite aussi à l'article 20.

Le Secrétaire,
Georges DEBRIE.

Le Président,
Paul SÉDILLE.

2° — RAPPORT DE M. LOUIS BONNIER, ARCHITECTE VOYER

sur les travaux de la Sous-Commission administrative (1)

Le décret du 22 juillet 1882, réglementant les saillies autorisées sur les voies publiques de la Ville de Paris, a été longuement et sérieusement étudié par ceux qui furent chargés de son élaboration : longuement, ainsi que le prouvent les trois années d'études qu'elle nécessita ; sérieusement, comme l'attestent les noms des membres de la Commission, et parmi eux, ceux de MM. de Fontanges, Rivière, Allard, de Royou, Duchâtelet, Cusin, Jourdan, Cheviron, dont quelques-uns sont encore assis parmi nous. Ils se voient aujourd'hui, tant Paris se transforme rapidement dans ses aspects et dans ses mœurs, appelés à modifier, après quatorze ans, leur œuvre de 1882, qui, elle, mettait au point une ordonnance déjà vieille de soixante années.

Certes, il n'est ni dans votre pensée, Messieurs, ni dans la mienne, de critiquer ce qu'ont fait nos prédécesseurs ; cependant, en relisant l'important rapport de M. Rivière, on est frappé de voir combien cer-

---

(1) Cette Sous-Commission est ainsi composée :

MM. Paul SEDILLE, architecte du Gouvernement, délégué de la Société centrale des Architectes français, président. — Georges DEBRIE, architecte voyer, secrétaire. — PREUX, architecte voyer adjoint, secrétaire adjoint. — Ernest BERTRAND, architecte, délégué de la Société centrale des Architectes français. — Louis BONNIER, architecte voyer, rapporteur. — CHAMPION, architecte voyer. — A. CLERY, architecte voyer. — DARDOIZE, architecte voyer. — DUCHATELET, architecte voyer honoraire. — FERNOUX, architecte, délégué de la Société nationale des Architectes. — Alphonse LEGROS, architecte voyer en chef. — Eug.-V. PIERRON, architecte en chef adjoint. — Alfred RIVIÈRE, architecte voyer honoraire. — R. SAUGER, architecte voyer. — C. T. NQUEBEL, architecte voyer.

tains esprits libéraux de la précédente Commission ont eu de peine à faire accorder, par le décret qu'elle préparait, quelques menues libertés aux constructeurs.

On sent que l'Administration était alors pénétrée de cette pensée, fort juste en soi, qu'elle forgeait un instrument de défense de la propriété de tous contre l'envahissement des particuliers. Notre Ville, qui, si elle se targue d'être la plus belle, ne peut prétendre être la plus aérée, grâce à la densité de sa population et malgré les efforts constants de son Administration municipale, pensait que toute saillie est un abandon fait aux besoins d'art quelquefois, et de lucre le plus souvent, d'une portion du domaine si précieux de l'hygiène.

Si l'on examine encore le détail du décret de 1882, on s'explique aussi l'exiguïté des saillies accordées par la crainte qu'éprouvaient les rédacteurs du projet que de trop grandes saillies ne produisissent des accidents. La Voirie, désireuse de garantir la sécurité des passants, se montrait sévère et parfois injuste envers les matériaux employés ; elle revendiquait pour elle le droit d'intervenir dans leur choix et dans leur mise en œuvre. C'était l'époque où l'on exigeait, pour la construction des pans de fer, des détails d'exécution incontrôlables ; les architectes voyers, au lieu d'être, tout au plus, des conseils pleins de réserve, n'intervenant que dans des cas exceptionnels et évidents de mauvaise construction, devenaient des juges insuffisamment éclairés, puisque la solidité vraie des bâtiments n'est guère appréciable dans les dessins joints d'ordinaire aux demandes en autorisation de bâtir. On oubliait ce principe, cet axiome, qui veut que ce qui est très bon et très logique en apparence, sur le papier, n'offre aucune garantie s'il est mal exécuté, et que, inversement, une construction, réputée vicieuse en théorie, résiste et se maintient, si les matériaux sont de bonne qualité et utilisés de façon à remédier au vice primordial.

Nous pensons aujourd'hui que l'Administration n'a que faire de cette demi-responsabilité, qu'elle s'empresserait d'ailleurs de décliner en cas d'accident, et qui permettrait cependant, dans une certaine mesure, au constructeur coupable de se réclamer de l'espèce de garantie qu'elle lui aurait donnée. Il ne peut y avoir responsabilité que là où il y a eu direction libre et surveillance exclusive.

Enfin, d'autre part, grâce au fer et à l'acier, ce qu'on croyait dan-

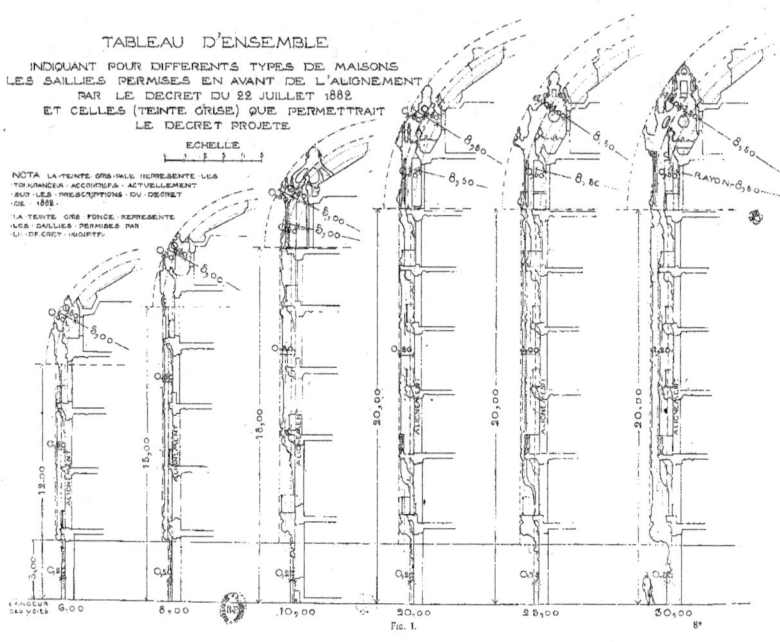

Fig. 1.

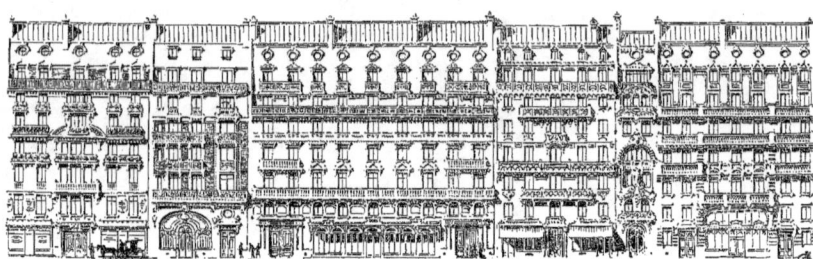

Fig. II. — Partie de rue de 20 mètres (largeur de la rue de Châteaudun) conforme au Décret du 22 juillet 1882.

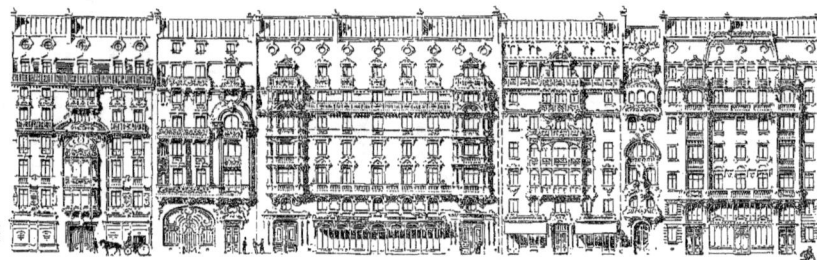

Fig. III. — Partie de rue de 20 mètres de largeur, avec les saillies de windows tolérées actuellement et contrairement au Décret de 1882.

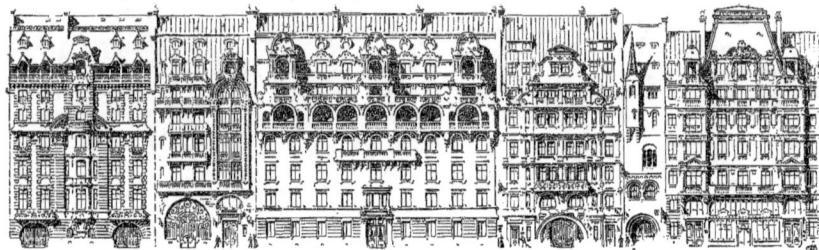

Fig. IV. — Partie de rue de 20 mètres de largeur et dont les saillies et les silhouettes seraient autorisées par le Décret projeté.

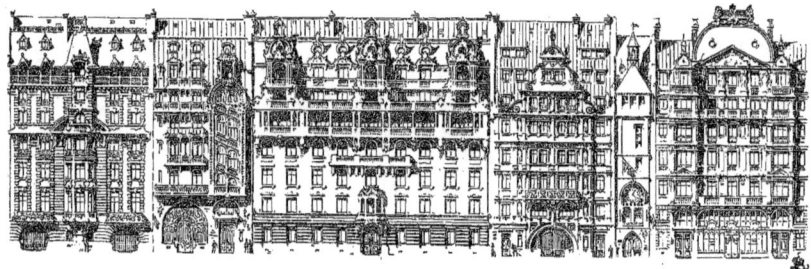

Fig. V. — Partie de la rue de 30 mètres (largeur de l'avenue de l'Opéra) et dont les saillies et les silhouettes seraient tolérées par le Décret projeté.

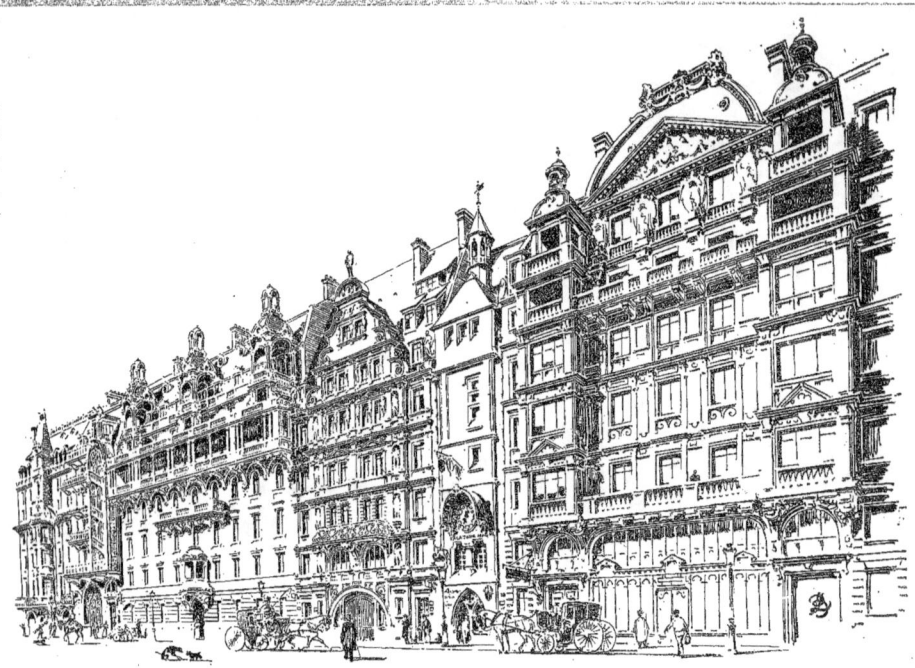

Fig. VI. — Perspective de la rue de 30 mètres, vue du trottoir opposé, avec les saillies et silhouettes autorisées par le Décret projeté.

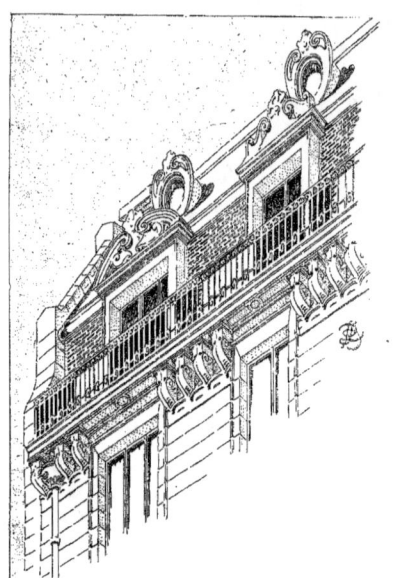 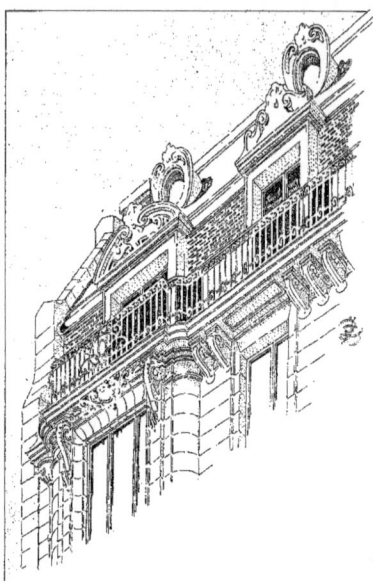

Fig. VII. — Partie supérieure d'une maison de 20 mètres sur voie de 20 mètres, vue du trottoir opposé, et conforme aux prescriptions du Décret de 1882.

Fig. VIII. — Partie supérieure d'une maison de 20 mètres sur voie de 20 mètres, vue du trottoir opposé, avec la saillie de window tolérée habituellement et contrairement au Décret de 1882.

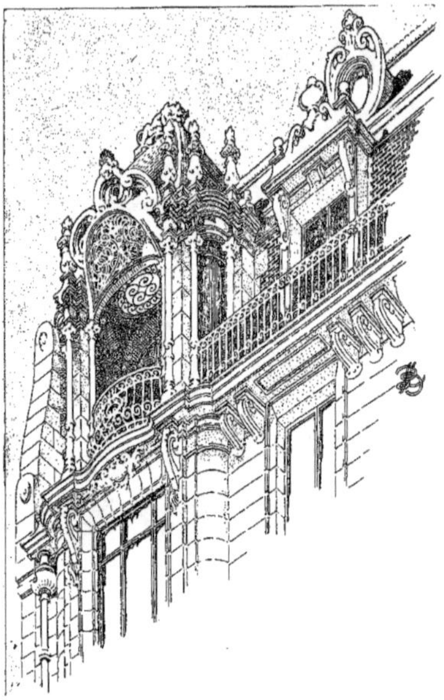

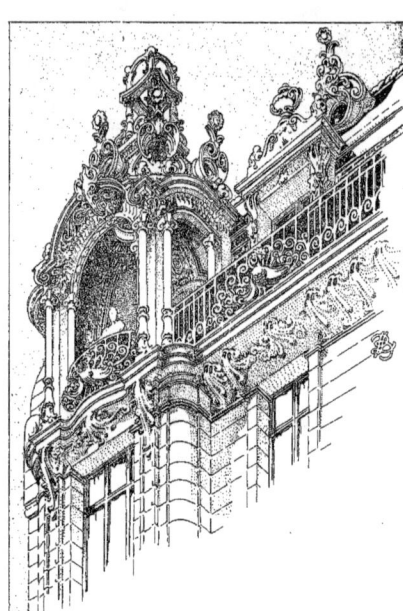

Fig. IX. — Partie supérieure d'une maison de 20 mètres, sur voie de 20 mètres, vue du trottoir opposé et dont la silhouette serait autorisée par le Décret projeté.

Fig. X. — Partie supérieure d'une maison de 20 mètres, sur voie de 30 mètres, vue de la rue et dont la silhouette serait autorisée par le Décret projeté.

3°. — PROJET DE RÈGLEMENT
PRÉPARÉ PAR LA SOUS-COMMISSION ADMINISTRATIVE

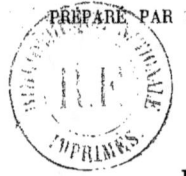

TITRE PREMIER

Dispositions générales.

Article premier.

A l'avenir il ne pourra être établi, sur les murs de face des constructions alignées ou non alignées de la Ville de Paris, aucune saillie sur la voie publique autre que celles autorisées par le présent décret.

Art. 2.

Pour les constructions alignées, les jambes étrières ou boutisses au droit des murs séparatifs devront toujours indiquer l'alignement. A cet effet, il sera réservé sur la face antérieure du mur mitoyen à $1^m,50$ au plus du sol un nu d'une surface minima de $0^m,20 \times 0^m,20$.

Art. 3.

Toutes les saillies, sauf les exceptions ci-après indiquées, seront proportionnelles à la largeur légale des voies, toute fraction de mètre, en plus du nombre entier, étant comptée pour un mètre. Toute saillie sera mesurée à partir de l'alignement pour les constructions alignées, et à partir du nu du mur de face pour les constructions non alignées et joignant la voie publique.

Art. 4.

Les saillies, dont les dimensions sont variables suivant la largeur des voies, seront déterminées d'après la largeur légale de la voie au droit de la propriété pour les constructions alignées ou en retrait de l'alignement, et d'après la largeur effective pour les constructions en saillie sur l'alignement.

Art. 5.

L'Administration pourra autoriser, après avis du Conseil général des bâtiments civils, et avec l'approbation du ministre de l'Intérieur, des saillies exceptionnelles pour les constructions ayant un caractère monumental.

8****

Art. 6.

Les saillies accordées par le présent décret ont pour but de faciliter la décoration des façades, et ne sauraient en aucun cas être comptées par les constructeurs dans le calcul des épaisseurs de mur qui leur sont nécessaires.

TITRE II

Saillies autorisées à titre provisoire au-devant des constructions.

Art. 7.

Barrières provisoires, étais, échafauds. — La saillie des barrières provisoires, étais, échafauds, et engins servant à monter et à descendre les matériaux, sera fixée dans chaque cas particulier, suivant les localités et les circonstances, de manière à ne pas gêner la circulation.

Les constructeurs devront en outre se soumettre, sauf en ce qui touche la pose des étais, aux prescriptions du Préfet de police.

Art. 8.

Constructions provisoires, échoppes. — Il pourra être permis de masquer, par des constructions provisoires ou des appentis, les renfoncements n'ayant pas plus de 8 mètres de longueur et ayant au moins 1 mètre de profondeur.

Ces constructions ne devront en aucun cas excéder les hauteurs du rez-de-chaussée, et elles seront supprimées dès qu'une des constructions attenantes subira retranchement.

Il pourra de même être permis de masquer, par des constructions provisoires en forme de pan coupé, les angles de toute espèce de renfoncement, mais sous la même condition que ci-dessus pour leur établissement et leur suppression. Le Préfet de police sera consulté sur ces demandes.

TITRE III

Dimensions et conditions des saillies. — Objets inhérents au gros œuvre des bâtiments.

Art. 9.

§ 1. — La saillie des socles et soubassements des maisons et murs, des pilastres, colonnes, chaînes, pieds-droits, appuis de croisées, barres d'appui, à l'exclusion d'un nu continu en avant de l'alignement, n'excédera pas $0^m,01$ par mètre indivisible de la largeur légale de la voie, avec un maximum de $0^m,30$, et avec droit à un minimum de $0^m,20$.

§ 2. — Pour les bandeaux et corniches secondaires, $0^m,02$ par mètre indivisible de la largeur légale de la voie, avec maximum de $0^m,60$ et avec un droit à un minimum de $0^m,50$.

§ 3. — Pour les entablements, c'est-à-dire pour le couronnement le plus important d'une façade, $0^m,04$ par mètre indivisible avec un maximum de $1^m,20$ et avec droit à un minimum de $0^m,50$.

§ 4. — Toute saillie supérieure à celles permises par le § 1, art. 9, ne pourra descendre à moins de 3 mètres du point haut du trottoir.

Art. 10.

La saillie des balcons sera : au maximum de $0^m,50$ pour les voies de $9^m,74$ et au-dessous ; de $0^m,80$ pour les voies de $9^m,75$ à 20 mètres. Pour les voies de plus de 20 mètres, la saillie sera de $0^m,04$ par chaque mètre indivisible de la largeur légale avec maximum de $1^m,20$.

Pour les consoles et accessoires desdits balcons, les cotes de saillie pourront être égales à celles de la saillie du balcon, celles de hauteur, à la hauteur de l'étage immédiatement au-dessous du balcon, sans que jamais ces consoles et accessoires descendent avec leur saillie à moins de 3 mètres du point haut du trottoir.

Art. 11.

Il pourra être établi des constructions ou motifs de décoration en encorbellement dont les surfaces cumulées n'excéderont en aucun cas le tiers de celle de la façade, à partir de 3 mètres du sol et y compris les étages d'attique, et dont la saillie, aussi bien pour la construction elle-même que pour ses consoles et accessoires, sera la même que celle des balcons.

Latéralement, toutes les saillies de ces constructions en encorbellement seront limitées par un plan vertical à 45 degrés avec celui de l'alignement ; ce plan partira à $0^m,25$ de la ligne mitoyenne, mesure prise sur ledit alignement.

Les herses, chardons, artichauts et autres objets analogues destinés à servir de défense sur les corniches, balcons et entablements, pourront avoir $0^m,25$ en sus de la saillie permise pour lesdits objets.

Art. 12.

§ 1. — En dehors du périmètre légal du comble, les objets d'ornementation, tels que couronnements de lucarnes, crêtes ajourées, galeries, etc., devront être inscrits dans un arc de cercle concentrique au périmètre et d'un rayon total égal au rayon légal, augmenté de la saillie accordée aux balcons.

§ 2. — Pour les couronnements des constructions en encorbellement, ledit rayon total pourra encore être augmenté d'une quantité égale à la saillie accordée à ces constructions en avant de l'alignement.

Pour les constructions en encorbellement, les parties de couronnement qui s'élèveront au-dessus de la ligne de base légale du comble, ne pourront en aucun cas avoir, en largeur, plus du tiers de celle de la façade.

Saillies mobiles.
Objets ne faisant pas partie intégrante des constructions.

En aucun cas, les saillies mobiles ne pourront être établies à moins de $0^m,80$ en arrière de la bordure du trottoir.

Art. 13.

Devantures de boutiques, compris seuils et socles. — Leur saillie devra être comprise dans le « *gabarit* » des saillies inhérentes au gros œuvre, art. 9, § 1, avec le même minimum de $0^m,20$.

Art. 14.

Tableaux de devanture, compris tous ornements pouvant y être appliqués, corniches de devantures en bois ou en métal. — Saillie : $0^m,03$ par chaque mètre indivisible de la largeur de la rue, avec droit à un minimum de $0^m,30$. Maximum de $0^m,80$.

Art. 15.

Grilles de boutiques, volets ou contrevents pour fermeture de boutiques, pilastres, colonnes, chambranles, caissons isolés en applique et parements de décoration, dans la hauteur du rez-de-chaussée et de l'étage immédiatement au-dessus, moulures formant cadre. — Saillie : limitée au « *gabarit* » du gros œuvre.

Art. 16.

Objets parallèles au mur de face

Enseignes, tableaux-enseignes, attributs, écussons, grands tableaux (frises courantes portant enseignes), transparents en forme d'appliques, vitrines lumineuses. Saillie : le « gabarit ».

« *Il pourra être appliqué sur le garde-corps des balcons, sans pouvoir en dépasser la hauteur, des attributs et des lettres dont l'épaisseur n'excédera pas $0^m,10$.*

» *Les enseignes, tableaux-enseignes et grands tableaux ne devront en aucun cas être suspendus ni appliqués, soit aux balcons, soit aux marquises* ».

Objets perpendiculaires au mur de face :

Enseignes, tableaux-enseignes, attributs, écussons, horloges, lanternes mobiles ou fixes, à bras ou à consoles, etc. Saillie : $0^m,10$ par mètre indivisible de la voie, avec maximum de 2 mètres ; hauteur, une fois et demie la saillie permise ; largeur, moitié de cette même saillie.

« *Les potences, supports et modes d'attache de ces objets seront compris dans ces mesures.* »

Art. 18.

Vitrines verticales. — Saillie : le « *gabarit* ».

Vitrines horizontales, au-dessous de 1 mètre à partir du sol. — Saillie : 2 « *gabarits* ».

Art. 19.

Étalage sur les façades. — Saillie : 2 « *gabarits* ».

« *Aucun étalage ne sera permis au-dessus de l'entresol. Tous étalages de viande, volailles, abats et de tous autres objets de nature à salir ou incommoder les passants, sont formellement interdits.* »

Art. 20.

Baldaquins, marquises et transparents (supports compris). — Saillie : 4 « *gabarits* ».

« *L'Administration pourra autoriser l'établissement de grandes marquises excédant cette saillie. Elle restera libre d'apprécier dans chaque cas la saillie qui pourra être permise suivant la largeur de la voie et des trottoirs et les besoins de la circulation. La hauteur de ces objets, non compris les supports, n'excédera pas 1 mètre.*

« *Aucune partie des supports, consoles ou accessoires ne devra être établie à moins de 3 mètres au-dessus du trottoir.*

» *Aucun de ces objets ne pourra être autorisé sur les façades au droit desquelles il n'y a pas de trottoir; ils ne pourront recevoir de garde-corps ni être utilisés comme balcons.* »

Art. 21.

Bannes ou stores au rez-de-chaussée. — Saillie maxima : 3 mètres.

« *Les branches, supports, coulisseaux, lambrequins, en un mot, toutes les parties accessoires des bannes ne pourront descendre à moins de 3 mètres au-dessus du niveau du trottoir.*

« *Les bannes ne pourront être garnies de joues à moins d'une permission spéciale, qui ne sera accordée qu'autant qu'il n'en résulterait aucun inconvénient pour la circulation ou pour les voisins, et qui, d'ailleurs, sera toujours révocable.*

» *Les bannes devront être essentiellement mobiles et ne pourront dans aucun cas être établies à demeure* ».

Art. 22.

Bannes ou stores aux étages.

Au droit de chaque croisée non pourvue de grand balcon. Saillie maxima de $0^m,80$.

Au droit des constructions en encorbellement, cette saillie sera prise à partir du nu desdites constructions.

Au-devant des croisées pourvues de grands balcons, même longueur et même saillie que ces balcons, avec droit à un minimum de saillie de 0ᵐ,80.

Il pourra être placé des stores ou bannes au-devant des étages en retraite, à la condition que leur saillie n'excédera pas le périmètre légal des saillies hors comble.

Art. 23.

Grilles de croisées, persiennes, volets, jalousies, etc. — Saillie : le « *gabarit* ».

« *Dans la hauteur de 3 mètres au-dessus du trottoir, les persiennes, volets, etc., ne pourront être placés que dans l'épaisseur des tableaux des baies et devront ouvrir à l'intérieur. Tout développement à l'extérieur est interdit. Dans la hauteur des étages tous châssis vitrés, toutes croisées simples ou doubles, devront de même ouvrir à l'intérieur. Il est interdit de les développer extérieurement, hormis le cas où ils se trouveraient au-dessus d'un grand balcon.* »

Art. 24.

Abat-jour et réflecteurs diurnes. — Saillie : 0ᵐ,50 à 2ᵐ,50 du sol.

Art. 25.

Rampes d'illumination. — Le « *gabarit* » ou la même saillie que les objets sur lesquels elles seraient fixées.

Art. 26.

Tuyaux de descente. — Saillie : le « *gabarit* ».

Art. 27.

Cuvettes de dégorgement des eaux pluviales sous l'entablement. — Même saillie que celle de la corniche sous laquelle elles sont placées, avec droit à un minimum de 0ᵐ,35.

TITRE IV

Dispositions générales et transitoires.

Art. 28.

Les objets en saillie existant actuellement et dépassant les saillies fixées par le présent Décret ne pourront être réconfortés, même en partie, et ne devront, dans leurs portions mauvaises, être rétablies que dans la limite des saillies réglementaires.

Art. 29.

Marches, Perrons. — Il est interdit en dehors du gabarit d'établir, de remplacer ou de réparer des marches, perrons, pas, entrées de cave et tous ouvrages en saillie sur les alignements et placés sur le sol de la voie publique.

Néanmoins, il pourra être fait exception à cette règle pour amender les ouvrages qui seraient la conséquence de changements apportés au niveau de la voie.

En outre, les marches, perrons, pas et entrées de caves qui appartiendraient à des immeubles atteints par l'alignement, au moment de la promulgation du présent Décret, et qui feraient eux-mêmes saillie sur l'alignement, pourront être entretenus et au besoin reconstruits tels qu'ils existaient, jusqu'à l'époque où seront réédifiés les bâtiments dont ils dépendent. Enfin l'Administration pourra autoriser, en certains cas, la réparation d'objets anciens ayant un caractère archéologique, monumental ou artistique.

Art. 30.

Bornes. — Il est interdit, en dehors du gabarit, d'établir des bornes en saillie sur les murs de face ou de clôture, et celles qui existent actuellement devront être enlevées partout où un trottoir sera construit.

Art. 31.

Aucun conduit de fumée ne pourra être appliqué sur le parement extérieur du mur de face ni déboucher sur la voie publique.

Mêmes prescriptions pour les cuvettes d'eaux ménagères ou industrielles.

Les conduits de fumée, cuvettes d'eaux ménagères ou industrielles, ainsi que les persiennes et volets existant actuellement à rez-de-chaussée et se développant à l'extérieur pourront être maintenus mais non remplacés.

En vous présentant ce projet de décret, votre Sous-Commission, Messieurs, pense avoir rempli la mission que vous lui avez confiée, mais il y a encore plusieurs points sur lesquels elle désire appeler votre attention.

Étant donné que notre but commun est de faciliter aux constructeurs une décoration pittoresque, elle n'a pas cru pouvoir s'occuper de la saillie des façades sans étudier en même temps les saillies hors combles qui en sont la suite nécessaire.

De plus, au cours de ses travaux, plusieurs fois, elle s'est prudemment arrêtée au moment de se laisser entraîner dans le domaine des décrets du 23 juillet 1884, réglementant la hauteur des maisons, et du 28 juillet 1874, relatif aux droits de voirie.

Ces décrets formaient un ensemble logique et régulier avec celui dont nous poursuivons la modification. Il en résulte que je suis chargé de vous signaler la nécessité probable de retouches dans le décret de 1884, ne fût-ce que pour y introduire la proportionnalité des hauteurs des maisons par rapport à la largeur des rues, en détruisant la classification actuelle peu justifiée. D'autre part, en ce qui concerne le décret de 1874, ne serait-il pas de toute justice de faire correspondre, à des concessions de saillies plus grandes, des droits plus importants?

Ces différents points sont en dehors de votre compétence actuelle; nous nous bornerons donc à les indiquer sans insister davantage.

Paris, le 3 février 1897.

Le Rapporteur de la Sous-Commission.
Louis BONNIER.

4°. — PIÈCES ANNEXES

§ Ier. — **Projet de règlement élaboré par la Société centrale des Architectes français.**

COMMISSION DE VOIRIE

Projet de modification des dispositions du Décret du 22 Juillet 1882.

La Commission de voirie de la Société centrale des Architectes français,
Vu la lettre de M. le Directeur Administratif des travaux de la Ville de Paris, annonçant la création d'une Commission en vue de rechercher les modifications à apporter au Décret de 1882 relatif aux saillies sur la voie publique ;
Après étude dudit Décret,
· Pensant qu'il importe à l'intérêt général que les règlements qui régissent la matière soient aussi facilement intelligibles que possible,
Emet le vœu :
1° Que les saillies permises en avant de l'alignement soient à l'avenir proportionnelles à la largeur légale des voies ;
2° Que lesdites saillies soient comprises dans des gabarits ou lignes enveloppantes très simples dans lesquelles les architectes auront toute liberté d'étude sans qu'il soit spécifié de saillie particulière aux différents objets inscrits dans ces limites.
La Commission propose la rédaction suivante :

TITRE PREMIER

Dispositions générales.

ARTICLE PREMIER.

A l'avenir il ne pourra être établi sur les murs de face des constructions alignées ou non alignées de la ville de Paris aucune saillie sur la voie publique autre que celles autorisées par le présent Décret.

Art. 2.

Pour les constructions alignées, les jambes étrières ou boutisses au droit des murs séparatifs devront toujours *indiquer l'alignement. A cet effet il sera réservé sur la face antérieure du mur mitoyen à* 1^m,50 *au plus du sol un nu d'une surface minima de* 0^m,20 × 0^m,20.

(Les parties soulignées indiquent les modifications apportées par la Société centrale au Décret de 1882.)

Art. 3.

Toute saillie sera comptée à partir de l'alignement pour les constructions alignées et à partir du nu du mur de face pour les constructions non alignées et joignant la voie publique.

Art. 4.

Les saillies, dont les dimensions sont variables suivant la largeur des voies, seront déterminées d'après la largeur légale de la voie au droit de la propriété pour les constructions alignées ou en retrait de l'alignement, et d'après la largeur effective pour les constructions en saillie sur l'alignement.

Art. 5.

L'Administration pourra autoriser, après avis du Conseil général des Bâtiments civils et avec l'approbation du Ministre de l'Intérieur, des saillies exceptionnelles pour les constructions ayant un caractère monumental.

Art. 6.

Les saillies accordées par le présent Décret ont pour but de faciliter la décoration des façades et ne sauraient en aucun cas être comptées par les constructeurs dans le calcul des épaisseurs de mur qui leur sont nécessaires.

TITRE II

Saillies autorisées à titre provisoire au-devant des constructions.

Art. 7.

Barrières provisoires, étais, échafauds. — La saillie des barrières provisoires, étais, échafauds, appareils et engins servant à monter et descendre les matériaux sera fixé, dans chaque cas particulier, suivant les localités et les circonstances de manière à ne pas gêner la circulation.

Les constructeurs devront, en outre, se soumettre, sauf en ce qui touche la pose des étais, aux prescriptions du Préfet de police.

Art. 8.

Constructions provisoires, échoppes. — Il pourra être permis de masquer par des constructions provisoires ou des appentis les renfoncements n'ayant pas plus de 8 mètres de longueur et ayant au moins 1 mètre de profondeur.

Ces constructions ne devront dans aucun cas excéder la hauteur du rez-de-chaussée et elles seront supprimées dès qu'une des constructions attenantes subira retranchement.

Il pourra de même être permis de masquer par des constructions provisoires en forme de pan coupé les angles de toute espèce de renfoncement, mais sous la même condition que ci-dessus pour leur établissement et leur suppression.

Le Préfet de police sera consulté sur ces demandes.

TITRE III

Dispositions générales et transitoires.

Art. 9.

Entablements, corniches. — Les entablements et corniches existant actuellement et dépassant les saillies fixées par le présent Décret ne pourront être réparés, même en partie, et devront dans leurs portions mauvaises, être reconstruits sans excéder la saillie réglementaire.

Art. 10.

Marches, perrons, bornes. — Il est interdit d'établir, de remplacer ou de réparer des marches, perrons, pas, entrées de cave et tous ouvrages en saillie sur les alignements et placés sur le sol de la voie publique.

Néanmoins il pourra être fait exception à cette règle pour amender les ouvrages qui seraient la conséquence de changements apportés au niveau de la voie.

En outre, les marches, pas, perrons et entrées de cave qui appartiendraient à des immeubles atteints par l'alignement au moment de la promulgation du présent Décret, et qui feraient eux-mêmes saillie sur l'alignement, pourront être entretenus et au besoin reconstruits tels qu'ils existaient jusqu'à l'époque où seront réédifiés les bâtiments dont ils dépendent.

Art. 11.

Bornes. — Il est interdit d'établir des bornes en saillie sur les murs de face ou de clôture, et celles qui existent actuellement devront être enlevées partout où un trottoir sera construit.

Art. 12.

Aucun conduit de fumée ne pourra être appliqué sur le parement antérieur du mur de face ni déboucher sur la voie publique.

Mêmes prescriptions pour les cuvettes d'eaux ménagères ou industrielles.

Les conduits de fumée, cuvettes d'eaux ménagères ou industrielles, ainsi que les contrevents et persiennes existant actuellement à rez-de-chaussée et se développant à l'extérieur, pourront être conservés, mais non remplacés.

Dimensions et conditions des saillies. — Objets inhérents au gros œuvre des bâtiments.

§ 1. — 1° *La saillie des socles et soubassements des maisons et murs, des pilastres, colonnes, chaînes, pied-droits, appuis de croisées, barres d'appui, à l'exclusion d'un nu continu en avant de l'alignement, n'excédera pas $0^m,01$ par mètre indivisible de la largeur légale de la voie, avec un maximum de $0^m,30$ et un minimum de $0^m,20$;*

2° *Pour les bandeaux et corniches secondaires, $0^m,02$ par mètre indivisible, avec maximum de $0^m,60$ et minimum de $0^m,50$;*

3° *Pour les entablements, c'est-à-dire pour le couronnement le plus important d'une façade, $0^m,04$ par mètre individuel avec un maximum de $1^m,20$ et minimum de $0^m,50$.*

§ 2. — *La saillie des balcons sera :*

Au maximum de $0^m,50$ pour les voies de $9^m,74$ et au-dessous ; de $0^m,80$ pour les voies de $9^m,75$ à 20 mètres. Pour les voies de plus de 20 mètres la saillie sera de $0^m,04$ par chaque mètre indivisible de la largeur légale avec maximum de $1^m,20$.

Pour les consoles et accessoires desdits balcons, les cotes de saillie pourront être égales à celles de la saillie du balcon, sans que jamais ces consoles et accessoires descendent avec leur saillie à moins de 3 mètres du point haut du trottoir, au-devant de la construction.

§ 3. — *Il pourra être établi des constructions ou motifs de décoration en encorbellement dont les largeurs cumulées n'excéderont en aucun cas, à chaque étage, la moitié de celle de la façade, et dont la saillie, aussi bien pour la construction elle-même que pour ses consoles et accessoires, sera la même que celle des balcons.*

Latéralement, toutes les saillies de ces constructions en encorbellement seront limitées par un plan vertical à 45 degrés sur l'alignement, partant de cet alignement à $0^m,25$ de l'axe du mur mitoyen, pris sur ledit alignement.

Les herses, chardons, artichauts et autres objets analogues, destinés à servir de défense sur les corniches, balcons et entablements, pourront avoir $0^m,25$ en sus de la saillie permise pour lesdits objets.

Saillies hors comble.

La partie ornementale des combles (et qui ne pourra en aucun cas servir à l'extension de l'habitation), telle que crêtes, couronnements de lucarnes, galeries, etc., devra être inscrite dans un arc de cercle concentrique au périmètre et d'un rayon total égal au rayon légal, plus la saillie accordée aux balcons.

Pour les couronnements des constructions en encorbellement, ledit rayon total pourra encore être augmenté d'une quantité égale à la saillie accordée à ces constructions en avant de l'alignement.

Petite voirie.

1° *Seuils ou socles de devantures de boutiques. Devantures de boutiques.* — Leur saillie devra être comprise dans le « gabarit » des saillies inhérentes au gros œuvre avec le minimum de 0^m,20 accordé actuellement et les corniches en plus.

2° *Tableaux de devanture sous corniche, ornements pouvant être appliqués sur lesdits tableaux, y compris la saillie des tableaux, corniches de devantures de boutiques en bois ou en métal.* — Saillie : 0^m,03 par chaque mètre indivisible de la largeur de la rue, avec un minimum de 0^m,50 et un maximum de 0^m,80.

3° *Grilles de boutique, volets ou contrevents pour fermeture de boutique, pilastres, colonnes, chambranles, caissons isolés en applique dans la hauteur du rez-de-chaussée et de l'étage immédiatement au-dessus, les parements de décoration, id. id., les moulures formant cadre.* — Saillie limitée au gabarit du gros œuvre.

4° *Enseignes, tableaux-enseignes, attributs, écussons, grands tableaux (frises courantes portant enseignes), transparents en forme d'applique, lanternes mobiles, vitrines lumineuses, parallèles au mur de face.* — Saillie : le « gabarit ».

Il pourra être appliqué sur le garde-corps des balcons sans pouvoir en dépasser la hauteur, des attributs et des lettres dont la hauteur n'excédera pas 0^m,10.

5° *Enseignes, tableaux-enseignes, attributs, écussons, horloges, lanternes fixes à bras ou à consoles, grands tableaux (frises courantes portant enseignes), perpendiculaires au mur de face.* — Saillie : 0^m,10 par mètre indivisible de la largeur de la voie, avec un maximum de 2 mètres.

Ces objets seront enfermés au maximum dans un parallélipipède rectangle ayant pour saillie la saillie permise, pour hauteur une fois et demie cette saillie, et pour largeur la moitié de cette même saillie. Les potences et modes d'attache de ces objets seront compris dans ces mesures.

6° *Vitrines verticales.* — Saillie : le gabarit. — *Vitrines horizontales*, au-dessous de 1 mètre à partir du sol. — Saillie : 2 gabarits.

7° *Étalages sur les façades.* — Saillie : 2 gabarits. Aucun étalage ne sera permis au-dessus de l'entresol. Tous étalages de viande, volailles ou abats, ou autres objets de nature à salir ou incommoder les passants sont formellement interdits.

8° *Baldaquins, marquises et transparents* (supports compris). — L'Administration pourra autoriser l'établissement de grandes marquises excédant la saillie de 0^m,80. Elle restera libre d'apprécier dans chaque cas la saillie qui pourra être permise suivant la largeur des voies et des trottoirs et les besoins de la circulation. La hauteur de ces objets, non compris les supports n'excédera pas 1 mètre.

Aucune partie des supports, consoles ou accessoires ne devra être établie à moins de 3 mètres au-dessus du trottoir. Aucun de ces objets ne pourra être autorisé sur les façades au droit desquelles il n'y a pas de trottoir; ils ne pourront recevoir de garde-corps nu ni être utilisés comme balcons.

Leur saillie devra dans tous les cas être limitée à 0^m,80 en arrière de l'arête de la bordure du trottoir.

9° *Bannes à rez-de-chaussée.* — Les branches, supports, coulisseaux, en un mot toutes les parties accessoires des bannes ne pourront descendre à moins de 2^m,50 au-dessus du niveau du trottoir, la saillie des bannes devra être limitée dans tous les cas à 0^m,80 en arrière de la bordure du trottoir.

Les bannes ne pourront être garnies de joues à moins d'une permission spéciale qui ne sera accordée qu'autant qu'il n'en résulterait aucun inconvénient pour la circulation ou pour les voisins et qui sera d'ailleurs toujours révocable.

Les bannes devront être essentiellement mobiles et ne pourront dans tous les cas être établies à demeure. Saillie : 0^m,40 par mètre indivisible de la largeur de la voie avec maximum de 3 mètres.

10° *Stores aux étages.* — Les stores ne pourront régner au droit de plusieurs baies que dans le cas où ils seraient posés au-dessus de grands balcons et à condition de ne pas dépasser la longueur desdits balcons.

Il pourra être posé des stores au-devant de l'étage d'attique à condition que leur saillie n'excédera pas celle du grand balcon d'entablement et que les appareils sur lesquels ils seront établis ne seront pas construits ou fixés de manière à constituer une sorte d'étage dépassant la hauteur légale.

Saillie : à l'étage immédiatement au-dessus du rez-de-chaussée, 1^m,50; aux étages supérieurs, 0^m,80 pour les fenêtres des murs à l'alignement; 0^m,80 aussi en avant du nu des constructions à encorbellement pour les constructions à encorbellement; enfin, au-dessus des balcons, la saillie de ces balcons, avec un minimum de 0^m,80.

11° *Grilles de croisées, persiennes, volets et contrevents de croisées, jalousies.* — Dans la hauteur de 3 mètres au-dessus du trottoir, les persiennes, volets ou contrevents devront être placés sans saillie dans l'épaisseur des tableaux des baies et ouvrir à l'intérieur. Tout développement à l'extérieur est interdit. Dans la hauteur des étages, tous châssis vitrés, toutes croisées simples ou doubles devront de même ouvrir à l'intérieur. Il est interdit de les développer extérieurement, hormis le cas où ils se trouveraient au-dessus d'un grand balcon. Saillie : le gabarit.

12° *Abat-jour et réflecteurs.* — Saillie : 0^m,80 à 2^m,60 du sol.

13° *Rampes d'illumination.* — Même saillie que les objets sur lesquels elles sont posées.

14° *Tuyaux de descente.* — Saillie : le gabarit.

15° *Cuvettes de dégorgement des eaux pluviales sous l'entablement.* — Même saillie que celle de la corniche sous laquelle elle est placée avec minimum de 0^m,35.

Le Secrétaire,   *Le Président,*
Louis BONNIER.   DUCHATELET.

§ 2. — Projet de modifications
présenté par la Société Nationale des Architectes.

TITRE IV

Des saillies hors comble sur la voie publique.

§ 1er. — La saillie de la corniche couronnant l'étage d'attique pourra sortir de l'arc de cercle, dans lequel le comble doit être inscrit, à raison de 0^m,01 par mètre indivisible de la largeur légale de la voie avec un maximum de 0^m,30 et droit à un minimum de 0^m,20.

§ 2. — Les faîtages des combles pourront être ornés de galeries, crêtes, etc., toutefois cette ornementation ne pourra dépasser 1 mètre au-dessus de la hauteur légale du comble, et ne devra présenter de surface pleine que pour le tiers de sa surface.

§ 3. — Il pourra être établi, pour former pavillon, des parties de comble n'occupant pas plus du tiers de la largeur de la façade et qui pourront sortir de l'arc de cercle, dans lequel ledit comble doit être inscrit, à raison de 0^m,01 par mètre indivisible de la largeur légale de la voie avec un maximum de 0^m,20 et droit à un minimum de 0^m,10.

§ 4. — Il pourra être établi au-dessus du comble un campanile qui pourra s'élever jusqu'à 5 mètres au-dessus de la hauteur légale du comble, mais qui ne pourra avoir en largeur et profondeur plus du huitième de la largeur de la façade de l'édifice sur lequel il sera établi. Ce campanile pourra être placé au milieu en profondeur du corps de bâtiment en façade sur la rue.

§ 5. — Les combles des lucarnes et œils-de-bœuf devront se renfermer dans un arc de cercle pris à 0^m,30 en avant de l'alignement, mais la décoration desdites lucarnes pourra excéder en se renfermant toutefois dans un arc de cercle qui sera pris à 1 mètre en avant de l'alignement.

Le Président,
FERNOUX.

IV

Commission administrative des saillies.

1. — PROCÈS-VERBAUX DES SÉANCES

Procès-verbal n° 1.

Séance du 11 juillet 1896.

Sont présents :

MM. Huet, *président*, Deville, Jourdan, Boreux, Bouvard, Vaudremer, Bertrand, Sédille, Fernoux, Bunel, Rivière, Legros, Pierron, Cléry, Sauger, Dardoize, Tanquerel et Debrie.

M. Duchatelet s'est fait excuser.

M. Huet. — M. le Préfet regrette de ne pas ouvrir la séance; il aurait voulu remercier, lui-même, les membres étrangers à l'administration, du concours qu'ils veulent bien apporter à l'étude d'une question aussi intéressante pour l'aspect de la Ville de Paris.

On se plaint de la monotonie des constructions à Paris, on pense que cette uniformité a pour cause la réglementation et, surtout, le Décret du 22 juillet 1882.

Nous étudierons quelles améliorations peuvent être apportées à ce régime, et je serais heureux si, dès aujourd'hui, quelques membres de la Commission pouvaient formuler des désiderata.

M. Legros. — Il existe une sous-commission chargée de préparer le projet de modification du Décret du 22 janvier 1882, elle a tenu trois séances. Nous n'avons pas encore de résultats suffisants pour permettre de présenter un projet de modification.

M. Huet. — Quelques personnes pensent qu'une revision du Décret ne suffira pas et croient qu'il faudra établir une Commission permanente chargée d'examiner les projets des constructeurs.

L'administration objecte, tout d'abord, qu'il existe une Commission supérieure de voirie, Commission qui a toujours été tolérante et conciliante, on l'accuse cependant d'arbitraire ; quelle que soit la Commission qui fonctionnera, on l'accusera de même.

En vous faisant part de cette opinion, mon seul désir est d'apporter un élément à la discussion.

M. Sédille. — Il est intéressant et utile, pour les constructeurs, d'avoir quelques bases fixes pour la rédaction des projets toujours si vite établis à Paris.

M. Huet. — Je crois que tous les membres de la Commission sont d'avis qu'il faut une base aussi large que possible, et que quelques-uns pensent qu'en outre il pourrait y avoir des exceptions.

M. Boreux. — Pourquoi, par exemple, conserver l'article 6 du Décret de 1882 et recourir à l'approbation ministérielle?

M. Huet. — C'est le Conseil d'État qui n'a pas voulu laisser à la Ville de Paris, le droit de juger toutes les exceptions.

Il est certain que le règlement a besoin d'être élargi.

Dans le règlement en vigueur, on s'est arrêté aux saillies pour les voies de 12 mètres de largeur; n'y a-t-il pas quelque chose à faire pour les voies plus larges?

M. Bertrand. — Ainsi, pour les devantures de boutique, on autorise $0^m,16$ de saillie et pour un hôtel on ne permet que 6 centimètres.

M. Bouvard. — Je pense qu'il faudrait dire quelles sont les bases des changements qu'on veut apporter. Si c'est la révision du Décret qu'on veut faire, faisons-la ; mais si nous désirons tous donner aux rues de Paris quelque pittoresque, ce que l'on obtiendra en revisant le Décret sera insuffisant ; on modifiera l'uniformité ; mais on ne la détruira pas.

Faut-il augmenter les saillies? Cela ne paraît pas utile pour toutes les constructions. Pourquoi ne pas établir plusieurs catégories de bâtiments?

Je sais que pour les exceptions il y a l'article 6 ; mais dans l'état actuel des choses il est difficile d'y recourir souvent. Il faudrait une Commission qui eût autorité pour trancher dans les différents cas ; tout ceci étant admis qu'on considère le pittoresque et la variété.

M. Huet. — Oui, il faudrait avoir recours à l'arbitraire ; mais le Conseil d'État ne l'a pas voulu.

M. Deville. — Il faudrait faire nommer la Commission par le Ministre.

M. Bertrand. — Ce serait un jury.

M. Rivière. — La Commission supérieure de voirie est bien suffisante pour cela. Pour la grande majorité des constructions, on ne recherche pas la variété, les cas artistiques sont rares et l'administration actuelle suffit pour les juger. Qu'on renforce la Commission, qu'on y fasse entrer des architectes étrangers à l'administration, j'y applaudirai ; et qu'on donne à cette Commission la liberté et le pouvoir de trancher toutes les questions d'exception.

M. Pierron. — Si les architectes voyers sont en majorité dans cette Commission, ls ne suivront que les règlements.

M. Bouvard. — Il faut réviser un règlement vieilli, et en même temps trouver un moyen pour donner au Ministère les garanties qu'il demande, puisqu'il ne veut pas vous laisser juges de questions d'exception.

Evidemment, il faut toujours un règlement qui serve de base, mais de base assez large pour diminuer les exceptions.

M. Legros. — Ainsi, c'est le cas pour les bow-windows ; il est nécessaire d'arriver à supprimer le plus de tolérance possible ; on y parviendra en élargissant la base légale.

M. Huet. — Pour résumer, vous pensez, messieurs, qu'il y a lieu de réviser le Décret de 1882, pour faciliter aux architectes la rédaction de leurs projets, et de plus, qu'il serait bon de constituer une Commission qui aurait la faculté d'accorder des tolérances en dehors des facilités données par le Décret révisé.

Ce sont des indications, dont la sous-commission que je vous propose de nommer pourra tenir compte.

Cette sous-commission étudierait les questions qui seraient soumises à la Commission plénière.

M. Tanquerel. — Cette sous-commission existe déjà.

M. Sédille. — Il n'y a dans le Décret que la prévision des saillies sur le plan de la façade ; mais peut-on séparer ou négliger les saillies au-dessus des corniches ?

Les silhouettes des combles et des lucarnes sont au moins aussi importantes, peut-être plus, que les autres, lorsqu'il s'agit du pittoresque à donner à un ensemble.

M. Legros. — Je suis absolument de cet avis, et, si l'on modifie le Décret de 1882, il semble indispensable de modifier aussi celui de 1884.

M. Rivière. — Pourquoi ne pas indiquer un maximum de saillies dans lequel les architectes feront ce qu'ils voudront ?

M. Huet. — Ceci est inapplicable pour les soubassements.

M. Bouvard. — L'administration a le droit et le devoir de demander :
— Qu'on ne gêne pas la circulation ;
— Qu'on ne menace pas la sécurité ;
— Qu'on tienne compte des conditions d'éclairage pour les propriétés voisines.

En dehors de ses devoirs d'utilité publique, l'administration doit montrer en faveur de l'effet artistique une certaine tolérance.

Le Décret de 1884 est à réviser, c'est indispensable ; il n'a été fait qu'au point de vue de l'habitation ordinaire ; mais, pour tous autres cas, il impose des règles trop étroites.

M. Huet. — La Commission veut-elle constituer sa sous-commission qui approfondira les idées qui ont été émises ?

M. Tanquerel. — Je désirerais que les architectes étrangers à l'administration fissent partie de la sous-commission.

M. Huet. — Nous avons tous le même désir ; je mets seulement quelque discrétion à demander aux architectes étrangers à l'administration un pareil travail.

MM. Sédille, Bertrand et Fernoux acceptent de faire partie de la sous-commission.

La sous-commission est ainsi formée :

MM. Legros, Sédille, Bertrand, Rivière, Duchatelet, Fernoux, Pierron, Cléry, Sauger, Dardoize, Tanquerel, Debrie, Bonnier, Champion, Preux, *secrétaire*.

La séance est levée.

Le Secrétaire,
Georges DEBRIE.

Le Vice-Président
HUET

Procès-verbal n° 2.

Séance du 15 février 1897.

Sont présents :

M. LE PRÉFET DE LA SEINE, *président*, MM. HUET, BASSINET, JOURDAN, BOREUX, VAUDREMER, BERTRAND, SÉDILLE, FERNOUX, BUNEL, DUCHATELET, LEGROS, PIERRON, CLÉRY, SAUGER, DARDOIZE, TANQUEREL, DEBRIE, BONNIER ET CHAMPION.

Le procès-verbal de la dernière séance est lu et adopté.

M. LE PRÉFET. — Messieurs, j'avais à cœur de vous remercier du concours si utile que vous nous apportez, je suis convaincu que votre compétence et votre dévouement donneront des résultats qui seront bien accueillis par tous ceux qui s'intéressent à la Ville de Paris.

Notre but est d'améliorer ce qui existe ; nous avons besoin de conseils autorisés et éclairés ; dites-nous votre sentiment bien librement, votre avis nous est précieux et soyez persuadés que nous en tiendrons le meilleur compte dans les décisions qu'il nous appartiendra de prendre ultérieurement.

M. BONNIER donne lecture de son rapport présenté au nom de la Sous-Commission technique et lit ensuite le projet de décret élaboré par cette Sous-Commission.

M. LE PRÉFET. — Nous allons examiner chaque article séparément.

Article 1er, article 3, article 2. Ces trois articles sont adoptés sans discussion.

M. HUET. — (article 4). Je ne comprends pas ce qui est indiqué par cet article.

Ne serait-il pas plus simple de dire : « *Les saillies dont les dimensions sont variables suivant la largeur des voies, seront déterminées d'après la largeur légale de la voie au droit de la propriété pour les constructions alignées et d'après la largeur effective pour les constructions en retrait ou en saillie de l'alignement* » ou bien on pourrait supprimer « *en retrait de l'alignement* ».

M. LE PRÉFET. — Je crois, en effet, qu'avec la rédaction du projet beaucoup de personnes se poseront la question posée par M. Huet.

M. BONNIER. — Si on supprimait « *en retrait de l'alignement* » on ne saurait que répondre au constructeur qui, volontairement, se placerait en retrait de quelques centimètres pour en faire bénéficier les saillies de sa construction.

M. Huet. — En effet, cette explication justifie la rédaction qui d'ailleurs existe depuis bien longtemps.

M. Pierron. — Je propose une modification à la rédaction.

M. Sédille. — La rédaction que nous vous présentons a été étudiée laborieusement et, si on doit la modifier, je demande le renvoi à la Sous-Commission, car il serait peut-être dangereux d'accepter sans examen approfondi une rédaction nouvelle.

M. le Préfet. — La question est nettement posée ; quelques-uns estiment que la forme ne donne pas entière satisfaction.

Quels sont ceux qui sont d'avis de renvoyer à la Sous-Commission ?

La majorité décide qu'il n'y a pas lieu de rechercher une nouvelle rédaction.

L'article 4 est adopté.

L'article 5 et l'article 6 sont adoptés sans discussion.

M. Pierron. — On a parlé ailleurs de la demi-responsabilité de l'administration ; cet article n'est-il pas en contradiction avec la théorie exposée dans le rapport ?

M. Fernoux. — Je ne pense pas que cet article puisse avoir aucun effet ; comment peut-on empêcher le constructeur de compter, dans le calcul des murs, les saillies qu'il a le droit de faire.

M. Sédille. — Cette observation trouvera sa place dans les articles suivants.

M. Fernoux. — Je réserve mon observation pour la suite.

L'article 6 est adopté.

M. Pierron. — (Article 7. *Barrières provisoires*). Qui fixera la saillie ? Est-ce la Préfecture de la Seine ou la Préfecture de Police ?

M. Bassinet. — Dans la pratique, on adresse la demande au Préfet de Police en lui indiquant les mesures et quand on a l'autorisation, on passe à la Caisse municipale pour payer.

M. Boreux. — M. le Préfet de Police ne peut intervenir qu'au point de vue de la circulation ; c'est la Préfecture de la Seine qui doit veiller à la conservation de la voie publique.

M. le Préfet. — Nous n'avons pas ici à déterminer les attributions et pour ne pas soulever cette question on pourrait, dans l'article, supprimer « *de manière à ne pas gêner la circulation* » et supprimer aussi « *sauf en ce qui touche la pose des étais.* »

Ces suppressions sont adoptées et l'article 7 devient :

Barrières provisoires, étais, échafauds. — La saillie des barrières provisoires ; étais, échafauds et engins servant à monter et à descendre les matériaux sera fixée dans chaque cas particulier suivant les localités et les circonstances.

Les constructeurs devront en outre se soumettre aux prescriptions du Préfet de Police.

M. Pierron. — (Article 8. *Constructions provisoires*). Je demande pourquoi on fixe des dimensions ; je propose de supprimer « *au moins un mètre de profondeur* ».

M. Boreux. — Je crois qu'il serait bon de supprimer toute dimension.

M. Bassinet. — Je dirais simplement « *tous renfoncements* ».

M. le Préfet. — Y a-t-il intérêt à limiter le droit d'autorisation ? S'il n'y en a pas, il faut dire : « *Il pourra être permis de masquer les renfoncements par des constructions provisoires ou des appentis* » ; cela suffirait. »

La Commission adopte cette rédaction.

M. Bassinet. — Je voudrais dire « *et elles pourront être supprimées* » au lieu de « *elles seront* ».

M. Pierron. — Pourquoi ces constructions n'excéderaient-elles pas la hauteur du rez-de-chaussée.

M. Boreux. — C'est seulement pour raison de salubrité qu'on autorise des constructions provisoires et à ce point de vue elles ne sont intéressantes qu'à rez-de-chaussée.

La Commission adopte le reste de l'article 8 sans changements.

M. Vaudremer. — (Article 9). Ne peut-on ajouter, « *refends* », « *bossages* » ?

M. Bonnier. — Il a été oublié « *etc...* » après barres d'appui.

M. Fernoux. — Je reprends l'observation que j'ai faite à propos de l'article 6. Pour les pilastres, par exemple ils sont incorporés à la construction et je ne vois pas comment on pourra contrôler si le constructeur a compté ce renfort dans le calcul de la solidité de la construction.

Il faudrait, je crois, indiquer une quantité dans laquelle on devrait retrouver l'alignement. Je suppose un cinquième à chaque étage.

M. Sédille. — La Sous-Commission s'est trouvée en face de la très grande difficulté de fixer cette quantité proportionnelle ; ce serait entrer dans le détail de l'architecture. Peut-être pourrait-on trouver une formule générale qui donnerait satisfaction aux très justes préoccupations de M. Fernoux.

M. Pierron. — A quoi sert cette phrase : « *à l'exclusion d'un nu continu* » ? je propose de la supprimer.

M. le Préfet. — Estimez-vous qu'il y ait quelque précision à donner à cet article ? ou, étant donnés les articles 3 et 6, pensez-vous qu'il peut être maintenu ?

M. Cléry. — Il y a une contradiction entre la « saillie des socles et soubassement » et à « *l'exclusion d'un nu continu* » ; la Sous-Commission a bien pensé que la saillie des socles et soubassement pourra être continue, je crains qu'il n'y ait confusion possible.

M. le Préfet. — Je vous propose de renvoyer cet article à la Sous-Commission.

M. Fernoux. — Je pense qu'il y a une omission ; à propos des portes, on n'a prévu aucune saillie plus importante que pour le reste.

La Commission renvoie le paragraphe 1er de l'article 9 à la Sous-Commission.

M. Fernoux. — (§ 2 et 3). Pourquoi ne pas fondre ces paragraphes avec l'article 10 ?

M. Bonnier. — Il y a une question fiscale.

La Commission adopte les paragraphes 2 et 3.

M. Bunel. — (§ 4). Je trouve que la hauteur de 3 mètres sera insuffisante dans beaucoup de cas, et je pense qu'il faudrait l'augmenter.

M. Boreux. — On a voulu, dans ce paragraphe, viser les saillies des paragraphes 2 et 3; pourquoi ne pas le dire?

La Commission adopte cette proposition et l'article, dans son ensemble, est renvoyé devant la Sous-Commission.

L'article 10 est adopté sans discussion.

M. Fernoux. — (Article 11). Je demande que les bow-windows ne soient permis que dans les voies de 12 mètres et au-dessus.

M. Legros. — Il n'y en aura qu'accidentellement dans les voies étroites; elles sont entièrement construites.

M. Sédille. — Ces bow-windows n'existeront donc que dans les reconstructions et il faut aussi examiner s'il est possible de revenir sur des autorisations déjà données.

Peut-on établir une réserve pour l'administration en disant : « *il pourra être autorisé* » au lieu de « *il pourra être établi* ».

M. Fernoux. — Si on ne se rallie pas à mon amendement, je demande au moins qu'on n'autorise pas, dans les voies étroites des bow-windows occupant tout un étage.

La Commission repousse les propositions de M. Fernoux et adopte l'article 11 sans changements.

M. Huet. — (Article 12, § 1er). L'article 12 nécessitera la révision du décret de 1884.

M. Fernoux. — Je demande que les crêtes soient ajourées dans les deux tiers de leur surface.

La Commission pense que la détermination de la surface des pleins et des vides serait fort difficile à faire et adopte l'article 12 sans changement.

La prochaine séance est fixée à lundi prochain 22 février à 3 heures et demie.

Le Secrétaire,
Georges DEBRIE.

Le Vice-Président,
HUET.

Procès-verbal n° 3.

Séance du 22 février 1897.

Sont présents :
MM. Huet, *président*, Bassinet, Sauton, Jourdan, Boreux, Bouvard, Vaudremer, Bertrand, Sédille, Fernoux, Bunel, Rivière, Duchatelet, Legros, Pierron, Cléry, Sauger, Dardoize, Tanquerel, Debrie, Bonnier et Champion.

Le procès-verbal de la dernière séance est lu et adopté.

M. le Préfet se fait excuser de ne pouvoir venir présider.

M. le Président. — Nous avons à continuer l'examen du projet de décret : *Saillies mobiles. — Objets ne faisant pas partie intégrante des constructions.*

M. Bonnier, lisant : « *En aucun cas, les saillies mobiles ne pourront être établies à moins de $0^m,80$ en arrière de la bordure du trottoir.* »

M. Pierron. — Cette observation générale ne permettra pas de réparer les marquises, les stores, permis encore maintenant à $0^m,50$ en arrière de la bordure du trottoir.

M. Sauton. — Je trouve que la distance de $0^m,80$ est plutôt insuffisante. Il y a trop de choses encombrantes, des marquises, des bannes qui masquent les voisins. Dans l'intérêt des piétons, la largeur libre devrait être de 1 mètre. J'approuverai les $0^m,80$ comme un minimum.

M. Legros. — Les bannes et les marquises ne constituent pas un envahissement du trottoir; ce sont des objets fixés au murs de face et placés à 3 mètres de hauteur.

M. le Président. — La Commission adopte-t-elle la rédaction proposée ?

La Commission adopte et renvoie à la Sous-Commission pour étudier à quel endroit sera placée cette rédaction.

M. Sauton. — Pourquoi appelle-t-on « *saillie mobile* » un objet scellé ? Le public ne peut comprendre qu'une marquise en fer soit mobile.

M. Champion. — C'est parce que l'Administration a toujours le droit de demander la suppression des objets désignés ainsi.

M. Boreux. — Dans le titre, on peut supprimer « *saillies mobiles* » il resterait : « *Objets ne faisant pas partie intégrante des constructions* » ; ce serait suffisant ; et au Titre III, le titre deviendrait par opposition : « *Objets faisant partie intégrante des constructions.* »

La Commission adopte cette disposition.

M. Boreux. — (Article 13). Je demande qu'on discute et qu'on explique cette expression de « *gabarit* ».

M. Duchatelet. — On peut se reporter aux figures jointes au rapport ; ces figures, bien dessinées, bien présentées, montrent clairement ce qu'on peut entendre par « gabarit. »

M. Pierron. — Si le tableau barème est joint au décret, on comprendra certainement, puisqu'on aura l'indication de toutes les saillies.

M. le Président. — A la fin de l'article, on devrait dire : « *avec droit au même minimum de $0^m,20$.* »

M. Sauton. — Pourquoi accorderait-on à ces objets les mêmes avantages qu'au gros œuvre ? Je ne vois, dans les saillies des devantures, que l'intérêt privé qui soit en jeu.

M. Sédille. — Nous avons considéré les boutiques en bordure des voies très larges ; il y a des devantures décoratives, construites en marbre, en bois précieux, en métal ; nous avons examiné la question pour des cas très différents et nous avons pensé qu'on pouvait accorder pour les boutiques une saillie égale à celle permise pour le gros-œuvre. Cette unité a aussi pour avantage de simplifier la réglementation.

L'article 13 est adopté en ajoutant « *avec droit au* » et sous réserve du mot gabarit.

La rédaction est ainsi arrêtée : « *Devantures de boutiques, compris seuils et socles. Leur saillie devra être comprise dans le « gabarit » des saillies inhérentes au gros œuvre, art. 9, § 1, avec droit au même minimum de $0^m,20$.*

M. Pierron. — (Article 14). Si le minimum de $0^m,50$ « *est un droit* », il y aura certains cas où la saillie sera à moins de $0^m,80$ de la bordure du trottoir ; il y a là une contradiction.

M. Bonnier. — On peut mettre : « *et sous réserve de l'application de l'article* où il sera parlé des $0^m,80$ en arrière du bord du trottoir.

Il est décidé que la Sous-Commission reverra la rédaction de l'article 14.

M. Tanquerel. — (Article 15). Je demande qu'on ajoute les dimensions des saillies.

L'article 15 est adopté sans changement.

M. Fernoux. — (Article 16). Je demande que pour les tableaux on permette $0^m,05$ de saillie en plus, afin de ne pas être forcé de diminuer des saillies construites pour pouvoir appliquer sur elles des tableaux-enseignes.

M. Sédille. — Cette préoccupation ne me paraît pas justifiée, car les pilastres, les chaînes auront toujours des bases, des couronnements ; il y aura, naturellement, des parties moins saillantes sur lesquelles pourront s'appliquer les tableaux.

M. Bouvard. — L'essence même du Décret projeté est de faciliter la décoration des constructions. Si on vient la masquer, après coup, par des tableaux, on n'aura retiré aucun bénéfice des dispositions nouvelles. D'autre part, les enseignes au-dessus des marquises donnent lieu à des arrangements assez agréables et je vois qu'on les défend ; cette restriction est-elle bien utile ? Je ne le crois pas. Je pense qu'il vaudrait mieux supprimer ce paragraphe ; il n'y a aucune nécessité à le maintenir.

M. Sédille. — On a toujours la ressource de mettre des lettres à jour et on se défendra ainsi contre les opacités des tableaux continus placés à la saillie extrême des balcons et des marquises.

La Commission, consultée, ne supprime pas le dernier paragraphe de l'article 16 mais décide que la Sous-Commission étudiera quelles modifications peuvent être apportées à la rédaction de cet article pour tenir compte des observations qui ont été faites.

M. Bouvard. — (Article 17). Je trouve la hauteur bien grande.

M. Sauton. — On pourra alors construire un écran de 2×3 mètres de hauteur et même un parallélipipède.

M. Sédille. — On pourrait mettre « *à l'exclusion d'un motif plein* ».

M. Duchatelet. — Nous avons dit aux saillies du gros œuvre que le propriétaire aura le droit de prendre le tiers de sa façade pour des bow-windows. Après qu'il aura usé de ce droit, les locataires pourront-ils prendre de nouvelles saillies ?

M. Bonnier. — Certainement.

M. Bouvard. — Si on demande à établir des enseignes à chaque étage, l'Administration ne sera pas armée pour empêcher l'envahissement.

M. Fernoux. — Les droits pourront être proportionnels et même progressifs.

M. Bouvard. — Je ne vois pas l'avantage de déterminer la hauteur et la largeur, à la condition qu'on supprime « *tableaux-enseignes* », de façon qu'on ne puisse pas faire une plaque pleine.

M. Bonnier. — Comment appliquera-t-on les droits si nous n'avons qu'une seule dimension ? On pourrait restreindre les dimensions, mais je crois qu'il faut toujours les indiquer dans les trois sens.

M. Legros. — Nous avons à réglementer les choses dont on a l'habitude d'user, et je ne pense pas que nous puissions supprimer les tableaux.

M. Sédille. — Je propose que la hauteur soit égale à la saillie.

M. le Président met aux voix cette proposition qui est adoptée.

M. Sauger. — Je vois à l'article 16 « *des transparents* », et je demande pourquoi on ne parle pas de transparents à l'article 17, car il est certain qu'on peut en établir qui ne soient pas parallèles à la façade.

M. Champion. — On a pris cela dans l'ancien décret ; quand un transparent n'est pas parallèle à la façade, c'est une lanterne.

L'article 17 est adopté en indiquant que « la hauteur pourra être égale à la saillie permise ».

M. Bouvard. — (Article 18). Quel intérêt présente cet article au point de vue de l'embellissement des façades ?

M. Champion. — Ces objets sont journellement employés et il est nécessaire de les atteindre par une réglementation. On profite de l'occasion pour faire taxer des objets non classés et qui, pour cette raison, échappent à la perception des droits.

M. Pierron. — On devrait forcer les boutiquiers à faire reposer les vitrines horizontales sur le sol, afin qu'on puisse faire payer chaque année, comme pour les concessions sur les trottoirs.

M. le Président. — Il est certain que tout objet placé au-dessous de 3 mètres obstrue la voie publique.

M. Bonnier. — Il faudrait alors reporter tous ces objets au service du stationnement.

M. le Président. — Les vitrines horizontales pourraient ne pas être visées dans ce projet de décret.

Cette suppression est adoptée par la Commission.

M. Duchatelet. — (Article 19). Pour les mêmes raisons que celles qui ont fait supprimer la fin de l'article précédent, je demande que l'article 19 soit supprimé.

M. Sauton. — Le service des concessions s'occupe de tout ce qui est essentiellement mobile, de tout ce qui se place le matin et se rentre le soir.

M. Duchatelet. — Mais non, les étalages sont bien dans cette catégorie d'objets mobiles et font partie du service de la voirie.

M. le Président. — La Commission paraît disposée à supprimer cet article 19 et à considérer ces objets comme devant être sous la dépendance du service du stationnement.

La Commission adopte cette manière de voir.

M. Sauton. — On pourrait faire payer les supports d'étalage.

M. le Président. — Il en sera tenu compte dans l'établissement du droit de voirie.

La Commission adopte de conserver : « *Support d'étalage, saillies, gabarits. Aucun étalage ne sera permis au-dessus de l'entresol* », et de supprimer le reste de l'article 19.

M. Duchatelet. — (Article 20). Il ne paraît pas nécessaire de limiter la hauteur à 1 mètre.

L'article 20, mis aux voix, est adopté.

La prochaine séance est fixée au 8 mars à 3 heures.

Le Secrétaire,
Georges DEBRIE.

Le Vice-Président,
HUET.

Procès-verbal n° 4.

Séance du 8 mars 1897.

Sont présents :
MM. Huet, *président*, Jourdan, Boreux, Vaudremer, Bertrand, Sédille, Fernoux, Bunel, Duchatelet, Legros, Pierron, Cléry, Sauger, Dardoize, Tanquerel, Debrie, Bonnier et Champion.

M. le Préfet, retenu au Conseil municipal, s'est fait excuser.

Le procès-verbal de la dernière séance est lu et adopté.

M. le Président. — La Sous-Commission a-t-elle revu les textes des articles qui lui ont été renvoyés?

M. Sédille. — Avant de revoir ces articles, peut-être vaut-il mieux continuer l'examen du projet pour que nous connaissions dans son ensemble l'avis de la Commission.

M. le Président. — La Sous-Commission sait mieux que nous ce qui est à faire Examinons.

M. Pierron, — (Article 21). Je demande que les *joues soient entièrement défendues*.

M. Cléry. — Ces objets sont une source de réclamations.

M. Boreux. — Le service des concessions les permet à la journée; il y a un peu partout des joues en verre qui forment les mêmes obstacles que les joues en tôle : elles sont permises par le service des concessions; si on les prohibe d'une part et si on les permet d'autre part, l'administration aura l'air d'avoir deux mesures.

M. Legros. — Si on laisse une porte ouverte aux autorisations possibles, nous serons absolument débordés; il faut être armé pour éviter les tolérances.

M. Bonnier. — Si on prohibe les joues en étoffe, on y substituera, avec l'autorisation du service du stationnement, des écrans en fer et verre; on pourrait mettre les joues parmi les parties accessoires qui ne peuvent descendre à moins de 3 mètres.

M. Cléry. — D'après le texte du règlement, les parties de bannes ne peuvent descendre à moins de 3 mètres, d'autre part, les écrans ayant pour objet de limiter les concessions, laisseront toujours une solution de continuité entre eux et les bannes.

Cette disposition laisse voir les enseignes des voisins ; le motif habituel des réclamations disparaîtrait ainsi.

M. Bunel. — Ce sont surtout les parties au-dessous de 3 mètres qui gênent la circulation et la vue des voisins.

M. Legros. — Nous avons des réclamations nombreuses ; elles émanent toujours des voisins immédiats qui se plaignent que leur enseigne est masquée.

M. Sédille. — Quand les bannes sont descendues, on ne voit pas les enseignes et je me rallie à la proposition qui consiste à noter les joues parmi les parties accessoires des bannes.

M. le Président. — La Commission est-elle d'avis de mettre « *les joues* » ?

La Commission adopte et, par conséquent, le paragraphe suivant est supprimé.

L'article 21 devient :

« *Bannes ou stores à rez-de-chaussée. Leur saillie sera : 3 mètres.*

» *Les branches, supports, coulisseaux, lambrequins, joues, en un mot, toutes les*
» *parties accessoires des bannes ne pourront descendre à moins de 3 mètres au-dessus du*
» *niveau du trottoir.*

» *Les bannes devront être essentiellement mobiles et ne pourront dans aucun cas être*
» *établies à demeure.* »

L'article 22 est adopté sans discussion.

M. Pierron. — (Article 23). Dans les constructions neuves, on met des portes pour descendre le charbon ; avec cet article, on ne pourra les ouvrir. Les grilles de boucher se développent à l'extérieur, on ne les trouve pas gênantes. Les portes pour la descente du combustible ne s'ouvrent que momentanément, je ne vois pas pourquoi on les interdit. Si on conserve l'article, je demanderai que M. le Directeur invite les architectes voyers à user de tolérance pour ces portes.

L'article 23 est adopté.

Les articles 24, 25, 26 et 27 sont adoptés sans discussion.

M. Pierron. — (Titre IV, article 28). Cet article est très rigoureux dans ses conséquences : une marquise autorisée aujourd'hui ne pourra être réparée l'année prochaine je propose, par exemple une période transitoire de dix ans en ajoutant avant l'article :
« *Après un délai de dix ans* ».

La Commission n'adopte pas cette adjonction ni le délai de 5 ans proposé par M. Duchâtelet.

L'article 28 est adopté.

M. Pierron. — (Article 29). Il est à remarquer que les marches et perrons sont plus favorisés que les autres objets.

M. Jourdan. — Le dernier paragraphe devrait être à la ligne et cela ne suffirait pas, car le titre de l'article 29 est « *marches, perrons* ».

M. Bonnier. — C'est ainsi que la Sous-Commission l'a compris.

En conséquence, la Commission décide que ce paragraphe deviendra la suite de l'article 28.

M. JOURDAN. — Je demande aussi le remplacement du mot « *amender* » par « *pour ceux de ces* ».

La Commission adopte ce changement.

L'article 28 devient :

« *Les objets en saillie, existant actuellement et dépassant les saillies fixées par le présent décret ne pourront être réconfortés, même en partie, et ne devront, dans leurs portions mauvaises, être rétablies que dans la limite des saillies réglementaires.*

» *Enfin l'Administration pourra autoriser, en certains cas, la réparation d'objets anciens ayant un caractère archéologique, monumental ou artistique.* »

L'article 29 devient :

« *Marches, perrons.* — *Il est interdit, en dehors du gabarit, d'établir, de remplacer ou de réparer les marches, perrons, pas, entrée de cave et tous ouvrages en saillie sur les alignements et placés sur le sol de la voie publique.*

» *Néanmoins il pourra être fait exception à cette règle pour ceux de ces ouvrages qui seraient la conséquence de changements apportés au niveau de la voie.*

» *En outre, les marches, perrons, pas et entrées de caves qui appartiendraient à des immeubles atteints par l'alignement au moment de la promulgation du présent décret, et qui feraient eux-mêmes saillie sur l'alignement, pourront être entretenus et au besoin reconstruits tels qu'ils existaient, jusqu'à l'époque où seront réédifiés les bâtiments dont ils dépendent.* »

L'article 30 est adopté.

M. PIERRON. — (Article 31). Je demande que la fin de cet article soit « *ne pourront être ni réparés ni remplacés* » car tant qu'il restera un morceau des objets visés, il n'y aura qu'une réparation et ces objets très gênants subsisteront toujours.

La Commission adopte ce changement.

M. JOURDAN. — Je demande que pour les cuvettes d'eaux ménagères ou industrielles, la rédaction soit complète et qu'on reprenne celle de l'ancien décret et que de plus les paragraphes deviennent article 32 et article 33.

La Commission adopte ces propositions.

L'article 31 devient :

« *Aucun conduit de fumée ne pourra être appliqué sur le parement extérieur du mur de face ni déboucher sur la voie publique.* »

L'article 32 :

« *Aucune espèce de cuvette pour l'écoulement des eaux ménagères ou industrielles ne pourra être établie en saillie sur la voie publique.* »

L'article 33 :

« *Les conduits de fumée, cuvettes d'eaux ménagères ou industrielles, ainsi que les persiennes et volets existant actuellement à rez-de-chaussée et se développant à l'extérieur ne pourront être ni réparés ni remplacés.* »

M. SÉDILLE. — Nous aurions voulu mettre sous les yeux des membres de la Commission un texte revisé, mais notre rapporteur a fait déjà de nombreux frais et nous avons hésité à les augmenter en faisant une nouvelle impression

Je vous propose, messieurs, de revoir les articles revisés ; le premier est l'article 3.

Article 3 revisé. — « *Toutes les saillies, sauf les exceptions ci-après indiquées, seront proportionnelles à la largeur des voies, toute fraction de mètre, en plus du nombre entier étant comptée pour un mètre.*

» *Toutes les saillies seront mesurées à partir de l'alignement pour les constructions alignées et à partir du nu du mur de face pour les constructions en saillie sur l'alignement, ainsi que pour celles sujettes à avancement par mesure de voirie.* »

La Commission adopte la rédaction proposée.

Article 4 revisé. — « *Les saillies dont les dimensions sont variables suivant la largeur des voies seront déterminées par la largeur légale de la voie, au droit de la propriété, pour les constructions alignées ou sujettes à l'avancement par mesure de voirie et d'après la largeur effective pour les constructions en saillie sur l'alignement.*

» *Ces saillies seront limitées par un contour enveloppant appelé* « *gabarit* ». »

Adopté.

Article 9 revisé. — « *Socles et soubassements des maisons et murs, pilastres, colonnes, chaînes, bossages, pieds-droits, appuis de croisées et tous autres éléments décoratifs analogues.*

» *La saillie des socles et soubassements des maisons et murs, des pilastres, colonnes, chaînes, bossages, pieds-droits, appuis de croisées, et de tout autre élément décoratif analogues, en avant, du nu de l'alignement, sera limitée par un gabarit fixé à $0^m,01$ par mètre indivisible de la largeur de la voie, avec un maximum de $0^m,30$ et avec droit à un minimum de $0^m,20$.*

» *Au-dessus du rez-de-chaussée, et à chaque étage, le nu à l'alignement devra toujours servir de fond à la décoration pour un dixième (1/10e) au moins de la largeur de la façade.* »

M. CHAMPION. — Je demande qu'on supprime partout le mot légale, afin de ne pas être en contradiction avec l'article 4.

La Commission adopte cette proposition et décide que chaque partie d'article sera désignée par des numéros de paragraphes.

Nouvel article 13. — *Balcons et accessoires :*

» *La saillie maxima des balcons sera de $0^m,50$ pour les voies de $9^m,74$ et au-dessous; de $0^m,80$ pour les voies de $9^m,75$ à 20 mètres. Pour les voies de plus de 20 mètres, la saillie sera de $0^m,04$ par chaque mètre indivisible de la largeur de la voie avec un maximum de $1^m,20$.*

» *Pour les consoles et accessoires desdits balcons, les cotes de saillies pourront être égales à celle de la saillie du balcon, et les cotes de hauteur pourront être égales à la hauteur de l'étage immédiatement au-dessous du balcon, sans que jamais ces consoles et accessoires descendent avec leur saillie à moins de 3 mètres du trottoir.* »

Adopté.

Article 17 (ancien 13) revisé. — « *En aucun cas, les saillies des objets ne faisant pas partie intégrante des constructions et dépassant le gabarit des saillies des objets faisant partie intégrante des constructions (art. 9) ne pourront être établies à moins de $0^m,80$ en arrière de l'arête du trottoir.*

» *Ces objets ne devront être établis qu'à partir de 3 mètres du trottoir, sous réserve de l'exception indiquée dans l'article 28.* »

Adopté.

Article 21 (ancien 16) revisé. — « *Enseignes, tableaux-enseignes, attributs, écussons, grands tableaux (frises courantes portant enseignes), transparents en forme d'appliques, vitrines lumineuses, quand ces objets sont parallèles au mur de face.*

» *La saillie maxima des enseignes, tableaux-enseignes, attributs, écussons, grands tableaux (frises courantes portant enseignes), transparents en forme d'appliques, vitrines lumineuses, etc., quand ces objets sont parallèles au mur de face, sera celle du gabarit (art. 9).*

» *Il pourra être appliqué sur le garde-corps des balcons, sans pouvoir en dépasser la hauteur, des attributs et des lettres dont l'épaisseur n'excédera pas $0^m,10$.*

» *Les enseignes, tableaux-enseignes et grands tableaux ne devront, en aucun cas, être suspendus ou appliqués aux balcons* ».

Adopté.

Article 22 (ancien 17) revisé. — « *Enseignes, tableaux-enseignes, attributs, écussons, horloges, lanternes mobiles ou fixes, à bras ou à consoles, etc., quand ces objets sont perpendiculaires au mur de face.*

» *La saillie maxima des enseignes, tableaux-enseignes, attributs, écussons, horloges, lanternes mobiles ou fixes, à bras ou à consoles, etc., quand ces objets sont perpendiculaires au mur de face sera de $0^m,10$ par mètre indivisible de la largeur de la voie, avec un maximum de 2 mètres; la hauteur pourra être égale à la saillie permise et la largeur à la moitié de cette même saillie.*

» *Les potences, supports et modes d'attache de ces objets seront compris dans ces mesures.* »

Adopté.

M. Jourdan. — Il n'est pas utile de faire un petit texte, tout a une même valeur

La Commission adopte que le texte sera uniforme.

Article 23 (ancien 19) revisé. — « *Supports d'étalage sur les façades.*

» *La saillie maxima des supports d'étalage sur les façades sera égale à deux fois celle du gabarit.*

» *Aucun étalage ne sera permis au-dessus de l'entresol.* »

Adopté.

Article 24 (ancien 20) revisé. — « *Marquises, transparents, baldaquins (supports compris).*

» *La saillie maxima des marquises, transparents, baldaquins (supports compris) sera égale à quatre fois celle du gabarit (art. 9).*

» *L'Administration pourra autoriser l'établissement de grandes marquises excédant cette saillie. Elle restera libre d'apprécier, dans chaque cas, la saillie qui pourra être permise suivant la largeur de la voie et des trottoirs et les besoins de la circulation. La hauteur de ces objets, non compris les supports n'excédera pas un mètre.*

» *Ils ne pourront recevoir de garde-corps, ni être utilisés comme balcon.*

» *Aucune partie des supports, consoles ou accessoires ne devra être établie à moins de 3 mètres au-dessus du trottoir.*

» *Aucun de ces objets ne pourra être autorisé sur les façades au droit desquelles il n'y a pas de trottoir.* »

L'article est adopté.

Les articles suivants ayant été examinés au commencement de la séance, il est inutile de les revoir.

- M. Bonnier est chargé de revoir le texte et d'adresser une mise au net à l'administration.

M. Sedille. — M. Fernoux a déposé un vœu que la Sous-Commission vous transmet sans l'avoir discuté, ayant considéré cette proposition comme étant en dehors de ses attributions.

M. le Secrétaire donne lecture de ce vœu demandant l'allocation de primes et de prix aux façades le mieux étudiées.

M. le Président. — Ce vœu sera transmis à l'administration par la Commission.

M. Fernoux. — J'aurais désiré que ce vœu fût transmis à qui de droit avec avis favorable sur le principe.

M. le Président. — Avant de lever la séance, au nom de la Commission, je tiens à remercier la Sous-Commission et tout particulièrement son Président et son Rapporteur, qui ont fait un travail si important et si utile.

La séance est levée à 5 heures et demie.

Le Secrétaire,
Georges DEBRIE.

Le Vice-Président,
HUET.

2° — PROJET DE RÈGLEMENT PROPOSÉ PAR LA COMMISSION ADMINISTRATIVE

TITRE PREMIER

Dispositions générales.

Article premier

A l'avenir, il ne pourra être établi, sur les murs de face des constructions alignées ou non alignées de la Ville de Paris, aucune saillie sur la voie publique autre que celles autorisées par le présent décret.

Art. 2.

Pour les constructions alignées, les jambes étrières ou boutisses au droit des murs séparatifs devront toujours indiquer l'alignement. A cet effet, il sera réservé, sur la face antérieure du mur mitoyen, à $1^m,50$ au plus du sol, un nu d'une surface minima de 20 centimètres sur 20 centimètres ($0^m,20 \times 0^m,20$).

Art. 3.

Toutes les saillies, sauf les exceptions ci-après indiquées, seront proportionnelles à la largeur des voies, toute fraction de mètre, en plus du nombre entier, étant comptée pour un mètre.

Toutes les saillies seront mesurées à partir de l'alignement pour les constructions alignées et à partir du nu du mur de face pour les constructions en saillie sur l'alignement, ainsi que pour celles sujettes à avancement par mesure de voirie.

Art. 4.

Les saillies, dont les dimensions sont variables suivant la largeur des voies, seront éterminées d'après la largeur légale de la voie au droit de la propriété pour les constructions alignées ou sujettes à avancement par mesure de voirie, et d'après la largeur effective pour les constructions en saillie sur l'alignement.

Ces saillies seront limitées par un contour enveloppant appelé *gabarit*.

Art. 5.

L'Administration pourra autoriser, après avis du Conseil général des Bâtiments Civils, et avec l'approbation du Ministre de l'Intérieur des saillies exceptionnelles pour les constructions ayant un caractère monumental.

Art. 6.

Les saillies accordées par le présent décret ayant pour but de faciliter la décoration des façades, ne sauraient, en aucun cas, être comptées par les constructeurs dans le calcul des épaisseurs de mur qui lui sont nécessaires.

TITRE II

Saillies autorisées à titre provisoire au-devant des constructions.

Art. 7.

Barrières provisoires, étais, échafauds.

La saillie des barrières provisoires, étais, échafauds, et engins servant à monter et à descendre les matériaux, sera fixée dans chaque cas particulier, suivant les localités et les circonstances.

Les constructeurs devront en outre se soumettre aux prescriptions du Préfet de Police.

Art. 8.

Constructions provisoires, échoppes.

Il pourra être permis de masquer les renfoncements par des constructions provisoires ou des appentis.

Ces constructions ne devront, en aucun cas, excéder la hauteur du [rez-de-chausssée, et elles seront supprimées dès qu'une des constructions attenantes subira retranchement.

Il pourra de même être permis de masquer, par des constructions provisoires en forme de pan coupé, les angles de toute espèce de renfoncement, mais sous la même condition que ci-dessus pour leur établissement et leur suppression.

Le Préfet de Police sera consulté sur ces demandes.

TITRE III

Dimensions et conditions des saillies.

I. — Objets faisant partie intégrante des constructions.

Art. 9.

Socles et soubassements des maisons et murs, pilastres, colonnes, chaînes, bossages, pieds-droits, appuis de croisées et tous autres éléments décoratifs analogues.

La saillie des socles et soubassements des maisons et murs, des pilastres, colonnes, chaînes, bossages, pieds-droits, appuis de croisées et de tous autres éléments décoratifs analogues, en avant du nu à l'alignement, sera limitée par un *gabarit* fixé à $0^m,04$ par mètre indivisible de la largeur de la voie, avec un maximum de $0^m,30$, et avec droit à un minimum de $0^m,20$.

Au-dessus du rez-de-chaussée, et à chaque étage, le nu à l'alignement devra toujours servir de fond à la décoration pour un dixième ($1/10^e$) au moins de la largeur de la façade.

Art. 10.

Bandeaux et corniches secondaires.

La saillie des bandeaux et corniches secondaires sera de $0^m,02$ par mètre indivisible de la largeur de la voie, avec un maximum de $0^m,60$ et avec droit à un minimum de $0^m,50$.

Art. 11.

Entablements.

La saillie de l'entablement, c'est-à-dire du couronnement le plus important d'une façade, sera de $0^m,04$ par indivisible de la largeur de la voie, avec un maximum de $1^m,20$ et avec droit à un minimum de $0^m,50$.

Art. 12.

Toute saillie, supérieure à celles permises par l'article 9, ne pourra être établie qu'à partir de 3 mètres du trottoir.

Par exception, la décoration de *l'entrée principale* d'une construction pourra descendre à 2 mètres du trottoir avec une saillie égale à deux fois celle du « *gabarit* » (article 9).

Art. 13.

Balcons et accessoires.

La saillie maxima des balcons sera de : $0^m,50$ pour les voies de $9^m,74$ et au-dessous ; de $0^m,80$ pour les voies de $9^m,75$ à 20 mètres. Pour les voies de plus de 20 mètres, la saillie sera de $0^m,04$ par chaque mètre indivisible de la largeur de la voie, avec un maximum de $1^m,20$.

Pour les consoles et accessoires desdits balcons, les cotes de saillie pourront être égales à celles de la saillie du balcon, et les cotes de hauteur pourront être égales à la hauteur de l'étage immédiatement au-dessous du balcon, sans que jamais ces consoles et accessoires descendent avec leur saillie à moins de 3 mètres du trottoir.

Art. 14.

Constructions ou motifs de décoration en encorbellement.

Il pourra être établi des constructions ou motifs de décoration en encorbellement dont les surfaces cumulées n'excéderont en aucun cas le tiers de celle de la façade à partir de 3 mètres du sol et y compris les étages d'attique, et dont la saillie, aussi bien pour la construction elle-même que pour ses consoles et accessoires, sera la même que celle des balcons.

Latéralement, toutes les saillies de ces constructions en encorbellement seront limitées par un plan vertical à 45 degrés avec celui de l'alignement ; ce plan partira à $0^m,25$ de la ligne mitoyenne, mesure prise sur ledit alignement.

Art. 15.

Herses, chardons, artichauts, etc.

Les herses, chardons, artichauts et autres objets analogues destinés à servir de défense, pourront avoir $0^m,25$ en sus de la saillie permise pour les corniches, balcons et entablements, sur lesquels ces objets seront fixés.

Art. 16.

Objets d'ornementation extérieurs au périmètre légal du comble.

En dehors du périmètre légal du comble, les objets d'ornementation, tels que couronnements de lucarnes, crêtes ajourées, galeries, etc., devront être inscrits dans un arc de cercle concentrique au périmètre et d'un rayon total égal au rayon légal, augmenté de la saillie accordée aux balcons.

Pour les couronnements des constructions en encorbellement, ledit rayon total pourra encore être augmenté d'une quantité égale à la saillie accordée à ces constructions en avant de l'alignement.

Pour les constructions en encorbellement, les parties de couronnement qui s'élèveront au-dessus de la ligne de base légale du comble, ne pourront, en aucun cas, avoir, en largeur, plus du tiers de celle de la façade.

II. — *Objets ne faisant pas partie des constructions.*

Art. 17.

En aucun cas, les saillies des objets ne faisant pas partie intégrante des constructions et dépassant le *gabarit* des saillies des objets faisant partie intégrante des constructions (art. 9), ne pourront être établies à moins de $0^m,80$ en arrière de l'arête du trottoir.

Ces objets ne devront être établis qu'à partir de 3 mètres du trottoir, sous réserve de l'exception indiquée dans l'article 28.

Art. 18.

Devantures de boutique, compris seuils et socles.

La saillie des devantures de boutique, compris seuils et socles, devra être comprise dans le *gabarit* (art. 9).

Art. 19.

Tableaux de devantures, y compris tous ornements pouvant y être appliqués, corniches de devantures en bois ou en métal.

La saillie maxima des tableaux de devanture, y compris tous ornements pouvant y y être appliqués, des corniches de devantures en bois ou en métal, sera de $0^m,03$ par chaque mètre indivisible de la largeur de la voie, avec un maximum de $0^m,80$ et avec droit à un minimum de $0^m,50$ pour les corniches de devanture et les ornements pouvant être appliqués sur les tableaux de devanture.

Art. 20.

Grilles de boutiques, volets ou contrevents pour fermeture de boutiques, pilastres, colonnes, chambranles, vitrines, caissons isolés en applique et parements de décoration dans la hauteur du rez-de-chaussée et de l'étage immédiatement au-dessus, moulures formant cadre.

La saillie maxima des grilles de boutique, volets ou contrevents pour fermeture de boutique, pilastres, colonnes, chambranles, vitrines, caissons isolés en applique et parements de décoration dans la hauteur du rez-de-chaussée et de l'étage immédiatement au-dessus, moulures formant cadre, sera celle du *gabarit* (art. 9).

Art. 21.

Enseignes, tableaux-enseignes, attributs, écussons, grands tableaux (frises courantes portant enseignes), transparents en forme d'appliques, vitrines lumineuses, *quand ces objets sont parallèles au mur de face.*

La saillie maxima des enseignes, tableaux-enseignes, attributs, écussons, grands tableaux (frises courantes portant enseignes), transparents en forme d'appliques, vitrines lumineuses, etc., *quand ces objets sont parallèles au mur de face*, sera celle du *gabarit* (art. 9).

Il pourra être appliqué sur le garde-corps des balcons, sans pouvoir en dépasser la hauteur, des attributs et des lettres dont l'épaisseur n'excédera pas $0^m,10$.

Les enseignes, tableaux-enseignes et grands tableaux ne devront, en aucun cas, être suspendus ou appliqués aux balcons.

Art. 22.

Enseignes, tableaux-enseignes, attributs, écussons, horloges, lanternes mobiles ou fixes, à bras ou à consoles, etc... *quand ces objets sont perpendiculaires au mur de face.*

La saillie maxima des enseignes, tableaux-enseignes, attributs, écussons, horloges, lanternes mobiles ou fixes, à bras ou à consoles, etc., *quand ces objets sont perpendiculaires au mur de face*, sera de $0^m,10$ par mètre indivisible de la largeur de la voie, avec un maximum de $2^m,00$; la hauteur pourra être égale à la saillie permise et la largeur à la moitié de cette même saillie.

Les potences, supports et modes d'attache de ces objets seront compris dans ces mesures.

Art. 23.

Supports d'étalage sur les façades.

La saillie maxima des supports d'étalage sur les façades sera égale à deux fois celle du *gabarit* (art. 9).

Aucun étalage ne sera permis au-dessus de l'entresol.

Art. 24.

Marquises, transparents, baldaquins (supports compris).

La saillie maxima des marquises, transparents, baldaquins (supports compris), sera égale à quatre fois celle du *gabarit* (art. 9).

L'Administration pourra autoriser l'établissement de grandes marquises excédant cette saillie. Elle restera libre d'apprécier, dans chaque cas, la saillie qui pourra être permise suivant la largeur de la voie et des trottoirs et les besoins de la circulation. La hauteur de ces objets, non compris les supports, n'excédera pas un mètre.

Ils ne pourront recevoir de garde-corps ni être utilisés comme balcons.

Aucune partie des supports, consoles ou accessoires ne devra être établie à moins de 3^m,00 au-dessus du trottoir.

Aucun de ces objets ne pourra être autorisé sur les façades au droit desquelles il n'y a pas de trottoir.

Art. 25.

Bannes et stores à rez-de-chaussée.

La saillie maxima des bannes et stores au rez-de-chaussée n'excédera pas 3^m,00.

Les lambrequins, branches, supports, coulisseaux, joues, en un mot toutes les parties accessoires des bannes, ne pourront descendre à moins de 3^m,00 au-dessus du trottoir.

Les bannes devront être essentiellement mobiles et ne pourront en aucun cas être établies à demeure.

Art. 26.

Bannes et stores aux étages.

La saillie maxima des bannes et stores aux étages, au droit de chaque croisée non pourvue de grand balcon, sera de 0^m,80.

Au droit des constructions en encorbellement, cette saillie sera prise à partir du nu desdites constructions.

Au devant des croisées pourvues de grands balcons, les stores ou bannes pourront avoir la même longueur et la même saillie que ces balcons, avec droit à un minimum de saillie de 0^m, 80.

Il pourra être placé des stores ou bannes au devant des étages en retraite, à la condition que leur saillie n'excédera pas le périmètre légal des saillies hors-combles.

Art. 27.

Grilles de croisées, persiennes, volets, jalousies, etc.

Le saillie maxime des grilles de croisées, persiennes, volets, jalousies, etc., sera celle du *gabarit* (art. 9).

Dans la hauteur de 3 mètres au-dessus du trottoir, les persiennes, volets, etc., ne pourront être placés que dans l'épaisseur des tableaux des baies et devront ouvrir à l'intérieur. Tout développement à l'extérieur est interdit. Dans la hauteur des étages, tous châssis vitrés, toutes croisées simples ou doubles devront de même ouvrir à l'intérieur. Il est interdit de les développer extérieurement, hormis le cas où ils se trouveraient au-dessus d'un grand balcon.

Art. 28.

Abat-jour et réflecteurs diurnes.

La saillie maxima des abat-jour et réflecteurs diurnes sera de 0^m, 50 à partir de 2^m 50 du trottoir.

Art. 29.

Rampes d'illumination,

La saillie des rampes d'illumination sera limitée au *gabarit* (art. 9) ou à la saillie des objets sur lesquels elles seraient fixées.

Art. 30.

Tuyaux de descente.

La saillie maxima des tuyaux de descente sera celle du *gabarit* (art. 9).

Art. 31

Cuvettes de dégorgement des eaux pluviales sous l'entablement.

La saillie des cuvettes de dégorgement des eaux pluviales sous l'entablement sera limitée à celle de la corniche sous laquelle elles sont placées, avec droit à un minimum de 0^m, 35.

TITRE IV.

Dispositions spéciales et transitoires.

Art. 32.

Les objets en saillie existant actuellement et dépassant les saillies fixées par le présent décret ne pourront être réconfortés, même en partie, et ne devront, dans leurs portions mauvaises, être rétablies que dans la limite des saillies réglementaires.

Cependant l'Administration pourra, en certains cas, autoriser la réparation d'objets anciens ayant un caractère archéologique, monumental ou artistique.

Art. 33.

Marches, perrons, etc.

Il est interdit en dehors du *gabarit* (art. 9) d'établir, de remplacer ou de réparer des marches, perrons, pas, entrées de cave et tous autres ouvrages en saillie sur les alignements, et placés sur le sol de la voie publique.

Néanmoins il pourra être fait exception à cette règle pour ceux de ces ouvrages qui seraient la conséquence de changements apportés au niveau de la voie.

En outre, les marches, perrons, pas, entrées de cave, qui appartiendraient à des immeubles atteints par l'alignement, au moment de la promulgation du présent décret, et qui feraient eux-mêmes saillie sur l'alignement, pourront être entretenus et au besoin reconstruits tels qu'ils existaient, jusqu'à l'époque où seront réédifiés les bâtiments dont ils dépendent.

Art. 34.

Bornes.

Il est interdit, en dehors du *gabarit* (art. 9.), d'établir des bornes en saillie sur le mur de face ou de clôture et celles qui existent actuellement devront être enlevées partout où un trottoir sera construit.

Art. 35.

Conduits de fumée, cuvettes d'eaux ménagères ou industrielles, volets, ou persiennes au rez-de-chaussée à l'extérieur.

Aucun conduit de fumée ne pourra être appliqué sur le parement extérieur du mur de face, ni déboucher sur la voie publique.

Aucune espèce de cuvette pour l'écoulement des eaux ménagères ou industrielles ne pourra être établie en saillie sur la voie publique.

Les conduits de fumée, cuvettes d'eaux ménagères ou industrielles, ainsi que les persiennes et volets existant actuellement au rez-de-chaussée et se développant à l'extérieur, ne pourront être réparés ni remplacés.

Art. 36.

Le décret du 22 juillet 1882, ainsi que l'article 13 du décret du 23 juillet 1884 sont rapportés.

Ce projet de règlement a été discuté et approuvé par la Commission administrative de revision du décret sur les saillies permises dans la Ville de Paris, dans les séances des 15 et 22 février et 8 mars 1897.

Le Secrétaire, Georges DEBRIE.	*Le Vice-Président,* HUET.
	Le Rapporteur, Louis BONNIER.

V

Sous-Commission du Comité technique.

1° — PROCÈS-VERBAUX DES SÉANCES

Procès-verbal n° 1.

Séance du 18 juin 1897.

Sont présents :

MM. Charles Garnier, *président*, Bourdais, Daumet, Doniol, Pascal, et Emile Trélat.

MM. Jourdan, Legros, Bonnier et Debrie, assistent à la séance.

M. le Président. — Messieurs, notre première réunion est une séance dans laquelle nous déciderons quelle sera notre méthode de travail ; je vous propose d'arrêter un programme d'études et de déterminer quel jour nous choisirons pour nous réunir.

Si vous le voulez, nous prendrons les jeudis matin.

M. Bourdais. — Dans le début, il sera utile d'espacer les séances ; nous avons besoin de renseignements dont quelques-uns viendront de l'étranger, il nous est utile de connaître ce qui se fait dans les autres pays.

M. Legros. — Des renseignements ont été demandés, soit par la Société centrale, soit par la Commission administrative.

M. Doniol. — Il est bon que nous échangions des idées générales pour fixer un programme, comme nous le demande notre Président.

Je pense qu'on pourrait encourager l'exécution d'encorbellements limités, en plan, soit par des courbes, soit par des lignes polygonales, en indiquant des surfaces de saillies pour chaque étage, et, dans ce cas, la flèche de la courbe limite pourrait être supérieure à la saillie qui serait indiquée pour le maximum rectiligne. Ceci est dit à titre d'exemple.

M. Pascal. — Il faudrait bien déterminer de quoi nous sommes chargés.

Nous avons à donner notre avis sur un travail fait.

Tout d'abord, ne faut-il pas l'examiner dans son ensemble pour décider si nous en admettons le principe?

M. Trélat et M. Bourdais pensent qu'il faut échanger des vues d'ensemble sur les questions les plus générales avant d'aborder l'examen du détail. Sans quoi, on étudierait un système déterminé sans savoir si un autre système n'est pas préférable.

M. Bourdais. — Toutes les fois que les questions d'hygiène seront respectées, je crois qu'il faudra étendre la liberté des constructeurs.

M. Doniol. — M. le Préfet a indiqué que la Commission doit avoir toutes les initiatives ; ainsi nous devons nous occuper des droits de voirie qui, aujourd'hui, sont uniformes quelles que soient les décorations des façades ; le système doit être modifié.

M. Bonnier. — Les préoccupations de la Commission ont bien été celles que vous exprimez, mais les constructions sont régies par trois décrets :

Un sur les saillies ;

Un sur les hauteurs ;

Un sur les droits à percevoir ;

et la Commission administrative n'a été chargée que de s'occuper des saillies ; il reste à étudier les modifications à apporter aux droits et au règlement des hauteurs.

M. Doniol. — Nous ne sommes pas forcés de nous limiter, au contraire.

M. Bourdais. — Quels sont les renseignements qu'on a recueillis à l'étranger?

M. le Président. — Donc, pour commencer notre travail, abordons :

1° La discussion générale ;

2° Les renseignements sur ce qui se fait à l'étranger.

M. Bonnier. — La Société centrale a fait écrire pour demander des renseignements à l'étranger, et il faut bien dire qu'elle a reçu peu de chose.

M. Daumet. — Dans les travaux préparatoires de la Commission administrative, s'est-on préoccupé des réglementations étrangères?

Si la Société centrale n'a pas recueilli de renseignements suffisants, l'administration s'est-elle préoccupée d'en réunir?

A Vienne, à Bruxelles, on obtient des aspects décoratifs, ce sont eux qui ont fait naître chez nous les premières préoccupations et le désir de rompre l'uniformité de nos constructions.

M. Legros. — L'administration a été amenée à demander à M. le Préfet la modification des règlements, en examinant les études des architectes qui demandaient des tolérances qu'on ne pouvait pas toujours leur accorder.

M. Daumet. — Il était tout naturel de procéder ainsi ; mais la base d'étude peut être insuffisamment large, car c'est toujours sous la contrainte des règlements que les architectes faisaient les projets pour lesquels ils demandaient des tolérances.

Il faut étendre notre champ d'investigations, et nous le ferons utilement en sachant ce qui se fait partout ailleurs.

M. Pascal. — Il semble qu'on a fait jusqu'aujourd'hui, très bon marché des droits de voisinage. On permet des saillies sans se préoccuper de la gêne qui peut en résulter.

M. Bourdais. — Il semble aussi qu'on ne donne pas assez de liberté à ceux qui consentent à se reculer en arrière de l'alignement.

M. Daumet. — Dans les constructions qui ont caractère monumental, pourquoi l'administration, toujours si vigilante, pour l'application des règlements, laisse-t-elle des enseignes détruire la beauté qui résulte des ordonnances?

M. Legros. — C'est le résultat des tolérances.

M. Doniol. — Il faut un règlement libéral afin de rendre les tolérances aussi rares que possible.

M. Daumet. — Je désirerais que la protestation que je fais ne restât pas seulement dans le souvenir, et je demande que le procès-verbal note la préoccupation que j'indique pour que la réglementation soit respectée dans les parties architecturales telles que, par exemple, la rue Royale, le Palais-Royal, la place des Vosges, la rue de Rivoli, la place des Victoires, la place Vendôme.

M. Pascal. — La place Vendôme est monument historique et on a cherché sans le trouver, quel règlement on pouvait appliquer.

M. Trélat déclare s'associer de la façon la plus énergique à la protestation de M. Daumet.

M. Pascal. — Pourquoi une administration rigoureuse a-t-elle abandonné ses prérogatives dans une question où elle aurait dû tenir la main?

M. Bourdais. — Il sera utile de voir si les autorisations qui ont été données ne peuvent pas être retirées.

La Sous-Commission technique décide qu'il sera demandé à M. le Préfet et à M. le Directeur de l'Architecture et des promenades et plantations de procurer par voie administrative les renseignements concernant l'étranger.

La prochaine réunion est fixée au jeudi 1er juillet à 10 heures très précises et la séance est levée à 11 h. 20 m.

Le Secrétaire,
Georges DEBRIE.

Le Président,
Ch. GARNIER.

Procès-verbal n° 2.

Séance du 1ᵉʳ juillet 1897.

Sont présents :

MM. Charles Garnier *président*, Badois, Boileau, Bourdais, Daumet, Doniol, Lisch, Pascal et Émile Trélat.

MM. Jourdan, Legros, Bonnier et Debrie, assistent á la séance.

Le procès-verbal de la dernière séance est lu et adopté.

M. Badois se fait excuser de n'être pas venu à la dernière séance pour raison de santé.

M. le Président. — M. Trélat a la parole.

M. Trélat. — La question des saillies autorisées aux façades des maisons qui bordent les voies publiques, sur laquelle est consultée la Commission, n'est pas une question simple. Elle fait appel á des considérations très diverses et souvent contradictoires. On ne saurait l'éclairer et la résoudre qu'en appréciant la valeur et l'importance relatives des éléments qui la composent. Ce travail préliminaire est indispensable.

Je voudrais y engager la Commission.

Il est plus que légitime que les architectes réclament autant de latitude que possible dans la composition de leurs façades et, pour cela, la liberté d'accroître l'intensité de leurs reliefs. C'est dans ce but que le décret du 22 juillet 1882 a été fait.

Mais il est non moins légitime que l'hygiène soit consultée. Il ne paraît pas qu'elle l'ait été en 1882. Le Comité technique ne peut pas se dispenser de l'interroger aujourd'hui dans la revision qui lui est confiée. Que dit-elle ?

Les conditions de salubrité de la vie dispersée sont abolies dans les agglomérations des grandes villes. Aussi la mortalité y est elle singulièrement accrue ; la mortalité, et aussi la maladie. La science moderne a reconnu et défini les cinq causes de cette défaillance dans la vie et dans la santé des citadins. Et, parmi ces causes, elle a placé en tête l'arrivée paresseuse de l'atmosphère et l'accès misérable de la lumière dans nos logements. C'est surtout ce qui nous intéresse ici. La lumière fait de la santé, parce qu'elle est en même temps un excitateur des fonctions vitales et un grand destructeur des germes nocifs qui nous entourent. Ceux-ci se multiplient dans les ténèbres ; ils disparaissent sous la pleine lumière du ciel et totalement sous les rayons solaires.

A Paris, les conditions nécessaires pour que le soleil, chaque fois qu'il se découvre, caresse le pied de nos façades, sont telles qu'il faudrait, pour les rues équatoriales une largeur égale à quatre fois la hauteur des maisons, pour les rues méridiennes une largeur égale à deux fois la hauteur des maisons. On ne peut songer à réaliser de pareilles conditions, dans une ville où toutes les activités et tous les intérêts convergent à l'agglomération ; mais on doit réglementer au plus près des exigences de la salubrité. Car chaque fois qu'on s'en rapproche, on voit diminuer la mortalité et la maladie.

Si on veut accroître la salubrité des habitations, il faut augmenter l'étendue des surface séclairées des locaux habités.

J'ai supputé que la superposition des habitations et les distributions en usage font que, sur 100 millions de mètres carrés de planchers, les habitants ne bénéficient d'un éclairage direct du ciel que sur 20 millions de mètres dans la position assise, et que sur 13 millions de mètres lorsqu'ils sont debout.

Ce sont ces derniers chiffres qu'il faudrait augmenter. Cela ne se peut faire qu'en ouvrant aussi largement que possible la communication de nos intérieurs avec le ciel, c'est-à-dire en augmentant la largeur des rues par rapport à la hauteur des maisons qui les bordent ou, si l'on veut, en diminuant la hauteur des maisons par rapport à la largeur des rues.

Et c'est là, messieurs, ce que commande la salubrité et ce que les architectes doivent rechercher avec elle : *des rues bordées de maisons de hauteurs réduites en proportion de l'étroitesse des voies*. Et cela ne suffit pas : il faut encore *que les encorbellements et les saillies autorisées sur les murs des façades ne soient pas des accroissements d'obstruction sensible dans l'accès de la lumière dans nos intérieurs*.

A côté de ces conclusions dictées par l'hygiène, il faut placer celles que conçoit l'art. Sont-elles bien différentes ? Voyons-le.

Le décret du 22 juillet 1882, qui a accru la latitude des encorbellements et des reliefs sur les façades est né d'une impression principale rapportée de Vienne. On y avait vu les beaux monuments et les belles constructions privées qui ornent les larges boulevards établis sur les anciennes fortifications.

L'ampleur des lignes et la richesse des reliefs sont saisissants. Je ne dis pas qu'au retour la première impression ne soit quelque peu pénible à la rencontre de nos façades pâles, avec leurs courtes ombres portées. Mais dure-t-elle cette impression ? Pour moi, je l'ai vue souvent bien vite s'effacer devant l'attrait charmant qu'exerce le vrai caractère de Paris, ce caractère unique qui naît de l'opposition si marquée et si touchante de nos différents quartiers. Quoi de plus curieux que le contraste entre les boulevards si pleins de foule, de bruit, de mouvement, de bariolages colorés, et les beaux quartiers de la rive gauche emplis de calme, de silence, de lumière, d'espace libre autour des lignes des édifices ?

Que veut-on de plus ? Accentuer la scène de nos habitations en y autorisant des encorbellements de toute espèce, des gibbosités extraordinaires, une diversité illimitée. S'est-on bien rendu compte des résultats ? Il faut ici, messieurs, faire des distinctions. Considérons d'abord les grandes voies rectilignes. Croit-on que l'avenue de l'Opéra eût gagné d'aspect si les architectes avaient semé leurs façades de bow-windows de toutes mesures, de toutes tenues ? Pour ma part, je recule d'horreur ! Je me trouve satisfait de tous ces balcons, issus du vieux règlement, qui joignent leurs multiples perspectives dans une maîtrise des yeux conduite directement et invinciblement au bel édifice du bout.

Je serais bien étonné si notre Président ne partageait pas mon sentiment.

Voulez-vous vous arrêter isolément devant chaque maison et observer si celle-là est plus curieuse que celle-ci parce que les saillies sont diverses ? Mais vous n'y trouverez d'intérêt que dans les voies étroites et tortueuses, là où les grandes lignes ne comptent plus. Mais alors l'hygiène s'insurge. Réfléchissez, je vous en prie, à ce que sont les bow-windows : en fait, c'est le plancher que vous encorbellez sur la voie publique. Mais vous aviez tout à l'heure 20 millions de mètres carrés de planchers éclairés ; vous n'en aurez bien vite plus que 11 millions, si toutes les baies profitaient de votre nouveau règlement.

Quelle singulière manière de profiter de la largeur des rues !

Je crois, messieurs, et c'est ma conclusion, qu'il est, à tous égards, désirable de réduire au minimum les accroissements de saillies ou d'encorbellements sur les voies publiques.

M. Doniol. — Il faut voir les choses au point de vue pratique. Les considérations développées par M. Trélat ne peuvent faire dévier nos études ; il devra seulement être tenu grand compte des principes qui nous sont rappelés et sur lesquels nous sommes certainement tous d'accord.

En somme, que propose-t-on ? D'augmenter de quelques centimètres les saillies sur les voies larges, et les conditions de salubrité pour ces voies seront toujours meilleures que celles des quartiers qui existent, que nous sommes forcés de conserver ; nous ne pouvons pas, je pense, détruire ces quartiers.

M. Trélat. — Le but à atteindre est le résultat de considérations très élevées. Les difficultés d'application ne peuvent être un argument en opposition avec ceux que je vous ai rappelés. Je ne vois pas l'intérêt qui résultera de nouvelles saillies permises.

M. Doniol. — Je ne vois pas que l'hygiène et la salubrité soient compromises : dans les voies étroites on ne change rien à ce qui existe.

M. Trélat. — Dans les voies étroites, on permet d'emmailloter la fenêtre, et cela depuis 1882. Ce n'était pas permis avant cette date.

M. le Président. — Les questions d'hygiène sont-elles bien certaines ? A Londres, la mortalité est moins élevée qu'à Paris et à la campagne la mortalité est-elle moins forte qu'à Paris ?

M. Trélat. — La mortalité est pour 1.000, de 17 1/2, à la campagne, et à Paris elle a été de 25 ; ce chiffre a été ramené à 20, puis à 19.

A Londres, à part quelques excentricités américaines, les maisons sont basses. La Cité, où les maisons sont hautes, n'occupe qu'une petite partie de la surface de la ville qui est très étendue.

M. Doniol. — Nous ne portons pas atteinte à la santé publique, puisque nous ne changeons rien dans les rues étroites.

M. Bourdais. — Les considérations d'hygiène si justes se trouvent aux prises avec des droits acquis par la propriété foncière à Paris, et ces droits sont tels que, si on voulait tenir compte de ces importantes considérations, on ne pourrait rien proposer d'acceptable.

Avant d'examiner les saillies, il faudrait voir les formes générales, le gabarit de l'ensemble des maisons. C'est ce que j'ai fait au moyen d'une épure qui montre suivant la largeur des rues, les divers gabarits des hauteurs : j'ai été frappé du peu de continuité dans les rapports de ces deux éléments.

Je me demande s'il n'y aurait pas à limiter ces gabarits par une ligne simple, une ligne à 45° par exemple.

Tout en regrettant ne pas pouvoir proposer, dans l'état de la question parisienne, qu'il soit fait comme en Russie où, dit M. Bonnier, la hauteur des constructions est égale à la largeur des voies, je voudrais, comme limite des gabarits de hauteur, qu'on fixât une ligne simple indiquant une proportion continue entre la largeur des voies et la hauteur des maisons.

M. LE PRÉSIDENT. — C'est un système d'étude que nous examinerons après que nous aurons mis la question d'hygiène à son point.

M. TRÉLAT. — On ne peut traiter une aussi grave question sans poser des principes généraux. Ils sont absolus, il faut les établir, il faut ensuite les servir comme on peut, quelquefois de très loin.

Je demande à la Sous-Commission d'établir ces principes :

La largeur de la rue aussi grande que possible.

La hauteur des maisons la plus petite possible.

On disait tout à l'heure qu'il faut conserver ce qui existe. Mais que faisait M. Haussmann ? Il démolissait Paris parce que le vieux Paris était insuffisant et insalubre.

Cela ne se fait pas du jour au lendemain.

En fait, en principe, le vieux Paris insalubre sera détruit.

M. BADOIS. — Nous sommes tous d'accord : plus il vient de lumière, plus la salubrité est assurée.

Ainsi à Londres, les voies sont larges et les maisons dépassent rarement trois étages. Les conditions hygiéniques sont meilleures ; la Cité n'est pas habitée la nuit ; comme résultat, la mortalité est diminuée.

Mais il faut bien dire que nous ne sommes pas chargés de reviser la topographie de Paris ; nous avons à étudier la revision des décrets sur les saillies : il faut prendre la ville telle qu'elle est.

Le projet qui nous est soumis ne change rien aux voies étroites ; je pense que, si nous pouvons faire quelque chose pour elles, nous y sommes tenus, mais nous n'avons pas à examiner ici des questions générales.

M. PASCAL. — Nous sommes une délégation d'une grande Commission et nous n'avons qu'à nous occuper de points particuliers et non des considérations générales.

Pour rentrer dans la question, je voudrais supprimer les gibbosités dans toutes les voies de moins de 10 mètres et j'en ferais volontiers la proposition.

M. TRÉLAT. — Et je vous appuierai.

M. PASCAL. — Si nous augmentons les saillies sur les voies larges, il serait bon de les diminuer dans les voies étroites.

M. Legros. — Nous avons tous été d'avis de ne pas diminuer les saillies dans les voies étroites, nous ne les avons pas augmentées, nous avons pensé qu'il fallait respecter les droits acquis par le décret de 1882.

M. Boileau. — Avons-nous le droit de diminuer les hauteurs permises jusqu'à présent ?

M. Trélat. — Nous avons le droit de tout proposer.

M. Boileau. — Nous sommes autorisés à étudier les hauteurs. Dans ce qui existe, les hauteurs ne sont pas proportionnées aux largeurs ; nous devrions étudier cela tout d'abord.

M. Bonnier. — Nous avons été obligés de n'étudier que ce qui nous était soumis.

M. le Président. — M. le Préfet nous a chargés de rechercher les moyens de permettre aux architectes d'embellir Paris.

M. Trélat. — Je demande à la Commission de poser comme principe que nous n'accroîtrons pas le mal qui résulte de la hauteur des maisons.

1° Que la hauteur des maisons soit aussi faible que possible, relativement à la largeur des voies publiques.

2° Que les saillies sur les façades ne devront pas accroître l'obstruction de la lumière dans les intérieurs plus que ne le fait la crête des maisons.

M. le Président. — On ne peut pas voter sur cette rédaction, ce serait le vote sur le résultat de nos discussions.

M. Daumet. — Nous vivons dans des tiroirs, dans des superpositions ; il ne faut pas pour cela rester dans un pays de chimère ; nous avons à nous occuper de l'hygiène, quoique nous n'en soyons pas priés ; nous devons aussi tenir compte des mœurs dans lesquelles nous vivons, et nous ne devons pas attribuer exclusivement la chute des mortalités à la hauteur des maisons et surtout à la dimension des saillies.

Nous devons permettre aux artistes qui seront chargés de reconstruire Paris dans une certaine partie de faire de jolies choses. Les désirs poétiques, les désirs d'art doivent être exprimés, mais il faut étudier pratiquement les questions renfermées dans le cadre qui est le nôtre, en tenant compte des mœurs, des décrets et des lois.

M. Trélat. — Je proteste contre le mot de « chimère » ; je n'ai pas voulu entretenir la Commission de projets chimériques ; rien n'est plus certain que les grands principes que je vous ai exposés.

Je demande à M. le Président de mettre aux voix la proposition que j'ai formulée tout à l'heure. Je pense qu'une réunion comme la nôtre a besoin de dire cela.

M. Badois. — Les principes ne se votent pas : nous sommes tous d'accord.

M. Trélat. — Je constate que la Commission n'a pas voté ma proposition, que M. le Président n'a pas voulu mettre aux voix.

M. Doniol. — Je demande qu'à la prochaine réunion on s'occupe de la hauteur des maisons.

La Sous-Commission décide de se réunir jeudi prochain à 10 heures.

Le Secrétaire,
Georges DEBRIE.

Le Président,
Ch. GARNIER.

Procès-verbal n° 3.

Séance du 8 juillet 1897.

Sont présents :

MM. Charles Garnier, *président*, Badois, Boileau, Bourdais, Doniol, Lisch, Pascal, et Émile Trélat.

MM. Jourdan, Legros, Bonnier et Debrie, assistent à la séance.

M. le Président. — Je suis souvent souffrant et j'ai prié M. Doniol de bien vouloir me remplacer en cas d'absence.

Le procès-verbal de la dernière séance est lu et adopté.

M. le Président. — Nous allons continuer nos travaux par l'étude des hauteurs des maisons.

M. Bourdais. — Je vous soumets l'étude que j'ai faite et que j'ai résumée par des tracés ; le respect des droits acquis et des intérêts importants m'ont empêché de réduire la hauteur des gabarits en usage.

J'ai fait exception à cette règle pour les voies de $7^m,80$; il y a peu de rues de cette largeur et, d'ailleurs, l'administration n'en crée plus.

Pour les voies très larges, je serais d'avis d'augmenter la latitude laissée aux constructeurs. Je citerai comme exemple le Crédit Lyonnais qui embellit nos boulevards et qui n'existerait pas s'il n'avait été l'objet de permission spéciale.

M. Trélat. — Le Crédit Lyonnais est considéré comme monument public.

M. Bourdais. — Quoi qu'il en soit, je propose qu'on mette aux voix le principe de la continuité du gabarit des hauteurs ; elles seraient proportionnelles à la largeur des voies.

M. Doniol. — Pour les voies larges, il faut penser que le service des eaux n'est pas assuré pour monter l'eau au sommet des maisons.

Je crois que dans le cas où la Commission serait d'avis de permettre des maisons d'une hauteur supérieure à 20 mètres, il serait bon de faire des réserves dans le sens que j'indique.

M. Lisch. — Je crois qu'on pourrait, dans les grandes voies, permettre des hauteurs supérieures à 20 mètres pour les choses essentiellement décoratives et non habitables.

M. Doniol. — On pourrait, si on adoptait la proposition de M. Bourdais, faire des toits plus plats et augmenter le nombre des étages.

M. Pascal. — On propose une modification du gabarit des hauteurs. Est-ce que la Commission administrative n'a pas étudié cette question ? Et si elle ne l'a pas fait ne pourrait-on lui confier cette étude.

M. Bonnier. — On n'a pas étudié cette question en commission mais comme fonctionnaires nous y touchons tous les jours.

M. Doniol. — La proposition de M. Bourdais aurait pour conséquence de permettre aux propriétaires de relever l'entablement. J'ai fait aussi une épure qui m'a montré que pour les voies de 18 mètres de largeur on n'a droit qu'à 18 mètres de hauteur, mais pour une voie de 10 mètres de large on a droit à la même hauteur de 18 mètres ; d'où il résulte que si on veut respecter les droits acquis, il paraît bien difficile d'obtenir une proportionnalité entre la largeur des voies et la hauteur des maisons.

M. Boileau. — Je ne crois pas qu'on puisse changer les hauteurs des maisons, on pourrait seulement les proportionner dans les rues où elles ne le sont pas. Entre les rues de 10 mètres et celles de 20 mètres il n'y a pas de hauteurs intermédiaires ; on pourrait établir une progression en prenant pour termes extrêmes, d'une part la hauteur pour les rues de 10 mètres, d'autre part la hauteur pour les rues de 20 mètres.

M. Pascal. — Je propose qu'on renvoie l'étude de cette proposition à l'administration.

M. Boileau. — J'ai seulement envisagé la ligne verticale et je n'ai pas examiné la courbe qui termine le gabarit. Pourquoi ne pas appliquer dans tous les cas un rayon égal à a moitié de la argeur de la rue ; ce principe général est déjà inscrit dans le règlement.

M. Trélat. — J'ai deux observations à vous présenter :

Une de détail pour laquelle je suis d'accord avec plusieurs d'entre vous, en aucun cas, il ne faut prendre de dispositions qui aient pour résultat de relever la ligne de l'entablement. M. Bourdais disait que cela importe peu si le cube d'air reste le même ; ce qui importe c'est la largeur de la bouche qui s'ouvre sur le ciel.

Une plus générale. Je ne comprends pas l'argument qui consiste à dire : « il y a des droits acquis ». Ce que nous ferons ne s'appliquera qu'à l'avenir et il n'y a pas de droits acquis pour l'avenir ; nous avons à nous occuper de ce qu'il y a de mieux à faire.

M. le Président. — La proposition de M. Pascal de demander à la Commission administrative d'étudier la question des hauteurs des maisons me paraît très pratique : il nous faut une base sérieuse que cette commission pourra nous fournir.

M. Legros. — La sous-commission administrative était chargée d'une étude limitée, elle a terminé ses travaux et n'existe plus ; comme fonctionnaires nous ne pouvons nous-mêmes nous constituer en commission d'études.

M. le Président. — C'est affaire de formalités.

M. Bonnier. — Les hauteurs qu'on avait fixées correspondaient à des hauteurs d'étages.

M. Boileau. — On a fixé 2^m,80 comme plus petite hauteur du rez-de-chaussée ; c'est trop bas, ce n'est pas raisonnable ; on devrait exiger au moins 3 mètres.

M. Liscu. — Pour suivre les considérations développées par M. Trélat, pour faire pénétrer le soleil dans les habitations, il n'y a qu'un bon moyen : c'est d'augmenter la hauteur des étages.

M. le Président. — Voulez-vous me charger d'écrire à M. le Préfet pour le prier de former une sous-commission administrative chargée d'étudier la hauteur des maisons ?

La sous-commission adopte cette proposition.

Nous pouvons maintenant parler des saillies.

M. Doniol. — Le décret du 22 juillet 1882 fixe pour les saillies permises dans la ville de Paris des maxima qui sont applicables dans tous les cas. Ainsi, par exemple, pour les grands balcons, la saillie ne peut dépasser 0^m,50 dans les rues de 7^m,80 à 9^m,75 de largeur, et 0^m,80 (à 5^m,75 au moins au-dessus du trottoir) dans les rues de 9^m,75 et au-dessus. Afin d'utiliser tout l'espace concédé par ce règlement, on donne presque toujours au balcon une largeur uniforme, en le terminant par des lignes droites parallèles à la façade et correspondant à la saillie maxima. Il en résulte beaucoup de monotonie pour les façades des maisons.

L'administration peut, il est vrai (art. 6 du décret précité), autoriser, après avis du Conseil général des bâtiments civils et avec approbation du Ministre de l'Intérieur, des saillies exceptionnelles pour les constructions ayant un caractère monumental. Mais ces autorisations ne sont accordées que très rarement et presque exclusivement pour les monuments proprement dits.

Le projet de décret élaboré par la Commission de revision du décret de 1882 sur les saillies, a été conçu dans un esprit libéral et repose sur des bases rationnelles ; je crois cependant qu'il pourrait être utilement modifié sur quelques points. L'article 10 de ce projet autorise, pour les rues de plus de 20 mètres de largeur, des saillies supérieures à 0^m,80 pour les balcons, avec maximum de 1^m,20. J'estime que cette disposition ne suffirait pas pour remédier à l'inconvénient de l'uniformité des façades ; car les intéressés seront toujours portés à utiliser la *totalité* de l'espace qui leur sera concédé au-dessus de la voie publique et, avec la réglementation proposée comme avec la réglementation actuelle, ils ne pourront y arriver qu'en donnant au balcon une largeur uniforme.

Je pense qu'on favoriserait d'une manière efficace le développement, à Paris, des motifs variés de décoration, qui ont été employés avec succès dans plusieurs villes étrangères, en donnant plus de latitude à l'architecte pour l'emploi des lignes courbes ou polygonales dans le dessin des balcons et des constructions en encorbellement ; or l'adoption de ce système qui ne serait pas appliqué aux rues étroites, n'augmentera pas l'étendue des emprises aériennes au-dessus de la voie publique si on fait en sorte que la surface totale en plus des parties en saillie pour chaque étage n'excède pas en plan (c'est-à-dire en projection horizontale) la surface qu'occuperait un balcon à saillie uniforme et réglée d'après le maximum correspondant à la largeur de la rue. Les architectes seraient ainsi en mesure d'utiliser la totalité de la surface mise à leur disposition par le règlement, tout en admettant des motifs de décoration très variés et se prêtant mieux que la forme rectiligne à l'ornementation des façades.

C'est principalement en vue de permettre cette innovation que j'ai préparé pour les articles 10 et 11, une nouvelle rédaction qui est ci-jointe, où j'ai souligné les mots qui ne se trouvent pas dans le projet de décret présenté par la Commission chargée de la revision du décret du 22 juillet 1882 concernant les saillies permises à Paris sur la voie publique.

Ce projet de décret autorise une saillie de $0^m,50$ pour toutes les rues d'une largeur inférieure à $9^m,74$, j'ai cru préférable de n'accorder *de plano* le droit de faire une saillie de $0^m,50$ que pour les rues ayant au moins $7^m,80$ de largeur ainsi que cela est établi par le décret de 1882 : car il existe encore à Paris quelques ruelles extrêmement étroites où la construction de saillies, même limitées à $0^m,50$, pourrait présenter des inconvénients au point de vue de l'aération, de l'éclairement par la lumière solaire et de l'hygiène.

Le texte que je propose comporte une augmentation de $0^m,05$ au lieu de $0^m,04$ par chaque mètre de largeur de rue, pour la saillie maxima des balcons mais en conservant la limite de $1^m,20$. Cette substitution n'intéresse que les grandes voies dont la largeur varie entre 16 et 30 mètres; elle me semble justifiée par ce fait qu'il est peut-être excessif de traiter de la même façon les rues de 10 et celles de 20 mètres de largeur, comme le suppose le projet de décret, qui n'accorde une saillie supérieure à celle permise par le décret de 1882 qu'aux rues ayant plus de 20 mètres de largeur. Cependant, les rues de 20 mètres (par exemple celles de Solférino, de Châteaudun) sont assez larges pour qu'une augmentation de quelques centimètres pour les saillies, destinée à faciliter l'ornementation des façades et à agrémenter le séjour dans les maisons, ne soit pas une gêne pour l'aération et la perspective.

Il peut arriver que la roue d'une voiture ayant un chargement très haut frôle la bordure du trottoir et il ne faut pas que ce chargement puisse heurter les balcons. C'est sans doute pour ce motif que la réglementation de 1882 n'autorise les balcons de $0^m,50$, dans les rues de $7^m,80$ à $9^m,75$, et les balcons de $0^m,80$, dans les voies de $9^m,75$ de largeur et au-dessus, qu'à $5^m,75$ au-dessus du trottoir.

Le projet de décret réduit à 3 mètres la distance entre les saillies de balcon et le nu du trottoir, ce qui est avantageux pour les immeubles riverains, attendu qu'on pourra y doter d'un large balcon l'étage placé au-dessus du rez-de-chaussée ; mais je pense qu'il conviendra alors de prendre les précautions nécessaires pour éviter le choc d'une voiture à chargement très élevé. Il est vrai que dans les rues où la largeur des trottoirs est réglée conformément à l'arrêté préfectoral du 15 avril 1846, encore en vigueur, cet accident ne pourrait se produire que dans les rues ayant une largeur inférieure à 7 mètres. La largeur réglementaire pour chaque trottoir est de $0^m,75$ pour les rues dont la largeur varie entre $3^m,50$ et $5^m,50$; de $0^m,80$ pour les rues de 6 mètres; de 1 mètre pour les rues de $6^m,50$, et de $1^m,20$ pour les rues de 7 mètres.

Mais il existe des dérogations à cet arrêté pour un certain nombre de rues ou parties de rues pour lesquelles les trottoirs ont une largeur inférieure à la largeur réglementaire (par exemple, les rues anciennes et sujettes à élargissement ; celles où on a rétréci les trottoirs en vue d'obtenir pour la chaussée la largeur nécessaire pour qu'on puisse y établir des voies de tramways, etc.). Comme le maintien d'un intervalle d'au moins $0^m,60$ entre la saillie fixe et l'aplomb de la bordure du trottoir constitue une mesure de sécurité, il m'a paru utile de l'inscrire dans mon projet de rédaction, quoique les applications de cette clause restrictive doivent être peu fréquentes à Paris.

Au quatrième alinéa de l'article 10, je demande la production d'un projet pour les balcons à saillie variable, pour lesquels je propose, ainsi que pour les constructions en encorbellement et à saillie variable, d'accorder à l'administration préfectorale des pouvoirs analogues à ceux que lui confère l'article 20 pour les grandes marquises et que d'ailleurs elle exerce dès à présent, par application du décret de 1882. Ces projets devront être établis de manière à ne pas excéder la surface permise pour les balcons à saillie uniforme. En statuant sur la suite à donner à ces projets, l'administration aura à apprécier si les saillies ne sont pas exagérées, si les constructions présentent des garanties de solidité et si elles sont projetées avec goût.

J'estime qu'il n'y aurait lieu d'admettre des constructions en encorbellement que dans les rues ayant une largeur supérieure à $9^m,74$.

Je propose de porter de 1/3 à 2/5 la surface maxima des parties en encorbellement. La Société centrale des Architectes ne limitait pour chaque étage la largeur des encorbellements qu'à la moitié de celle de la façade. Si on suppose une façade de 16 mètres (dimension ne présentant rien d'exceptionnel puisque, pour le numérotage des maisons, on admet à Paris, que la longueur moyenne de la façade peut être évaluée à 15 mètres.) comprenant, pour deux appartements, ayant vue sur la rue, deux salons, deux salles à manger et deux bow-windows vitrés ayant ensemble une largeur cumulée d'environ 7 mètres, ces deux windows occuperaient sur chaque étage un peu plus des 2/5 de la façade de la maison.

Enfin, je crois utile de spécifier que pour les constructions en encorbellement, comme pour les balcons présentant une saillie de plus de $0^m,80$ les eaux pluviales ne pourront pas tomber directement sur les trottoirs ; les constructeurs devront les amener a des tuyaux de descente.

M. Bourdais. — Je voudrais appeler l'attention de la Commission sur ce fait que pour les saillies comme pour les hauteurs il y a des soubresauts injustifiés.

M. Doniol. — Le projet de décret est basé sur le principe de la proportionnalité.

M. Bonnier. — Dans le rapport de la sous-commission, il y a des principes généraux qu'il serait peut-être bon d'examiner.

M. Bourdais. — Dans la prochaine séance.

La prochaine réunion est fixée au jeudi 22 juillet, à 10 heures du matin.

Le Secrétaire,
Georges DEBRIE.

Le Vice-Président,
DONIOL.

Procès-verbal n° 4.

Séance du 22 juillet 1897.

Sont présents :
MM. Charles Garnier, *président*, Badois, Boileau, Bourdais, Doniol, Lisch et Pascal.
MM. Jourdan, Legros, Bonnier et Adrien Chancel assistent à la séance.
Le procès-verbal de la dernière séance est lu et adopté.

M. le Président. — M. le Préfet a autorisé le Comité à étudier également le règlement sur les hauteurs; ces études demanderont un certain temps et l'administration doit faire un travail préparatoire. Il y a donc lieu d'aborder l'examen du règlement sur les saillies et de le discuter article par article, la discussion générale paraissant close.

M. Bonnier donne lecture des conclusions du rapport de la Sous-Commission, dans lequel les principes généraux qui l'ont guidée sont exposés en huit paragraphes.

Sur le paragraphe 3° relatif à la non-rétroactivité du nouveau décret, M. Boileau fait quelques observations et désirerait notamment que, dans certaines voies étroites, les saillies accordées par le décret de 1882 fussent diminuées.

M. Doniol combat cette manière de voir.

M. Legros. — La Commission a été instituée pour pouvoir donner plus de liberté aux constructeurs et non pour restreindre les saillies accordées jusqu'ici.

Le Sous-Comité est d'avis que ces questions de détails seront plus utilement posées lors de l'étude des différents articles.

M. Bonnier donne alors lecture du projet de décret :

Article premier.

A l'avenir, il ne pourra être établi, sur les murs de face des constructions alignées ou non alignées de la Ville de Paris, aucune saillie sur la voie publique autre que celles autorisées par le présent décret.

Cet article est adopté.

Art. 2.

Pour les constructions alignées, les jambes étrières ou boutisses au droit des murs séparatifs devront toujours indiquer l'alignement. A cet effet, il sera réservé, sur la face *antérieure du mur mitoyen, à 1^m,50 au plus du sol, un nu d'une surface minima de 20 centimètres sur 20 centimètres (0^m,20 × 0^m,20).*

M. Pascal. — La tête du mur mitoyen ne devrait recevoir aucune saillie dans sa hauteur, ainsi que l'usage en est établi.

D'après ce projet, l'effet produit serait peut-être moins heureux qu'actuellement; les constructeurs ont toujours été libres de prendre sur leur terrain les retours nécessaires à la mouluration des socles, bandeaux ou corniches, tandis qu'avec le règlement projeté, il y aurait des rapprochements de moulures avec les décrochements de hauteurs inévitables qui produiraient peut-être l'effet contraire de ce que la Commission attend au point de vue de l'embellissement des façades.

M. Lisch. — Avec l'usage actuel, les bandeaux sont presque toujours coupés net et les tuyaux de descente s'agencent généralement mal, tandis que, avec le nouveau projet, les constructeurs seraient amenés naturellement à étudier l'arrangement des tuyaux de descente avec les bandeaux.

M. Badois. — Les mots « à cet effet » paraissant trop vagues, il y aurait lieu de dire : « l'alignement suffisamment indiqué en réservant etc..... ».

M. Pascal. — Avec le règlement proposé, les grands balcons de deux maisons voisines arriveront à se toucher et il en résultera de nombreux inconvénients à tous les points de vue.

M. Boileau. — Les balcons seront-ils soumis à la même condition que les constructions en encorbellements, c'est-à-dire limités par un plan vertical à 45 degrés partant à 0^m,25 de la ligne mitoyenne? (*Voir* article 14.)

Cette limitation serait excessive.

La Sous-Commission adopte l'article 2, sous réserve de la limite à établir pour les retours des balcons lorsque l'article 13 sera discuté.

Art. 3.

Toutes les saillies, sauf les exceptions ci-après indiquées, seront proportionnelles à la largeur des voies, toute fraction de mètre en plus du nombre entier étant comptée pour un mètre.

Toutes les saillies seront mesurées à partir de l'alignement pour les constructions alignées et à partir du nu du mur de face pour les constructions en saillie sur l'alignement, ainsi que pour celles sujettes à avancement par mesure de voirie.

M. Doniol. — Le projet ne parle pas du cas où un constructeur se place volontairement en arrière de l'alignement pour obtenir des saillies plus grandes que le gabarit. Quel serait le droit du constructeur?

M. Bonnier. — Jusqu'à ce jour, l'Administration, d'après tous les décrets, a proscrit l'exagération des saillies, en évitant d'autoriser des constructions pouvant devenir dangereuses pour la sécurité de la voie publique. Mais il appartient au Sous-Comité d'examiner s'il n'est pas utile de laisser dans le nouveau decret de plus grandes latitudes tant au point de vue de la dimension des saillies que de l'emploi des matériaux.

La Commission est entrée d'ailleurs dans cette voie.

M. Boileau. — Un constructeur se retraitant de 1^m,25 par exemple, en ajoutant cette cote à celle de 0^m,80 saillie d'un balcon, pourrait établir, avec une saillie totale de 2^m,05, soit un balcon, soit une galerie.

La sous-commission adopte cette manière de voir, et renvoie l'article 3 à la Commission pour rédaction nouvelle.

Art. 4.

Les saillies, dont les dimensions sont variables suivant la largeur des voies, seront déterminées d'après la largeur légale de la voie au droit de la propriété pour les constructions alignées ou sujettes à avancement par mesure de voirie, et d'après la largeur effective pour les constructions en saillie sur l'alignement.

Ces saillies seront limitées par un contour enveloppant appelé « gabarit ».

Les observations faites à l'article 3 s'appliquent à l'article 4 qui sera également complété.

Art. 5.

L'Administration pourra autoriser, après avis du Conseil général des bâtiments civils et avec l'approbation du Ministre de l'Intérieur, des saillies exceptionnelles pour les constructions ayant un caractère monumental.

M. Pascal. — Je demande qu'après le mot « monumental » on ajoute les mots qui figurent au décret du 23 juillet 1884 sur les hauteurs; savoir « ou pour des besoins d'art, de science ou d'industrie ».

Art. 6.

Les saillies accordées par le présent décret, ayant pour but de faciliter la décoration des façades, ne sauraient, en aucun cas, être comptées par les constructeurs dans le calcul des épaisseurs de mur qui leur sont nécessaires.

M. Bourdais. — Cette rédaction est trop vague; je pense qu'il sera facile à un constructeur, surtout avec les procédés actuels, d'arriver à planter un mur en avant de l'alignement, par exemple dans le cas d'une construction composée de piles isolées sur toute la longueur de la façade.

M. Bonnier. — Il sera toujours facile à l'Administration de refuser des plans lorsque l'intention du constructeur de gagner au terrain sera évidente.

La Sous-Commission adopte l'article 6.

Art. 7 et 8.

Les articles 7 et 8 sont adoptés.

La suite de la discussion des articles est remise à la prochaine séance.

M. Doniol demande si l'Administration a pu réunir des documents sur les règlements concernant les villes étrangères.

M. JOURDAN fait connaître que ces renseignements ont été demandés.

M. BONNIER a déjà deux traductions qu'il apportera à la rentrée. Il ajoute, à titre de renseignement, qu'à Londres et à Vienne la hauteur accordée est plus grande

M. LE PRÉSIDENT fait savoir qu'à cause de l'époque des vacances, la prochaine réunion de la Sous-Commission aura lieu le jeudi 7 octobre prochain à 10 heures du matin.

Le Secrétaire-adjoint,
ADRIEN CHANCEL.

Le Président,
CH. GARNIER.

Procès-verbal n° 5.

Séance du 7 octobre 1897.

Sont présents :

MM. Charles Garnier, *président*, Badois, Boileau, Bourdais, Daumet, Doniol, Lisch, Pascal et Émile Trélat.

MM. Jourdan, Legros, Bonnier, Debrie, Chancel, assistent à la séance.

M. le Président prévient la Commission qu'il doit s'absenter de Paris pour un mois à partir du 14 courant et prie qu'on veuille bien désigner son remplaçant.

M. Chancel lit le procès-verbal de la dernière séance.

M. Trélat. — Dans le procès-verbal à propos du paragraphe 3, relatif à la non-rétroactivité du nouveau décret, il est dit que M. Legros fait remarquer que la Commission a été instituée pour pouvoir donner plus de libertés aux constructeurs et non pour restreindre les saillies accordées jusqu'ici. Ce n'est pas exact.

La Commission a été nommée pour étudier dans leur ensemble toutes les questions et il est fort possible que des diminutions de saillies soient nécessaires pour améliorer ce qui existe.

A la suite de cette remarque, le procès-verbal est adopté.

La suite de la discussion reprend au titre III du projet du Décret.

M. Bourdais. — J'ai cherché à mettre quelque unité dans les formules indiquant les saillies.

Ainsi au lieu de mettre la longue phrase du projet, on pourrait rédiger l'article 9 ainsi :

« La saillie des socles » aurait $0^m,15$ plus $1\ 0/0$ de la largeur de la voie, etc.

M. Doniol. — Il faudrait cependant fixer un maximum.

M. Bonnier. — M. Bourdais a trouvé la phrase longue, mais je ne pense pas qu'on puisse en retrancher quoi que ce soit.

M. Bourdais. — Mon observation s'applique à tous les articles et je cherche à donner à l'ensemble une homogénéité qui paraît lui manquer.

M. Daumet. — Notre règlement ne s'applique qu'aux voies d'une certaine largeur. Quel est le minimum d'une voie, même ancienne, ce paraît être $7^m,80$.

Le minimum de saillie au socle est 0^m,20, permis même dans les petites voies, n'est-ce pas excessif?

M. Lisch. — Au-dessous de 0,^m 20 les boutiquiers ne pourraient pas faire installer les fermetures qui sont en usage.

M. Daumet. — Je parle de l'article où il est dit, socles, pilastres, etc, on pourrait distinguer pour les devantures. L'article me paraît général et pouvoir laisser place aux abus.

M. Badois. — Il est évident que la rédaction proposée n'est pas très claire, elle fait naître une idée de proportionnalité qui n'existe presque pas puisqu'il y a un minimum et un maximum établis de telle façon que toutes les voies sont considérées comme ayant de 20 à 30 mètres.

M. Pascal. — Je trouve aussi qu'il devrait y avoir une nomenclature beaucoup plus simple.

Pourquoi ce détail dans l'énoncé? Ne peut-on mettre seulement: « Les saillies décoratives » ?

D'autre part, les restrictions de détail au-dessus du rez-de-chaussée, me paraissent bien indifférentes.

M. Trélat. — Je pense comme M. Pascal: je ne comprends pas l'embrouillamini de tous les petits règlements, chaque saillie a le sien.

Il y a un fait qui domine tout, c'est la largeur des rues par rapport à la hauteur. Pourquoi ne pas prendre un alignement et le respecter entièrement? Je sais qu'il y a une objection, elle est facile à supprimer en exigeant à rez-de-chaussée et sur une certaine hauteur une rectitude déterminée.

M. Lisch. — Le propriétaire ne fera jamais abandon de son terrain pour créer une saillie et nous irions ainsi à l'encontre de ce que nous désirons tous, l'embellissement de Paris.

M. Daumet. — Notre mandat est de favoriser les décorations et d'indiquer comment on peut limiter ce qui sera pris sur la voie publique.

M. Trélat. — Mais non, M. le Préfet a demandé d'étudier les questions au fond.

M. le Président. — La question est de savoir si on veut les saillies en relief sur l'alignement ou si la Commission admet les saillies en creux.

La Commission consultée se prononce pour le principe des saillies en relief.

M. Lisch. — Tout d'abord, il faut étudier le rez-de-chaussée, c'est le plus important.

M. Badois. — Je propose la rédaction suivante pour l'article 9 :

La saillie des socles et soubassements des maisons, colonnes, chaînes, bossages, pieds-droits, appuis de croisées et de tous autres éléments décoratifs, analogues en avant du nu à l'alignement sera limitée.

A rez-de-chaussée et au moins jusqu'à 3 mètres de hauteur.

A 0^m,20 pour les rues de moins de 20 mètres.

A $0^m,25$ pour les rues de 20 à 30 mètres.
A $0^m,30$ pour les rues au-dessus de 30 mètres.
Au dessus du rez-de-chaussée, etc.

M. Doniol. — Je pense qu'on peut limiter la rédaction de façon à ne viser que le rez-de-chaussée.

M. le Président. — Je mets aux voix l'adoption du minimum de $0^m,20$.

La Commission adopte ce minimum.

M. Daumet. — Pour les constructions industrielles, je voudrais une limite. Mais je verrais avec plaisir augmenter les dimensions pour les saillies fixes et seulement décoratives; il y aurait deux catégories : une pour les boutiques, une pour les saillies décoratives, elles établiraient une différence bien nette entre la décoration artistique et les saillies utilitaires.

M. Bourdais. — Comment pourra-t-on empêcher, si on a permis deux saillies en pierre, de mettre entre elles une fermeture formant devanture de boutique.

M. Pascal. — Je propose de simplifier la rédaction en supprimant la nomenclature et en la remplaçant par « *et tous les éléments décoratifs.* »

M. Jourdan. — Cette nomenclature n'a aucun inconvénient.

M. le Président. — Je mets aux voix la proposition de M. Pascal.

La Commission adopte cette proposition et l'ensemble de l'article 9.

M. Boileau. — Si les ornements ne sont pas compris dans la saillie de la devanture, je demande que le maximum soit augmenté. On ne peut empêcher les saillies telles que celles des chapiteaux.

M. le Président. — L'article 9 est voté.

La prochaine séance est fixée au jeudi 14 octobre à 10 heures.

Le Secrétaire, *Le Président,*
Georges DEBRIE. Ch. GARNIER.

Procès verbal n° 6.

Séance du 14 octobre 1897,

Sont présents :

MM. Charles GARNIER, *président,* BADOIS, BOURDAIS, BOILEAU, DAUMET, DONIOL, LISCH, PASCAL et Emile TRÉLAT.

MM. JOURDAN, BONNIER, DEBRIE et CHANCEL assistent à la séance.

M. LEGROS s'est fait excuser.

Le procès-verbal de la dernière séance est lu et adopté.

M. LE PRÉSIDENT. — J'ai eu l'occasion de parler à M. le Préfet de notre Commission et je dois dire qu'il s'est un peu inquiété de la lenteur de nos travaux. Je trouve aussi que parfois nous nous arrêtons trop aux détails.

Je pense, avec plusieurs d'entre vous, qu'il faudrait discuter surtout les principes généraux et je propose qu'on adopte dans son ensemble le projet de décret qui nous est soumis. Ce projet est étudié dans ses détails par des hommes qui ont, pour ces choses, une expérience pratique indiscutable.

Pour qu'il soit donné une plus grande liberté aux artistes, je demande seulement qu'il soit ajouté une clause suivant laquelle, moyennant finance, les constructeurs pourraient faire, dans les voies larges, des saillies plus fortes que celles indiquées. Bien entendu, une limite serait à fixer, mais d'une façon simple, par exemple, le double des dimensions prévues au projet de décret.

De cette façon, nous ferions rapidement une besogne utile et nous resterions dans les idées générales.

Je vous soumets cette proposition, regrettant de ne pouvoir en suivre la discussion avec vous. Comme je l'ai dit, je vais m'absenter et j'invite M. Doniol à prendre la présidence.

Présidence de M. Doniol.

M. LE PRÉSIDENT. — Nous allons examiner la proposition de M. Garnier. Il paraît bon de laisser beaucoup de liberté pour la décoration des façades.

M. DAUMET. — M. Garnier a dit aussi une excellente chose, que le projet de décret a été bien étudié et, si nous épiloguons sur chaque mot, sur chaque centimètre de saillie, nous dénaturons un bon travail sans aucune utilité.

Il semble que le projet de décret renferme à peu près le maximum de ce que l'Administration peut permettre gracieusement, car la plupart des saillies architecturales ne donnent pas lieu à perception de droit. Logiquement, nous aurions donc à lire avec attention ce projet de décret pour l'approuver, si les idées générales de la Commission ne sont pas heurtées.

Puis nous verrions à donner encore une extension à ce projet en examinant la proposition de M. Garnier.

M. Trélat. — Cette proposition est simple et logique, mais combien elle est dangereuse, car c'est le système des tolérances; c'est le rétrécissement de l'espace des rues. Et puis, vous pensez à octroyer, moyennant finance, une partie de l'espace qui est à tout le monde; mais ce domaine n'est pas à vendre et ne doit jamais être à vendre.

C'est exactement le contraire de ce que propose M. Garnier qu'il faudrait faire.

Au point de vue de la salubrité, il y a un danger considérable à s'engager dans une voie qui n'est pas la bonne.

M. Jourdan. — Je fais remarquer à la Commission qu'elle a voté l'article 5. Je crains que la proposition de M. Garnier ne puisse être adoptée par le Conseil d'État. Il y a une importante question d'aliénation du domaine de la ville; de plus, l'adoption de cette proposition serait en contradiction avec l'article 5.

M. Pascal. — Il est assez contraire aux facilités que tous désirent ; il est assez illogique de faire payer à un constructeur des droits pour les embellissements qu'il veut bien faire.

M. Daumet. — On nous parle de l'aliénation du domaine de la ville, mais je ne crois pas qu'il soit dans la pensée de M. Garnier d'appliquer sa proposition au rez-de-chaussée; il ne peut être question que des saillies dans les étages.

M. Boileau. — Je revois l'article 5, il répond très bien à ce que demande M. Garnier. C'est suffisant.

M. le Président. — Ce n'est pas tout à fait la même chose : d'après la proposition de M. Garnier une autorisation de M. le Préfet suffirait.

Je vais mettre aux voix la proposition de M. Garnier. Cette mise aux voix sera d'accord avec les observations de M. Trélat. C'est en somme le vote sur la prise en considération de la proposition de M. Garnier.

M. Bonnier. — On pourrait diviser la proposition de M. Garnier et examiner trois points : 1° les saillies à rez-de-chaussée; 2° les saillies aux étages; 3° la question des droits.

M. Bourdais. — Nous rentrons dans la discussion du détail.

M. Badois. — La proposition de M. Garnier est-elle bien nette ?

Elle se résume en ceci : D'une part, le projet de décret est très bon, puis, d'autre part, ceux qui voudront aller au delà du règlement — qui est très bon — n'auront qu'à payer. Cela donnerait à l'administration de la ville une allure qu'elle ne peut avoir.

La proposition de M. Garnier entraîne dans une voie qui est illogique et dangereuse. Et, comme le fait observer M. Trélat, cet espace qu'on propose de vendre n'appartient à personne.

M. PASCAL. — Je ne pense pas que l'idée de M. Garnier soit si dangereuse; il n'a visé que les saillies décoratives et non les emprises d'espace qui pourront être faites dans un but mercantile.

M. BOILEAU. — Si on met aux voix la proposition de M. Garnier, je voterai contre, car il n'est pas possible que pour de l'argent on puisse passer outre à un règlement.

M. BADOIS. — C'est absolument vrai. Ceux qui voudront enfreindre le règlement le pourraient en payant.

M. LE PRÉSIDENT. — Examinons dans son ensemble le projet de décret, en lisant chacun des articles et en notant seulement les observations de principe, sans nous attacher au détail.

M. BOILEAU. — Je me suis montré l'adversaire de M. Garnier pour le principe du paiement, mais je suis bien de son avis lorsqu'il dit que nous perdons notre temps en discutant chaque détail. Je crois qu'on pourrait voter tout l'ensemble, sauf l'article 14 qui renferme un principe nouveau.

M. BOURDAIS. — En lisant l'article 10, je trouve que cette promesse de $0^m,02$ pour mètre est illusoire, elle n'est applicable qu'entre un minimum de $0^m,50$ et un maximum de $0^m,60$. Je propose $0^m,30 + 2\ 0/0$ de la largeur de la voie.

M. PASCAL. — A l'article 10, on parle des bandeaux.
A l'article 11, on parle des entablements.
A l'article 13, on parle des balcons.
Ces ouvrages sont des encorbellements, pourquoi autant de classifications? On pourrait supprimer les articles 10. 11. 12 et ne faire qu'un seul article qui serait l'article 13 transformé.

M. LE PRÉSIDENT. — M. Bonnier pourrait examiner cette rédaction en vue de simplifier.

Je propose de remettre la suite de la discussion à jeudi prochain 10 heures.

M. PASCAL. — J'appelle l'attention de l'Administration sur des voies telles que la rue de la Paix, la rue Castiglione, la rue Royale, la place Vendôme, on en transforme l'aspect et l'Administration ne paraît rien faire pour sauvegarder ses droits.

J'insiste pour que mon observation ait une sanction.

Le Secrétaire,
GEORGES DEBRIE.

Le Vice-Président,
DONIOL.

Procès-verbal n° 7.

Séance du 21 octobre 1897.

Sont présents :
MM. Doniol, *président*, Badois, Boileau, Daumet, Lisch, et Pascal.
MM. Jourdan, Bonnier, Debrie et Chancel assistent à la séance.
M. Legros s'est fait excuser.
Le procès-verbal de la dernière séance est lu et adopté.

M. le Président. — Je vais lire les articles 13 et 14 du projet de décret pensant qu'il est utile d'ouvrir la discussion sur ces deux articles en même temps.

M. Daumet. — Je fais observer que quand on passe pour la largeur d'une rue de $9^m,74$ à $9^m,75$ ce changement de $0^m,01$ dans la largeur de la voie, permet de passer brusquement d'une saillie de $0^m,50$ à une saillie de $0^m,80$, il y a là un défaut de proportionnalité bien choquant.

Je crois aussi que dans les rues étroites, un balcon de $0^m,80$ de saillie est un empêchement à l'entrée de la lumière et de l'air dans l'étage du dessous.

Tout en respectant les choses acquises on pourrait ne pas rester enfermé dans les errements anciens. Il est à remarquer qu'on n'habite pas les balcons intermédiaires qui sans avantages pratiques créent une privation pour les étages qui se trouvent au dessous. Nous devons avoir la force de revenir sur cette question.

M. le Président. — Je remarque aussi que d'après l'article 13 proposé, le balcon de $0^m,50$ serait permis dans les voies les plus étroites, ceci n'existe pas dans le décret en vigueur qui ne permet que $0^m,22$. Pour les rues plus larges, la réglementation proposée met sur le même pied les rues de 10 mètres et les rues de 20 mètres le maximum est le même.

M. Daumet. — Je demanderai que les saillies soient réellement proportionnelles à la largeur des voies.

M. le Président. — Pour les rues de $7^m,80$, on pourrait conserver $0^m,22$.
Et pour les autres voies on chercherait une proportion.

M. Boileau. — Quand on parle d'un balcon de $0^m,22$ ce n'est qu'un balcon de croisée, on ne peut pas aller progressivement de ce balcon de croisée au balcon terrasse. Ce dernier pourrait être permis ou refusé.

M. DAUMET. — Je proposerais volontiers que les balcons continus ne fussent pas autorisés dans les voies étroites.

M. BADOIS. — Je crois que les articles sont trop dilués, n'y a-t-il pas moyen de simplifier on pourrait dire : « les balcons seront permis dans les voies à partir de 15 mètres, et ces balcons auront 0^m,05 par mètre de la largeur de la voie. »

M. LISCH. — C'est un peu sévère on pourrait commencer à permettre les balcons dans les voies de 9 mètres.

M. LE PRÉSIDENT. — Pour les voies de 7^m,80 et au-dessous la Commission paraît être d'avis de ne permettre aucun balcon.

M. PASCAL. — Je ramène l'attention de la Commission sur ce qui est proposé. Quand on fait un balcon on a droit à une saillie et quand cette saillie s'appelle entablement, on a droit à une saillie moins importante. Pourquoi ?

M. BOILEAU. — Sous prétexte de simplification il ne faut pas faire un mélange qui n'aura aucune utilité. Le point important c'est l'innovation de l'article proposé autorisant les balcons à 3 mètres de hauteur ; ceci ne devrait pas être permis. Cette facilité sera déplorable dans son application. Le plafond de la boutique viendra en saillie et au-dessus nous aurons des Bow-Windows.

M. BONNIER. — Pour grouper les articles suivant la proposition de M. Pascal, je propose la rédaction suivante :

Les saillies autres que celles indiquées à l'article 9 telles que corniches, bandeaux, entablements, balcons et motifs de décorations en encorbellement seront proportionnelles à la largeur de la voie avec un maximum de 1^m,20.

La Commission consultée adopte cette proposition de rédaction.

M. LE PRÉSIDENT. — On pourrait maintenant examiner cette hauteur de 3 mètres, à laquelle on propose de faire descendre les saillies des balcons.

M. DAUMET. — On pourrait conserver la hauteur ancienne, une saillie de 1^m,20 à 3 mètres de hauteur me paraît être une obstruction.

M. LISCH. — Je pense qu'au point de vue de l'aspect, on ne peut pas admettre cette saillie.

M. PASCAL. — Cependant, il n'y a pas que des boutiques, on peut très bien admettre des appartements de réception à 3 mètres de hauteur et je ne vois pas pourquoi on défendrait un grand balcon. L'obstruction n'existerait ni aux Champs-Élysées ni à l'Esplanade des Invalides.

M. LE PRÉSIDENT. — La Sous-Commission veut-elle maintenir la cote de 5^m,75 en vigueur pour la hauteur des balcons ?

La Sous-Commission consultée est favorable au maintien des hauteurs portées au décret de 1882.

M. LE PRÉSIDENT. — Les plus ou moins fortes saillies lorsqu'elles sont uniformes ne rompent pas la monotonie. J'ai pensé qu'en certains cas, on pourrait dépasser le maximum à la condition qu'on resterait au-dessous de ce maximum dans d'autres points. Ainsi je propose que des balcons à saillie variable pourront être exécutés dans ces voies, après une autorisation spéciale du Préfet de la Seine. Les propriétaires qui désireront obtenir cette autorisation, devront joindre à leur demande un projet comprenant l'indication des dispositons proposées avec plan, élévation et coupe.

Ce projet sera dressé de manière à satisfaire aux conditions suivantes : la surface totale des parties en saillie, pour chaque étage n'excèdera pas la surface que présenterait un balcon à saillie uniforme et égale aux maxima règlementaires. L'administration restera libre d'apprécier, dans chaque cas, la suite qu'il conviendra de donner à ces projets.

M. Jourdan. — L'administration ne serait plus à l'abri de l'arbitraire.

M. Daumet. — Il n'y aurait pas de danger, ce serait applicable seulement aux voies très larges à partir de 16 ou de 20 mètres.

M. Badois. — Je demande qu'à l'article 14 on supprime *la construction*, nous cherchons la décoration et pas autre chose en faisant cette suppression, un constructeur ne sera pas incité à faire sa construction en encorbellement.

M. Bonnier. — La Commission chargée d'élaborer le projet de décret a adopté franchement *la construction* parce qu'il est difficile, sinon impossible, d'établir une ligne de démarcation bien nette entre la construction et la décoration.

M. Boileau. — Il faut rappeler l'histoire des Bow-Windows qui ont toujours été bien laids tant qu'ils n'ont pas été étudiés nettement comme un encorbellement en pierre.

M. le Président. — Pour conclure, je demanderai à M. Bonnier de vouloir bien chercher une nouvelle rédaction qui soit l'écho du sentiment de la Sous-Commission. De plus si M. Bonnier a des documents sur ce qui se fait à l'étranger, je le prierai de nous en donner communication afin que nous puissions avoir des idées générales.

La prochaine séance est fixée au jeudi 28 courant à 10 heures.

Le Secrétaire,
Georges DEBRIE.

Le Président,
DONIOL.

Procès-verbal n° 8.

Séance du 28 octobre 1897.

Sont présents :
MM. DONIOL, *président*, BADOIS, BOILEAU, DAUMET, LISCH et PASCAL.
MM. JOURDAN, LEGROS, BONNIER, DEBRIE et CHANCEL assistent à la séance.
MM. TRÉLAT et BOURDAIS se sont fait excuser.
Le procès-verbal de la dernière séance est lu et adopté.
M. LE PRÉSIDENT. — La parole est à M. Bonnier pour la communication qu'il a à nous faire.
Je pense qu'il serait bon de nous indiquer d'abord ce qui se fait à l'étranger.
M. BONNIER. — A Lisbonne, il n'y a rien de réglementé. A Bruxelles, les règlements sont détaillés et à propos des saillies fixes voici ce que j'ai trouvé :

Bruxelles.

ART. 42. — Les saillies sont fixes ou mobiles. Sont qualifiées saillies fixes : les socles formant la première assise, les plinthes, entrées des caves, soupiraux, seuils de porte ou marches, bornes, décrottoirs, pilastres, colonnes, seuils de croisée, cordons, balcons, corniches, chéneaux et gouttières, etc., etc.

ART. 43. — La saillie des socles et des plinthes ne peut dépasser :
$0^m,12$ dans les rues de 10 mètres de largeur et au-dessus.
$0^m,07$ dans les rues de moins de 10 mètres de largeur.
La saillie de la première marche ne peut dépasser de plus de $0^m,05$ le nu des plinthes.

ART. 44. — Au rez-de-chaussée, la saillie des seuils de croisée et des cordons ne peut dépasser $0^m,15$ dans les rues de 10 mètres de largeur et au-dessus ; $0^m,10$ dans les rues de 7 mètres jusqu'à 10 mètres exclusivement, $0^m,07$ dans les rues de moins de 7 mètres.
Si les seuils se trouvent à une hauteur de 2 mètres, le Collège peut, suivant les circonstances, autoriser une saillie plus forte.

ART. 49. — Les colonnes et pilastres ne peuvent avoir à leur base qu'une saillie de $0^m,10$ en dehors de l'alignement des plinthes dans les rues de 10 mètres de largeur et au-dessus, $0^m,05$ dans les rues de moins de 10 mètres de largeur.

Il est permis de donner aux pilastres et aux colonnes une saillie plus forte à la condition d'établir l'excédent de saillie en arrière de la propriété de manière que le nu du mur de face forme arrière-corps à l'égard de cet alignement ; les angles des façades doivent être raccordés avec les façades contiguës.

Art. 40. — Les balcons ne peuvent avoir plus de 0^m,70 de saillie dans les rues au-dessous de 12 mètres de largeur et plus de 0^m,99 dans les rues plus larges, mesures prises entre le nu du mur de face et l'extrême saillie des balcons.

Les balcons doivent être construits en fer ou en pierre de taille ; ils sont encastrés dans la façade de toute l'épaisseur de celle-ci ; ils portent sur des consoles solides en fer ou en pierre.

Ils doivent être établis à une hauteur de 3^m,50 au moins au-dessus du trottoir.

Tuyaux de descente des balcons. — Des tuyaux de descente en plomb, en zinc ou en fer sont adaptés aux balcons pour l'écoulement des eaux pluviales ; ces tuyaux sont appliqués contre la façade et ont leur décharge au niveau du sol.

Les balustrades des balcons doivent être en fer ou en pierre de taille et être solidement établies.

Corniches : Art. 51. — La saillie des corniches de couronnement est déterminée par le Collège des Bourgmestres et Échevins, proportionnellement aux dimensions des façades.

Les corniches sont encastrées dans la façade de toute l'épaisseur de celle-ci.

Art. 52. — En cas de construction ou de reconstruction totale ou partielle d'une maison ou d'une façade, le propriétaire est obligé de réduire ou de supprimer toutes les saillies dépassant les dimensions autorisées par le présent règlement.

Tolérances : Art. 53. — Le Collège des Bourgmestres et Échevins peut autoriser des saillies plus fortes que celles qui sont permises par les règlements, mais seulement pour les édifices publics et les monuments, ainsi que pour les constructions présentant un caractère artistique.

Vienne.

Saillies sur l'alignement, balcons, galeries, bow-windows, auvents, socles, ornements.

P. 60. — Les parties en saillie sur l'alignement telles que : portails à colonnes, colonnes, piliers, pieds droits, barrières, marches, escaliers extérieurs, etc., sont soumis à l'autorisation de l'administration, jointe au consentement du propriétaire du terrain.

Les balcons ouverts ou galeries sur consoles ne peuvent, en général, faire saillie de plus de 1^m,25, comptés à partir du nu du mur principal jusqu'à l'arête extrême de la balustrade ou du parapet. Les balcons fermés ou Erker, ne peuvent, en règle générale s'étendre sur plus d'une largeur de fenêtre, et ne peuvent être construits que dans des rues ayant au moins 16 mètres de large. Ils ne peuvent faire saillie sur l'alignement de plus de 1^m,25 et doivent être éloignés d'au moins 3 mètres de la construction avoisinante.

L'administration se réserve le droit d'autoriser suivant les cas, des dérogations à cette règle générale.

Pour les auvents, les dimensions ci-dessus ne sont pas obligatoires ; on se guide sur les conditions locales existantes.

Les balcons, galeries « erkers » et porches doivent être construits en matériaux solides, incombustibles et à une hauteur suffisante pour ne pas créer d'obstacles gênant la circulation sur la rue ou le trottoir. Ces balcons doivent être garnis de gouttières amenant l'eau au moyen de tuyaux jusqu'au trottoir devant la maison.

Les corniches ainsi que toutes parties du bâtiment servant à la décoration doivent être établies en matériaux solides et réfractaires au feu et reliées d'une manière continue avec la maçonnerie.

Les socles ainsi que toutes décorations et portails situés à rez-de-chaussée, peuvent dépasser l'alignement de $0^m,20$, mais en règle générale, ces socles ne doivent pas dépasser une hauteur de $1^m,50$.

Ce droit de saillie des socles est à interpréter dans un sens strict et comme exception, et par conséquent ne doit pas s'étendre à d'autres parties de constructions qui ne peuvent être considérées comme des socles proprement dits, soit au point de vue technique, soit au point de vue utilitaire.

Les bahuts qui se trouvent placés devant les prises de lumières, etc., lesquels se trouvent en dedans de l'alignement, ne sont pas à considérer comme des socles, et la construction en est permise, même quand elles empiètent sur l'alignement, contre paiement d'un droit.

Pour les ouvertures de prises de lumière qui sont établies au niveau du trottoir, si elles sont construites de manière à empiéter sur une partie du trottoir, et à en faire, par suite, un prolongement de la propriété, il est dû un droit pour le terrain communal ainsi employé.

Dans tous les autres cas, il n'est pas dû de droit.

Toute modification aux prescriptions ci-dessus en ce qui concerne la saillie, la hauteur, etc., doit faire l'objet d'une autorisation spéciale de l'administration, et exige le consentement du propriétaire du terrain.

Les motifs d'ornementation peuvent faire saillie de $0^m,10$ sur le nu du mur ou l'alignement.

Les fenêtres établies au niveau du sol et pour éclairer les caves sur rue, doivent s'ouvrir en dedans.

Francfort.

Aucune construction fixe ou mobile ne pourra être faite en avant de l'alignement sans une permission spéciale et révocable de l'administration.

A titre d'exception, il pourra être permis de construire :

A). — *Prises de lumière sur le trottoir*, jusqu'à $0^m,10$ en avant de l'alignement si le trottoir a de 1 mètre à 2 mètres de large, et jusqu'à $0^m,25$ si le trottoir a plus de 2 mètres.

Les ouvertures en question doivent sauf permissions spéciales, être recouvertes par des plaques ou grilles en fer exactement au niveau des trottoirs.

B). — *Socles, pilastres, marches, tuyaux de descente des eaux :*

a) Jusqu'à $0^m,05$ de saillie si le trottoir a moins de 1 mètre.

b) 0^m,10 entre 1 mètre et 2 mètres.
c) 0^m,15 si le trottoir a plus de 2 mètres. Pour les marches cette saillie peut aller jusqu'à 0^m,25.

Cette disposition ne s'applique pas aux ornements, décorations architecturales, corniches et autres qui se trouvent à plus de 2^m,50 au-dessus du trottoir.

C). — *Appareils d'éclairage privés*, pourvus que leur saillie ne dépasse pas un dixième de la largeur de la rue et que la hauteur sous la lanterne soit au moins de 3 mètres.

F). — *Balcons et Erkers*, avec approbation spéciale de l'administration à condition que :

a) Toute partie soit élevée à au moins 3^m,50 du trottoir.
b) Que la saillie sur la façade ne dépasse pas un dixième de la largeur de la rue et jamais le maximum de 1^m,50 ;
c) Que le balcon soit au moins à 3 mètres de la propriété voisine, à moins de consentement du voisin à une distance moindre ;
d) Que la largeur ne dépasse pas, pour les windows, un tiers de la façade ;
e) Que les *erkers*, avec leurs toits, ne dépassent pas la hauteur de la maison toit compris.

Pour les maisons en coin de rue, cette hauteur peut être dépassée de 4 mètres sauf approbation de l'administration.

Porte à faux. — Il est interdit de construire en porte à faux en avant de l'alignement (sur toute la largeur de la façade).

Londres.

Saillies générales. — Sauf consentement du Conseil, toute corniche, portique, porche, balcon, verandah, balustrade, galerie extérieure, escalier extérieur, ou autres décorations ou saillies quelconques, excepté les corniches des devantures, etc., seront en brique, tuile, pierre artificielle, ardoise, ciment ou tout autre matière réfractaire.

Toute saillie sera fixée et attachée au nu du mur à la satisfaction de l'architecte municipal.

Aucune saillie ne fera plus de 2'6" (0^m,75) sur la voie publique.

Bow-windows. — Dans une rue ayant au moins 40' de largeur (12 mètres) ou quand le bâtiment sera à une distance au moins égale à 40' de la limite opposée de la rue on pourra construire des bow-windows au-dessus du sol appartenant au propriétaire du terrain par dérogation aux prescriptions de cette loi sur l'alignement, et aux conditions suivantes :

A). — Ces fenêtres ne s'étendront pas à une hauteur de plus de trois étages au-dessus du niveau de la rue ;
B). — Elles ne feront pas saillie de plus de 3' (0^m,90) sur le nu du mur.
C). — En aucun endroit, elles ne feront saillie sur la *mesure prescrite* ;
D). — Elles seront toujours éloignées du centre du mur mitoyen d'une distance égale à la saillie qu'elles font sur le mur dont elles dépendent ;
E). — Elles n'occuperont pas, prises toutes ensemble plus des 2/5 de la façade dont elles dépendent ;

F). — En aucun point, elles ne surplomberont la voie publique ;

G). — Elles ne pourront être employées pour le commerce.

Dans les rues d'au moins 40′ de largeur (12 mètres); on pourra construire des fenêtres en saillie (bow-windows) en tourelles, pourvu que :

A). — Aucune partie de la saillie ne s'étende à plus de 3′ du nu du mur ou à plus de 12′ au-dessus de la voie publique ;

B). — Aucune partie de la saillie ne sera située à moins de 10′ au-dessus du niveau de la rue ;

C). — Aucune partie de la saillie qui surplombe la voie publique ne sera à moins de 4′ du prochain mur mitoyen ;

D). — A aucun étage, la largeur totale de ces saillies n'excèdera les 3/5 de la longueur du mur au niveau de cet étage ;

E). — Toute saillie de ce genre devra être construite à la satisfaction de l'architecte municipal, ou en cas de différence d'opinion, à la satisfaction du surintendant qui décidera sans appel.

Il ne sera construit de « bow-windows » ou tourelles non conformes à ces règles que, avec le consentement du Conseil, après consultation des autorités locales.

Berlin (1893).

Saillies. — Les parties de la construction qui font saillie sur les murs et sur le toit sont soumises, en ce qui concerne les matériaux, aux mêmes conditions et prescriptions que les murs et toits eux-mêmes.

La corniche du toit, peut, cependant, dans les constructions en bois, être construite en bois pourvu que, à une distance minimum d'un mètre de la propriété voisine, il soit fait usage d'une matière absolument réfractaire.

Les ornements en stuc, ciment, ou autres matières ne doivent pas être fixés sur du bois, mais doivent être construits de manière à faire corps avec la maçonnerie.

Il n'est permis d'établir des toits en surplomb au-dessus de la corniche que lorsque les circonstances autorisent ce mode de construction.

Saillies sur l'alignement. — A) *Sur les trottoirs.* — Il n'est pas permis de construire des parties en saillie sur les trottoirs et sur une hauteur de 3 mètres, au-dessus des trottoirs, à moins qu'il ne reste un espace uniforme d'au moins 3 mètres de trottoir entièrement libre. On admet pourtant une saillie de plinthes jusqu'à $0^m,13$, corniche incluse, même au-dessus de trottoirs de moins de 3 mètres.

Quand le trottoir a plus de 4 mètres, on peut construire des marches faisant une saillie de $0^m,20$ au plus sur le trottoir.

Toutes les portes, fenêtres, etc., doivent s'ouvrir vers l'intérieur jusqu'à une hauteur de 3 mètres au moins au-dessus du trottoir.

On ne peut établir de *balcons ou erkers* au-dessus des trottoirs que dans les étages supérieurs des bâtiments et dans les rues qui ont plus de 15 mètres entre alignements et pourvu qu'il y ait une hauteur claire de 3 mètres de leur arête inférieure à la surface supérieure du trottoir.

Sauf réserve des prescriptions formulées ci-après, les balcons et bow-windows peuvent faire saillie, suivant les circonstances, jusqu'à $1^m,30$ au plus; les entrées de caves jusqu'à 0^m,30; les autres parties de la construction jusqu'à 0^m,60 sur l'alignement.

B). — Dans les rues ou la ligne des constructions est en arrière du trottoir, on pourra, dans ces rues, permettre suivant les circonstances une saillie de 2^m,50 au plus sur l'alignement, à condition que les jardins des façades soient entretenus.

C). — *Prescriptions générales.* — Les bow-windows et autres saillies fermées ne devront occuper au plus que le tiers de la façade d'un bâtiment.

Toutes les parties en saillie de plus de 0^m,30 sur l'alignement doivent être éloignées de la propriété voisine d'au moins une fois et demie leur saillie.

Ouvertures. — Les prises de lumière pour les sous-sols ne sont admissibles que sur les trottoirs de plus de 3 mètres de largeur, et ne doivent faire saillie de plus de 3 mètres.

Les marches des escaliers des caves ne doivent en aucun cas faire saillie sur le trottoir.

Saillies. — Bow-windows (Erker).

Largeur de la rue 15 à 16 mètres	0^m,60
— 16 à 17 —	0^m,70
— 17 à 18 —	0^m,80
— 18 à 19 —	0^m,90
— 19 à 20 —	1^m,00
— 20 à 21 —	1^m,10
— 21 à 22 —	1^m,20
— 22	1^m,30

On ne se départira de ces dimensions, dans les limites cependant du maximum (1^m,30) que lorsque les bow-windows répondront aux prescriptions de l'ordonnance, c'est-à-dire qu'elles occuperont *moins* du tiers de la largeur de la façade. Dans ce cas, la saillie sera calculée spécialement en multipliant la surface de la saillie permissible par la saillie normale, telle qu'elle est donnée par l'échelle ci-dessus avec le tiers de la longueur de la façade et en divisant le produit par la longueur sur laquelle doivent s'étendre les windows.

Balcons. — Pour les balcons qui, y compris les bow-windows ou autres bâtiments en saillie fermés, prennent plus des 2/3 de la longueur de la façade, on ne pourra pas permettre une saillie de plus de 0^m,50.

Si les constructions en question prennent exactement 2/3 de la façade, la saillie sera conforme à la table ci-dessus.

Si l'étendue des erkers et balcons n'atteint pas les 2/3, la saillie se calculera de la manière suivante :

	Données.		Saillies.
α	$\begin{cases} 6^m,00 \text{ de Erker} \\ + 6^m,00 \text{ de balcons.} \end{cases}$		0^m,80 0^m,80
β	$\begin{cases} 4^m,00 \text{ de Erker} \\ + 6^m,00 \text{ de balcons.} \end{cases}$	$\dfrac{6^m \times 0^m,80}{4^m}$	1^m,20 0^m,80

	Données.		Saillies.
γ	4ᵐ,00 de Erker	$\frac{6^m \times 0^m,80}{4}$ . .	1ᵐ,20
	+ 4ᵐ,00 de balcons	$\frac{6^m \times 0^m,80}{4^m}$ . .	1ᵐ,20
δ	4ᵐ,00 de Erker		0ᵐ,80
	+ 8ᵐ,00 de balcons		0ᵐ,80
ε	4ᵐ,00 de Erker		0ᵐ,80
	+ 6ᵐ,00 de balcons	$\frac{8^m \times 0^m,80}{6^m}$ . .	1ᵐ,07
ζ	4ᵐ,00 de Erker.		
	+ 4ᵐ,00 de balcons	$\frac{8^m \times 0^m,80}{4}$ . .	1ᵐ,00 (max. 1ᵐ,30)

Saint-Pétersbourg.

Il n'y a presque rien.

Je vais vous lire une étude de rédaction qui pourrait remplacer les articles 9, 10, 11, 12, 13, 14 du projet de décret.

Variante proposée. — A). — *La saillie des éléments décoratifs des façades, en avant du nu à l'alignement sera limitée, à partir de (3 mètres ?) au-dessus du trottoir, par un gabarit ou plan vertical parallèle à la façade.*

La cote d'avancement de ce gabarit sera, pour les rues de 10 mètres et au-dessous, de 0ᵐ,50. Pour les rues de 10 mètres et au-dessus de 0ᵐ,68 + 1/100ᵉ de fois la largeur de la rue, avec maximum de 1ᵐ,20.

Au-dessus du rez-de-chaussée, et à chaque étage, le nu à l'alignement devra toujours servir de fond à la décoration pour 1/10ᵉ au moins de la largeur de la façade.

B). — *Il pourra être établi, dans les limites du gabarit, des constructions ou motifs de décoration en encorbellement dont les surfaces cumulées n'excéderont en aucun cas le 1/3 de celle de la façade à partir de 3 mètres au-dessus du trottoir et compris les étages d'attique.*

Latéralement, toutes les saillies de ces constructions en encorbellement seront limitées par un plan vertical à 45° avec celui de l'alignement; ce plan partira à 0ᵐ,25 de la ligne mitoyenne, mesure prise sur ledit alignement.

C). — *Au-dessous de 3 mètres de hauteur le gabarit des saillies sera réduit au quart de celui accordé au-dessus, avec droit à un minimum de 0ᵐ,20.*

Par exception, la décoration de l'entrée principale d'une construction pourra descendre à 2 mètres du trottoir avec une saillie égale à deux fois celle du gabarit inférieur.

M. LE PRÉSIDENT. — Je pense qu'il faut examiner la hauteur à laquelle peuvent descendre les fortes saillies. Il y a aussi une question qui serait résolue par la rédaction suivante que je propose.

Art. 9. — *Les saillies des objets faisant partie intégrante de la construction et placés à moins de 5ᵐ,75 au-dessus du trottoir, ne pourront en aucun cas être établis à moins de 0ᵐ,80 de l'arête du trottoir.*

M. Daumet. — Je crois que pour les rues très larges on peut descendre très bas les saillies très fortes. Dans les voies étroites, les saillies moyennes ne devraient commencer que le plus haut possible.

Par exemple dans une rue de 10 mètres les saillies importantes ne pourraient descendre qu'à 5ᵐ,75.

Mais dans une voie large de 30 mètres, par exemple, il n'y aurait aucun inconvénient à voir ces saillies à partir de 3 mètres de hauteur.

M. Pascal. — Je serais très heureux de voir adopter cette proposition car il serait regrettable de défendre un balcon saillant comme il en existe. Je peux citer celui du pavillon du Hanovre.

M. Boileau. — Résumé par un croquis au tableau les gabarits proposés.
Entre les deux hauteurs de 3 mètres et de 5ᵐ,75 un raccord serait à étudier.

M. Debrie. — L'uniformité résulte de ce que dans toutes les mesures des anciens décrets on a visé un type choisi parmi les maisons existantes, il serait bien utile de se dégager d'une pareille préoccupation.

M. le Président. — M. Bonnier pourrait étudier une rédaction qui correspondrait au schema qui vient d'être tracé au tableau.

M. Badois. — Le trottoir est variable et je ne crois pas qu'on puisse faire dépendre des saillies fixes, construites, d'une ligne aussi fictive que l'arête du trottoir.

M. le Président. — Le plan à 45 degrés pourrait ne limiter que les balcons et les bow-windows.

M. Boileau. — On pourrait ne faire qu'une seule exception pour les bow-windows.

M. le Président. — Personne ne faisant d'objection à la proposition de M. Boileau, il en sera tenu compte dans la rédaction à étudier.

Examinons maintenant comment on pourrait formuler la saillie permise.

Par les voies de 10 mètres et au-dessus on pourrait prendre 0ᵐ,60 plus 2/100ᵉ de la largeur de la voie cela réserverait les droits acquis.

Ceci donne pour :

$$10^m \quad \ldots \ldots \quad 0^m,60 + (2^m \times 10^m) = 0^m,80$$
$$20^m \quad \ldots \ldots \quad 0^m,60 + (2^m \times 20^m) = 1^m,00$$

pour les voies au-dessous de 10 mètres on pourrait prendre 0ᵐ,08 par mètre.

J'ai encore à vous signaler un point qui pourrait donner lieu à la rédaction suivante :

Art. 12. — *Sur les voies ayant de 16 à 20 mètres de largeur les maxima déterminés par l'article 11 pour les saillies, pourront être augmentés de 0ᵐ,30 pourvu que la surface totale des parties en saillie pour chaque étage, n'excède pas la surface* que présenterait un balcon à saillie uniforme et égale au maximum prescrit par ledit article 11.

A cause de l'heure, la discussion est renvoyée à la prochaine séance fixée au jeudi 4 novembre.

Le Secrétaire,
Georges DEBRIE.

Le Président,
DONIOL.

Procès-verbal n° 9.

Séance du 4 novembre 1897.

Sont présents :
MM. Doniol, *président*, Badois, Boileau, Bourdais, Lisch et Pascal.
MM. Jourdan, Bonnier, Debrie et Chancel assistent à la séance.
MM. Trélat, Daumet et Legros se sont fait excuser.
Le procès-verbal de la dernière séance est lu et adopté.

M. le Président. — Je prie M. Bonnier de nous donner lecture de la rédaction qu'il a étudiée.

Variante proposée pour les articles 9, 10, 11, 12, 13, 14, du projet de décret.

A) *La saillie des éléments décoratifs des façades en avant du nu à l'alignement sera limitée par deux gabarits ou plans verticaux parallèles à ces façades.*

La ligne horizontale de démarcation entre le gabarit supérieur et le gabarit inférieur sera placée pour les rues de 30 mètres de largeur et plus à une hauteur maxima de 3 mètres au-dessus du trottoir. Dans les rues de moins de 30 mètres de largeur, cette hauteur sera obtenue par la formule 6 mètres moins 1/10° de la largeur de la voie.

B) *La cote de saillie du gabarit supérieur sera : pour les voies de moins de 10 mètres de largeur, 0^m,08 par chaque mètre indivisible de la largeur de la voie : pour les voies de 10 mètres de largeur et au-dessus, 0^m,60 plus 1/50° de la largeur de la voie, avec un maximum de 1^m,20. Au-dessus du rez-de-chaussée et à chaque étage, le nu à l'alignement devra toujours servir de fond à la décoration pour 1/10° au moins de la largeur de la façade.*

C) *Il pourra être établi, dans la limite du gabarit supérieur, des constructions ou motifs de décoration en encorbellement dont les surfaces annulées n'excéderont en aucun cas le 1/4 de celle de la façade, y compris les étages d'attique.*

Littéralement les saillies des constructions en encorbellement seront limitées par un plan vertical à 45° avec celui de l'alignement; ce plan partira à 0^m,25 de la ligne mitoyenne, mesure prise sur ledit alignement.

D) *Par exception, la décoration de l'entrée principale d'une construction pourra descendre à 2 mètres du trottoir avec une saillie égale à deux fois celle du gabarit inférieur.*

M. Badois. — Je pense qu'il faudrait distinguer entre les saillies décoratives et les constructions utilitaires, d'autant plus que les constructions en encorbellement intéressent la sécurité publique.

Les verrières, les fermetures des espaces utilisés, ne devraient pas arriver jusqu'à la limite des saillies décoratives.

M. Lisch. — Pour simplifier, on voudrait renfermer toutes les saillies, sans exception, dans un même gabarit ; plus nous resterons simples dans notre rédaction, mieux cela vaudra.

M. Boileau. — Je soumets un amendement basé sur un exemple. Je vois construire des Bow-Window qui montent jusqu'en haut et qui prennent toute la saillie permise, en sorte qu'ils n'ont pas de couronnement. Il s'ensuit qu'un architecte, recherchant l'effet et la décoration, devra se mettre en arrière du gabarit ; c'est une sorte de prime laissée au spéculateur. Je propose qu'on limite la surface des Bow-Window, et qu'elle soit par exemple à $0^m,20$ en arrière du gabarit.

La Commission, consultée, n'adopte pas cette proposition.

M. le Président. — La rédaction qui vient d'être lue par M. Bonnier est admise en principe ; peut-être doit-on y ajouter quelques détails. Ainsi, je propose : « lorsqu'une saillie excédera $0^m.80$, les eaux pluviales qu'elle reçoit devront être recueillies dans des tuyaux de descente. »

M. Bourdais. — Je trouve que les balcons très saillants deviennent par la pluie une protection, et, pratiquement, les petits tuyaux de descente sont bien difficiles à établir.

La Commission se rallie à l'avis exprimé par M. Bourdais.

M. le Président. — Je reviens sur la question des surfaces par système de compensation ; elles pourraient donner lieu à des combinaisons amenant de la variété.

Sur les voies ayant au moins 16 mètres de large, les maxima déterminés ci-dessus pour les saillies placées à au moins $5^m,75$ au-dessus du trottoir pourront être augmentées de $0^m,40$, pourvu qu'à chaque étage la surface horizontale des parties en saillie n'excède pas celle qui présenterait une construction à saillies uniforme et égale.

M. Bonnier pourrait étudier une rédaction pratique sur laquelle on voterait à la prochaine séance.

M. Bourdais. — A propos des grandes saillies, l'Administration pense-t-elle réglementer ou au moins examiner leur construction au point de vue de la sécurité publique ?

M. Bonnier. — On a toujours considéré que l'Administration ne peut prendre la responsabilité des systèmes de construction ni de la façon dont ils sont appliqués.

M. Bourdais. — A propos de construction en bois, je crois que si on imposait des bois d'une certaine facture et traités d'une certaine façon, on pourrait permettre ce genre de construction. Je demande qu'on émette ce vœu.

M. Jourdan. — Il n'aura aucune chance d'être admis, surtout après la catastrophe du Bazar de la Charité; tout au moins faudrait-il le motiver et l'appuyer d'un rapport détaillé.

La prochaine séance est fixée au jeudi 11 novembre 1897.

Le Secrétaire,   *Le Président,*
Georges **DEBRIE.**   DONIOL.

Procès-verbal n° 10.

Séance du 11 novembre 1897.

Sont présents :
MM. Doniol, *président;* Badois, Boileau, Bourdais, Daumet, Lisch et Pascal.
MM. Jourdan, Legros, Bonnier, Debrie et Chancel assistent à la séance.
Le procès-verbal de la dernière séance est lu et adopté.

M. le Président. — La parole est à M. Bonnier qui, je pense, a préparé une rédaction pratique correspondant à l'idée que j'ai soumise à la Commission dans la dernière séance.

M. Bonnier. — Les constructeurs diront toujours qu'ils ont voulu faire un balcon sur toute la longueur de la façade; d'autre part, je fais observer qu'il y a inutilité à parler des hauteurs, les articles précédents ayant résolu les questions qui s'y rattachent.
Je propose donc la rédaction suivante :
« *Dans les rues de 16 mètres de largeur et au-dessus, la saillie des balcons et bow-windows pourra être augmentée d'un quart quand ces objets n'occuperont au plus, projection horizontale, à chaque étage, que le quart de la surface totale permise.* »

M. Pascal. — Je trouve, pour certains cas, la largeur un peu faible.

La Commission adopte cette rédaction.

M. le Président. — Examinons l'article 15.

M. Bonnier. — Il y a à penser aux cloisons en bois, séparant les balcons, qui seraient ainsi ainsi construites en dehors du gabarit.

M. Daumet. — Je propose que « *la partie excédant le gabarit ne puisse être qu'en ferronnerie* ».

M. Boileau. — Il n'y a qu'à supprimer « *autres objets analogues.* »

M. Bourdais. — J'ajouterais « *ajouré* ».

M. le Président. — Je mets aux voix le texte en ajoutant : « *et autres objets analogues en ferronnerie* ».

La Commission consultée adopte cette rédaction.

M. le Président lit l'article 16.

M. Bourdais. — Cet article 16 est à reporter après l'examen du gabarit général des hauteurs.

M. le Président. — A l'appui de l'observation de M. Bourdais, je vous signale l'article 36 que nous ne pourrons certainement pas conserver, puisqu'il préjuge d'une question qui est à l'étude.

M. Bourdais. — Dès le premier paragraphe, il y a une impossibilité de rédaction puisqu'on ne connaît pas ce que sera le périmètre.

M. Daumet. — On pourrait dire par « une ligne parallèle au périmètre ».

M. le Président. — Il n'y a pas d'objection à la proposition de M. Daumet; elle réserve l'étude à faire pour les hauteurs.

M. Boileau. — Je suppose une construction que je fais élever; si je n'ai pas pris de bows-windows, je demande à faire une lucarne saillante à deux étages, par exemple. Pourquoi n'occuperai-je pas le même espace que le constructeur qui fait un bow-window?

M. Pascal. — Ces constructions deviendraient de véritables exhaussements.

M. Daumet. — On pourrait dire qu'aucune lucarne n'aura une largeur supérieure à 3 mètres, par exemple.

M. le Président. — Je demande encore à M. Bonnier d'examiner cet article 16, et de nous proposer une rédaction répondant aux idées échangées

M. Pascal. — Je trouve que nous nous substituons trop au sous-commissions administratives chargées de préparer les textes.

M. le Président. — Je pense que la méthode que nous employons est la plus rapide.

L'article 17 est adopté.

L'article 18 est adopté en ajoutant « *gabarit inférieur* ».

L'article 19 est adopté.

M. Pascal. — Pour simplifier, je propose de supprimer « *en bois ou en métal* ».

La Commission adopte cette suppression.

Article 20, même observation qu'à l'article 18.

Article 21, même observation qu'à l'article 18.

L'article 22 est adopté.

Article 23, même observation qu'à l'article 18.

M. Boileau. — Au lieu d'*entresol*, on pourrait dire : « *l'étage immédiatement au-dessus du rez-de-chaussée* ».

La Commission adopte ce changement.

Article 24, même observation qu'à l'article 18.

M. Bonnier. — Au lieu de « *quatre fois le gabarit inférieur*, on pourrait dire « *le gabarit supérieur* », ce sera la même chose et ce sera plus simple.

La Commission adopte ce changement.

M. Bonnier. — N'y aurait-il pas à viser les marquises non vitrées ?

M. Legros. — On pourrait dire que les marquises seront transparentes.

La Commission adopte cette rédaction.

M. le Président. — Je propose : « *la couverture des grandes marquises sera transparente.* ».

M. le Président. — Sur l'article 25, je vous soumets quelques changements, dont la discussion pourrait avoir lieu dans la prochaine séance.

La réglementation actuelle dans la grande voirie et aussi du décret de 1882 indique, pour les hauteurs des bannes, $2^m,50$. Je propose qu'on n'apporte aucun changement à cette mesure généralement adoptée en France ; le second point que j'ai examiné est la distance entre l'aplomb de la banne et l'arête du trottoir. Dans la grande voirie, ainsi qu'à Paris, on admet $0^m,50$; le projet de décret demande $0^m,80$. Il vaudrait mieux, à mon avis, conserver $0^m,50$ pour les rues étroites, et, pour les rues larges, augmenter cette dimension et même dépasser $0^m,80$. L'axe du candélabre est souvent à $0^m,75$ du bord du trottoir.

Je proposerais 1 mètre pour la distance à laisser entre la saillie de bannes et l'arête du trottoir.

Je résume mes propositions dans la rédaction suivante :

« *La saillie maxima des bannes et stores à rez-de-chaussée n'excédera pas 3 mètres.*

» *La distance entre la saillie des bannes ou stores à rez-de-chaussée et l'aplomb de l'arête du trottoir ne sera pas inférieure au vingtième de la largeur de la voie, avec minimum de $0^m,50$ et maximum de 1 mètre.* »

» *Les lambrequins, branches, supports, coulisseaux joues, en un mot toutes les parties accessoires de bannes, ne pourront descendre à moins de $2^m,50$ au-dessus du trottoir.*

» *Aucun de ces objets ne pourra être autorisé sur les façades au droit desquelles il n'y a pas de trottoir.* »

La prochaine séance est fixée au jeudi 18 novembre 1897.

<table>
<tr><td>*Le Secrétaire,*
Georges DEBRIE.</td><td>*Le Président,*
DONIOL.</td></tr>
</table>

Procès-verbal n° 11.

Séance du 18 novembre 1897.

Sont présents :
MM. Doniol, *président;* Badois, Boileau, Daumet, Lisch, Pascal et Bourdais.
MM. Jourdan, Legros, Bonnier et Chancel assistent à la séance.
M. Debrie s'est fait excuser.
Le procès-verbal de la dernière séance est lu et adopté.

M. Daumet. — Je reviens à l'article 21. Je voudrais que les marquises fussent obligatoirement transparentes.

M. Boileau. — Cependant les bouchers ont besoin d'éviter la chaleur et, pour y arriver, ils mettent des claies sur les vitrages des marquises.

M. Jourdan. — L'Administration oblige les constructeurs à couvrir les grandes marquises en verre-dalles; il est vrai que cela n'est pas toujours exécuté, et que, souvent, on met des verres quelconques.

M. Bonnier. — Le mot transparent ne me paraît pas être celui qu'il faut employer; il rappelle les transparents lumineux. On désigne sous le nom de transparents des appareils comme ceux des hôtels meublés.

M. Bourdais — Il n'y a qu'à dire que les marquises seront entièrement translucides.

La proposition de M. Bourdais est adoptée.

M. le Président. — Pour la hauteur des bannes, article 25, je propose la hauteur de 2^m,50 au lieu de 3 mètres.

M. Bonnier. — On voudrait obliger les constructeurs à établir leurs bannes plus haut qu'ils ne le font; il y en a une grande quantité qui descendent très bas et qui gênent la circulation.

M. Daumet. — Ce sont surtout les armatures qui sont dangereuses, et je voudrais qu'aucune d'elles ne pût descendre au-dessous de la hauteur fixée.

MM. Bonnier. — Il faudrait une cote fixe et uniforme pour tous les éléments de la banne ; $2^m,50$ seraient bien suffisants à la condition que cette hauteur soit rigoureusement observée.

La hauteur de $2^m,50$ est adoptée.

M. LE PRÉSIDENT. — Nous avons à revoir l'article 17 à propos de la distance à laisser entre la saillie extrême de la banne et l'arête du trottoir.

On admet $0^m,50$; c'est trop peu dans certains cas. D'autre part, on ne peut pas augmenter cette distance et la porter à $0^m,80$. Pour un trottoir étroit, d'un mètre par exemple, il resterait $0^m,20$ pour la banne.

Je propose de fixer la différence entre le bord du trottoir et la saillie de la banne à $1/20^e$ de la largeur de la voie avec minimum de $0^m,50$ et avec maximum de 1 mètre.

La Sous-Commission adopte ces propositions.

M. LE PRÉSIDENT. — Je propose, pour terminer notre travail, que MM. Jourdan, Debrie et Bonnier se réunissent pour revoir le texte et le rédiger en tenant compte des décisions prises par la Sous-Commission.

M. Boileau voudra bien résumer nos travaux et nos intentions dans un rapport.

Quand le texte sera revu et lorsque M. Boileau aura rédigé son rapport, nous nous réunirons pour examiner l'ensemble.

Le Secrétaire,
GEORGES DEBRIE.

Le Président,
DONIOL.

Procès-verbal n° 12.

Séance du 23 décembre 1897.

Sont présents :
MM. DONIOL, *président*, BADOIS, DAUMET, BOILEAU, LISCH et PASCAL.
. MM. JOURDAN, LEGROS, BONNIER, DEBRIE et CHANCEL assistent à la séance.
MM. BOURDAIS et TRÉLAT se sont fait excuser.
La séance est ouverte à 10 heures un quart.
M. LE PRÉSIDENT lit la rédaction complète du projet de décret.
Pour l'article 3, la Sous-Commission supprime la nouvelle rédaction et conserve la rédaction ancienne.
Pour l'article 9, la Sous-Commission décide un changement de rédaction fixant au tiers la surface des constructions en encorbellement.
Les autres articles sont adoptés et finalement l'ensemble est adopté.
La Sous-Commission décide que le projet sera autographié et que la Sous-Commission se réunira quand M. Boileau aura rédigé son rapport.

Le Secrétaire,
GEORGES DEBRIE.

Le Président,
DONIOL.

Procès-verbal n° 13.

Séance du 20 janvier 1898.

Sont présents :
MM. Doniol, *président*, Badois, Boileau, Bourdais, Daumet, Lisch et Pascal.
MM. Jourdan, Legros, Bonnier, Debrie et Chancel assistent à la séance.
La séance est ouverte à 10 heures cinq minutes.

M. le Président. — Je donne la parole à M. Boileau pour la lecture de son rapport. Préalablement j'informe la Sous-Commission que M. Badois m'a fait parvenir un exemplaire du projet de décret dans lequel il condense, en vingt articles, l'ensemble du projet; c'est un travail de classement qui ne change rien au fond de nos décisions.

M. Bourdais. — Je crois qu'il est indispensable d'expliquer le texte par des graphiques simples qui seraient annexés au projet de décret. Je prends l'article 9, par exemple; je voudrais en marge la traduction dessinée de cet article et, aussi mettre la formule du 1er degré qui correspond à la rédaction.

M. le Président. — Je prie M. Boileau de lire son rapport.

M. Boileau. — Avant la lecture de mon rapport, je vous signale que, dans le projet de décret que nous avons préparé, à l'article 9 paragraphe 5, il s'est glissé une erreur; pour la faire disparaître, il est nécessaire de supprimer « *et des constructions en encorbellement* ».

La Sous-Commission adopte cette rectification.

M. Boileau lit son rapport qui est approuvé par les applaudissements de tous les membres présents de la Sous-Commission.

M. le Président met aux voix le texte de ce rapport qui est adopté à l'unanimité.

M. le Président. — M. Bonnier est prié de préparer les graphiques qui ont été demandés; nous les verrons dans une prochaine séance.

Je donne la parole à M. Badois pour expliquer les simplifications qu'il propose.

M. Badois. — Des articles 3 et 4, on peut n'en faire qu'un. Les articles 12, 13, 14, 15, 16, 17 et 18 pourraient être réunis pour faire un article analogue et aussi simple que l'article 9, etc.

La Sous-Commission charge M. Debrie, secrétaire, de faire des exemplaires semblables à celui déposé par M. Badois, afin qu'il en soit remis à chacun des membres de la Sous-Commission.

M. CHANCEL propose que l'article 10 soit ainsi rédigé : « *Les ouvrages en ferronnerie, herses, chardons, artichauts et autres objets analogues, destinés, etc.* »

MM. JOURDAN et LEGROS demande qu'à l'article 17 on ajoute « *les écriteaux de location.* »

Le Secrétaire,   *Le Président,*
GEORGES DEBRIE.   DONIOL.

Procès-verbal n° 14.

Séance du 3 mars 1898.

Sont présents :

MM. Charles GARNIER, *président*, DONIOL, BADOIS, BOILEAU, BOURDAIS, DAUMET, LISCH et PASCAL.

MM. JOURDAN, BONNIER, DEBRIE et CHANCEL assistent à la séance.

La séance est ouverte à 10 heures.

Le procès-verbal de la dernière séance est lu et adopté.

M. LE PRÉSIDENT. — Je vous propose d'examiner les changements indiqués par M. Badois.

J'appelle aussi votre attention sur l'article 4.

Il avait été dit dans la séance du 21 juillet 1897 qu'on ajouterait quelque chose pour les maisons mises volontairement en retrait sur l'alignement.

M. BONNIER. — On a cherché une rédaction qui n'a pas été trouvée. Il ne peut être interdit de faire chez soi ce qu'on désire; il n'y a pas de règlement à formuler.

M. LE PRÉSIDENT. — Si cela est bien entendu, il faut au moins le dire dans un procès-verbal, afin de bien montrer que cette question ne nous a pas échappé.

M. BOILEAU. — Pourquoi ne pas ajouter quelques mots à l'article 3 ?

M. DEBRIE. — Les façades en retrait font partie des bâtiments alignés, puisque l'alignement est articulé et cette catégorie est visée dans l'article 3.

M. LE PRÉSIDENT. — Dans le règlement des hauteurs, il est dit que les hauteurs sont applicables aux espaces intérieurs. Le règlement des saillies est-il applicable aux voies privées ? Si c'est l'avis de la Commission, il sera bon d'en faire également mention au procès-verbal.

La Commission exprime qu'elle est d'accord avec son président sur cette question.

M. LE PRÉSIDENT. — Revenons à l'examen de la proposition de M. Badois. Je pense que les articles 3 et 4 peuvent être réunis.

M. BOILEAU. — Je demande pourquoi on complique en parlant des fractions. Pour les voies privées, par exemple, on leur donnera un nombre de mètres plus $0^m,05$ c. et on profite des saillies accordées pour la voie plus large d'un mètre. Je propose de simplifier.

M. le Président. — Je mets aux voix la proposition de M. Boileau.

La Sous-Commission adopte et supprime à l'article 3 : « *exprimée en nombre entier de mètres. Toute fraction de mètres en plus du nombre entier étant comptée pour un mètre* ».

La Sous-Commission décide que les articles 3 et 4 seront réunis.

M. Daumet. — A l'article 9 ancien, on pourrait dire : « *est limitée par le gabarit* » au lieu de « *un gabarit* ».

La Sous-Commission adopte.

M. Jourdan. — A l'article 8, ne pourrait-on pas simplifier en mettant les renfoncements et les angles ensemble puisque les conditions sont les mêmes.

M. Debrie. — Je propose la rédaction suivante :

« *Dès qu'un bâtiment contigu subira un retranchement, la construction provisoire attenante sera supprimée* ».

La Sous-Commission adopte :

L'article 9 est modifié conformément à l'article 3.

M. Chancel (Article 11). — Je demande qu'on mette : *la saillie du gabarit supérieur* au lieu de *balcon*.

M. Daumet. — La première phrase pourrait être coupée en deux.

La Sous-Commission adopte cette disposition.

M. le Président (Articles 11 et 12). — Doit-on diviser par article ou par paragraphe.

M. Badois. — Je voudrais faire une énumération totale des objets dont la saillie est contenue dans le gabarit inférieur.

M. le Président. — C'est une proposition qui paraît rallier la Sous-Commission.

M. Badois. — On ferait ensuite des articles pour des objets dont la saillie est spéciale. J'appelle votre attention sur la fin de l'article 16.

M. Daumet. — Je suis très frappé par l'objection de M. Badois ; il est nécessaire de viser la répétition des enseignes.

M. le Président (Article 19). — Pour les marquises, je propose de supprimer le premier alinéa.

La Sous-Commission maintient la rédaction.

M. Jourdan (Ancien 14). — Il faut mettre *3 centièmes* et ajouter « *les écriteaux de location*.

La Sous-Commission adopte cette adjonction aux objets perpendiculaires seulement.

M. Badois. — Je vous remets un projet de rédaction pour les objets ne faisant pas partie intégrante des constructions.

D'autre part, on n'a peut être pas répété suffisamment que les saillies se mesurent toutes à partir de l'alignement.

M. le Président. Ceci ne fait aucun doute.

M. Boileau. — Je demande, pour éviter toute confusion, la suppression, à l'ancien article 20, de : *et maximum de 1 mètre.*

La Sous-Commission adopte.

M. Jourdan. — Permettez-moi d'appeler votre attention sur ce qui est à faire imprimer.

Je pense que ce travail comprendra :

La rédaction du projet de décret,
Le rapport de M. Boileau,
Et le graphique.

M. le Président. — Oui, ce travail doit-être fait, sans qu'il me paraisse possible d'attendre les études relatives aux hauteurs

Le Secrétaire,   *Le Président,*
Georges DEBRIE.   Charles GARNIER.

2°. — RAPPORT DE M. BOILEAU, ARCHITECTE
sur les travaux de la Sous-Commission (1) du Comité technique

Monsieur le Préfet,

Messieurs,

Vous avez, dans votre première séance, nommé une sous-commission composée de vos collègues, architectes et ingénieurs, pour examiner un projet de revision du décret du 22 juillet 1882 concernant les saillies des façades élevées sur la voie publique.

Cette sous-commission a bien voulu me désigner comme son rapporteur. Je fais appel, selon l'usage, à votre indulgence et j'entre de plain pied dans mon sujet, en précisant l'étendue de nos études.

Le projet soumis à notre examen était accompagné d'un rapport dont nous avions eu déjà connaissance, où l'auteur, M. Bonnier, signalait la nécessité probable de retouches à faire à deux autres décrets, à celui de 1884 concernant les hauteurs des maisons et à celui de 1874, qui règle la quotité des droits dus par les constructeurs à la Ville de Paris.

Monsieur le Préfet, à qui plusieurs d'entre vous avaient rappelé

---

(1) La Sous-Commission est composée de MM. Charles Garnier, président; Doniol, vice-président, Badois, Boileau, Bourdais, Daumet, Lisch, Pascal et Trélat.
M. Debrie, architecte-voyer, remplit les fonctions de Secrétaire administratif.
MM. Jourdan, Legros, Bonnier et Chancel assistaient aux séances avec voix consultative.

ces conclusions, voulut bien, si vous vous en souvenez, assurer votre sous-commission qu'elle avait tous pouvoirs d'étendre ses études aux points signalés par M. Bonnier.

Nous y avons été amenés, pour ainsi dire, par la force des choses, dans notre discussion générale. Ces trois décrets de 1882, de 1884 et de 1874, dont nous venons de parler, sont en effet les trois chapitres d'un même code relatif aux constructions parisiennes. On peut à la rigueur traiter à part le dernier, dont le caractère est plutôt fiscal, mais non les deux premiers.

Les saillies et les hauteurs à permettre sont souvent connexes; telle saillie devient admissible ou non, selon qu'elle est contenue en hauteur, dans de certaines limites et, réciproquement, telle hauteur peut sembler sans inconvénient ou, au contraire, très fâcheuse, en raison des saillies admises en dehors de l'alignement.

Nous ne pouvions pas non plus, on le conçoit, n'écouter que nos désirs artistiques. Les décors qu'on élève de chaque côté des rues, offrent évidemment un grand intérêt au point de vue du bon aspect de la Ville. Encore faut-il qu'ils ne resserrent pas trop l'espace et que le spectateur ait un recul suffisant pour les bien voir.

Si des rues étroites, bordées de constructions très hautes, peuvent être agréables, dans les villes du Midi, où l'on recherche plus souvent l'ombre que le soleil, il n'en est pas de même dans nos régions du Nord. A Paris, sous notre climat, de pareilles voies seraient, dix mois sur douze, tristes et maussades.

Et puis, nous ne sommes pas que les passants de la rue; nous habitons les logis qui y prennent du jour et de l'air, et nous aurions vite fait de nous lasser de décors, même réussis, si nous devions, pour les obtenir, passer une partie de notre vie dans des demeures peu saines.

Je ne prétends pas, Messieurs, vous donner ici un compte rendu sténographique de nos discussions; notre honorable collègue, M. Trélat, a traité le côté hygiénique du sujet qui nous occupe, d'une façon plus savante. Mais c'est bien l'esprit que j'indique et dont nous étions tous pénétrés, qui nous a souvent guidés dans nos études.

Il nous a paru que si nous pouvions accorder, dans les rues larges, des libertés favorables à l'éclosion de motifs d'architecture véritablement décoratifs, nous avions aussi le devoir de nous inquiéter des résultats hygiéniques, souvent médiocres, qui résultent, pour les habitants des rez-de-chaussée et des étages inférieurs, de la trop grande élévation des bâtiments, dans les rues de faible largeur.

Il est vrai que la Ville de Paris n'accepte pas aujourd'hui de rues de moins de 12 mètres; mais il en existe d'anciennes beaucoup plus étroites, sans compter celles que les particuliers ont toujours le droit d'ouvrir sur leurs terrains.

Or, le décret de 1884 n'établit pas de proportionnalités réelles entre les largeurs des rues et les hauteurs des maisons que l'on y peut élever.

Qu'une rue ait $9^m,74$ de largeur ou tout près de 20 mètres, exactement $19^m,99$, par conséquent plus du double, le constructeur a droit à une même façade de 18 mètres. Si la rue a moins de $9^m,74$, soit $9^m,73$ par exemple, la hauteur des façades est restreinte à 15 mètres. C'est-à-dire que pour un centimètre de largeur de rue en moins, le constructeur ne peut plus faire que 5 étages au lieu de 6, sans cependant qu'il soit permis d'augmenter la hauteur sous plafond de chacun des étages.

Je ne veux pas dire, croyez-le bien, que les auteurs de ce décret de 1884, dont je viens de signaler quelques résultats particulièrement illogiques, n'aient pas eu de bonnes raisons pour décider comme ils l'ont fait Ces bonnes raisons sont évidentes à un certain point de vue pratique.

Nos anciens architectes voyers croyaient qu'il ne servirait de rien aux constructeurs d'avoir droit à des hauteurs plus grandes, dans des rues plus larges, si les différences accordées ne permettaient pas de faire franchement un ou deux étages de plus.

Ils avaient tablé sur des hauteurs moyennes d'étages ordinairement acceptées à leur époque et ils en avaient déduit quatre dispositifs de façades, de 12, de 15, de 18, de 20 mètres, de façon à donner la possibilité d'y faire tenir, en utilisant les combles, 5, 6 et 7 étages.

La donnée était peu faite pour inciter les architectes à des solutions variées. Ceux-ci n'avaient en réalité rien à chercher. Ils ne pouvaient s'écarter du nombre d'étages implicitement indiqué dans l'un des dispositifs accordés, sans paraître léser les intérêts de leurs clients ; ils étaient fatalement conduits à construire, tous, des maisons semblables avec des étages de mêmes mesures.

Quand on songe que la maison de rapport est à peu près la seule usitée dans nos rues nouvelles, à cause du prix très élevé des terrains, et si l'on ajoute à ce fait, l'obligation pour le constructeur de se tenir dans des règles méticuleuses extrêmement sévères, quand aux saillies permises en avant de l'alignement, on ne s'étonne plus de la platitude et de la monotonie d'aspect tant reprochées aux grandes habitations à loyer de notre époque.

Votre sous-commission ne pense certainement pas que de nouveaux règlements de voirie auront le pouvoir de transformer radicalement cet état de choses ; mais elle croit à la possibilité de l'améliorer dans une large mesure.

Il suffirait, à notre avis, en ce qui concerne les hauteurs, d'abandonner les quatre dispositifs arbitraires de 1884, pour s'en référer à un système de proportionnalités concordant aussi exactement que possible avec les différentes largeurs des rues.

Ce système donnerait lieu à un nombre assez considérable de dispositifs qui obligeraient les architectes à trouver des solutions différentes et relativement imprévues. L'art y gagnerait autant que l'hygiène.

Je passe, Messieurs, sur certaines observations touchant plutôt à des questions de droit, qui ont été émises, en supposant que des proportionnalités sérieuses eussent pour effet de restreindre certains maxima de hauteur tolérés aujourd'hui dans des rues étroites. Il est convenu que les nouveaux règlements n'auront pas d'effet rétroactif et cette convention coupe court à toutes difficultés.

Mais je dois signaler d'autres remarques touchant celles-ci, au troisième chapitre du code des constructions parisiennes, parce qu'elles intéressent les finances de la Ville de Paris.

Il avait été dit, au cours des discussions sur le droit que possède une ville de modifier ses règlements, et quant à une proposition de notre président, M. Charles Garnier, tendant à accorder des faveurs exceptionnelles, en dehors de celles qui sont prévues pour des constructions monumentales, ou pour des besoins d'art, de science et d'industrie ; il avait été dit, je le répète, que l'espace limité par les alignements d'une rue appartenait tout entier au public, soit, dans l'espèce, à la Ville considérée comme fondée de pouvoirs de tous les habitants.

Cette théorie, admise de tout temps, a sa sanction dans les droits de voirie que les constructeurs doivent acquitter, chaque fois qu'ils bâtissent en bordure d'une voie publique. C'est tant par mètre de façade, tant pour une barre d'appui, par mètre linéaire de balcon, etc.

Les droits de voirie sont particulièrement motivés au regard des parties de construction en saillie, qui constituent des accroissements du local intérieur et les balcons sont bien des constructions de ce genre ; mais que dire de ce qu'on est convenu d'appeler des bow-windows ?

Ces sortes d'avant-corps en encorbellement constituent en fait les parois de locaux habitables, clos et couverts, pris entièrement sur l'espace de la voie publique. Répétés sur un certain nombre d'étages, ces agrandissements de certaines pièces des appartements valent à leurs propriétaires des surcroîts de revenus relativement importants.

Il nous a paru qu'une revision du décret de 1874 devrait plutôt supprimer des taxes comme celles qui visent des décors saillants uniquement conçus au point de vue artistique, décors qu'il faudrait plutôt encourager et, en revanche, s'attacher aux emprises sur la voie publique susceptibles de produire des profits pécuniaires.

Il suffirait, pour l'équité, que les droits touchant ces emprises fussent calculés en proportion des profits qu'en peuvent retirer leurs possesseurs.

J'en aurai fini, Messieurs, avec les observations de notre discussion générale, en disant à propos des règlements concernant les hauteurs des maisons que M. le Préfet a bien voulu, sur notre demande, nommer une commission spéciale chargée d'en étudier une revision aussi complète que pour le décret des saillies.

J'arrive à l'examen du projet de revision du décret de 1882, qui faisait l'objet essentiel de notre mission.

Je tiens d'abord à constater, avec mes collègues, à quel point nous avons pu apprécier l'excellence du travail fait par la sous-commission administrative présidée par M. Paul Sédille.

M. Jourdan, qui avait suivi les séances de cette sous-commission, MM. Legros, Bonnier et Debrie qui en faisaient partie, à qui nous avons fait appel pour des renseignements précis sur les motifs de certaines règles posées dans ce projet, nous ont donné des explications très concluantes.

Les règles en question sont pratiques et conçues dans un esprit libéral, quelques-unes très ingénieuses; toutes dérivent d'un sentiment avisé des désirs légitimes des artistes en matière de décors urbains. Nous les avons suivies presque point par point en nous bornant à les amender.

Vous savez, Messieurs, quelle a été l'origine de ce projet de revision.

Les artistes et tous les hommes de goût se plaignaient du peu de variété des maisons élevées dans les voies nouvelles et de leur insignifiance décorative. Quelques-uns de nos honorables conseillers municipaux, chargés d'enquêtes à l'étranger, avaient été frappés de certains aspects pittoresques des habitations, à Bruxelles, à Londres, à Vienne, dans quelques villes allemandes, et ils avaient, à leur retour, réclamé que des libertés analogues à celles dont jouissent les constructeurs étrangers fussent permises aux constructeurs parisiens.

Ces réclamations ont été admises avec faveur ; des tolérances ont été accordées, d'abord un peu étroites, qui permettaient seulement d'établir sur les balcons, des vérandas vitrées avec des ossatures en fer et en tôle; on s'est aperçu que ces sortes d'objets ne pouvaient guère fournir des expressions artistiques susceptibles d'être considérées comme des embellissements de façades ; il a été alors permis d'avancer des constructions en pierre sur des encorbellements et, déjà, s'élèvent de toutes parts des habitations, même de simples maisons de rapport, qui se distinguent des vieilles constructions de ce genre par des aspects infiniment plus gais.

Les décors que les architectes ont pu créer, grâce aux tolérances de la voirie, sont évidemment de valeurs très diverses, mais à en juger par les meilleurs ou même par ceux qui sont seulement étudiés avec soin, on est en droit de croire à une manière d'art d'une certaine originalité, applicable aux maisons banales.

Cet essai a été, en somme, très satisfaisant, et nous ne nous plaignons pas, bien au contraire, qu'il ait précédé les sanctions administratives dont nous avons été appelés à formuler les traits définitifs.

Nous y avons gagné de pouvoir pratiquer plus sûrement ce que l'on a appelé la politique des résultats, c'est-à-dire d'être mieux en mesure d'apprécier les bons côtés des libertés à accorder et d'en prévoir certains inconvénients. Le projet de revision du décret de 1882, tel que nous le présentons aujourd'hui, avec nos amendements, ne court plus, croyons-nous, aucun risque de donner lieu, dans la pratique à des surprises d'un fâcheux effet.

Je ne vous dirai pas, Messieurs, par le menu, comment nous sommes arrivés à cette conviction; je vous demande la permission de négliger tous les détails de notre examen pour m'en tenir aux points essentiels.

Une première solution s'imposait à propos des saillies des socles des façades.

Le décret de 1882 accorde 20 centimètres pour ceux des boutiques et, seulement, 4 centimètres pour ceux des maisons dans lesquelles les rez-de-chaussée ne sont pas destinés à des locations commerciales.

Or, c'est précisément dans les rues les plus fréquentées que s'établissent les boutiquiers; c'est là où une emprise, d'une certaine importance sur le trottoir, pourrait visiblement gêner la circulation.

Partout ailleurs, dans les rues où l'on construit des maisons sans boutiques, cette emprise n'aurait aucun inconvénient.

Il arrivait qu'ici, les architectes, désireux de donner une tournure artistique à des hôtels privés, par exemple, étaient obligés, pour rester dans la tolérance insignifiante de 4 centimètres, de supprimer toutes saillies de socles et de murs de rez-de-chaussée qui eussent été en bonnes proportions avec les reliefs de leurs décors de premier étage.

Le projet de révision du décret de 1882 avait fait disparaître avec raison une différence de traitement si peu motivée; votre sous-commission s'est rangée à cet avis.

Elle a admis pour tous les socles le minimum de 20 centimètres considéré comme indispensable pour l'établissement de boutiques et une progression de nature à faire passer ce minimum de 20 à 30 centimètres en raison de la largeur des rues; ce dernier chiffre de 30 centimètres devenant un maximum sitôt que la rue atteint 30 mètres de largeur.

Il ne nous a pas paru possible d'accorder davantage. Les saillies de rez-de-chaussée peuvent n'être pas utilisées dans toutes les façades d'une rue et, par suite, donner lieu, par endroits, à des sortes de retraites qui offriraient, si elles étaient un peu profondes, des dangers au double point de vue de la salubrité et de la sécurité.

La tolérance de 30 centimètres, accordée dans les rues de 30 mètres et au-dessus, permet d'ailleurs d'asseoir convenablement des décors de premier étage d'une grande ampleur: elle est largement suffisante.

Nous avons encore adopté en principe le dispositif imaginé dans le projet de revision pour les saillies des façades; je veux parler du système des lignes enveloppantes dont l'ensemble continu réalise ce que l'on appelle un **gabarit**.

Nous nous sommes contentés de modifier le jeu des gabarits pour rendre ceux-ci plus exactement proportionnels aux largeurs des rues et de faire varier la ligne de démarcation qui séparait les saillies de rez-de-chaussée d'avec celles des étages.

Cette ligne de démarcation avait été fixée, dans le projet qui nous était soumis, à une cote uniforme de 3 mètres au-dessus du trottoir. Nous voudrions qu'elle pût être élevée progressivement jusqu'à 6 mètres environ, au fur et à mesure que diminuerait la largeur des rues.

Il nous a paru en effet que, s'il n'y avait aucun inconvénient à ce que les grandes saillies des façades descendissent jusque sur le rez-de-chaussée, dans les voies très larges, il était au contraire très fâcheux de les établir si près du trottoir dans les rues étroites. Les rez-de-chaussée des maisons construites dans ces dernières rues, sont déjà médiocrement partagés au point de vue de l'air et de la lumière. On ne devait pas songer à les en priver davantage par des saillies qui les eussent immédiatement surplombées.

A un autre point de vue, nous avons tenu à simplifier, autant que possible, la teneur des règlements; toutes les stipulations de détail des façades, concernant les bandeaux, les pilastres, les chaînes, les corniches secondaires, etc., qui étaient mentionnées dans le projet que nous examinions, ont disparu de notre rédaction.

Nous enfermons, dans les limites des gabarits inférieur et supérieurs, toutes espèces de saillies décoratives et, avec elles, les balcons et les constructions en encorbellement.

Je cite ici, Messieurs, pour compléter ces explications, quelques-uns des résultats qu'il vous faudrait chercher par des calculs dans le texte du règlement joint à ce rapport.

Le constructeur a droit à 64 centimètres de saillie, en avant des étages d'une façade élevée sur une rue de 8 mètres, à 80 centimètres, si cette rue a 10 mètres et, lorsqu'elle a 12 mètres, à 84 centimètres. Dans une rue de 15 mètres, il pourrait disposer de 90 centimètres et, enfin, de $1^m,20$, quand il bâtirait dans une voie de 30 mètres ou encore plus large.

Restait à voir si les gabarits pouvaient être, pour ainsi dire, promenés parallèlement aux façades, dans toute la largeur de celles-ci, qui est comprise entre les têtes des murs mitoyens.

Nous n'avons pas vu que cela soit impossible pour les balcons, mais non quant aux bow-windows.

Si l'on pouvait admettre, comme il est d'usage aujourd'hui, que les balcons de deux maisons contiguës fussent seulement séparés par l'épaisseur du mur mitoyen, parce que les balcons sont de simples plates-formes bornées par des balustrades, il était difficile de concevoir la muraille latérale d'un bow-window se projetant perpendiculairement à la façade comme un écran de plusieurs étages de hauteur tout à côté de la fenêtre la plus proche de la maison voisine. C'eût été un préjudice véritable porté aux droits de vue que les locataires d'une maison sans bow-windows possèdent aussi bien que ceux d'une maison qui en est pourvue.

Ces constructions en encorbellement seront limitées près des murs mitoyens par un plan formant un angle de 45° avec la façade qui les porte.

Il était également sage d'établir une règle afin de ne pas permettre à de pareilles constructions d'envahir les façades. Les bow-windows sont admis à titre décoratif et non autrement; il ne faut pas que les libertés accordées à leur sujet équivalent à la permission de construire des façades tout entières en avant de l'alignement.

A Londres, les bow-windows peuvent seulement occuper un tiers de la surface totale des façades. Nous avons admis cette proportion comme l'avait admis le projet de revision du décret de 1882 et, comme dans celui-ci, avec faculté de disposer d'une façon quelconque de tout ou partie de la surface de façade permise pour les construction en encorbellement. C'est-à-dire que le constructeur a tout loisir d'abandonner le parti ordinaire des bow-windows étroits superposés jusqu'au quatrième étage, et qu'il peut adopter toute autre combinaison, celle par exemple d'une galerie continue occupant toute la largeur de la façade au devant d'un ou de deux étages. Il suffit que la façade de cette galerie ne dépasse pas, en superficie, le maximum indiqué pour l'ensemble des bow-windows superposés.

Nous avons vu, dans cette faculté, un moyen de permettre la recherche de motifs d'architecture d'une certaine originalité.

Nous avons adopté, pour la même raison, une proposition intéressante de M. Doniol, notre vice-président.

M. Doniol estimait, comme nous-même, qu'il pouvait être désirable de voir, dans des rues très larges, des balcons de formes mouvementées, échappant à la banalité des plans rectangulaires. Il fallait, pour obtenir ce résultat, accorder des saillies exceptionnelles en dehors du gabarit, sans cependant ouvrir la porte à des conceptions encombrantes.

Un moyen un peu compliqué, basé sur un système de compensations, existe dans les règlements de voirie de la ville de Berlin.

Nous avons simplifié heureusement ce moyen, comme vous pouvez en juger en lisant le paragraphe 5 de l'article 8. Il est bien certain que l'on peut attendre de cette nouvelle faculté accordée aux architectes, des effets décoratifs d'une réelle valeur.

Nous devions encore, pour traiter à fond la question des bow-windows et des saillies décoratives, examiner comment il serait possible de couronner ces éléments d'architecture, au-dessus de la hauteur permise des façades, c'est-à-dire dans la partie des constructions réservée aux étages du comble, qui se trouve limitée aujourd'hui par un arc de cercle d'un certain rayon.

Le projet de revision du décret de 1882 qui a servi de base à nos discussions, admettait deux zones concentriques à l'arc de cercle en question, la première limitant toutes les saillies des lucarnes et, la seconde, les couronnements des bow-windows.

Nous avons admis ce principe, en stipulant que les zones serviraient uniquement au développement des objets qui les avaient motivées. La première pourra bien permettre d'établir ce qu'on pourrait appeler des bow-windows de comble, en arrière de ceux de la façade, mais non de la seconde zone. Celle-ci ne devra jamais être utilisée pour des agrandissements des locaux habitables.

Un dernier mot au sujet de nos études sur ce chapitre si important des objets faisant partie intégrante des constructions : nous avions eu connaissance, grâce aux démarches personnelles et aux bons soins de M. Bonnier, des règlements de voirie adoptés dans la plupart des capitales de l'Europe, à Lisbonne, à Francfort, à Saint-Pétersbourg, à Vienne, à Berlin, à Bruxelles et à Londres. Vous avez déjà vu par certaines indications de ce rapport que nous avions utilisé ces documents. Nous pouvons vous assurer qu'il n'est pas de moyens ingénieux d'éviter la monotonie d'aspect des maisons à loyer, dont nous n'ayons cherché à tirer parti.

Il me resterait, Messieurs, à vous entretenir des stipulations de saillies concernant les marquises, les bannes, les stores, les enseignes et de bien d'autres détails. Mais j'ai déjà abusé de votre patience et, d'ailleurs, nos études sur ces sujets ont plutôt eu pour objet de conserver certaines règles du décret de 1882, qui avaient été modifiées dans le projet de revision soumis à notre examen. Je vous demande en conséquence, encore que nous ayons étudié tous ces détails avec un grand soin, de les passer sous silence dans ce rapport, et je termine en appelant de nouveau votre attention sur les résultats donnés par les essais des saillies nouvelles, qui ont été poursuivis à Paris, depuis plusieurs années, grâce aux tolérances administratives.

Ces résultats sont heureux, je le répète. Les libertés que l'on peut accorder aux constructeurs doivent, sagement réglementées, susciter des recherches artistiques intéressantes, par suite, amener dans les façades de nos maisons parisiennes des aspects nouveaux ou pittoresques d'un charme appréciable; nous vous prions, Messieurs, de faire en sorte que ces libertés produisent tous leurs bons effets, en adoptant ce dernier projet de réglementation des saillies.

Le Rapporteur,
L.-C. BOILEAU.

Paris, le 3 mars 1898.

3º. — PROJET DE RÈGLEMENT PRÉPARÉ PAR LA SOUS-COMMISSION DU COMITÉ TECHNIQUE.

TITRE I

Dispositions générales.

Article premier.

A l'avenir, il ne pourra être établi, sur les murs de face des constructions alignées ou non alignées de la Ville de Paris, aucune saillie sur la voie publique autre que celles autorisées par le présent décret.

Art. 2.

Pour les constructions alignées, les jambes étrières ou boutisses au droit des murs séparatifs devront toujours indiquer l'alignement. A cet effet, il sera réservé, sur la face antérieure du mur mitoyen, à $1^m,50$ au plus du sol, un nu d'une surface minima de 20 centimètres sur 20 centimètres ($0^m,20 \times 0^m,20$).

Art. 3.

Toutes les saillies autorisées seront, sauf les exceptions ci-après indiquées, proportionnelles à la largeur des voies.

Toutes les saillies seront mesurées à partir de l'alignement pour les constructions alignées et à partir du nu du mur de face pour les constructions en saillie sur l'alignement, ainsi que pour celles sujettes à avancement par mesure de voirie.

Elles sont déterminées d'après la largeur légale de la voie au droit de la propriété pour les constructions alignées ou sujettes à avancement par mesure de voirie, et d'après la largeur effective pour les constructions en saillie sur l'alignement.

Toutes ces saillies sont limitées par un contour enveloppant appelé « *gabarit* ».

Art. 4.

L'Administration pourra autoriser, après avis du Conseil général des Bâtiments Civils, et avec l'approbation du Ministre de l'Intérieur, des saillies exceptionnelles pour les constructions ayant un caractère monumental, ou pour des besoins d'art, de science ou d'industrie.

Art. 5.

Les saillies autorisées par le présent décret ayant pour but de faciliter la décoration des façades, ne sauraient, en aucun cas, être comptées par les constructeurs dans le calcul des épaisseurs de mur qui leur sont nécessaires.

TITRE II

Saillies autorisées à titre provisoire au devant des constructions.

Art. 7.

Barrières provisoires, étais, échafauds.

La saillie des barrières provisoires, étais, échafauds, et engins servant à monter et descendre les matériaux, sera fixée dans chaque cas particulier, suivant les localités et les circonstances.

Les constructeurs devront en outre se soumettre aux prescriptions du Préfet de Police.

Art. 8.

Constructions provisoires, échoppes.

Il pourra être permis de masquer les renfoncements par des constructions provisoires ou des appentis.

Ces constructions ne devront, en aucun cas, excéder la hauteur du rez-de-chaussée, et elles seront supprimées dès qu'une des constructions attenantes subira retranchement.

Il pourra de même être permis de masquer, par des constructions provisoires en forme de pan coupé, les angles de toute espèce de renfoncement, mais sous la même condition que ci-dessus pour les établissements et leur suppression.

Le Préfet de Police sera consulté sur ces demandes.

TITRE III

Dimensions et conditions des saillies.

I. — Objets faisant partie intégrante des constructions.

Art. 8.

Éléments décoratifs. — Soubassements. — Balcons et constructions en encorbellement.

§ 1er. — Le gabarit qui limite la saillie des éléments décoratifs des façades, des soubassements, des balcons et des constructions en encorbellement est composé de deux lignes verticales.

L'une forme le gabarit supérieur, l'autre le gabarit inférieur.

La ligne horizontale de démarcation entre le gabarit supérieur et le gabarit inférieur sera placée à des hauteurs différentes, savoir :

Dans les rues de 30 mètres de largeur et plus, à une hauteur *minima* de 3 mètres au-dessus du trottoir.

Dans les rues de moins de 30 mètres de largeur, à une hauteur qui sera six mètres moins un dixième de la largeur de la voie.

§ 2. — La cote de saillie du gabarit supérieur sera :

Pour les voies de moins de 10 mètres de largeur, 8 centièmes de la largeur de la voie.

Pour les voies de 10 mètres de largeur et au-dessus, 60 centimètres plus un cinquantième (1/50e) de la largeur de la voie avec un *maximum* de $1^m,20$.

Au-dessus du rez-de-chaussée, le nu à l'alignement devra toujours servir de fond à la décoration ; il occupera à chaque étage un dixième (1/10e) au moins de la largeur totale de la façade.

§ 3. — Il pourra être établi, dans la limite du gabarit supérieur, des constructions ou motifs de décorations en encorbellement dont les surfaces cumulées projetées sur un plan vertical parallèle à la façade, n'excéderont, en aucun cas, le tiers (1/3) de la surface totale de cette façade, y compris les étages d'attique.

Latéralement, les saillies des constructions seront limitées par un plan vertical, à 45° avec celui de l'alignement. Ce plan partira à $0^m,25$ de la ligne mitoyenne, mesure prise sur ledit alignement.

§ 4. — La saillie du gabarit inférieur sera le quart de la saillie du gabarit supérieur avec droit à un minimum de $0^m,20$.

Par exception, la décoration de l'*entrée principale* d'une construction pourra descendre jusqu'à 2 mètres au-dessus du trottoir avec une saillie égale à deux fois celle du gabarit inférieur.

§ 5. — Dans les voies de 16 mètres de largeur et au-dessus, la saillies des balcons pourra être augmentée de un quart, quand ces objets n'occuperont au plus, en projection horizontale, à chaque étage, que le quart de la surface totale permise.

Art. 9.

Herses, chardons, artichauts, etc.

Les herses, chardons, artichauts et autres objets analogues en ferronnerie destinés à servir de défense, pourront avoir $0^m,25$ en sus de la saillie permise pour les corniches, balcons et entablements, sur lesquels ces objets seront fixés.

Art. 10.

Objets d'ornementation extérieure au périmètre légal du comble.

En dehors du périmètre légal du comble, les objets d'ornementation, tels que couronnement de lucarnes, crêtes ajourées, galeries, etc., devront être inscrits dans un premier arc de cercle concentrique au périmètre.

Le rayon de cet arc de cercle sera le rayon légal augmenté de la saillie du gabarit supérieur (art. 8).

Pour les couronnements des constructions en encorbellement, le rayon légal pourra être augmenté d'une quantité égale à deux fois la saillie du gabarit supérieur.

En aucun cas, l'extension donnée aux espaces habitables, par les objets d'ornementation, ne pourra s'étendre au delà du premier arc de cercle concentrique au périmètre légal.

Pour les constructions en encorbellement, les parties de couronnement qui s'élèveront au-dessus de la ligne de base légale du comble ne pourront, en aucun cas, avoir en largeur, plus du tiers de la façade.

II. — Objets ne faisant pas partie intégrante des constructions.

Art. 11.

En aucun cas, les saillies des objets ne faisant pas partie intégrante des constructions et dépassant le *gabarit* des saillies des objets faisant partie intégrante des constructions (art. 8), ne pourront être établies à moins de $0^m,50$ en arrière de l'arête du trottoir.

Ces objets ne devront être établis qu'à partir de 3 mètres du trottoir, sous réserve de l'exception indiquée dans l'article 20, § 1ᵉʳ.

Art. 12.

Devantures de boutique, compris seuil et socles.

La saillie des devantures de boutique, compris seuils et socles, devra être comprise dans le *gabarit* inférieur (art. 8, § 4).

Art. 13.

Tableaux et corniches de devanture, y compris tous ornements pouvant y être appliqués

La saillie maxima des tableaux et des corniches de devanture, y compris tous ornements pouvant y être appliqués, sera les 3 centièmes ($^3/_{100}$) de la largeur de la voie, avec un maximum de 0^m,80 et avec droit à un minimum de 0^m,50.

Art. 14.

Grilles de boutique, volets ou contrevents pour fermeture de boutique, pilastres, colonnes, chambranles, vitrines, caissons isolés en applique et parements de décoration dans la hauteur du rez-de-chaussée et de l'étage immédiatement au-dessus, moulures formant cadre.

La saillie maxima des grilles de boutique, volets ou contrevents pour fermeture de boutique, pilastres, colonnes, chambranles, vitrines caissons isolés en applique et parements de décoration dans la hauteur du rez-de-chaussée et de l'étage immédiatement au-dessus, moulures formant cadre, sera celle du *gabarit* inférieur (art. 8, § 4).

Art. 15.

Grilles de croisées, persiennes, volets, jalousies, etc.

La saillie maxima des grilles de croisées, persiennes, volets, jalousies, etc., sera celle du *gabarit* inférieur (art. 8, § 4).

Dans la hauteur de 3 mètres au-dessus du trottoir, les persiennes, volets, etc., ne pourront être placés que dans l'épaisseur des tableaux des baies et devront ouvrir à l'intérieur. Tout développement à l'extérieur est interdit. Dans la hauteur des étages, tous châssis vitrés, toutes croisées simples ou doubles devront de même ouvrir à l'intérieur. Il est interdit de les développer extérieurement, hormis le cas où ils se trouveraient au-dessus d'un grand balcon.

Art. 16.

Supports d'étalage sur les façades.

La saillie maxima des supports d'étalage sur les façades sera égale à deux fois celle du *gabarit* inférieur (art. 8, § 4).

Aucun étalage ne sera permis plus haut que l'étage immédiatement au-dessus du rez-de-chaussée.

Art. 17.

Enseignes, tableaux-enseignes, attributs, écussons, grands tableaux (frises courantes portant enseignes), transparents en forme d'appliques, vitrines lumineuses, horloges, lanternes mobiles ou fixes à bras ou à consoles, etc, *quand ces objets sont parallèles au mur de face.*

La saillie maxima des enseignes, attributs, écussons, grands tableaux (frises courantes portant enseignes), transparents en forme d'appliques, vitrines lumineuses, horloges, lanternes mobiles ou fixes, à bras ou à consoles, etc.

1° Sera, *quand ces objets sont parallèles au mur de face*, celle du *gabarit* inférieur (art. 8 § 4).

Il pourra être appliqué sur le garde-corps des balcons, sans pouvoir en dépasser la hauteur, des attributs et des lettres dont l'épaisseur n'excédera pas $0^m,10$.

Les enseignes, tableaux-enseignes et grands tableaux ne devront en aucun cas être suspendus ou appliqués aux balcons.

2° Sera, *quand ces objets sont perpendiculaires au mur de face*, le dixième de la largeur de la voie, avec un maximum de 2 mètres; la hauteur pourra être égale à la saillie permise et la largeur à la moitié de cette même saillie.

Les potences, supports et attaches des objets sont compris dans ces mesures.

Art. 18.

Marquises, transparents, baldaquins (supports compris).

La saillie maxima des marquises, transparents, baldaquins (supports compris), sera égale à quatre fois celle du *gabarit* supérieur (art. 8, § 2).

L'Administration pourra autoriser l'établissement de grandes marquises excédant cette saillie. Elle restera libre d'apprécier, dans chaque cas, la saillie qui pourra être permise suivant la largeur de la voie et des trottoirs et les besoins de la circulation.

La hauteur de ces objets, non compris les supports, n'excédera pas 1 mètre.

Ils ne pourront recevoir de garde-corps ni être utilisés comme balcons.

La couverture des grandes marquises sera entièrement translucide.

Aucune partie des supports, consoles ou accessoires ne devra être établie à moins de 3 mètres au-dessus du trottoir.

Aucun de ces objets ne pourra être autorisé sur les façades au droit desquelles il n'y a pas de trottoir.

Art. 19.

§ 1er. Bannes et stores à rez-de-chaussée.

La saillie maxima des bannes et stores à rez-de-chaussée n'excèdera pas 3 mètres.

La distance entre la saillie des bannes et stores à rez-de-chaussée et l'aplomb de l'arête du trottoir ne sera pas inférieure au vingtième de la largeur de la voie avec minimum de 0^m,50.

Les lambrequins, branches, supports, coulisseaux, joues, en un mot toutes les parties accessoires des bannes, ne pourront descendre à moins de 3 mètres au-dessus du trottoir.

Les bannes devront être essentiellement mobiles et ne pourront, en aucun cas, être établies à demeure.

Aucun de ces objets ne pourra être autorisé sur les façades au droit desquelles il n'y a pas de trottoir.

§ 2 Bannes et stores aux étages.

La saillie maxima des bannes et stores aux étages, au droit de chaque croisée non pourvue de grand balcon, sera de 0^m,80.

Au droit des constructions en encorbellement, cette saillie sera prise à partir du nu desdites constructions.

Au devant des croisées pourvues de grands balcons, les stores ou bannes pourront avoir la même longueur et la même saillie que ces balcons, avec droit à un minimum de saillie de 0^m,80.

Il pourra être placé des stores ou bannes au devant des étages en retraite, à la condition que leur saillie n'excédera pas le périmètre légal des saillies hors combles.

OBJETS DIVERS

Art. 20.

1. — Abat-jour et réflecteurs diurnes.

La saillie maxima des abat-jour et réflecteurs diurnes sera de 0^m,50 à partir de 2^m,50 du trottoir.

§ 2. — Rampes d'illumination.

La saillie des rampes d'illumination sera limitée aux *gabarits* ou à la saillie des objets sur lesquels elles seraient fixées.

§ 3. — Tuyaux de descente.

La saillie maxima des tuyaux de descente sera celle du *gabarit* inférieur (art. 8, § 4).

§ 4. — Cuvettes de dégorgement des eaux pluviales sous l'entablement.

La saillie des cuvettes de dégorgement des eaux pluviales sous l'entablement sera limitée à celle de la corniche sous laquelle elles sont placées, avec droit à un minimum de $0^m,35$.

TITRE IV

Dispositions spéciales et transitoires.

Art. 21.

Les objets en saillie existant actuellement et dépassant les saillies fixées par le présent décret ne pourront être réconfortés, même en partie, et ne devront, dans leurs portions mauvaises, être rétablies que dans la limite des saillies règlementaires,
Cependant l'Administration pourra, en certains cas, autoriser la réparation d'objets anciens ayant un caractère archéologique, monumental ou artistique.

Art. 22.

Marches, Perrons, etc.

Il est interdit en dehors du *gabarit* inférieur (art. 8, § 4) d'établir, de remplacer ou de réparer des marches, perrons, pas, entrées de cave et tous autres ouvrages en saillie sur les alignements et placés sur le sol de la voie publique.
Néanmoins, il pourra être fait exception à cette règle pour ceux de ces ouvrages qui seraient la conséquence de changements apportés au niveau de la voie.
En outre, les marches, perrons, pas, entrées de cave, qui appartiendraient à des

immeubles atteints par l'alignement, au moment de la promulgation du présent décret, et qui feraient eux-mêmes saillie sur l'alignement, pourront être entretenus et au besoin reconstruits tels qu'ils existaient, jusqu'à l'époque où seront réédifiés les bâtiments dont ils dépendent.

Art. 23.

Bornes.

Il est interdit, en dehors du *gabarit* inférieur (art. 8, § 4), d'établir des bornes en saillie sur le mur de face ou de clôture et celles qui existent actuellement devront être enlevées partout où un trottoir sera construit.

Art. 24.

Conduits de fumée, cuvettes d'eaux ménagères ou industrielles, volets ou persiennes au rez-de-chaussée se développant à l'extérieur.

Aucun conduit de fumée ne pourra être appliqué sur le parement extérieur du mur de face, ni déboucher sur la voie publique.

Aucune espèce de cuvette pour l'écoulement des eaux ménagères ou industrielles ne pourra être établie en saillie sur la voie publique.

Les conduits de fumée, cuvettes d'eaux ménagères ou industrielles, ainsi que les persiennes et volets existant actuellement au rez-de-chaussée et se développant à l'extérieur, ne pourront être réparés ni remplacés.

Art. 25.

Le décret du 22 juillet 1882, ainsi que l'article 13 du décret du 23 juillet 1848 sont rapportés.

Ce projet de règlement a été discuté et approuvé par la Sous-Commission du Comité technique de la Préfecture de la Seine chargée de l'examen du projet de décret relatif aux saillies sur la voie publique et de toutes autres questions s'y rattachant, dans les 14 séances du 18 juin 1897 au 3 mars 1898.

Le Secrétaire,
Georges DEBRIE.

Le Rapporteur,
L. C. BOILEAU.

Le Président,
DONIOL.

VI

Comité technique.

1º. — PROCÈS-VERBAL DE LA SÉANCE DU 28 JUIN 1898.

Le Comité technique s'est réuni à quatre heures de l'après-midi dans la salle des Commissions du Service central du Personnel, sous la présidence de M. le Préfet de la Seine.

Etaient présents :

Membres ayant voix délibérative :
MM. BADOIS
BARRIAS
BOILEAU
BOURDAIS
DENFER
DONIOL
CHARLES GARNIER
LORIEUX
PASCAL
Excusés :
MM. HUNEBELLE, DUBOIS.

Membres ayant voix consultative :
Les Directeurs administratifs, l'Inspecteur général des Services administratifs et financiers, les Chefs des Services techniques, le Chef du Cabinet.

Excusé :
M. le Docteur A.-J. MARTIN.

MM. JOURDAN, BONNIER, DELRIE, et CHANCEL assistaient à la séance.

M. LE PRÉFET déclare la séance ouverte et donne la parole à M. BOILEAU pour la lecture du rapport, en date du 3 mars 1898, qu'il a rédigé au nom de la Sous-Commission du Comité technique, chargée d'examiner un projet de révision du décret du 22 juillet 1882 concernant les saillies des façades élevées sur la voie publique.

M. Boileau.

Monsieur le Préfet,
Messieurs,

Vous avez, dans votre première séance, nommé une Sous-Commission composée de vos collègues, architectes et ingénieurs, pour examiner un projet de révision du décret du 22 juillet 1882 concernant les saillies des façades élevées sur la voie publique.

Cette Sous-Commission a bien voulu me désigner comme son rapporteur. Je fais appel, selon l'usage, à votre indulgence, et j'entre de plain-pied dans mon sujet, en précisant l'étendue de nos études.

Le projet soumis à notre examen était accompagné d'un rapport dont nous avions eu déjà connaissance, où l'auteur, M. Bonnier, signalait la nécessité probable de retouches à faire à deux autres décrets, à celui de 1884 concernant les hauteurs des maisons et à celui de 1874, qui règle la quotité des droits dus par les constructeurs à la Ville de Paris.

Monsieur le Préfet, à qui plusieurs d'entre vous avaient rappelé ces conclusions, voulut bien, si vous vous en souvenez, assurer votre Sous-Commission qu'elle avait tous pouvoirs d'étendre ses études aux points signalés par M. Bonnier.

Nous y avons été amenés, pour ainsi dire, par la force des choses, dans notre discussion générale. Ces trois décrets de 1882, de 1884 et de 1874, dont nous venons de parler, sont en effet les trois chapitres d'un même code relatif aux constructions parisiennes. On peut à la rigueur traiter à part le dernier, dont le caractère est plutôt fiscal, mais non les deux premiers.

Les saillies et les hauteurs à permettre sont souvent connexes ; telle saillie devient admissible ou non, selon qu'elle est contenue en hauteur, dans de certaines limites, et réciproquement, telle hauteur peut sembler sans inconvénient ou, au contraire, très fâcheuse, en raison des saillies admises en dehors de l'alignement.

Nous ne pouvions pas non plus, on le conçoit, n'écouter que nos désirs artistiques. Les décors qu'on élève de chaque côté des rues offrent évidemment un grand intérêt au point de vue du bon aspect de la Ville. Encore faut-il qu'ils ne resserrent pas trop l'espace et que le spectateurs ait un recul suffisant pour les bien voir.

Si des rues étroites, bordées de constructions très hautes, peuvent être agréables dans les villes du midi, où l'on recherche plus souvent l'ombre que le soleil, il n'en est pas de même dans nos régions du Nord. A Paris, sous notre climat, de pareilles voies seraient, dix mois sur douze, tristes et maussades.

Et puis, nous ne sommes pas que les passants de la rue, nous habitons les logis qui y prennent du jour et de l'air, et nous aurions vite fait de nous lasser de décors, même réussis, si nous devions, pour les obtenir, passer une partie de notre vie dans des demeures peu saines.

Je ne prétends pas, messieurs, vous donner ici un compte rendu sténographique de nos discussions ; notre honorable collègue, M. Trélat, a traité le côté hygiènique du sujet qui nous occupe d'une façon plus savante. Mais c'est bien l'esprit que j'indique et dont nous étions tous pénétrés, qui nous a souvent guidés dans nos études.

Il nous a paru que si nous pouvions accorder, dans les rues larges, des libertés favorables à l'éclosion de motifs d'architecture véritablement décoratifs, nous avions aussi le devoir de nous inquiéter des résultats hygiéniques, souvent médiocres, qui résultent, pour les habitants des rez-de-chaussée et des étages inférieurs, de la trop grande élévation des bâtiments, dans les rues de faible largeur.

Il est vrai que la Ville de Paris n'accepte pas aujourd'hui de rues de moins de 12 mètres ; mais il en existe d'anciennes beaucoup plus étroites, sans compter celles que les particuliers ont toujours le droit d'ouvrir sur leurs terrains.

Or, le décret de 1884 n'établit pas de proportionnalités réelles entre les largeurs des rues et les hauteurs des maisons que l'on y peut élever.

Qu'une rue ait $9^m,74$ de largeur ou tout près de 20 mètres, exactement $19^m,99$, par conséquent plus du double, le constructeur a droit à une même façade de 18 mètres. Si la rue a moins de $9^m,74$, soit $9^m,73$ par exemple, la hauteur des façades est restreinte à 15 mètres. C'est-à-dire que pour un centimètre de largeur de rue en moins, le constructeur ne peut plus faire que cinq étages au lieu de six, sans cependant qu'il lui soit permis d'augmenter la hauteur sous plafond de chacun des étages.

Je ne veux pas dire, croyez-le bien, que les auteurs de ce décret de 1884, dont je viens de signaler quelques résultats particulièrement illogiques, n'aient pas eu de bonnes raisons pour décider comme ils l'ont fait. Ces bonnes raisons sont évidentes à un certain point de vue pratique.

Nos anciens architectes-voyers croyaient qu'il ne servirait de rien aux constructeurs d'avoir droit à des hauteurs plus grandes, dans des rues plus larges, si les différences accordées ne permettaient pas de faire franchement un ou deux étages en plus.

Ils avaient tablé sur des hauteurs moyennes d'étage ordinairement acceptées à leur époque et ils en avaient déduit quatre dispositifs de façades de 12, de 15, de 18 et de 20 mètres, de façon à donner la possibilité d'y faire tenir, en utilisant les combles, 5, 6 et 7 étages.

La donnée était peu faite pour inciter les architectes à des solutions variées. Ceux-ci n'avaient en réalité rien à chercher. Ils ne pouvaient s'écarter du nombre d'étages implicitement indiqué par l'un des dispositifs accordés, sans paraître léser les intérêts de leurs clients ; ils étaient fatalement conduits à construire, tous, des maisons semblables avec des étages de mêmes mesures.

Quand on songe que la maison de rapport est à peu près la seule usitée dans nos rues nouvelles, à cause du prix très élevé des terrains, et si l'on ajoute à ce fait l'obligation pour le constructeur de se tenir dans des règles méticuleuses extrêmement sévères quant aux saillies permises en avant de l'alignement, on ne s'étonne plus de la platitude et de la monotonie d'aspect tant reprochées aux grandes habitations à loyer de notre époque.

Votre Sous-Commission ne pense certainement pas que de nouveaux règlements de voirie auront le pouvoir de transformer radicalement cet état de choses ; mais elle croit à la possibilité de l'améliorer dans une large mesure.

Il suffirait, à notre avis, en ce qui concerne les hauteurs, d'abandonner les dispositifs arbitraires de 1884, pour s'en référer à un système de proportionnalités concordant, aussi exactement que possible, avec les différentes largeurs des rues.

Ce système donnerait lieu à un nombre assez considérable de dispositifs qui obligeraient les architectes à trouver des solutions différentes et relativement imprévues. L'art y gagnerait autant que l'hygiène.

Je passe, messieurs, sur certaines observations touchant plutôt à des questions de droit qui ont été émises, en supposant que des proportionnalités sérieuses eussent pour effet de restreindre certains maximum de hauteur tolérés aujourd'hui dans des rues étroites. Il est convenu que les nouveaux règlements n'auront pas d'effet rétroactif, et cette convention coupe court à toutes difficultés.

Mais je dois signaler d'autres remarques touchant celles-ci, au troisième chapitre du code des constructions parisiennes, parce qu'elles intéressent les finances de la Ville de Paris.

Il avait été dit, au cours des discussions sur le droit que possède une ville de modifier ses règlements, et quant à une proposition de notre président, M. Charles Garnier, tendant à accorder des faveurs exceptionnelles en dehors de celles qui sont prévues pour des constructions monumentales ou pour des besoins d'art, de science et d'industrie, il avait été dit, je le répète, que l'espace limité par les alignements d'une rue appartenait tout entier au public, soit, dans l'espèce, à la Ville, considérée comme fondée de pouvoirs de tous les habitants.

Cette théorie, admise de tout temps, a sa sanction dans les droits de voirie que les constructeurs doivent acquitter, chaque fois qu'ils bâtissent en bordure d'une voie publique. C'est tant par mètre de façade, tant pour une barre d'appui, par mètre linéaire de balcon, etc.

Les droits de voirie sont particulièrement motivés au regard des parties de construction en saillie qui constituent des accroissements du local intérieur, et les balcons sont bien des constructions de ce genre ; mais que dire de ce que l'on est convenu d'appeler des bow-windows?

Ces sortes d'avant-corps en encorbellement constituent en fait les parois de locaux habitables, clos et couverts, pris entièrement sur l'espace de la voie publique. Répétés sur un certain nombre d'étages, ces agrandissements de certaines pièces des appartements valent à leurs propriétaires des surcroîts de revenus relativement importants.

Il nous a paru qu'une révision du décret de 1874 devrait plutôt supprimer des taxes comme celles qui visent des décors saillants uniquement conçus au point de vue artistique, décors qu'il faudrait plutôt encourager et, en revanche, s'attacher aux emprises sur la voie publique susceptibles de produire des profits pécuniaires.

Il suffirait, pour l'équité, que les droits touchant ces emprises fussent calculés en proportion des profits qu'en peuvent retirer leurs possesseurs.

J'en aurai fini, messieurs, avec les observations de notre discussion générale, en disant à propos des règlements concernant les hauteurs des maisons, que M. le Préfet a bien voulu, sur notre demande, nommer une Commission spéciale chargée d'en étudier une révision aussi complète que pour le décret des saillies.

J'arrive à l'examen du projet de révision du décret de 1882, qui faisait l'objet essentiel de notre mission.

Je tiens d'abord à constater, avec mes collègues, à quel point nous avons pu apprécier l'excellence du travail fait par la sous-commission technique présidée par M. Paul Sédille.

M. Jourdan, qui avait suivi les séances de cette sous-commission, MM. Legros, Bonnier et Debrie, qui en faisaient partie, à qui nous avons fait appel pour des renseignements précis sur les motifs de certaines règles posées dans ce projet, nous ont donné des explications très concluantes.

Les règles en question sont pratiques et conçues dans un esprit libéral, quelques-unes très ingénieuses ; toutes dérivent d'un sentiment avisé des désirs légitimes des artistes en matière de décors urbains. Nous les avons suivies presque point par point, en nous bornant à les amender.

Vous savez, messieurs, quelle a été l'origine de ce projet de revision.

Les artistes et tous les hommes de goût se plaignaient du peu de variété des maisons élevées dans les voies nouvelles et de leur insignifiance décorative. Quelques-uns de nos honorables conseillers municipaux, chargés d'enquêtes à l'étranger, avaient été frappés de certains aspects pittoresques des habitations, à Bruxelles, à Londres, à Vienne, dans quelques villes allemandes, et ils avaient, à leur retour, réclamé que des libertés analogues à celles dont jouissent les constructeurs étrangers fussent permises aux constructeurs parisiens.

Ces réclamations ont été accueillies avec faveur ; des tolérances ont été accordées, d'abord un peu étroites, qui permettaient d'établir sur les balcons des vérandahs vitrées avec des ossatures en fer et en tôle ; on s'est aperçu que ces sortes d'objets ne pouvaient guère fournir des expressions artistiques susceptibles d'être considérées comme des embellissements des façades ; il a été alors permis d'avancer des constructions en pierre sur des encorbellements, et déjà s'élèvent de toutes parts des habitations, même de simples maisons de rapport, qui se distinguent des vieilles constructions de ce genre par des aspects infiniment plus gais.

Les décors que les architectes ont pu créer, grâce aux tolérances de la voirie, sont évidemment des valeurs très diverses, mais à en juger par les meilleurs, ou même par ceux qui sont seulement étudiés avec soin, on est en droit de croire à une manière d'art d'une certaine originalité, applicable aux maisons banales.

Cet essai a été, en somme, très satisfaisant, et nous ne nous plaignons pas, bien au contraire, qu'il ait précédé les sanctions administratives dont nous avons été appelés à formuler les traits définitifs.

Nous y avons gagné de pouvoir pratiquer plus sûrement ce que l'on a appelé la politique des résultats, c'est-à-dire d'être mieux en mesure d'apprécier les bons côtés des libertés à accorder et d'en prévoir certains inconvénients. Le projet de revision du décret de 1882, tel que nous le présentons aujourd'hui, avec nos amendements, ne court plus, croyons-nous, aucun risque de donner lieu, dans la pratique, à des surprises d'un fâcheux effet.

Je ne vous dirai pas, messieurs, par le menu, comment nous sommes arrivés à cette conviction ; je vous demande la permission de négliger tous les détails de notre examen pour m'en tenir aux points essentiels.

Une première solution s'imposait à propos des saillies des socles des façades.

Le décret de 1882 accorde 20 centimètres pour ceux des boutiques, et seulement 4 centimètres pour ceux des maisons dans lesquelles les rez-de-chaussée ne sont pas destinés à des locations commerciales.

Or, c'est précisément dans les rues les plus fréquentées que s'établissent les boutiquiers ; c'est là où une emprise d'une certaine importance sur le trottoir pourrait véritablement gêner la circulation.

Partout ailleurs, dans les rues où l'on construit des maisons sans boutiques, cette emprise n'aurait aucun inconvénient.

Il arrivait qu'ici les architectes, désireux de donner une tournure artistique à des hôtels privés, par exemple, étaient obligés, pour rester dans la tolérance insignifiante de 4 centimètres, de supprimer toutes saillies de socles et de murs de rez-de-chaussée qui eussent été en bonnes proportions avec les reliefs de leurs décors de premier étage.

Le projet de révision du décret de 1882 avait fait disparaître avec raison une différence de traitement si peu motivée, votre Sous-Commission s'est rangée à cet avis.

Elle a admis pour tous les socles le minimum de 20 centimètres considéré comme indispensable pour l'établissement de boutiques et une progression de nature à faire passer ce minimum de 20 à 30 centimètres en raison de la largeur des rues ; ce dernier chiffre de 30 centimètres devenant un maximum sitôt que la rue atteint 30 mètres de largeur.

Il ne nous a pas paru possible d'accorder davantage. Les saillies de rez-de-chaussée peuvent n'être pas utilisées dans toutes les façades d'une rue et, par suite, donner lieu, par endroit, à des sortes de retraites qui offriraient, si elles étaient un peu profondes, des dangers au double point de vue de la salubrité et de la sécurité.

La tolérance de 30 centimètres accordée dans les rues de 30 mètres et au-dessus permet d'ailleurs d'asseoir convenablement des décors de premier étage d'une grande ampleur ; elle est largement suffisante.

Nous avons encore adopté en principe le dispositif imaginé dans le projet de revision pour les saillies des façades ; je veux parler du système des lignes enveloppantes dont l'ensemble continu réalise ce que l'on appelle un gabarit.

Nous nous sommes contentés de modifier le jeu des gabarits pour rendre ceux-ci plus exactement proportionnels aux largeurs des rues et de faire varier la ligne de démarcation qui séparait les saillies de rez-de-chaussée d'avec celles des étages.

Cette ligne de démarcation avait été fixée, dans le projet qui nous était soumis, à une cote uniforme de 3 mètres au-dessus du trottoir. Nous voudrions qu'elle pût être élevée progressivement jusqu'à six mètres environ, au fur et à mesure que diminuerait la largeur des rues.

Il nous a paru en effet que, s'il n'y avait aucun inconvénient à ce que les grandes saillies des façades descendissent jusque sur le rez-de-chaussée, dans les voies très larges, il était au contraire très fâcheux de les établir si près du trottoir dans les rues étroites. Les rez-de-chaussée des maisons construites dans ces dernières rues sont déjà médiocrement partagés au point de vue de l'air et de la lumière. On ne devait pas songer à les en priver davantage par des saillies qui les eussent immédiatement surplombés.

A un autre point de vue, nous avons tenu à simplifier, autant que possible, la teneur des règlements; toutes les stipulations de détail des façades, concernant les bandeaux, les pilastres, les chaînes, les corniches secondaires, etc., qui étaient mentionnés dans le projet que nous examinions, ont disparu de notre rédaction.

Nous enfermons, dans les limites des gabarits inférieurs et supérieurs, toutes espèces de saillies décoratives et, avec elles, les balcons et les constructions en encorbellement.

Je cite ici, messieurs, pour compléter ces explications, quelques-uns des résultats qu'il vous faudrait chercher par des calculs dans les textes du règlement joint à ce rapport.

Le constructeur a droit à 64 centimètres en saillie, en avant des étages d'une façade élevée sur une rue de 8 mètres, à 80 centimètres, si cette rue a 10 mètres et, lorsqu'elle a 12 mètres, à 84 centimètres. Dans une rue de 15 mètres, il pourrait disposer de 90 centimètres, et enfin de 1 m. 20, quand il bâtirait dans une voie de 30 mètres ou encore plus large.

Restait à voir si les gabarits pouvaient être, pour ainsi dire, promenés parallèlement aux façades, dans toute la largeur de celles-ci, qui est comprise entre les têtes des murs mitoyens.

Nous n'avons pas vu que cela soit impossible pour les balcons, mais non, quant aux bow-windows.

Si l'on pouvait admettre, comme il est d'usage aujourd'hui, que les balcons de deux maisons contiguës fussent seulement séparés par l'épaisseur du mur mitoyen, parce que les balcons sont de simples plate-formes bornées par des balustrades, il était difficile de concevoir la muraille latérale d'un bow-window se projetant perpendiculairement à la façade comme un écran de plusieurs étages de hauteur, tout à côté de la fenêtre la plus proche d'une maison voisine. C'eût été un préjudice véritable porté aux droits de vue que les locataires d'une maison sans bow-window possèdent aussi bien que ceux d'une maison qui en est pourvue.

Ces constructions en encorbellement seront limitées près des murs mitoyens par un plan formant un angle de 45° avec la façade qui les porte.

Il était également sage d'établir une règle afin de ne pas permettre à de pareilles constructions d'envahir les façades. Les bow-windows sont admis à titre décoratif et non autrement; il ne faut pas que les libertés accordées à leur sujet équivalent à la permission de construire des façades tout entières en avant de l'alignement.

A Londres, les bow-windows peuvent seulement occuper un tiers de la surface totale des façades. Nous avons admis cette proportion, comme l'avait admis le projet de revision du décret de 1882 et, comme dans celui-ci, avec faculté de disposer d'une façon quelconque de tout ou partie de la surface de façade permise pour les constructions en encorbellement. C'est ainsi que le constructeur a tout loisir d'abandonner le parti ordinaire des bow-windows étroits superposés jusqu'au 4e étage, et qu'il peut adopter toute autre combinaison, celle par exemple d'une galerie continue occupant toute la largeur de la façade au-devant d'un ou de deux étages. Il suffit que la façade de cette galerie ne dépasse pas, en superficie, le maximum indiqué par l'ensemble des bows-windows superposés.

Nous avons vu, dans cette faculté, un moyen de permettre la recherche de motifs d'architecture d'une certaine originalité.

Nous avons adopté, pour la même raison, une proposition intéressante de M. Doniol, notre vice-président,

M. Doniol estimait, comme nous-mêmes, qu'il pouvait être désirable de voir, dans des rues très larges, des balcons de formes mouvementées échappant à la banalité des plans rectangulaires. Il fallait, pour obtenir ce résultat, accorder des saillies exceptionnelles en dehors du gabarit, sans cependant ouvrir la porte à des conceptions encombrantes.

Un moyen un peu compliqué, basé sur un système de compensation, existe dans les règlements de voirie de la ville de Berlin.

Nous avons simplifié heureusement ce moyen, comme vous pouvez en juger en lisant le paragraphe 5 de l'article 8. Il est bien certain que l'on peut attendre de cette nouvelle faculté accordée aux architectes, des effets décoratifs d'une réelle valeur.

Nous devions encore, pour traiter à fond la question des bow-windows et des saillies décoratives, examiner comment il serait possible de couronner ces éléments d'architecture au-dessus de la hauteur permise des façades, c'est-à-dire dans la partie des constructions réservée aux étages du comble, qui se trouve limitée aujourd'hui par un arc de cercle d'un certain rayon.

Le projet de révision du décret de 1882 qui a servi de base à nos discussions admettrait deux zones concentriques à l'arc de cercle en question, la première limitant toutes les saillies des lucarnes et, la seconde, les couronnements des bow-windows.

Nous avons admis ce principe, en stipulant que les zones serviraient uniquement au développement des objets qui les avaient motivées. La première pourra bien permettre d'établir ce que l'on pourrait appeler des bow-windows de comble, en arrière de ceux de la façade, mais non la seconde zone. Celle-ci ne devra jamais être utilisée pour des agrandissements des locaux habitables.

Un dernier mot au sujet de nos études sur ce chapitre si important des objets faisant partie intégrante des constructions : nous avions eu connaissance, grâce aux démarches personnelles et aux bons soins de M. Bonnier, des règlements de voirie adoptés dans la plupart des capitales de l'Europe, à Lisbonne, à Francfort, à Saint-Pétersbourg, à Vienne, à Berlin, à Bruxelles et à Londres. Vous avez déjà vu, par certaines indications de ce rapport, que nous avions utilisé ces documents. Nous pouvons vous assurer qu'il n'est pas de moyens ingénieux d'éviter la monotonie d'aspect des maisons à loyer, dont nous n'ayons cherché à tirer parti.

Il me resterait, messieurs, à vous entretenir des stipulations de saillies concernant les marquises, les bannes, les stores, les enseignes et de bien d'autres détails. Mais j'ai déjà abusé de votre patience et, d'ailleurs, nos études sur ce sujet ont plutôt eu pour effet de conserver certaines règles du décret de 1882, qui avaient été modifiées dans le projet de révision soumis à notre examen. Je vous demande en conséquence, encore que nous ayons étudié ces détails avec un grand soin, de les passer sous silence dans ce rapport, et je termine en appelant de nouveau votre attention sur les résultats donnés par les essais des saillies nouvelles, qui ont été poursuivis à Paris, depuis plusieurs années, grâce aux tolérances administratives.

Ces résultats sont heureux, je le répète. Les libertés que l'on peut accorder aux constructeurs doivent, sagement réglementées, susciter des recherches artistiques intéressantes, par suite, amener dans les façades de nos maisons parisiennes, des aspects nouveaux ou pittoresques d'un charme appréciable ; nous vous prions, messieurs, de faire en sorte que ces libertés produisent tous leurs bons effets, en adoptant ce dernier projet de réglementation des saillies.

M. LE PRÉFET remercie M. Boileau de son intéressant travail, et propose de procéder à l'examen et à la discussion des articles du projet de la révision proposée par la Sous-Commission.

Discussion générale.

M. DONIOL, président de la Sous-Commission, demande à présenter quelques observations de détail ; des fautes d'impression se sont glissées dans le projet de décret ; à la page 19, les numéros 7 et 8 des articles doivent être respectivement remplacés par les chiffres 6 et 7 ; à la page 25, dans le deuxième alinéa, article 11, il faut remplacer article 20 paragraphe 1er par article 19 paragraphe 1er ; à la page 29, au premier alinéa de l'article 19, il a été imprimé : « à moins de 3 mètres au-dessus du trottoir » alors qu'il aurait fallu écrire 2^m,50 ; à la page 35, à l'article, 23 il faut lire décret du 23 juillet 1884 et non du 23 juillet 1848 ; enfin au diagramme, l'échelle indiquée de 0^m,02 centimètres pour mètre est inexacte, l'échelle de ce diagramme est seulement de 7 millimètres par mètre.

En terminant, M. DONIOL demande à appeler l'attention du Comité technique sur le point suivant : la Sous-Commission a cherché à simplifier la règlementation ; ainsi que l'indique le diagramme, il n'y aura plus qu'une règle unique au lieu des prescriptions diverses pour les balcons, pilastres, etc., édictées par le décret de 1882 ; les artistes, les architectes, auront ainsi plus de liberté dans l'élaboration de leurs conceptions, et pourront d'autant mieux maintenir la supériorité artistique de notre pays. D'ailleurs, la Sous-Commission n'a fait que suivre, sur ce point, les principes énumérés dans le rapport présenté par M. BONNIER au nom de la Commission administrative ; par exemple :

« Enfermer les saillies dans des gabarits ou lignes enveloppantes très simples, dans lesquelles les architectes auront toute liberté de se mouvoir, sans qu'il soit spécifié de saillie particulière aux différents objets inscrits dans ces limites ».

« Rendre les saillies, permises en avant de l'alignement, proportionnelles à la largeur légale des voies. »

L'application de ce dernier principe supprimera l'inconvénient qui résulte du système des échelons actuellement en vigueur : par exemple dans une rue de 7^m,85 n'ayant que 5 centimètres de largeur de plus qu'une autre rue, un propriétaire, aujourd'hui, est autorisé à construire une maison ayant 3 mètres de hauteur de plus que les maisons construites dans la seconde rue ; ce qui est contraire à l'hygiène, particulièrement dans les voies privées, qui peuvent présenter des largeurs très inférieures à 12 mètres. Avec la proportionnalité, au contraire, une augmentation de largeur de quelques centimètres, n'aura qu'une influence insignifiante sur la hauteur de constructions.

M. Pascal fait remarquer que la Commission des hauteurs n'a pas encore terminé ses travaux ; n'est-il pas à craindre que, suivant les résultats de ces travaux les décisions du Comité technique ne soient modifiées ; dans ces conditions, est-il possible, pour le Comité, de se livrer à un travail utile et définitif?

M. Bonnier répond que la Commission des hauteurs n'a pas encore statué sur toutes les questions qui lui sont soumises, notamment sur la question des cours, mais qu'en tout cas ses décisions n'auront probablement pas d'influence sur celles qu'aura prises le Comité.

D'après M. Ch. Garnier, le décret sur les saillies ne pourra pas être appliqué aussi longtemps que le décret sur les hauteurs n'aura pas été élaboré.

M. Bourdais demande si la Commission des hauteurs ne pourrait pas scinder son travail, et présenter au Comité technique les résolutions qu'elle a déjà arrêtées.

M. Bonnier répond que cette décision présenterait des difficultés, la Commission ne pouvant communiquer qu'un ensemble.

M. le Préfet fait remarquer qu'il y a intérêt à se prononcer le plus tôt possible sur le projet de revision du décret des saillies ; les intéressés réclament énergiquement. Il propose en conséquence au Comité technique d'examiner ce projet, sous réserve des modifications nécessaires pour l'harmonie des règlements.

M. Bouvard appuie la proposition de M. le Préfet ; l'Administration se trouve en présence de grandes difficultés, c'est pourquoi il insiste sur la nécessité, pour la Commission des hauteurs, de donner à bref délai des résultats définitifs et complets.

M. Bourdais expose que les travaux de la Commission des hauteurs pourraient être soumis au fur et à mesure de leur avancement à la Sous-Commission, qui soumettrait ensuite au Comité technique les modifications au projet de décret qui en résulteraient.

M. Bonnier répète que les résolutions de la Commission des hauteurs n'entraînent jusqu'aujourd'hui aucune modification au projet de revision du décret de 1882.

M. Pascal demande si tous les membres du Comité ont trouvé assez clairs les articles du décret, ces derniers sont-ils assez simples, assez compréhensibles, même pour ceux qui n'ont pas suivi toute la discussion ? Il faut songer que ce décret s'adresse non seulement aux hommes de l'art, mais aussi à de petits entrepreneurs, à de petits propriétaires.

M. Bouvard ne croit pas que les questions de principe qu'on étudie actuellement doivent être modifiées par les travaux de la Commission des hauteurs, mais il estime, comme M. Pascal, que le projet de décret tel qu'il est proposé manque de netteté ou du moins de simplicité, et que son application en serait difficile ; il est à craindre qu'il ne donne lieu à des divergences d'appréciation, et, par suite, ne soit la cause de difficultés et de procès.

Il pense que des simplifications devront être apportées, de manière à mettre le décret à la portée de tous, sans pour cela en modifier le sens.

M. Pascal dit qu'il est absolument d'accord avec M. Bouvard.

D'après M. Charles Garnier, la proportionnalité proposée par la Sous-Commission présente des difficultés pratiques pour la confection des diagrammes, aussi il lui semble préférable de prendre pour bases des largeurs des rues de 4 mètres, 5 mètres, etc.

M. Bouvard appuie cette proposition. On pourrait faire des barèmes correspondant à des largeurs de rues correspondant de mètre en mètre ; ce serait utile notamment pour renseigner les intéressés et, le cas échéant, les tribunaux. Il ne faut pas pousser trop loin l'observation de M. Doniol et admettre des variations de hauteur par centimètre de largeur, les variations par mètre suffiront.

M. Doniol répond que cette dernière pratique existe pour le calcul des largeurs de trottoir.

M. le Préfet constate que le Comité est d'accord sur le point suivant : lorsque la question des hauteurs aura été résolue, il n'y aura plus qu'à créer des tableaux correspondant à des largeurs déterminées.

M. Bouvard fait remarquer que ce sera là le travail de l'Administration, qui aura à s'inspirer des conditions posées en tenant compte de l'opinion de la Commission en vue de simplifications dans le texte du décret. Ainsi, par exemple, au lieu du passage suivant de l'article 8 : « La ligne horizontale de démarcation... sera placée... dans les rues de 30 mètres de largeur et plus à une hauteur minima de 3 mètres au-dessus du trottoir, dans les rues de moins de 30 mètres de largeur, à une hauteur qui sera de 6 mètres moins un dixième de la largeur de la voie ». — Ne vaudrait-il pas mieux dire « que cette hauteur variera en plus ou en moins de tant par mètre de largeur de la rue ».

M. Bonnier répond qu'il faut surtout chercher la simplification ; quant à la clarté absolue elle sera bien difficile à obtenir, les décrets comme les codes ont besoin d'être interprétés, d'ailleurs on pourra établir des tableaux.

Discussion des articles.

M. le Préfet après avoir demandé si les membres du Comité n'avaient plus d'observations d'ordre général, de principe, à présenter, propose de passer à l'examen des articles du projet de la Sous-Commission.

TITRE PREMIER

Dispositions générales.

Article premier.

A l'avenir, il ne pourra être établi, sur les murs de face des constructions alignées ou non alignées de la Ville de Paris, aucune saillie sur la voie publique, autres que celles autorisées par le présent décret.

Art. 2.

Pour les constructions alignées, les jambes-étrières ou boutisses au droit des murs séparatifs devront toujours indiquer l'alignement. A cet effet, il sera réservé, sur la face antérieure du mur mitoyen, à $1^m,50$ au plus du sol, un nu d'une surface minima de 20 centimètres sur 20 centimètres ($0^m,20 \times 0^m,20$).

Ces articles sont adoptés sans discussion.

Art. 3.

Toutes les saillies autorisées seront, sauf les exceptions indiquées, proportionnelles à la largeur des voies.

Toutes les saillies seront mesurées à partir de l'alignement pour les constructions alignées et à partir du nu du mur de face pour les constructions en saillie sur l'alignement ainsi que pour celles sujettes à avancement par mesure de voirie.

Elles sont déterminées d'après la largeur légale de la voie au droit de la propriété pour les constructions alignées ou sujettes à avancement par mesure de voirie, et d'après la largeur effective pour les constructions en saillie sur l'alignement.

Toutes ces saillies sont limitées par un contour enveloppant appelé « gabarit ».

Au sujet de cet article, M. Bouvard exprime l'avis qu'on ne doit pas l'appliquer aux constructions non alignées sujettes à reculement. Il ne faut pas, dit-il, accorder de tolérance ni d'avantages à ces constructions.

M. Doniol répond que cet article n'a pas cet effet, puisque, pour une maison en saillie sur l'alignement, la largeur de la rue est moins grande, cette largeur étant mesurée à partir de la façade en saillie.

M. Bouvard dit que d'ailleurs le but du nouveau décret est seulement d'améliorer les constructions futures.

M. Boileau déclare qu'il faut adopter l'article 3 tel qu'il est proposé par la Sous-Commission; l'adoption de la proposition de M. Bouvard créerait une nouvelle servitude pour les constructions en saillie.

M. Debrie remarque que l'article 3 ne donne aucun avantage aux constructions en avancement sur l'alignement, car les saillies qu'on pourra y établir devront être calculées d'après la largeur de la rue au droit de cette construction, et par suite seront inférieures à celles des maisons bâties à l'alignement.

M. Pascal dit que si le bénéfice de l'article 3 ne s'applique pas aux constructions en saillie, lorsqu'un propriétaire n'aura pu construire qu'une maison à un seul étage et qu'ensuite la rue aura été élargie, il ne pourra plus surélever des étages d'une architecture semblable à celle du premier étage et cependant ce n'est pas sa faute si, un an par exemple, après la construction de cet étage, la rue a été élargie.

M. Boileau exprime le même avis.

M. Bouvard déclare qu'il ne voudrait pas donner de nouveau droits aux constructions en avant de l'alignement, sa proposition laisse à ces constructions les droits qu'elles possèdent actuellement.

M. le Préfet expose que, d'après la proposition de M. Bouvard, les nouveaux droits donnés par le décret ne seraient pas donnés aux propriétés actuellement en avant de l'alignement, ce serait une disposition transitoire.

M. Bonnier dit que si une maison est actuellement à 5 centimètres en avant de l'alignement, elle ne pourrait, d'après cette dernière proposition, bénéficier des avantages qui seront édictés par le nouveau décret.

M. Bouvard déclare que si l'Administration estime en établissant un nouvel alignement, qu'il est nécessaire d'élargir une rue, il n'est pas logique qu'elle permette de diminuer la largeur de cette rue, par la construction de saillies.

M. Jourdan fait remarquer qu'à Paris la servitude d'alignement est supprimée, en fait, par le Conseil d'État, or, on la rétablirait indirectement si on adoptait l'idée de M. Bouvard.

M. Lorieux dit qu'il ne faut pas confondre l'alignement et la permission de voirie; aussi le Conseil d'État ne repousserait pas l'article 3 avec l'addition proposée par M. Bouvard.

M. Bouvard insiste sur l'idée suivante : dans une rue qu'il est nécessaire de faire de 20 mètres, il n'est pas admissible qu'on donne la faculté à un propriétaire d'une maison en avant de l'alignement, de diminuer encore, par la construction de bow-windows, la largeur d'une rue déjà diminuée par la maison en saillie.

M. Boileau dit qu'il n'y a aucune faute à reprocher à ce propriétaire.

M. Bouvard ajoute qu'il ne retire rien au propriétaire dont il s'agit, puisqu'il lui laisse les droits dont il jouit actuellement.

M. Boileau répond que la proposition de M. Bouvard retire quelque chose au propriétaire d'une construction en saillie puisqu'il n'aurait pas les droits des propriétaires de maisons élevées dans les rues d'une largeur égale à la largeur effective de la rue devant cette construction.

M. Badois estime que la question est tranchée par le paragraphe 3 de l'article 3, qui dispose que les saillies seront déterminées d'après la largeur effective au droit de la propriété pour les constructions en saillie sur l'alignement.

M. Bonnier explique que c'est justement ce que ne veut pas M. Bouvard.

M. Badois dit que si la proposition de M. Bouvard était adoptée, le décret ancien resterait applicable aux maisons en saillie.

M. Boileau fait remarquer que, sauf pour les bow-windows, le décret nouveau accorde moins que le décret ancien, de sorte que les maisons en avant sur l'alignement seront plus favorisées, sauf en ce qui concerne les bow-windows.

M. Bouvard répond que c'est justement ces dernières saillies qu'il envisage.

M. Doniol exprime l'avis que si l'idée de M. Bouvard est acceptée, les maisons en dehors de l'alignement ne pourront plus profiter des bow-windows que l'Administration tolérait jusqu'ici.

M. LE PRÉFET déclare que l'Administration ne tolérera plus la construction de ces bow-windows, aussi il y a intérêt à résoudre les questions relatives aux saillies et à élaborer à bref délai les projets de décret.

M. BOURDAIS déclare, comme M. BOILEAU, que, sauf pour les bow-windows, le projet de la Sous-Commission est moins libéral que le décret actuellement en vigueur.

M. DONIOL répond que la différence des saillies données par les deux dispositions sont insignifiantes, 3 ou 4 centimètres pour les rues étroites, pour une rue de 10 mètres par exemple. il n'y a pas de différence pour les balcons; la question n'existe que pour les bow-windows.

M. Charles GARNIER est du même avis.

M. BOURDAIS pense que puisque pour les voies étroites, les saillies sont peu différentes dans l'ancien décret et le nouveau projet, la question n'a pas grand intérêt.

M. BOUVARD expose que la question est importante, à cause des bow-windows, qui ne sont pas permis actuellement et qui vont l'être en vertu du nouveau décret.

M. BOURDAIS se demande quel avantage un propriétaire peut avoir à modifier sa maison.

M. BOUVARD répond qu'un propriétaire d'une maison en saillie peut avoir un grand intérêt à construire des bow-windows pour toucher ensuite une plus forte indemnité d'expropriation.

M. Charles GARNIER propose de supprimer les paragraphes 2 et 3 de l'article 3 qui ne lui semblent pas clairs,

M. BONNIER expose que la rédaction de ces deux paragraphes est presque semblable à la rédaction adoptée primitivement et à laquelle, après modifications, on est revenu deux commissions successives n'ayant pu trouver de rédaction meilleure.

M. DONIOL fait remarquer que d'ailleurs cette rédaction est celle du décret de 1882, article 3.

M. LE PRÉFET expose que d'après la proposition de M. BOUVARD, l'article 3 ne devrait pas s'appliquer aux constructions en saillie de l'alignement actuellement existantes
Cette proposition mise aux voix est repoussée.

M. Charles GARNIER propose de réserver la question au moment de l'adoption des dispositions transitoires.

Cette proposition, mise aux voix par M. LE PRÉFET, est repoussée.

M. LE PRÉFET met aux voix l'article 3 qui est adopté.

ART. 4.

L'Administration pourra autoriser, après avis du Conseil général des Bâtiments civils et avec l'approbation du Ministre de l'Intérieur, des saillies exceptionnelles pour les constructions ayant un caractère monumental, ou pour des besoins d'art, de science ou d'industrie.

Adopté.

Art. 5.

Les saillies autorisées par le présent décret, ayant pour but de faciliter la décoration des façades, ne sauraient, en aucun cas, être comptées par les constructeurs, dans le calcul des épaisseurs de mur qui leur sont nécessaires.

M. Charles Garnier demande des explications sur cet article qui ne lui paraît pas clair.

M. Bonnier répond que cet article n'est que l'application du principe d'après lequel les constructeurs n'auront pas le droit de faire une saillie générale, et en portant le mur à 20 centimètres en avant, d'augmenter d'autant la surface habitable de leurs constructions.

M. Charles Garnier dit de nouveau que l'article n'est pas clair.

M. Bourdais propose le renvoi de cet article à la sous-commission, pour élaboration d'une nouvelle rédaction.

M. Boileau pense que la rédaction proposée n'offre pas d'inconvénient, il tient à faire remarquer que la sous-commission l'a discutée pendant trois séances consécutives, et n'a pas trouvé d'autre rédaction ; celle-ci, d'ailleurs, avait déjà été adoptée par la Commission administrative.

M. Doniol déclare que la disposition de l'article 5 n'est qu'une clause de style.

M. Bonnier expose que la rédaction de la sous-commission n'est que l'exposé d'une règle générale due à la préoccupation d'empêcher les empiètements.

M. le Préfet met aux voix la question de savoir s'il convient de renvoyer l'article 5 à la sous-commission pour la recherche d'une nouvelle rédaction.

Le renvoi à la Sous-Commission est prononcé.

TITRE II

Saillies autorisées à titre provisoire au devant des constructions.

Art. 6.

Barrières provisoires, étais, échafauds.

La saillie des barrières provisoires, étais, échafauds et engins servant à monter et à descendre les matériaux, sera fixé dans chaque cas particulier suivant les localités et les circonstances.

Les constructeurs devront en outre se soumettre aux prescriptions du Préfet de police.

Adopté.

Art. 7.

Constructions provisoires, échoppes.

Il pourra être permis de masquer les renfoncements par des constructions provisoires ou des appentis.

Ces constructions ne devront, en aucun cas, excéder la hauteur du rez-de-chaussée et elles seront supprimées dès qu'une des constructions attenantes subira retranchement.

Il pourra de même être permis de masquer, par des constructions provisoires en forme de pan coupé, les angles de toute espèce de renfoncement, mais sous la même condition que ci-dessus pour leur établissement et leur suppression.

Le Préfet de police sera consulté sur ces demandes.

Adopté.

TITRE III

Dimensions et conditions des saillies.

I. — Objets faisant partie intégrante des constructions.

Art. 8.

Éléments décoratifs. — Soubassements, balcons et constructions en encorbellement.

§ 1er. — Le gabarit qui limite la saillie des éléments décoratifs des façades, des soubassements, des balcons et des constructions en encorbellement est composé de deux lignes verticales.

L'une forme le gabarit supérieur, l'autre le gabarit inférieur.

La ligne horizontale de démarcation entre le gabarit supérieur et le gabarit inférieur sera placée à des hauteurs différentes, savoir :

Dans les rues de 30 mètres de largeur et plus, à une hauteur minima de 3 mètres au-dessus du trottoir.

Dans les rues de moins de 30 mètres de largeur, à une hauteur qui sera 6 mètres moins un dixième de la largeur de la voie.

§ 2. — La cote de saillie du gabarit supérieur sera :

Pour les voies de moins de 10 mètres de largeur, huit centièmes de la largeur de la voie.

Pour les voies de 10 mètres de largeur et au-dessous, soixante centièmes plus un cinquantième (1/50) de largeur de la voie, avec un maximum de $1^m,20$.

Au-dessus du rez-de-chaussée, le nu de l'alignement devra toujours servir de fond à la décoration ; il occupera à chaque étage un dixième (1/10) au moins de la largeur totale de la façade.

§ 3. — Il pourra être établi, dans la limite du gabarit supérieur, des constructions ou motifs de décoration en encorbellement dont les surfaces cumulées projetées sur un plan vertical parallèle à la façade n'excéderont, en aucun cas, le tiers (1/3) de la surface totale de cette façade, y compris les étages d'attique.

Latéralement, les saillies de constructions seront limitées par un plan vertical à 45° avec celui de l'alignement. Ce plan partira à $0^m,25$ de la ligne mitoyenne, mesure prise sur ledit alignement.

§ 4. — La saillie du gabarit inférieur sera le quart de la saillie du gabarit supérieur avec droit à un minimum de 20 centimètres.

Par exception, la décoration de l'entrée principale d'une construction pourra descendre jusqu'à deux mètres au-dessus du trottoir avec une saillie égale à deux fois celle du gabarit inférieur.

§ 5. — Dans les voies de 16 mètres de largeur et au-dessus, la saillie des balcons pourra être augmentée d'un quart, quand ces objets n'occuperont au plus, en projection horizontale, à chaque étage que le quart de la surface totale permise.

M. LE PRÉFET propose le vote de cet article par paragraphes.

Le § 1er est adopté.

Au sujet du § 2, M. BOILEAU fait remarquer que d'après la fin de ce paragraphe le nu à l'alignement devra servir de fond à la décoration et devra occuper au moins un dixième de la largeur totale de la façade, or le paragraphe suivant dispose que les surfaces des constructions en encorbellement projetées sur un plan parallèle à la façade n'excéderont en aucun cas le tiers de la surface totale de cette façade et par suite permet un encorbellement régnant sur toute la largeur de la maison ; les dispositions des § 2 et 3 sont donc contradictoires, aussi M. Bourdais propose la suppression du passage du § 2 à partir des mots « il occupera chaque étage ».

M. LORIEUX exprime l'avis que si les saillies de 20 centimètres sont permises sur toute la largeur des édifices, à leur partie inférieure, il en résultera une diminution de la largeur des rues, car les précautions prises contre les empiètements ne pourront être que théoriques.

M. BONNIER répond que ces saillies sont actuellement autorisées pour les boutiques.

M. LORIEUX dit qu'aucune décoration ne résultera de l'établissement de saillies continues de 20 centimètres.

M. BOURDAIS revenant sur les dispositions des §§ 2 et 3 de l'article 8 dit que le passage visé du § 2 a été rédigé pour servir de sanction au § 3 ; il propose de remplacer dans le § 2, la phrase : « il occupera à chaque étage un dixième au moins de la largeur totale de la façade » par la phrase suivante : « il occupera un dixième au moins de la surface du mur de face. »

M. Doniol pense, comme M. Bourdais, qu'il y a lieu d'établir une sanction précise et propose le renvoi à la Sous-Commission du § 2 de l'article 8.

M. le Préfet met aux voix la proposition de M. Doniol ; le renvoi à la Sous-Commission du § 3 est prononcé.

A propos du § 3 de l'article 8. M. Charles Garnier trouve que la distance de 25 centimètres de la ligne mitoyenne prise comme point de départ du plan vertical à 45° est trop faible, car alors les bow-windows cacheront la vue du voisin.

M. le Préfet dit que M. Charles Garnier propose 50 centimètres.

M. Boileau expose que l'adoption de ce dernier chiffre amènerait en pratique de grandes difficultés ; dans le cas où les salles à manger seraient contiguës aux murs mitoyens, il n'y aurait plus de bow-window possible ; d'ailleurs l'administration a permis la constructions de bow-window à parois perpendiculaires à la façade et à angles arrondis ; les dispositions proposées restreindraient la tolérance de l'Administration.

M. Badois pense que la proportion du tiers proposée pour les constructions en encorbellement, au premier alinéa du § 3, est trop forte et peut donner lieu à des abus, le quart ou le cinquième lui semblent suffisant. Il signale que la proportion du tiers paraît exagérée à M. l'Architecte-voyer en chef.

M. Doniol répond que cette proportion du tiers existe à l'étranger et que même à Londres, on a adopté une proportion supérieure ; les encorbellements peuvent occuper les deux cinquièmes de la façade, il fait observer qu'à Paris, de nombreuses maisons ont des façades étroites ne présentant souvent que quatre fenêtres, deux pour le salon, deux pour la salle à manger ; avec cette disposition, le bow-window qui doit garnir deux fenêtres exige la proportion du tiers ; cette dernière proportion avait d'ailleurs déjà été proposée par la Commission administrative.

M. Legros dit que, dans les autorisations de constructions demandées à l'Administration, la plupart des projets présentaient la proportion du tiers ; celles-ci ayant été accordées, il en est résulté des maisons d'un aspect lourd et peu décoratif.

M. Bourdais propose de rechercher une rédaction donnant au lieu d'un chiffre proportionnel absolu, une proportion variable avec la largeur de la façade.

Le tiers est trop faible pour les petites façades, trop fort pour les grandes, il faudrait faire varier le chiffre proportionnel entre un minimun et un maximum.

Il serait regrettable, dit-il, d'empêcher les propriétaires dont les maisons ont moins de 8 mètres de façade d'avoir des bow-windows ; on créerait ainsi deux catégories de propriétaires, et on favoriserait les gros propriétaires, ce qui serait contraire aux tendances démocratiques actuelles.

M. Boileau fait remarquer que les encorbellements peuvent occuper le tiers de la façade totale, y compris les étages d'attique ; or, l'attique est variable, il suffit de le reculer pour augmenter sa surface ; par suite, en le plaçant très en arrière, on pourra faire de grands encorbellements, M. Boileau pense qu'il n'est pas juste de calculer ainsi, et propose d'adopter la proportion du tiers, non compris l'attique.

M. Bouvard voudrait qu'on diminuât le plus possible l'importance des bow-window. Les raisons données par M. Bourdais ne le touchent pas, dit-il, car le but du futur décret est non pas d'augmenter les rendements des constructions, mais de les rendre plus décoratives, plus pittoresques. Si le petit propriétaire ne peut établir de bow-window pour deux fenêtres, il les fera faire pour une fenêtre ; on ne peut permettre des agrandissements des locaux d'habitation au préjudice de la voie publique. Avec une proportion trop forte, on n'atteindra pas le but cherché, l'uniformité aura seulement changé de forme.

M. Boileau dit que depuis huit années l'administration a laissé faire des constructions présentant pour les encorbellements une proportion du tiers.

M. Pascal demande quels sont les résultats obtenus en pratique.

M. Legros répond que la proportion du tiers accordée jusqu'ici n'a pas donné de bons résultats.

La Commission administrative proposait d'autoriser les bow-window dont la saillie devait être la même que celle des balcons. M. Legros pense que l'on pourrait adopter cette idée et, sur interpellation de M. le Préfet, propose d'autoriser les bows-windows seulement jusqu'à la base du comble.

M. Pascal proteste contre cette proposition car si elle était adoptée, toute occasion de variété serait supprimée.

M. Legros répond que quelles que soient les dispositions adoptées il n'y aura pas de variété, parce que les propriétaires profiteront tous des avantages qui leur seront accordés.

M. Bonnier propose que la surface dont on prendrait le tiers pour déterminer les encorbellements, soit la surface régie par le gabarit supérieur.

M. Bouvard approuve l'idée de M. Bonnier, son adoption diminuerait l'importance des bow-window et par suite, les empiètements sur la voie publique.

Le renvoi à la Commission du § 3 de l'article 8, en vue de le modifier conformément à la proposition de M. Bonnier, mis aux voix par M. le Préfet est prononcé.

Au sujet du § 4, M. Bouvard trouve que la hauteur de deux mètres au-dessus du trottoir à laquelle pourrait descendre la décoration de l'entrée principale d'une construction serait trop faible et constituerait une gêne pour la circulation, aussi il propose de prendre $2^m,20$ à $2^m,50$.

M. Pascal rappelle à ce propos, qu'il avait demandé que la décoration pût descendre jusqu'à terre. Il trouve regrettable que des colonnes ne puissent être établies pour l'ornement des portes d'entrée des hôtels de l'avenue des Champs-Elysées, par exemple.

M. Bonnier répond que cette interdiction est justifiée par des raisons de salubrité et de police ; quant à la hauteur de 2 mètres établie par le paragraphe 4, il ne pense pas qu'elle présente des inconvénients, d'autant plus que, indépendamment de la décoration de l'entrée principale, existe la saillie de 20 centimètres au minimum du gabarit inférieur.

M. Charles Garnier appuie l'élévation à 2^m,50 du chiffre de 2 mètres fixé par le paragraphe 4.

La hauteur de 2^m,50, mise aux voix par M. le préfet est adoptée.

Le paragraphe 4, ainsi modifié, est adopté.

Il en est de même du paragraphe 5.

Art. 9.

Herses, chardons, artichauts, etc.

Les herses, chardons, artichauts et autres objets analogues en ferronnerie destinés à servir de défense, pourront avoir 0,^{m}25 en sus de la saillie permise pour les corniches, balcons et entablements, sur lesquels ces objets seront fixés.

Adopté.

Art. 10.

Objets d'ornementation extérieurs au périmétre légal du comble.

En dehors du périmètre légal du comble, les objets d'ornementation, tels que couronnement de lucarnes, crêtes ajourées, galeries, etc., devront être inscrits dans un premier arc de cercle concentrique au périmètre.

Le rayon de cet arc de cercle sera le rayon légal augmenté de la saillie du gabarit supérieur (art. 8).

Pour les couronnements des constructions en encorbellement, le rayon légal pourra être augmenté d'une quantité égale à deux fois la saillie du gabarit supérieur.

En aucun cas, l'extension donnée aux espaces habitables par les objets d'ornementation ne pourra s'étendre au-delà du premier arc de cercle concentrique au périmètre légal.

Pour les constructions en encorbellement, les parties de couronnement qui s'élèveront au-dessus de la ligne de base légale du comble, ne pourront, en aucun cas, avoir en largeur, plus du tiers de la façade.

Adopté.

II. — Objets ne faisant pas partie intégrante des constructions.

Art. 11.

En aucun cas les saillies des objets ne faisant pas partie intégrante des constructions et dépassant le gabarit des saillies des objets faisant partie intégrante des constructions (art. 8), ne pourront être établies à moins de 0^m,50 en arrière de l'arête

du trottoir. Ces objets ne devront être établis qu'à partir de trois mètres du trottoir, sous réserve de l'exception indiquée dans l'article 19, § 1er.
Adopté.

Art. 12.

Devantures de boutiques, compris seuils et socles.

La saillie des devantures de boutiques, compris seuils et socles, devra être comprise dans le gabarit inférieur (art. 8, § 4).
Adopté.

Art. 13.

Tableaux et corniches de devanture, y compris tous ornements pouvant y être appliqués.

La saillie maxima des tableaux et des corniches de devanture, y compris tous ornements pouvant y être appliqués, sera les trois centièmes (1/300es) de la largeur de la voie, avec un maximum de 0^m,80 et avec un droit minimum de 0^m,50.
Adopté.

Art. 14.

Grilles de boutiques, volets ou contrevents pour fermeture de boutiques, pilastres, colonnes, chambranles, vitrines, caissons isolés en applique et parements de décoration dans la hauteur du rez-de-chaussée et de l'étage immédiatement au-dessus, moulures formant cadre.

La saillie maxima des grilles de boutiques, volets ou contrevents pour fermeture de boutiques, pilastres, colonnes, chambranles, vitrines, caissons isolés en applique et parements de décoration dans la hauteur du rez-de-chaussée et de l'étage immédiatement au-dessus, moulures formant cadre, sera celle du gabarit inférieur (art. 8, § 4).
Adopté,

Art. 15.

Grilles de croisées, persiennes, jalousies, etc.

La saillie minima des grilles de croisées, persiennes, volets, jalousies, sera celle du gabarit inférieur. (Art. 8, § 4.)
Dans la hauteur de 3 mètres au-dessus du trottoir, les persiennes, volets, etc..., ne pourront être placés que dans l'épaisseur des tableaux des baies et devront ouvrir à l'intérieur. Tout développement à l'extérieur est interdit. Dans la hauteur des étages, tout châssis vitré, toute croisée simple ou double devront de même ouvrir à l'intérieur.

Il est interdit de les développer extérieurement, hormis le cas où ils se trouveraient au-dessus d'un grand balcon.

Adopté.

Art. 16.

Supports d'étalage pour les façades.

La saillie maxima des supports d'étalage sur les façades sera égale à deux fois celle du gabarit inférieur (art. 8, § 4).

Aucun étalage ne sera permis plus haut que l'étage immédiatement au-dessus du rez-de-chaussée.

M. Charles Garnier demande des explications sur le second alinéa de cet article qu'il trouve peu clair.

M. Debrie expose qu'on a employé les mots « l'étage immédiatement au-dessus du rez-de-chaussée » pour éviter la confusion à laquelle pourrait donner lieu le mot « entresol ».

L'article 16 mis aux voix est adopté.

Art. 17.

Enseignes, tableaux-enseignes, attributs, écussons, grands tableaux (frises courantes, portant enseignes), transparents en forme d'appliques, vitrines lumineuses, horloges, lanternes mobiles ou fixes, à bras ou à consoles, etc...

La saillie maxima des enseignes, attributs, écussons, grands tableaux (frises courantes portant enseignes), transparents en forme d'appliques, vitrines lumineuses, horloges, lanternes mobiles ou fixes, à bras ou à consoles, etc.,

1° Sera, quand ces objets sont parallèles au mur de face, celle du gabarit inférieur (art. 8, § 4).

Il pourra être appliqué sur le garde corps des balcons, sans pouvoir en dépasser la hauteur des attributs et des lettres dont l'épaisseur n'excédera pas $0^m,10$.

Les enseignes, tableaux-enseignes et grands tableaux ne devront, en aucun cas, être suspendus ou appliqués aux balcons.

2° Sera, quand ces objets sont perpendiculaires au mur de face, le dixième de la largeur de la voie, avec un maximum de 2 mètres, la hauteur pourra être égale à la saillie permise, et la largeur à la moitié de cette même saillie.

Les potences, supports et attaches des objets sont compris dans ces mesures.

Adopté.

Art. 18.

Marquises, transparents, baldaquins (supports compris).

La saillie maxima des marquises, transparents, baldaquins (supports compris) sera égale à quatre fois celle du gabarit supérieur (art. 8, § 2).

L'administration pourra autoriser l'établissement de grandes marquises excédant cette saillie. Elle restera libre d'apprécier dans chaque cas, la saillie qui pourra être permise suivant la largeur de la voie et des trottoirs et les besoins de la circulation.

La hauteur de ces objets, non compris les supports, n'excédera pas 1 mètre.

Ils ne pourront recevoir de garde-corps ni être utilisés comme balcons.

La couverture des grandes marquises sera entièrement translucide.

Aucune partie des supports, consoles ou accessoires, ne devra être établie à moins de 3 mètres au-dessus du trottoir.

M. Defrance expose que le § 1er de l'article 18 n'est pas applicable aux rues de moins de 20 mètres par; exemple, pour une rue de 10 mètres, on pourrait établir, d'après les dispositions de ce paragraphe, une marquise dont la saillie serait de 3^m,20; or, le trottoir ayant dans la même rue une largeur de 1^m,70 seulement, il en résulte qu'en vertu des règlements de voirie la saillie de la marquise ne devrait avoir que 1^m,20; il serait, par suite, utile de modifier la formule proposée dans le projet de décret et de décider que les marquises ne devront pas avoir une saillie supérieure à 3^m,50 et ne pourront être établies à moins de 0^m,50 en arrière de l'arête du trottoir.

M. Doniol fait remarquer que l'article 11 édicte justement la seconde condition proposée par M. Defrance; il résulte de cet article que le gabarit n'est pas applicable quand il indique une saillie telle que la marquise avance à moins de 0^m,50 de l'arête du trottoir.

M. Bonnier dit que les trottoirs ne sont pas tous à la largeur légale.

M. Bouvard propose de rappeler dans l'article 18 la disposition de l'article 11, d'après laquelle les saillies des objets, ne faisant pas partie intégrante des constructions, sont régies par la largeur du trottoir.

Cette proposition, mise aux voix par M. le Préfet est adoptée.

Art. 19.

§ 1er. — **Bannes et stores à rez-de-chaussée.**

La saillie maxima des bannes et stores à rez-de-chaussée n'excèdera pas 2^m,50.

La distance entre la saillie des bannes et stores à rez-de-chaussée et l'aplomb de l'arête du trottoir ne sera pas inférieure au vingtième de la largeur de la voie avec minimum de 0^m,60.

Les lambrequins, branches, supports, coulisseaux, joues, en un mot, toutes les parties accessoires des bannes, ne pourront descendre à moins de 3 mètres au-dessus du trottoir.

Les bannes devront être essentiellement mobiles et ne pourront, en aucun cas, être établies à demeure.

Aucun de ces objets ne pourra être autorisé sur les façades au droit desquelles il n'y a pas de trottoir,

§ 2. — Bannes et stores aux étages.

La saillie maxima des bannes et stores aux étages, au droit de chaque croisée non pourvue de grand balcon, sera de 0^m,80.

Au droit des constructions en encorbellement, cette saillie sera prise à partir du nu desdites constructions.

Au devant des croisées pourvues de grands balcons, les stores ou bannes pourront avoir la même longueur et la même saillie que ces balcons avec droit à un minimum de saillie de 0^m,80.

Il pourra être placé des stores ou bannes au devant des étages en retraite, à la condition que leur saillie n'excèdera pas le périmètre légal des saillies hors combles.

M. Defrance propose de rechercher une rédaction réservant, en cas de l'établissement de bannes, l'éclairage des becs de gaz.

M. Doniol exprime le même avis et propose le renvoi à la sous-commission.

Le renvoi de l'article 19, mis aux voix, par M. le Préfet, est adopté.

Objets divers.

Art. 20.

§ 1er. — Abat-jour et réflecteurs diurnes.

La saillie maxima des abat-jour et réflecteurs diurnes sera de 0^m,50 à partir de 2^m,50 du trottoir.

§ 2. — Rampes d'illumination

La saillie des rampes d'illumination sera limitée aux gabarits ou à la saillie des objets sur lesquels elles seraient fixées.

§ 3. — Tuyaux de descente.

La saillie maxima des tuyaux de descente sera celle du gabarit inférieur (Art. 8, § 4).

§ 4. Cuvettes de dégorgement des eaux pluviales sous l'entablement.

La saillie des cuvettes de dégorgement des eaux pluviales sous l'entablement sera limitée à celle de la corniche sous laquelle elles sont placées, avec droit à un minimum de 0^m,35.

M. Lorieux ne trouve pas clair le § 1er de l'article 20, il ne comprend pas ce que veut dire « la saillie maxima sera de 0^m,50 à partir de 2^m,50 du trottoir. »

M. Debrie dit que la rédaction de ce paragraphe est mauvaise

M. Doniol propose d'ajouter les mots « au-dessus » après le chiffre 2^m,50.

Le § 1er avec l'addition proposée est adopté.

M. Bouvard fait remarquer que le § 2 est inapplicable pour les corniches, les rampes d'illuminations devant toujours être en saillie.

M. Bonnier propose de permettre une saillie supplémentaire de 5 centimètres pour ces rampes.

Sur la proposition de M. Doniol, M. le Préfet met aux voix le renvoi du paragraphe à la sous-commission ; le renvoi est prononcé.

Les §§ 3 et 4 sont mis aux voix et adoptés.

TITRE IV

Dispositions spéciales et transitoires.

Art. 20.

Les objets en saillie existant actuellement et dépassant les saillies fixées par le présent décret ne pourront être réconfortés, même en partie, et ne devront dans leurs portions mauvaises, être rétablis que dans la limite des saillies règlementaires.

Cependant l'Administration pourra, en certains cas, autoriser la réparation d'objets anciens ayant un caractère archéologique, monumental ou artistique.

Adopté.

Art. 22.

Marches, perrons, etc.

Il est interdit en dehors du gabarit inférieur (Art. 8, § 4) d'établir, de remplacer ou de réparer des marches, perrons, pas, entrées de cave et tous autres ouvrages en saillie sur les alignements et placés sur le sol de la voie publique.

Néanmoins, il pourra être fait exception à cette règle pour ceux de ces ouvrages qui seraient la conséquence de changements apportés au niveau de la voie.

En outre, les marches, perrons, pas, entrée de cave, qui appartiendraient à des immeubles atteint par l'alignement, au moment de la promulgation du présent décrets et qui feraient eux-mêmes saillie sur l'alignement, pourront être entretenus et au besoin reconstruits tels qu'il existaient, jusqu'à l'époque où seront rédigés les bâtiments dont ils dépendent.

Adopté.

Art. 23.

Bornes.

Il est interdit en dehors du gabarit inférieur (Art. 8, § 4), d'établir des bornes en saillie sur le mur de face ou de clôture et celles qui existent actuellement devront être enlevées partout où un trottoir sera construit.

Adopté.

Art. 24.

Conduits de fumée, cuvettes d'eaux ménagères ou industrielles, volets ou persiennes au rez-de-chaussée se développant à l'extérieur.

Aucun conduit de fumée ne pourra être appliqué sur le parement du mur de face, ni déboucher sur la voie publique.

Aucune espèce de cuvette pour l'écoulement des eaux ménagères ou industrielles ne pourra être établie en saillie sur la voie publique.

Les conduits de fumée, cuvettes d'eaux ménagères ou industrielles, ainsi que les persiennes et volets existant actuellement au rez-de-chaussée et se développant à l'extérieur, ne pourront être réparés ni remplacés.

Adopté.

Art. 25.

Le décret du 22 juillet 1882, ainsi que l'article 13 du décret du 28 juillet 1884 sont rapportés.

Adopté.

La Sous-Commission devra être réunie par son président le jeudi 7 juillet.

La séance est levée à 6 heures et demie.

Les Secrétaires :
BILLIÈRES   BONNEVALLE

2°. — PROJET DE RÈGLEMENT ADOPTÉ PAR LE COMITÉ TECHNIQUE

TITRE I

Dispositions générales.

ARTICLE PREMIER.

A l'avenir, il ne pourra être établi, sur les murs de face des constructions alignées ou non alignées de la Ville de Paris, aucun saillie sur la voie publique autre que celles autorisées par le présent décret, et conformes aux conditions indiquées au tableau ci-après annexé.

ART. 2.

Pour les constructions alignées, les jambes étrières ou boutisses au droit des murs séparatifs devront toujours indiquer l'alignement. A cet effet, il sera réservé, sur la face antérieure du mur mitoyen, à $1^m,50$ c. au plus du sol, un nu d'une surface minima de 20 centimètres ($0^m 20 \times 0^m,20$).

ART. 3.

Toutes les saillies autorisées seront, sauf les exceptions ci-après indiquées, proportionnelles à la largeur des voies, toute fraction de mètre en plus du nombre entier étant comptée pour un mètre.

Toutes les saillies seront mesurées à partir de l'alignement pour les constructions alignées et à partir du nu du mur de face pour les constructions en saillie sur l'alignement, ainsi que pour celles sujettes à avancement par mesure de voirie.

Elles sont déterminées d'après la largeur légale de la voie au droit de la propriété pour les constructions alignées ou sujettes à avancement par mesure de voirie, et d'après la largeur effective pour les constructions en saillie sur l'alignement.

Toutes ces saillies sont limitées par un contour enveloppant appelé « *gabarit* ».

Art. 4.

L'administration pourra autoriser, après avis du Conseil général des Bâtiments Civils, et avec l'approbation du Ministre de l'Intérieur, des saillies exceptionnelles pour les constructions ayant un caractère monumental, ou pour des besoins d'art, de science ou d'industrie.

TITRE II

Saillies autorisées à titre provisoire au-devant des constructions.

Art. 5.

Barrières provisoires, étais, échafauds.

La saillie des barrières provisoires, étais, échafauds et engins servant à monter et descendre les matériaux, sera fixée dans chaque cas particulier, suivant les localités et les circonstances.

Les constructeurs devront, en outre, se soumettre aux prescriptions du Préfet de Police.

Art. 6.

Constructions provisoires, échoppes.

Il pourra être permis de masquer les renfoncements par des constructions provisoires ou des appentis.

Ces constructions ne devront, en aucun cas, excéder la hauteur du rez-de-chaussée, et elles seront supprimées dès qu'une des constructions attenantes subira retranchement.

Il pourra de même être permis de masquer, par des constructions provisoires en forme de pan coupé, les angles de tout espèces de renfoncement, mais sous la même condition que ci-dessus pour leur établissement et leur suppression.

Le Préfet de Police sera consulté sur ces demandes.

TITRE III

Dimensions et conditions des saillies.

I. — Objets faisant partie intégrante des constructions

Art. 7.

Éléments décoratifs. — Soubassements. — Balcons et constructions en encorbellement.

§ 1er — Le *gabarit* qui limite la saillie des éléments décoratifs des façades; des soubassements, des balcons et des constructions en encorbellement est composé de deux lignes verticales.

L'une forme le *gabarit* supérieur, l'autre le *gabarit* inférieur.

La ligne horizontale de démarcation entre le *gabarit* supérieur et le *gabarit* inférieur sera placée à des hauteurs différentes, savoir :

Dans les rues de 30 mètres de largeur et plus, à une hauteur *minima* de 3 mètres au-dessus du trottoir.

Dans les rues de moins de 30 mètres de largeur, à une hauteur qui sera six mètres moins un dixième de la largeur de la voie.

§ 2. — La cote de saillie du *gabarit* supérieur sera :

Pour les voies de moins de 10 mètres de largeur, 8 centièmes de la largeur de la voie.

Pour les voies de 10 mètres de largeur et au-dessus, 60 centimètres plus un cinquantième ($1/_{50}$^{e}) de la largeur de la voie avec un *maximum* de 1^m,20.

Dans la zone régie par le *gabarit* supérieur, le nu à l'alignement devra toujours servir de fond à la décoration ; il occupera à chaque étage un dixième ($1/_{10}$^{e}) au moins de la surface de la façade de l'étage, déduction faite des baies.

§ 3. — Il pourra être établi, dans la limite du *gabarit* supérieur, des constructions ou motifs de décoration en encorbellement dont les surfaces cumulées projetées sur un plan vertical parallèle à la façade n'excèderont, en aucun cas, le tiers ($1/_3$^{e}) de la surface totale de la façade du bâtiment régie par le *gabarit* supérieur et y compris les étages d'attique.

Lattéralement, les saillies des constructions seront limitées par un plan vertical à 45° avec celui de l'alignement. Ce plan partira à 0^m,25 de la ligne mitoyenne, mesure prise sur ledit alignement.

§ 4. — Dans les voies de 16 mètres de largeur et au-dessus, la saillie de chaque balcon pourra être augmentée de un quart, à la condition qu'il n'occupe au plus, en projection horizontale, que le quart de la surface permise.

§ 5. — La saillie du *gabarit* inférieur sera le quart de la saillie du *gabarit* supérieur avec droit à un minimum de $0^m,20$.

Par exception, la décoration de *l'entrée principale* d'une construction et celle des corniches à rez-de-chaussée pourront descendre jusqu'à deux mètres cinquante centimètres ($2^m,50$) au-dessus du trottoir avec une saillie égale à deux fois celle du *gabarit* inférieur.

Art. 8.

Herses, chardons, artichauts, etc.

Les herses, chardons, artichauts et autres objets analogues en ferronnerie destinés à servir de défense sur les balcons, pourront avoir $0^m,25$ en sus de la saillie permise pour les corniches, balcons et entablements sur lesquels ces objets seront fixés.

Art. 9.

Objets d'ornementations extérieurs au périmetre légal du comble.

En dehors du périmètre légal du comble, les objets d'ornementation, tels que couronnements de lucarne, crêtes ajourées, galeries, etc., devront être inscrits dans un premier arc de cercle concentrique au périmètre légal.

Le rayon de cet arc de cercle sera le rayon du périmètre légal augmenté de la saillie du *gabarit* supérieur (art. 7. § 2).

Pour les couronnements des constructions en encorbellement, le rayon du périmètre légal pourra être augmenté d'une quantité égale à deux fois la saillie du *gabarit* supérieur.

En aucun cas, l'extension donnée aux espaces habitables, par les objets d'ornementation, ne pourra s'étendre au-delà du premier arc de cercle concentrique au périmètre légal.

Pour les constructions en encorbellement, les parties du couronnement qui s'élèveront au-dessus de la ligne de base légale du comble, ne pourront, en aucun cas, avoir en largeur plus du tiers de celle de la façade.

II. — Objets ne faisant pas partie intégrante des constructions.

Art. 10.

En aucun cas, les saillies des objets ne faisant pas partie intégrante des constructions et dépassant le *gabarit* des saillies des objets faisant partie intégrante des constructions (art. 7), ne pourront être établies à moins de 0^m,50 de l'arête du trottoir.

Ces objets ne devront être établis qu'à partir de trois mètres du trottoir, sous réserve des exceptions indiquées dans les articles 12, 18, § 1er et 19 § 1er.

Art. 11.

Devantures de boutiques, compris seuils et socles.

La saillie des devantures de boutiques, compris seuils et socles, devra être comprise dans le *gabarit* inférieur (art. 7, § 5).

Art. 12.

Corniches de devanture et tableaux sous corniche, y compris tous ornements pouvant y être appliqués.

La saillie maxima des corniches de devanture et des tableaux sous corniche, y compris tous ornements pouvant y être appliqués, sera les trois centièmes (3/100) de la largeur de la voie, avec un maximum de 0^m,80 et avec droit à un minimum de 0^m,50.

Art. 13.

Grilles de boutiques, volets ou contrevents pour fermeture de boutiques, pilastres, colonnes, chambranles, vitrines, caissons isolés en applique et parements de décoration dans la hauteur du rez-de-chaussée et de l'étage immédiatement au-dessus, moulures formant cadre.

La saillie maxima des grilles de boutiques, volets ou contrevents pour fermeture de boutique, pilastres, colonnes, chambranles, vitrines, caissons isolés en applique et parements de décoration dans la hauteur du rez-de-chaussée et de l'étage immédiatement au-dessus, moulures formant cadre, sera celle du *gabarit* inférieur (art. 7. § 5).

Art. 14.

Grilles de croisées, persiennes, volets, jalousies et autres objets analogues.

La saillie maxima des grilles de croisées, persiennes, volets, jalousies et autres objets analogues, sera celle du *gabarit* inférieur (art. 7, § 5.),
Dans la hauteur de 3 mètres au-dessus du trottoir, les persiennes, volets. etc., ne pourront être placés que dans l'épaisseur des tableaux des baies et devront ouvrir à l'intérieur. Tout développement à l'extérieur est interdit. Dans la hauteur des étages

tous châssis vitrés, toutes croisées simples ou doubles devront de même ouvrir à l'intérieur. Il est interdit de les développer extérieurement, hormis le cas où ils se trouveraient au-dessus d'un grand balcon.

Art. 15.

Supports d'étalage sur les façades.

La saillie maxima des supports d'étalage sur les façades sera égale à deux fois celle du *gabarit* inférieur (art. 7, § 5).

Aucun étalage ne sera permis plus haut que l'étage immédiatement au-dessus du rez-de-chaussée.

Art. 16.

Enseignes, tableaux-enseignes, attributs, écussons, écriteaux de location, grands tableaux (frises courantes portant enseignes), transparents en forme d'appliques, vitrines lumineuses, horloges, lanternes mobiles ou fixes, à bras ou à consoles et autres objets analogues.

La saillie maxima des enseignes, attributs, écussons, écriteaux de location, grands tableaux (frises courantes portant enseignes), transparents en formes d'appliques, vitrines lumineuses, horloges, lanternes mobiles ou fixes, à bras ou à consoles et autres objets analogues, sera :

1° *Quand ces objets sont parallèles au mur de face*, celle du *gabarit* inférieur (art. 7, § 5).

Il pourra être appliqué sur le garde-corps des balcons, sans pouvoir en dépasser la hauteur, des attributs et des lettres dont l'épaisseur n'excèdera pas $0^m,10$.

Les enseignes, tableaux-enseignes et grands tableaux ne devront, en aucun cas, être suspendus ou appliqués aux balcons.

2° *Quand ces objets sont perpendiculaires au mur de face*, le dixième de la largeur de la voie, avec un maximum de 2 mètres ; la hauteur pourra être égale à la saillie permise et la largeur à la moitié de cette même saillie.

Les potences, supports et attaches des objets sont compris dans ces mesures.

Art. 17.

Marquises, transparents, baldaquins (supports compris).

La saillie des marquises, transparents, baldaquins, (supports compris), n'excèdera pas trois mètres (3^m).

La distance entre la saillie de ces objets et l'aplomb de l'arête du trottoir ne sera pas inférieure à cinquante centimètres ($0^m,50$).

L'administration pourra autoriser l'établissement de grandes marquises excédant 3 mètres de saillie. Elle restera libre d'apprécier, dans chaque cas, la saillie qui pourra être permise suivant la largeur de la voie et des trottoirs et les besoins de la circulation.

La hauteur de ces objets, non compris les supports, n'excèdera pas 1 mètre.

Ils ne pourront recevoir de garde-corps, ni être utilisés comme balcons.

En outre, ils devront être disposés de façon à ne pas masquer les appareils de l'éclairage public, ni les plaques indicatives des noms des voies publiques.

La couverture des marquises sera entièrement translucide.

Aucune partie des supports, consoles ou accessoires ne devra être établie à moins de 3 mètres au-dessus du trottoir.

Aucun de ces objets ne pourra être autorisé sur les façades au droit desquelles il n'y a pas de trottoir.

Art. 18.

§ 1er. — Bannes et stores à rez-de-chaussée.

La saillie maxima des bannes et stores à rez-de-chaussée n'excèdera pas 3 mètres.

La distance entre la saillie des bannes et stores à rez-de-chaussée et l'aplomb de l'arête du trottoir ne sera pas inférieure à cinquante centimètres ($0^m,50$).

Les lambrequins, branches, supports, coulisseaux, joues, en un mot toutes les parties accessoires des bannes, ne pourront descendre à moins de $2^m,50$ au-dessus du trottoir.

Les bannes devront être essentiellement mobiles et ne pourront, en aucun cas, être établies à demeure. En outre, elles devront être disposées de façon à ne pas masquer les appareils de l'éclairage public ni les plaques indicatives des noms des voies publiques.

Aucun de ces objets ne pourra être autorisé sur les façades au droit desquelles il n'y a pas de trottoir.

§ 2. — Bannes et stores aux étages.

La saillie maxima des bannes et stores aux étages, au droit de chaque croisée non pourvue de grand balcon, sera de $0^m,80$.

Au droit des constructions en encorbellement, cette saillie sera prise à partir du nu desdites constructions.

Au devant des croisées pourvues de grands balcons, les stores ou bannes pourront avoir la même longueur et la même saillie que ces balcons, avec droit à un minimum de saillie de $0^m,80$.

Il pourra être placé des stores ou bannes au-devant des étages en retraite à la condition que leur saillie n'excèdera pas le périmètre légal des saillies hors comble.

Art. 19.

§ 1. — Abat-jour et réflecteurs diurnes.

La saillie maxima des abat-jour et réflecteurs diurnes sera de $0^m,50$.
Ces objets ne pourront être placés qu'à deux mètres cinquante centimètres ($2^m.50$) au moins, au-dessus du trottoir.

§ 2. — Rampes d'illumination.

La saillie des rampes d'illumination ne dépassera pas de plus de cinq centimètres ($0^m,05$) les *gabarits* ou la saillie des objets sur lesquels elles seraient fixées.

§ 3. — Tuyaux de descente.

La saillie maxima des tuyaux de descente sera celle du *gabarit* inférieur (art. 7, § 5).

§ 4. — Cuvettes de dégorgement des eaux pluviales sous l'entablement.

La saillie des cuvettes de dégorgement des eaux pluviales sous l'entablement sera limitée à celle de la corniche sous laquelle elles sont placées, avec droit à un minimum de trente-cinq centimètres ($0^m,35$).

TITRE IV

Dispositions spéciales et transitoires.

Art. 20.

Les objets en saillie existant actuellement et dépassant les saillies fixées par le présent décret ne pourront être réconfortées, même en partie, et ne devront, dans leurs portions mauvaises, être rétablies que dans la limite des saillies réglementaires.
Cependant l'Administration pourra, en certains cas, autoriser la réparation d'objet anciens ayant un caractère archéologique, monumental ou artistique.

Art. 21.

Marches, perrons, etc.

Il est interdit, en dehors du *gabarit* inférieur (art. 7, § 5) d'établir, de remplacer ou de réparer des marches, perrons, pas, entrées de cave, et tous autres ouvrages en saillie sur les alignements et placés sur le sol de la voie publique.

Néanmoins, il pourra être fait exception à cette règle pour ceux de ses ouvrages qui seraient la conséquence de changements apportés au niveau de la voie.

En outre, les marches, perrons, pas, entrées de cave, qui appartiendraient à des immeubles atteints par l'alignement, au moment de la promulgation du présent décret, et qui feraient eux-mêmes saillie sur l'alignement, pourront être entretenus et au besoin reconstruits tels qu'ils existaient, jusqu'à l'époque où seront réédifiés les bâtiments dont ils dépendent.

Art. 22.

Bornes.

Il est interdit, en dehors du *gabarit* inférieur (art. 7, §), d'établir des bornes en saillie sur le mur de face ou de clôture et celles qui existent actuellement devront être enlevées partout où un trottoir sera construit.

Art. 23.

Conduits de fumée, cuvettes d'eaux ménagères ou industrielles, volets ou persiennes à rez-de-chaussée se développant à l'extérieur.

Aucun conduit de fumée ne pourra être appliqué sur le parement extérieur du mur de face, ni déboucher sur la voie publique.

Aucune espèce de cuvette pour l'écoulement des eaux ménagères ou industrielles ne pourra être établie en saillie sur la voie publique.

Les conduits de fumée, cuvettes d'eau ménagères ou industrielles, ainsi que les persiennes et volets existant actuellement à rez-de-chaussée et se développant à l'extérieur ne pourront être réparés ni remplacés.

Art. 24.

Le décret du 22 juillet 1882, ainsi que l'article 13 du décret du 23 juillet 1884 sont rapportés.

Ce projet de décret, préparé par la Commission administrative de revision du décret du 22 Juillet 1882 sur les saillies permises dans la Ville de Paris, et examiné par la Sous-Commission du Comité technique de la Préfecture de la Seine, a été adopté par le Comité technique dans sa séance du 28 Juin 1898.

TABLEAU ANNEXÉ AU PROJET DE DÉCRET

Concernant les saillies permises

sur les façades des bâtiments dans la

Ville de Paris

TABLEAU ANNEXÉ AU PROJET DE DÉCRET
Concernant les saillies permises sur les façades des bâtiments dans la Ville de Paris

LARGEUR des VOIES PUBLIQUES	SAILLIES DANS pour la partie de la façade réglée par le GABARIT TARDIEUX (art. 7, 11, 12, 14, 15, 16, 19, 21 et 22)	HAUTEUR de la LIGNE HORIZONTALE DÉMARCATIVE entre les GABARITS inférieur et supérieur (art. 7, § 1)	SAILLIES MAXIMA pour la partie de la façade réglée par le GABARIT supérieur (art. 7 et 9)	SAILLIES MAXIMA à partir de 2m,30 de haut pour l'auvent, PRINCIPALE ET LES CORNICHES du GABARIT supérieur (art. 7, § 5)	SAILLIES MAXIMA des MENEAUX, CHAMBRANLES, ARCHIVOLTES ET DÉPENSES SUR LES BALCONS (art. 8)	RAYONS des COMBLES (art. 9)	RAYONS DES DÉCORATIONS comprises dans le GABARIT supérieur (art. 9)	RAYONS DES AGRÉMENTS des COMBLES (art. 9)	SAILLIES BALCONS des AGRÉMENTS (art. 12)	ENSEIGNES, ATTRIBUTS, TABLEAUX, etc. PERPENDICULAIRES au mur de face (art. 16) SAILLIE et HAUTEUR	LARGEUR	OBSERVATIONS
1,00	0,20	3,90	0,08	0,40		3,00	3,08	3,30		0,10	0,08	
2,00	0,20	3,80	0,16	0,40	0,63	3,00	3,16	3,32	0,30	0,20	0,16	
3,00	0,20	3,70	0,24	0,40	0,63	3,00	3,24	3,3	0,30	0,30	0,20	Les saillies qui ne sont pas calculées d'après une progression réglée suivant la largeur des voies, sont limitées par les maxima ci-après indiqués :
4,00	0,20	3,60	0,32	0,40	0,63	3,00	3,32	3,6	0,30	0,40	0,20	
5,00	0,20	3,50	0,40	0,40	0,63	3,00	3,40	3,8	0,30	0,50	0,25	
6,00	0,20	3,40	0,48	0,40	0,65	3,00	3,48	3,91	0,30	0,60	0,30	
7,00	0,20	3,30	0,56	0,40	0,65	3,00	3,56	6,02	0,30	0,70	0,35	Marquises (art. 17), maximum . . . . 3 m. 00
8,00	0,20	3,20	0,64	0,40	0,65	3,00	3,64	6,54	0,30	0,80	0,40	
9,00	0,20	3,10	0,72	0,40	0,65	3,20	3,72	6,11	0,30	0,90	0,45	
10,00	0,20	3,00	0,80	0,40	0,65	3,00	3,80	6,80	0,30	1,00	0,50	Bannes et stores à rez-de-chaussée (art. 18, § 1) . . 3 m. 00
11,00	0,205	4,90	0,82	0,41	0,66	3,50	6,32	7,11	0,30	1,10	0,55	
12,00	0,21	4,80	0,84	0,42	0,67	6,00	6,84	7,46	0,30	1,20	0,60	Bannes et stores aux étages, au droit d'une croisée non pourvue de grand balcon (art. 18, § 2) . . . . 0 m. 80
13,00	0,215	4,70	0,86	0,43	0,68	6,50	7,36	8,31	0,30	1,30	0,65	
14,00	0,22	4,60	0,88	0,44	0,69	7,00	7,88	8,76	0,30	1,40	0,70	
15,00	0,225	4,50	0,90	0,45	0,70	7,50	8,40	9,30	0,30	1,50	0,75	
16,00	0,23	4,40	0,92	0,46	0,71	8,00	8,92	9,86	0,30	1,60	0,80	Bannes et stores aux étages, au droit de croisées pourvues de grands balcons (art. 18, § 2), même saillie que pour ces balcons, avec droit à un minimum de . 0 m. 80
17,00	0,235	4,30	0,94	0,47	0,72	8,30	9,44	10,30	0,31	1,70	0,85	
18,00	0,24	4,20	0,96	0,48	0,73	8,50	9,46	10,41	0,31	1,80	0,90	
19,00	0,245	4,10	0,98	0,49	0,74	8,50	9,48	10,46	0,31	1,90	0,95	
20,00	0,25	4,00	1,00	0,50	0,75	8,50	9,50	10,50	0,30	2,00	1,00	
21,00	0,255	3,90	1,02	0,51	0,76	8,50	9,52	10,51	0,60	2,00	1,00	Abat-jour et réflecteurs diurnes (art. 19) . . . . . 0 m. 80
22,00	0,26	3,80	1,04	0,52	0,77	8,50	9,54	10,52	0,60	2,00	1,00	
23,00	0,265	3,70	1,06	0,53	0,78	8,50	9,56	10,53	0,60	2,00	1,00	
24,00	0,27	3,60	1,08	0,54	0,79	8,50	9,58	10,56	0,72	2,00	1,00	
25,00	0,275	3,50	1,10	0,55	0,80	8,50	9,60	10,70	0,75	2,00	1,00	
26,00	0,28	3,40	1,12	0,56	0,81	8,50	9,62	10,54	0,75	2,00	1,00	
27,00	0,285	3,30	1,14	0,57	0,82	8,50	9,64	10,55	0,80	2,00	1,00	
28,00	0,29	3,20	1,16	0,58	0,83	8,50	9,66	10,52	0,80	2,00	1,00	
29,00	0,295	3,10	1,18	0,59	0,84	8,50	9,68	10,45	0,80	2,00	1,00	
30,00	0,30	3,00	1,20	0,60	0,85	8,50	9,70	10,50	0,80	2,00	1,00	

VII

1º. — LETTRE DU PRÉFET DE LA SEINE AU PRÉFET DE POLICE, DU 11 MARS 1899.

Paris, le 11 mars 1899.

Monsieur et cher Collègue

Mon administration a reconnu la nécessité de procéder à la révision du décret du 22 juillet 1882 sur les saillies des bâtiments dans la ville de Paris, cette règlementation n'étant plus en rapport, du moins dans certaines parties, avec les progrès de la construction et les besoins du commerce parisien.

J'ai chargé en conséquence une Commission spéciale, dont faisait partie l'architecte en chef de votre préfecture, d'examiner les modifications qui pourraient être apportées au décret de 1882, dans un sens plus libéral, sans nuire toutefois aux intérêts de la circulation publique.

J'ai l'honneur de vous communiquer, Monsieur et cher collègue, le projet de règlementation nouvelle, qui a été adopté par le Comité technique de ma préfecture, et dont j'approuve les dispositions, en vous priant de vouloir bien me donner votre avis dans le plus bref délai possible.

Ci-joint deux exemplaires du décret de 1882 et du projet de règlementation.

POUR LE PRÉFET DE LA SEINE

Le Directeur administratif des services d'architecture
et des promenades et plantations

BOUVARD

2º. — RÉPONSE DU PRÉFET DE POLICE AU PRÉFET DE LA SEINE DU 5 MAI 1899.

Paris, le 5 mai 1899.

Le Préfet de police à Monsieur le Préfet de la Seine

Par lettre, en date du 11 mars dernier, vous avez demandé mon avis au sujet d'un projet de décret concernant les saillies permises sur les façades des bâtiments de la ville de Paris et destiné à remplacer le décret du 22 juillet 1882 actuellement en vigueur.

J'ai l'honneur de vous faire connaître que je n'ai aucune observation à présenter au sujet des dispositions de ce projet de règlementation nouvelle, si ce n'est en ce qui concerne les marquises vitrées. Il me paraîtrait en effet nécessaire d'exiger des constructeurs, en raison des chutes d'éclats de verre pouvant se produire sur la voie publique, que les marquises dont il s'agit soient protégées par des grillages métalliques dont les mailles auraient au maximum 4 centimètres de côté ou que lesdites marquises soient vitrées avec des verres grillagés.

Le Préfet de police
CHARLES BLANC

II

RÉVISION DU DÉCRET DU 23 JUILLET 1884

SUR LA

HAUTEUR DES MAISONS, LES COMBLES ET LES LUCARNES

DANS LA VILLE DE PARIS

II

RÉVISION DU DÉCRET DU 23 JUILLET 1884 SUR LA HAUTEUR DES MAISONS, LES COMBLES ET LES LUCARNES DANS LA VILLE DE PARIS

I

Nomination de la Commission administrative chargée d'examiner les modifications qui pourraient être apportées au décret du 23 juillet 1884.

1° — RAPPORT A MONSIEUR LE PRÉFET DE LA SEINE
du 28 septembre 1897.

Aux termes d'un arrêté préfectoral, en date du 13 juin 1896, une Commission a été nommée à l'effet de reviser le décret du 22 juillet 1882 sur les saillies des bâtiments dans la ville de Paris.

Les travaux de cette commission ont été soumis au Comité technique, institué par M. le Préfet, et ce Comité a chargé une sous-commission, prise dans son sein, de lui présenter un rapport sur le projet proposé par l'Administration.

Dès le début de ses séances, la sous-commission a reconnu la nécessité de reviser également le décret du 23 juillet 1884, sur les hauteurs des bâtiments, ainsi que celui du 28 juillet 1874, relatif aux droits de voirie afférents aux constructions et à leurs saillies. Aussi, tout en continuant son examen de la revision du décret du 22 juillet 1882, la sous-commission a demandé que l'Administration voulût bien étudier les modifications qu'il y aurait lieu d'apporter aux deux décrets de 1884 et de 1874.

Le soussigné estime qu'en effet il serait opportun de reviser ces deux décrets, qui ne sont plus en rapport, dans certaines parties du moins, avec les progrès de l'art de construire et les nécessités de l'hygiène publique. Les droits de voirie auraient également besoin d'être remaniés, surtout en raison des nouvelles saillies projetées.

Dans ces conditions, le soussigné a l'honneur de proposer à Monsieur le Préfet de nommer une commission qui serait chargée de préparer une nouvelle réglementation sur les hauteurs des bâtiments et sur les droits de voirie.

Cette commission, qui serait présidée par Monsieur le Préfet, ou, à son défaut, par M. le Directeur des Services d'Architecture et des Promenades et Plantations, pourrait comprendre les même membres qui composaient la commission précédente de 1896, en tenant compte des changements opérés dans le personnel administratif. Toutefois, on proposerait d'y ajouter un délégué de la Société des architectes diplômés par le Gouvernement, qui en a fait la demande, et dont la présence serait utile au sein de la commission. Enfin, il y aurait lieu de nommer un secrétaire-adjoint, pris dans le service de la voirie, pour suppléer au besoin le secrétaire.

Le soussigné a l'honneur de soumettre à Monsieur le Préfet un projet d'arrêté dans ce sens, en le priant de vouloir bien le revêtir de son approbation.

Paris, le 28 septembre 1897.

Le Directeur administratif
des Services d'Architecture et des Promenades et Plantations,
BOUVARD.

2° — ARRÊTÉ PRÉFECTORAL DU 16 OCTOBRE 1897

nommant la Commission administrative.

Le Préfet de la Seine,

Vu le rapport par lequel M. le Directeur administratif des services d'architecture et des promenades et plantations propose d'instituer une commission à l'effet d'examiner des modifications qui pourraient être apportées :

1° Au décret du 23 juillet 1884 portant règlement sur la hauteur des maisons, les combles et les lucarnes dans la Ville de Paris;

2° Au décret du 28 janvier 1874 concernant l'établissement d'un nouveau tarif de perception des droits de voirie.

Vu les décrets susénoncés des 23 juillet 1884 et 28 juillet 1874.

Arrête,

Article premier.

Une Commission est instituée à l'effet d'examiner les modifications qui pourraient être apportées aux décrets susvisés des 23 juillet 1884 et 28 juillet 1874.

Art. 2.

Cette Commission, présidée par M. le Préfet de la Seine et, à son défaut, par M. le Directeur administratif des services d'architecture et des promenades et plantations, se compose en outre de :

MM. Sauton, membre du Conseil Municipal.
Bassinet   id.
Jourdan, chef du bureau des alignements et des promenades et plantations.
Boreux, ingénieur en chef de la voie publique.
Vaudremer, architecte honoraire de la Ville de Paris.
Hermant   id.
Ernest Bertrand, membre de la Société centrale des Architectes.
Paul Sédille   id.
Fernoux, président de la Société nationale des Architectes.
Loviot, président de la Société des architectes diplomés par le Gouvernement.
Bunel, architecte en chef de la préfecture de police.

Rivière, architecte voyer honoraire.
Duchatelet   id.
Legros, architecte voyer en chef.
Pierron, architecte voyer en chef adjoint.
Cléry architecte voyer.
Sauger   id.
Dardoize   id.
Tanquerel   id.
Champion   id.
Bonnier   id.
Debrie, architecte voyer, secrétaire, avec voix consultative.
Chancel, architecte voyer adjoint, secrétaire adjoint, avec voix consultative.

Art. 3.

M. le Directeur administratif des services d'architecture et des promenades et plantations est chargé de l'exécution du présent arrêté dont ampliation sera adressée à chacun des membres de la Commission.

Paris le 16 octobre 1897.

J. de SELVES.

3° — ARRÊTÉ PRÉFECTORAL DU 12 MARS 1898
nommant M. Roussi en remplacement de M. Loviot.

Le Préfet de la Seine,

Vu l'arrêté préfectoral, en date du 16 octobre 1897, instituant une commission chargée d'examiner les modifications qu'il y aurait lieu d'apporter au décret du 23 juillet 1884, sur la hauteur des maisons dans Paris et au décret du 28 juillet 1874 sur les droits de voirie ;

Le dit arrêté désignant M. Loviot, président de la Société des architectes diplomés par le Gouvernement, pour faire partie de cette Commission ;

Vu la lettre par laquelle M. Loviot demande à être remplacé comme membre de ladite Commission ;

Vu la lettre par laquelle la Société des architectes diplomés par le Gouvernement présente à l'agrément de l'Administration M. Georges Roussi, président actuel de la dite Société pour remplacer M. Loviot ;

Sur la proposition du Directeur administratif des services d'architecture et des Promenades et Plantations.

Arrête :

Article premier. — M. Georges Roussi, président de la Société des architectes diplomés par le Gouvernement, est nommé membre de la Commission de revision des décrets des 23 juillet 1884 et 28 juillet 1874 susvisés, en remplacement de M. Loviot, démissionnaire.

Art. 2. — Ampliation du présent arrêté sera adressée à chacun des membres de la Commission.

Paris, le 12 mars 1898.

J. de SELVES

II

Décret du 23 Juillet 1884
portant règlement sur la hauteur des maisons, les combles
et les lucarnes dans la Ville de Paris.

Le Président de la République Française,

Sur le rapport du Ministre de l'Intérieur,
Vu le décret du 26 mars 1852, relatif aux rues de Paris ;
Vu les décrets des 27 juillet 1859 et 18 juin 1872, portant règlement sur la hauteur des maisons, les combles et les lucarnes dans la Ville de Paris ;
Vu l'avis émis par le Conseil municipal de la Ville de Paris, dans sa séance du 30 juin 1882 ;
Vu les propositions du Préfet de la Seine, en date des 7 septembre 1882 et 30 novembre 1883 ;
Vu l'avis du Conseil général des bâtiments civils, en date du 24 juillet 1883 ;
Le Conseil d'État entendu.
Décrète :

TITRE PREMIER

De la hauteur des bâtiments.

PREMIÈRE SECTION

De la hauteur des bâtiments bordant les voies publiques.

Article premier.

La hauteur des bâtiments bordant les voies publiques dans la Ville de Paris est déterminée par la largeur légale de ces voies publiques pour les bâtiments alignés, et par la largeur effective pour les bâtiments retranchables.

Cette hauteur, mesurée du trottoir ou du revers pavé au pied de la façade du bâtiment, et prise au point le plus élevé du sol, ne peut excéder, y compris les entablements, attiques et toutes les constructions à plomb des murs de face, savoir :

Douze mètres (12 m.) pour les voies publiques au-dessous de sept mètres quatre-vingts centimètres (7^m,80) de largeur ;

Quinze mètres (15 m.) pour les voies publiques de sept mètres quatre-vingts centimètres (7^m,80) à neuf mètres soixante-quatorze centimètres (9^m,74) de largeur ;

Dix-huit mètres (18 m.) pour les voies publiques de neuf mètres soixante-quatorze (9^m,74) à vingt mètres (20 m.) de largeur ;

Vingt mètres (20 m.) pour les voies publiques (places, carrefours, rues, quais, boulevards, etc.) de vingt mètres (20 m.) de largeur et au-dessus.

Le mode de mesurage indiqué au paragraphe 2 du présent article ne sera applicable pour les constructions en bordure des voies en pente que pour les bâtiments dont la longueur n'excède pas 30 mètres ; au delà de cette longueur, les bâtiments seront abaissés suivant la déclivité du sol.

Si le constructeur établit plusieurs maisons distinctes, la hauteur sera mesurée séparément pour chacune de ces maisons suivant les règles énoncées ci-dessus.

Art. 2.

Les bâtiments dont les façades seront construites, partie à l'alignement, partie en arrière de l'alignement, soit par suite du retrait à n'importe quel niveau d'une partie du mur de face, soit à fruit ou de toute autre manière, devront être renfermés dans le même périmètre que les bâtiments construits entièrement à l'alignement.

Art. 3.

Tout bâtiment situé à l'angle de voies publiques d'inégale largeur peut être élevé sur les voies les plus étroites jusqu'à la hauteur fixée pour la plus large, sans que toutefois la longueur de la partie de la façade ainsi élevée sur les voies les plus étroites puisse excéder deux fois et demie la largeur légale de ces voies.

Cette disposition ne peut être invoquée que pour les bâtiments construits à l'alignement déterminé par ces voies publiques.

Si ces voies communiquant entre elles sont placées à des niveaux différents, la cote qui servira à déterminer la hauteur de la construction sera la moyenne des cotes prises au point le plus élevé sur chaque voie, à la condition qu'en aucun point la hauteur réelle de la façade ne dépasse de plus de 2 mètres la hauteur légale.

Art. 4.

Pour es bâtiments autres que ceux dont il est parlé en l'article précédent et qui occupent tout l'espace compris entre des voies d'inégales largeurs ou de niveaux différents, chacune des façades ne peut dépasser la hauteur fixée en raison de la largeur ou du niveau de la voie publique sur laquelle elle est située.

Toutefois, lorsque la plus grande distance entre les deux façades d'un même bâtiment n'excède pas quinze mètres, la façade bordant la voie publique la moins large ou du niveau le plus bas peut être élevée à la hauteur fixée pour la voie la plus large ou du niveau le plus élevé.

IIe SECTION

De la hauteur des bâtiments ne bordant pas les voies publiques.

Art. 5.

Les bâtiments dont toute la façade est établie en retrait des voies publiques pourront être élevés, soit à la hauteur de 15 mètres (15 m.), soit à celle de 18 mètres (18 m.), soit à celle de 20 mètres (20 m.), mesurée du pied de la construction, à la condition que le retrait sur l'alignement, ajouté à la largeur de la voie, donnera au moins une largeur de 7^m,80 dans le premier cas, de 9^m,74 dans le second cas et de 20 mètres dans le troisième cas.

Les bâtiments situés en retrait de l'alignement dans les voies publiques de 20 mètres ne pourront pas être élevés à une hauteur supérieure à 20 mètres.

Art. 6.

Les hauteurs des bâtiments établis en bordure des voies privées, des passages, impasses, cités et autres espaces intérieurs, seront déterminées d'après la largeur de ces voies ou espaces, conformément aux règles fixées à l'article 1er pour les bâtiments en bordure des voies publiques.

IIIe SECTION

Du nombre et de la hauteur des étages.

Art. 7.

Dans les bâtiments, de quelque nature qu'ils soient, il ne pourra, en aucun cas, être toléré plus de sept étages au-dessus du rez-de-chaussée, entresol compris, tant dans la hauteur du mur de face que dans celle du comble, telles que ces hauteurs sont déterminées par les articles 1, 9, 10 et 11.

Art. 8.

Dans les bâtiments, de quelque nature qu'ils soient, la hauteur du rez-de-chaussée ne pourra jamais être inférieure à $2^m,80$ mesurés sous plafond. La hauteur des sous-sols et des autres étages ne devra pas être inférieure à $2^m,60$ mesurés sous plafond. Pour les étages dans les combles, cette hauteur de $2^m,60$ s'applique à la partie la plus élevée du rampant.

TITRE II

Des combles au-dessus des façades.

Art. 9.

Pour les bâtiments construits en bordure des voies publiques, le profil du comble, tant sur les façades que sur les ailes, ne peut dépasser un arc de cercle dont le rayon sera égal à la moitié de la largeur légale ou effective de la voie publique, ainsi qu'il est dit à l'article 1er, sans toutefois que ce rayon puisse être jamais supérieur à huit mètres cinquante centimètres ($8^m,50$). Si la largeur de la voie est inférieure à 10 mètres, le constructeur aura cependant droit à un rayon minimum de 5 mètres. Quelles que soient la forme et la hauteur du comble, toutes les saillies qu'il pourrait présenter devront être renfermées dans l'arc de cercle considéré comme un gabarit dont on ne devra pas sortir.

Le point de départ de l'arc de cercle sera placé à l'aplomb de l'alignement des murs de face et le centre à la hauteur légale du bâtiment, telle qu'elle est déterminée par l'article 1er.

Art. 10.

Les dispositions de l'article 9, sauf en ce qui concerne la détermination du rayon du comble, sont applicables :

1° Aux bâtiments situés en bordure des voies publiques, ainsi qu'il est dit à l'article 5 ;

2° Aux bâtiments construits en retrait des voies privées, des passages, impasses, cités et autres espaces extérieurs.

Dans ces cas, le rayon du comble sera calculé d'après la largeur moyenne de l'espace libre au droit de la façade du bâtiment et égal à la moitié de cette largeur dans les conditions déterminées par l'article 9.

Toutefois, les cages d'escaliers pratiquées sur les cours pourront sortir du périmètre indiqué ci-dessus, de manière à pouvoir s'élever jusqu'au plafond du dernier étage desservi par lesdits escaliers.

Art. 11.

Pour les constructions situées à l'angle des voies publiques d'inégales largeurs, dont il est parlé à l'article 3, le comble pour le bâtiment en façade sur la voie publique la plus large sera déterminé d'après les bases indiquées à l'article 9 et pourra être retourné avec les mêmes dimensions sur toute la partie du bâtiment en façade sur la voie la plus étroite dans les limites déterminées par l'article 3.

Art. 12.

Les murs de dossier et les tuyaux de cheminées ne pourront percer la ligne rampante du comble qu'à un mètre cinquante centimètres (1^m,50) mesurés horizontalement du parement extérieur du mur de face à sa base, ni s'élever à plus de soixante centimètres (0^m,60) au-dessus de la hauteur légale du sommet du comble.

Art. 13.

La face extérieure des lucarnes et œils-de-bœuf peut être placée à l'aplomb du parement extérieur du mur de face donnant sur la voie publique, mais jamais en saillie.

Le couronnement des lucarnes ou œils-de-bœuf établis soit en premier, soit en second rang, ne pourra faire saillie de plus de cinquante centimètres (0^m,50) sur le périmètre légal, mesurés suivant le rayon dudit périmètre.

L'ensemble produit par les largeurs cumulées des faces des lucarnes d'un bâtiment ne pourra pas excéder les deux tiers de la longueur de face de ce bâtiment.

Art. 14.

Les constructeurs qui n'élèvent pas les façades de leurs bâtiments à toute la hauteur permise jouiront de la faculté d'établir les autres parties de leurs bâtiments suivant leur convenance, sans pouvoir toutefois sortir du périmètre légal, tel qu'il est déterminé, tant pour les façades que pour les combles, par les dispositions des 1re et 2e sections du titre Ier et du titre II.

Art. 15.

Les dispositions du présent titre sont applicables à tous les bâtiments situés ou non en bordure des voies publiques.

TITRE III

Des cours et courettes.

Art. 16.

Dans les bâtiments, de quelque nature qu'ils soient, dont la hauteur ne dépasserait pas 18 mètres, les cours sur lesquelles prendront jour et air les pièces pouvant servir à l'habitation n'auront pas moins de 30 mètres de surface, avec une largeur moyenne qui ne pourra être inférieure à 5 mètres.

Art. 17.

Dans les bâtiments élevés sur la voie publique à une hauteur supérieure à 10 mètres, mais dont les ailes ne dépasseraient pas cette hauteur, les cours devront avoir une surface minima de 40 mètres, avec une largeur moyenne qui ne pourra être inférieure à 5 mètres.

Lorsque les ailes de ces bâtiments auront également une hauteur supérieure à 18 mètres, les cours n'auront pas moins de 60 mètres de surface, avec une largeur moyenne qui ne pourra être inférieure à 6 mètres.

Art. 18.

La cour de 40 mètres ne sera pas exigée pour les constructions établies sur des terrains prenant façade sur plusieurs voies et d'une dimension telle qu'il ne puisse y être élevé qu'un corps de bâtiment occupant tout l'espace compris entre ces voies.

Art. 19.

Toute courette qui servira à éclairer et à aérer des cuisines devra avoir au moins neuf mètres (9 m.) de surface et la largeur moyenne ne pourra être inférieure à un mètre quatre-vingts centimètres (1^m,80).

Art. 20.

Toute courette sur laquelle seront exclusivement éclairés et aérés des cabinets d'aisance, vestibules ou couloirs, devra avoir au moins quatre mètres (4 m.) de surface avec une largeur qui ne pourra en aucun point être moindre de un mètre soixante centimètres (1 m,60).

Art. 21.

Au dernier étage des corps de logis, on pourra tolérer que des pièces servant à l'habitation prennent jour et air sur les courettes, à la condition que lesdites courettes aient une surface de 5 mètres au moins.

Art. 22.

Il est interdit d'établir des combles vitrés dans les cours ou courettes, au-dessus des parties sur lesquelles sont aérés et éclairés, soit des pièces pouvant servir à l'habitation, soit des cuisines, soit des cabinets d'aisance, à moins qu'ils ne soient munis d'un châssis ventilateur à faces verticales dont le vide aura au moins le tiers de la surface de la cour ou courette et quarante centimètres (0 m,40) au minimum de hauteur, et qu'il ne soit établi à la partie inférieure des orifices, prenant l'air dans les sous-sols ou caves et ayant au moins 8 décimètres carrés de surface.

Le châssis ventilateur ne sera pas exigé pour les cours et courettes sur lesquelles ne seront aérés ni éclairés, soit des pièces pouvant servir à l'habitation, soit des cuisines, soit des cabinets d'aisance, mais les courettes dont la partie inférieure ne sera pas en communication avec l'extérieur devront être ventilées.

Art. 23.

Lorsque plusieurs propriétaires auront pris, par acte notarié, l'engagement envers la Ville de Paris de maintenir à perpétuité leurs cours communes, et que ces cours auront ensemble une fois et demie la surface réglementaire, les propriétaires pourront être autorisés à élever leurs constructions à la hauteur correspondant à ladite surface réglementaire.

En cas de réunion de plusieurs cours, la hauteur des clôtures ne pourra excéder cinq mètres (5 m.).

Art. 24.

Dans aucun cas, les surfaces des courettes ne pourront être réunies pour former, soit une courette, soit une cour d'une dimension réglementaire.

Art. 25.

Toutes les mesures des cours et courettes sont prises dans œuvre.

TITRE IV

Dispositions diverses.

Art. 26.

Les dispositions qui précèdent ne sont pas applicables aux édifices publics.

L'Administration pourra, pour les constructions privées ayant un caractère monumental ou pour des besoins d'art, de science ou d'industrie, autoriser des modifications aux dispositions relatives à la hauteur des bâtiments après avis du Conseil général des bâtiments civils et avec l'approbation du ministre de l'Intérieur.

Art. 27.

Les décrets des 27 juillet 1859 et 18 juin 1872 sont rapportés.

Art. 28.

Le Ministre de l'Intérieur est chargé de l'exécution du présent décret.

Fait à Paris le 23 juillet 1884.

Jules GRÉVY.

Par le Président de la République :
Le Ministre de l'Intérieur,
WALDECK-ROUSSEAU.

III

Sous-Commission administrative des hauteurs.

1º — PROCÈS-VERBAUX DES SÉANCES

Procès-verbal nº 1.

Séance du 23 novembre 1897.

Sont présents :
MM. Sédille, Legros, Pierron, Rivière, Duchatelet, Bertrand, Loviot, Fernoux, Cléry, Tanquerel, Sauger, Dardoize, Bonnier, Debrie et Chancel.

La séance est ouverte à l'issue de la séance de la commission plénière.

M. Duchatelet propose de constituer le bureau, et la Sous-Commission nomme :

- *Président* . . . . . M. Sédille.
- *Vice-président* . . . M. Legros.
- *Rapporteur* . . . . M. Bonnier.
- *Secrétaire* . . . . . M. Debrie.
- *Secrétaire adjoint* . . M. Chancel.

La prochaine séance est fixée au mardi 30 novembre, à 2 heures.

Le Secrétaire,
Georges DEBRIE.

Le Président,
Paul SÉDILLE.

Procès-verbal n° 2.

Séance du 30 novembre 1897.

Sont présents :

MM. Sédille, *président*, Pierron, Rivière, Loviot, Bertrand, Fernoux, Cléry, Sauger, Dardoize, Tanquerel, Champion, Bonnier, Debrie et Chancel.

MM. Legros et Duchatelet se sont fait excuser.

M. Debrie donne connaissance de la composition du bureau qui a été formé par la Sous-Commission à la fin de la séance de la Commission plénière, le 23 novembre dernier.

M. le Président remercie la Sous-Commission qui lui renouvelle le mandat qu'il avait déjà reçu de l'ancienne sous-commission et il expose l'ordre à suivre pour l'étude des différentes sections du décret.

M. Bonnier. — Je propose de vous donner communication des extraits que j'ai faits dans les traductions des règlements des villes étrangères, soit en les lisant de suite par fragments, soit en les faisant autographier avec figures à l'appui, ce qui, demandant un délai d'un mois, pourrait retarder les travaux de la Sous-Commission.

M. Rivière. — On pourrait, en suivant l'ordre du décret, ne lire que ce qui, dans les règlements étrangers, intéresserait chaque section.

La Sous-Commission décide qu'il sera donné lecture des fragments au fur et à mesure des travaux.

M. le Président. — La Société Centrale a commencé l'étude de la réglementation qui nous occupe ; il serait intéressant de connaître les idées qui ont pu être émises dans les deux séances de sa Commission.

M. Bonnier. — Cette commission, dans sa première séance, aurait été à peu près unanime pour :

1° Désirer que l'on n'augmentât pas la hauteur minimum fixée pour les étages, l'intérêt général dans cette question devant primer l'intérêt particulier des propriétaires ;

2° Établir une progression pour la hauteur des maisons entre 18 et 20 mètres ; il y aurait lieu d'augmenter la hauteur de 20 en 20 centimètres en suivant une progression analogue à celle contenue dans le projet préparé pour les saillies.

Pour les rues étroites au-dessous de la cote de 10 mètres donnant droit à 18 mètres de hauteur, une progression décroissante fixerait aussi les hauteurs proportionnellement à la largeur de la rue, en allant jusqu'à 9 mètres de hauteur seulement pour une rue de 4 mètres de largeur ;

3° La Sous-Commission émettrait aussi le vœu que le mot *cours* soit ajouté aux mots : *espaces intérieurs*.

Enfin dans sa seconde séance, cette commission a discuté le point suivant :
Le décret actuel réglant la hauteur et le périmètre suivant la largeur de la rue, ne pourrait-on, à une certaine hauteur à déterminer, se reculer et atteindre alors une hauteur et un périmètre suivant la largeur nouvelle de l'espace ainsi ajouté à la rue (par exemple une façade formant escalier.)

M. Rivière. — Au point de vue général, il serait très utile de diminuer un étage dans les voies étroites et au contraire en augmenter le nombre dans les voies larges.

M. le Président. — Je fais remarquer qu'il ne s'agit que de la communication, à titre de document, de ce qui s'est dit à la Sous-Commission.

M. Rivière fait une proposition qui trouvera sa place lors de la discussion de détail ; nous aurons une opinion plus nette, après la lecture des documents étrangers.

MM. Rivière, Bertrand, Fernoux, prennent part à la discussion générale qui s'engage sur la hauteur (minimum actuel) de 2^m,60 qui pourrait être portée à 3 mètres, par exemple, pour améliorer l'hygiène des habitations et augmenter le cube d'air respirable.

Les propriétaires, s'ils sont lésés, trouveraient peut-être une compensation dans l'élévation des loyers. On diminue maintenant la dimension des pièces pour en augmenter le nombre. La cote de 2^m,60 a pu gêner au début et a été trouvée excessive, elle semble insuffisante aujourd'hui. Les entresols ont été souvent jugés insalubres.

M. Pierron. — Je demande qu'on ne restreigne pas le droit qu'ont les constructeurs de faire le nombre d'étages permis actuellement ; il y a un intérêt capital à ne pas arrêter le mouvement des travaux dans une ville comme Paris, à ne pas paralyser le placement ni diminuer l'intérêt des capitaux. On empêcherait la construction des logements à bon marché. Dans ceux-ci le chauffage serait plus difficile avec une plus grande hauteur. Les anciens immeubles subiraient une dépréciation et ne se loueraient plus. Ce n'est, dans la plupart des maisons, que le cinquième étage qui a 2^m,60, les autres étages ont presque toujours une plus grande hauteur.

M. Bonnier. — Il semble que si on se place au point de vue des propriétaires et de leur intérêt privé, l'intérêt des locataires ne doit pas être oublié et ceux-ci sont plus nombreux que les propriétaires. Il y a intérêt public à améliorer l'hygiène des habitations.

M. le Président. — Tous ces intérêts sont solidaires, ceux des particuliers comme ceux de la ville, ces intérêts généraux ne peuvent se dégager les uns des autres.

M. Cléry. — L'augmentation du prix des terrains dans Paris provient de l'utilisation même qu'on en peut faire avec les nombreux étages permis actuellement, les restrictions apportées au décret auraient pour résultat de ramener les terrains à un prix plus raisonnable.

M. PIERRON. — Les propriétaires qui demanderont plus de hauteur totale devraient donner plus de hauteur aux étages.

M. BONNIER. — A Vienne les maisons peuvent monter à 25 mètres avec cinq étages au plus, compris le rez-de-chaussée et l'attique. Le plancher supérieur ne doit pas dépasser 20 mètres. On a toutefois le droit de diviser les étages en deux, à condition d'avoir un minimum de 3 mètres de hauteur d'étage.

La ville de Londres a des règlements différents pour chaque paroisse. C'est le régime le moins praticable pour la ville de Paris. Les terrains appartiennent à des propriétaires puissants qui imposent des interdictions et des règlements spéciaux.

M. LE PRÉSIDENT. — Je croyais à un sentiment unanime pour que les hauteurs actuelles soient respectées ; je vois que les membres de la Sous-Commission ne sont d'accord ni sur le nombre des étages, ni sur le maximum de hauteur.

Il faudrait connaître ce qui se fait à l'étranger, M. Bonnier nous donnera le extraits nécessaires,

La Sous-Commission décide qu'elle se réunira tous les quinze jours, les mardis à 3 heures trois quarts.

Le Secrétaire,
GEORGES DEBRIE.

Le Président,
PAUL SÉDILLE.

Procès-verbal n° 3.

Séance du 21 décembre 1897.

Sont présents :

MM. Sédille, *président*, Rivière, Duchatelet, Fernoux, Bertrand, Legros, Cléry, Dardoize, Tanquerel, Champion, Sauger, Bonnier, Debrie et Chancel.

La séance est ouverte à 4 heures.

M. Fernoux. — Je rappelle que les documents relatifs aux réglementations étrangères devaient être rédigés, autographiés et distribués à chacun des membres de la Sous-Commission.

M. Bonnier. — Ces documents sont très nombreux ; quelques-uns me paraissent peu intéressants et je ne voudrais pas les éliminer de mon chef. Je pense qu'une première lecture vous permettrait de prendre une décision à cet égard.

La Sous-Commission décide qu'elle entendra la lecture proposée par M. Bonnier et qu'elle choisira, au fur et à mesure de cette lecture, les parties qui seront autographiées.

M. Bonnier lit la traduction des documents qu'il possède et dont il donnera un exemplaire pour être annexé aux procès-verbaux.

Après la lecture des réglementations en usage à Londres, Berlin, Lisbonne, Rome, la prochaine réunion est fixée au lundi 27 décembre à 3 h. 45 m.

Le Secrétaire,
Georges DEBRIE.

Le Président,
Paul SÉDILLE.

Procès-verbal n° 4.

Séance du 27 décembre 1897.

Sont présents :
MM. SÉDILLE, *président*, RIVIÈRE, DUCHATELET, FERNOUX, BERTRAND, LEGROS, CLÉRY, DARDOIZE, TANQUEREL, CHAMPION, SAUGER, BONNIER, DEBRIE et CHANCEL.

La séance est ouverte à 4 heures.

Le procès-verbal de la dernière séance est lu et adopté.

M. BONNIER donne lecture des règlements en usage à Francfort, Bruxelles, Vienne, et donne lecture d'une lettre résumant les règlements en usage à Saint-Pétersbourg.

M. LE PRÉSIDENT. — Je remercie M. Bonnier de ces excellentes communications et je lui demande à quel moment il pense remettre les autographies.

M. BONNIER. — Je vais faire ce travail immédiatement.

M. LE PRÉSIDENT. — Il est 5 h. 30 m., je propose de continuer nos travaux en nous communiquant nos opinions sur les hauteurs.

Peut-on partir de ce principe : conserver les hauteurs actuelles ?

M. FERNOUX. — Je voudrais voir limiter le nombre des étages.

M. RIVIÈRE. — Je trouve qu'on devrait diminuer le nombre des étages dans les rues étroites et au besoin l'augmenter dans les voies larges.

M. CLÉRY. — Je pense qu'il ne devrait pas y avoir à la fois une limitation de la hauteur des constructions, et une limitation du nombre des étages, cette dernière restriction ne serait utile que dans le cas où la hauteur totale serait augmentée.

D'autre part les constructions sont des ensembles, et il faut se préoccuper des conditions de salubrité des étages inférieurs, éclairés et ventilés sur les espaces intérieurs.

M. DARDOIZE. — On pourrait permettre des excédents de hauteur pour une partie seulement des constructions, plus spécialement pour les constructions en bordure des voies d'une largeur supérieure à 20 mètres.

M. BERTRAND. — Y aurait-il intérêt à laisser dépasser les hauteurs ordinaires pour l'angle des rues ?

M. DUCHATELET. — La Sous-Commission désire-t-elle conserver le minimum de hauteur pour les étages ? Si vous élevez ce minimum il y aurait peut-être quelqu'intérêt à accorder un excédent de hauteur.

M. LE PRÉSIDENT. — Ne trouvez-vous pas qu'à l'étage supérieur par exemple il serait très suffisant d'avoir 2^m,60 ? Le supplément de hauteur n'est désirable que pour étages inférieurs.

M. RIVIÈRE. — Je pense que sur les grandes voies on pourrait sans inconvénient en augmenter les hauteurs.

M. DEBRIE. — Le droit d'user de sa propriété, c'est-à-dire, pour ce qui nous occupe, le droit d'élever des constructions ne devrait être limité qu'au moment où l'exercice de ce droit, est en désaccord, soit avec l'intérêt général (au point de vue de l'hygiène et de salubrité par exemple), soit avec les intérêts particuliers, tels que ceux du voisinage.

A part les restrictions qui doivent naître de ces considérations, les dimensions des constructions doivent être illimitées. Une administration peut mesurer les saillies et réglementer étroitement l'abandon qu'elle fait aux constructeurs de la voie publique, propriété publique ; elle n'a pas le droit, sans des motifs d'intérêt général, d'imposer des limites à la propriété privée.

Si on admet ce principe, il y aura toujours à réglementer la hauteur des façades et des étages, les dimensions des prospects, et lorsqu'on aura limité la hauteur des murs séparatifs, il ne restera plus qu'à chercher sous quel angle doivent rester les constructions, sans restreindre ni le nombre des étages, ni la hauteur des bâtiments.

La prochaine séance est fixée au lundi 10 janvier 1898.

Le Secrétaire,
GEORGES DEBRIE.

Le Président,
PAUL SÉDILLE.

Procès-verbal n° 5.

Séance du 10 janvier 1898.

Sont présents :

MM. Sédille, *président*, Legros, Duchatelet, Fernoux, Bertrand, Cléry, Champion, Dardoize, Tanquerel, Sauger, Bonnier, Debrie et Chancel.

M. Loviot s'est fait excuser.

Le procès-verbal de la dernière séance est lu et adopté.

M. le Président. — La Commission en était restée à la proposition de M. Debrie, voulez-vous reprendre la discussion au point où nous l'avions laissée ?

M. Cléry. — Il serait intéressant que l'auteur de la proposition formulât un projet précis.

Actuellement, d'après le décret de 1884, on régit le bâtiment sur rue et les ailes dans une cour de la même manière ; au point de vue pratique c'est commode et simple.

M. Debrie. — M. Cléry pense qu'on perdrait le bénéfice de ce qui est acquis par le périmètre actuel auquel on est accoutumé. D'après ma proposition, un plan incliné à déterminer régirait le surplus d'élévation que l'on peut donner aux constructions au-dessus de ce que l'on accorde aujourd'hui et sans gêner personne, surtout à l'intérieur. Il y aurait à limiter également la hauteur des murs mitoyens pour éviter de monter trop haut au droit des cours voisines, à $28^m,50$ par exemple (hauteur du maximum actuel).

M. Cléry. — La hauteur des murs mitoyens n'est pas limitée.

M. Debrie. — Elle l'est en fait, c'est une conséquence de la hauteur des façades et du périmètre.

M. Legros. — Les souches de cheminées dépassent de $0^m,60$ la hauteur du faîtage compris dans le périmètre légal.

M. Debrie. — Rien ne dépasse actuellement la tangente horizontale ; avec mon système de défilement il n'y a pas de limite.

MM. Duchatelet et Champion demandent que M. Debrie trace un croquis ou schéma du système de pyramide capable qu'il a exposé verbalement.

M. le Président. — M. Debrie nous présentera un projet rédigé. La Sous-Commission est actuellement saisie de deux projets élaborés, l'un par la *Société centrale* et l'autre par la *Société nationale*. M. Tanquerel a fait également un travail sur les règlements des principales villes de France, s'il nous le lisait, nous aurions avec les documents étrangers, un aperçu d'ensemble.

M. Tanquerel donne lecture des règlements concernant Lyon (1874), Bordeaux (1880), le Havre (1883), Marseille (1859) et Nantes. *(Voir aux annexes.)*

M. Cléry. — Les hauteurs sont plus considérables, à Lyon notamment, mais il s'agit de la limite de la corniche supérieure, tandis qu'à Paris l'attique est en plus. Ces hauteurs en province ne sont probablement pas, au total, de beaucoup supérieures aux nôtres.

M. Duchatelet donne lecture du projet de la Société centrale.

M. Cléry. — A propos de l'article 5, je vous citerai le cas où on trace une cour mimimum avec un rayon légal au-dessus de la hauteur permise, et où on se retraite en arrière de ces plans fictifs pour monter verticalement à beaucoup plus de hauteur.

Je demande que la hauteur des ailes sur cour soit régie par la hauteur sur rue.

M. Bonnier. — Il serait bon de demander des cours plus grandes, et plus d'air respirable avec moins de hauteur. Quand les décrets en vigueur ont paru, il a fallu léser les propriétaires, il faudra bien encore le faire cette fois pour augmenter le minimum.

M. Legros. — En 1884, en augmentant les cours, on a augmenté le bien-être des habitants, on a, il est vrai, de grandes difficultés à obtenir les cours exigibles, on objecte le terrain à utiliser. Il faudra indiquer ce qui n'est qu'un minimum pour ne pas frapper d'interdit certains terrains.

M. Bonnier. — On a dû en frapper en 1884. Les propriétaires s'y sont conformés.

M. Fernoux. — Il y a plus à faire qu'en 1884, on croit plus à l'hygiène. Une cour de 5 mètres sur 12 mètres est mauvaise.

M. Cléry. — D'après le lotissement usuel des terrains par parcelles relativement petites, 12 à 15 mètres de façade, si on grandit le minimum de cour on se heurtera à des difficultés, à des impossibilités.

M. Legros. — Dans le projet de la Société centrale, pour une rue de 5 mètres la hauteur serait de 13 mètres, soit un mètre de plus que dans le décret de 1884, n'y a-t-il pas à regretter d'augmenter cette hauteur?

M. Fernoux donne lecture du projet de la Société Nationale.

M. Legros. — D'après ce projet, on augmente la hauteur dans les voies larges, la Société centrale l'augmente dans les voies étroites. Le soleil ne pénètre pas dans une rue de 6 mètres avec une hauteur de 12 mètres pour les constructions.

M. Fernoux. — La Société nationale aurait plutôt diminué les hauteurs mais il n'aurait pas fallu augmenter les hauteurs d'étages.

M. Duchatelet. — La Société centrale à l'article 7 demande dans les voies étroites un minimum de 3 mètres de hauteur pour les étages inférieurs.

M. Bertrand. — Il faudrait arriver à interdire l'habitation au rez-de-chaussée.

M. Fernoux. — Il serait inutile de fixer la hauteur des sous-sols s'ils ne doivent pas être habités et servir de caves seulement.

M. le Président résume la discussion et demande à M. Bonnier de faire imprimer aussi rapidement que possible les documents étrangers. M. Debrie apportera un tracé expliquant son projet.

Le Secrétaire,
Georges DEBRIE.

Le Président,
Paul SÉDILLE.

Procès-verbal n° 6.

Séance du 24 janvier 1898.

Sont présents :
MM. Sédille, *président*, Rivière, Bertrand, Cléry, Champion, Tanquerel, Dardoize, Bonnier et Chancel.

MM. Legros, Loviot, Fernoux et Debrie se sont fait excuser.

M. le Président. — En s'excusant de ne pouvoir assister à la séance, M. Fernoux a envoyé un projet de réglementation des hauteurs sur cours. Je pense que la Commission en ajournera l'examen, à une séance où M. Fernoux sera présent. (Annexe n° 2.)

Adopté.

M. Bonnier présente son manuscrit sur les documents étrangers, il ne reste plus qu'à le faire imprimer.

M. le Président constate que M. Bonnier a fait un travail considérable et il le remercie d'avoir accepté cette tâche.

M. Tanquerel pourrait également faire autographier les extraits des règlements de province, en donnant notamment, ce qui diffère des règlements de Paris, ou ce qui est motivé par des différences de climats.

Il semble utile d'en faire une petite annexe qu'on joindra aux autres documents.

Enfin, ne pourrait-on connaître l'esprit des changements apportés au projet de décret sur les saillies par la Sous-Commission du Comité technique ?

M. Bonnier donne lecture du projet avec les dernières modifications, il la fait suivre de nombreux commentaires.

M. Rivière. — Le nouveau décret a t-il pour objet d'augmenter les saillies ?

M. Champion. — Oui dans les voies larges, mais ne favorise pas les voies étroites.

M. Rivière. — En somme, les saillies seront au moins aussi grandes et les bow-windows aussi nombreux, par conséquent, je puis maintenir mon avis, que les rues seront trop étroites et les maisons trop élevées, surtout pour une ville d'un grand diamètre où les maisons devraient être basses.

M. le Président. — Jusqu'à présent, la hauteur totale des maisons nous a préoccupés, quel est l'avis de la Commission ?

Les opinions paraissent partagées sur la hauteur à exiger pour les étages.

M. RIVIÈRE. — On aura plus de peine à imposer de nouvelles règles pour la hauteur des étages que pour la hauteur des maisons.

Il faudrait faire moins de petits étages, il y a une tendance à supprimer les entresols, accessoires de la boutique, ils étaient bas et insalubres.

Si on donnait plus de hauteur aux étages, tout serait plus grand et plus large.

A l'étranger, les maisons sont presque des palais, il y a de grands trumeaux, ici il y a trop de baies dans les façades.

Il faudrait faire deux catégories : les voies étroites et les voies larges.

Les maisons dans les grandes voies ne sont pas gênantes on peut les réglementer.

Donnez jusqu'à 30 mètres de hauteur pour ceux qui feront de plus hauts étages, en même nombre.

M. LE PRÉSIDENT. — Cela ferait de belles constructions. Mais il ne s'agit pas seulement des grands quartiers, il faut fixer un minimum de hauteur pour toutes les constructions et la Commission paraît être disposée à adopter $2^m,80$.

M. BERTRAND. — Beaucoup de constructeurs font maintenant tous les étages de même hauteur, ils y trouvent une économie. La hauteur de $2^m,80$ est toujours dépassée au rez-de-chaussée, et les étages, avec les hauteurs accordées actuellement, peuvent avoir cette mesure. On loue mieux les étages supérieurs.

M. CLÉRY. — Après la lecture de M. Bonnier sur le nouveau règlement des saillies et avant de nous décider, il faudrait savoir quelles saillies seront accordées dans les combles.

M. BONNIER. — Le nouveau décret, à l'article 11, prévoit qu'aucune extension ne sera donnée au cube habitable, au delà du premier arc de cercle concentrique au périmètre légal.

M. DARDOIZE. — Il y aurait lieu de diminuer la hauteur dans les petites voies et d'augmenter le rayon.

M. BONNIER. — Je propose d'adopter la progression régulière projetée par la Société Nationale, qui va de 12 mètres à 22 mètres en diminuant légèrement la hauteur dans les voies étroites et en l'augmentant dans les voies larges par quelques concessions et de fixer à 3 mètres, $2^m,80$ et $2^m,70$ la hauteur des divers étages.

M. CHAMPION. — Je propose de fixer à 18 mètres le cube minimum des chambres.

M. CLÉRY. — Au contraire, je demande le maintien des 14 mètres, attendu que lorsque les chambres seront un peu augmentées on y pourra mettre deux lits, tandis qu'avec les mesures actuelles il n'y a place que pour un lit.

M. RIVIÈRE — Je trouve les 14 mètres suffisants, les chambres dans les combles étant toujours prévues pour une personne.

M. BONNIER dit qu'on pourra, en tout cas, augmenter la cote de hauteur si on augmentait le minimum de hauteur d'étages.

M. LE PRÉSIDENT, en résumant la discussion, pense que la Commission est disposée dans son ensemble à admettre la progression proposée par la Société Nationale pour la hauteur totale jusqu'à 22 mètres, la hauteur minimum d'étage fixée à $2^m,80$, et la limitation du nombre des étages.

M. Rivière fait ses réserves et n'adopte pas cet avis, il propose la hauteur de 3 mètres pour le premier étage et $2^m,70$ pour les deux derniers étages.

Le Secrétaire-adjoint,   *Le Président,*
   Adrien CHANCEL.   Paul SÉDILLE.

Procès-verbal n° 7.

Séance du 7 février 1898.

Sont présents :

MM. Sédille, *président*, Rivière, Duchatelet, Fernoux, Bertrand, Legros, Cléry, Champion, Tanquerel, Dardoize, Bonnier et Debrie.

M. Chancel s'est fait excuser.

Le procès-verbal de la dernière séance est lu et adopté.

M. le Président. — Nous avons déjà échangé beaucoup d'idées et je pense que nous devons entrer dans la voie des solutions. C'est pourquoi à la dernière séance j'ai voulu résumer l'ensemble des opinions afin d'avancer et de préciser.

Nous avons la proposition de M. Debrie; elle est formulée; je vais le prier d'en donner lecture.

M. Debrie lit la proposition qu'il a rédigée. (*Voir aux Annexes.*)

M. le Président consulte la Sous-Commission qui demande que ce document et la lettre qui l'accompagne soient imprimés et distribués à chacun des membres de la Sous-Commission.

M. Rivière. — Les choses les plus essentielles parmi celles qui doivent nous occuper sont celles relatives à l'hygiène. Au point de vue des hauteurs, les dimensions en usage permettent-elles de donner satisfaction aux conditions indispensables de salubrité?

M. le Président. — La proposition de M. Debrie n'infirmant en rien notre travail préliminaire, je propose que nous examinions le titre III « des cours et courettes ».

M. Bonnier. — On a étudié cette question dans la Commission de la Société centrale. On se demande toujours : qu'est-ce qu'un bâtiment en aile? ou qu'est-ce qu'un bâtiment de fond?

J'ai pensé qu'il faudrait ne faire aucune distinction et régler la hauteur des bâtiments suivant l'espace libre.

M. Bertrand proposait une surface de cour avec une plus petite dimension. La difficulté est le raccord entre le bâtiment sur rue ; mais il faut bien ménager les espaces intérieurs.

M. Fernoux. — Il est juste qu'on donne des hauteurs plus grandes sur les voies plus larges mais, si on limite trop l'aile, on ne sera pas tenté de profiter des hauteurs d'étages; ce serait aller contre l'hygiène.

M. Bonnier. — En quoi l'hygiène perdra-t-elle si les propriétaires n'élèvent pas leurs bâtiments jusqu'aux hauteurs permises?

M. Bertrand. — Il est certain qu'un constructeur avisé aimera mieux perdre le bénéfice de la hauteur de la maison et, par conséqnent, faire des étages moins élevés.

La prochaine réunion est fixée à 3 heures trois quarts, pour le lundi 28 février 1898.

Le Secrétaire,
Georges DEBRIE.

Le Président,
Paul SÉBILLE.

Procès-verbal n° 8.

Séance du 28 février 1898.

Sont présents :

MM. Sédille, *président;* Rivière, Duchatelet, Fernoux, Bertrand, Legros, Cléry, Sauger, Champion, Tanquerel, Dardoize, Bonnier, Debrie et Chancel.

M. Legros, préside en l'absence de M. Sédille, qui s'est fait excuser de ne pouvoir assister au commencement de la séance.

Le procès-verbal de la dernière séance est lu et adopté.

M. le Président. — La Société centrale a-t-elle terminé le travail qu'elle préparait?

M. Bonnier. — Ce n'est pas terminé, mais nous avons avancé en étudiant une proposition que M. Bertrand a présentée, proposition qui a fait l'objet d'un travail de M. Duchâtelet.

M. Bonnier donne lecture de la rédaction de M. Duchâtelet. *(Voir Annexe n° 5, page 367.)*

M. le Président. — Les cours paraissent bien petites et il paraîtrait nécessaire, dans le système proposé, de prévoir un minimum de cour.

M. Champion. — Au dernier étage, on prévoit des pièces habitables éclairées sur des courettes.

M. Dardoize. — Le dernier étage d'une maison est mieux placé, s'il est à une grande hauteur, que s'il termine une maison basse construite dans un espace pouvant être entouré par des murs mitoyens.

M. Cléry. — Dans le décret en vigueur, on dit qu'on pourra permettre *au dernier étage*, ce qui ne veut pas dire *au dernier étage possible*.

A 4 heures et demie M. Sédille prend la présidence.

M. Bonnier. — La Sous-Commission admet-elle, pour fixer la hauteur des façades le principe de la double condition de la largeur de la rue et de la surface de la cour?

M. Cléry. — Je verrais un grand inconvénient au point de vue administratif, si on faisait dépendre la hauteur des bâtiments sur rue de la cour qui est derrière. La matière n'est pas la même, la hauteur des bâtiments en cas de contestation est soumise aux conseils de préfecture, la cour ne peut être soumise à la même juridiction.

M. Cléry donne lecture d'une proposition qu'il a préparée. *(Voir annexe au procès-verbal.)*

M. Bertrand. — Je suis contre la limitation à 25 mètres de la longueur de l'aile. Si on fait en épaisseur à partir de la voie publique, un salon, une galerie ou hall et une salle à manger, il ne restera rien pour l'aile.

M. Dardoize. — Si on fixe des surfaces il faudra considérer la largeur de la cour et je propose qu'on limite l'aile à la diagonale qui serait tracée dans une cour de 5 mètres $\times$ 6 mètres, la dimension de 5 mètres étant parallèle à la rue; de cette façon, si l'angle est ouvert, l'aile ira plus loin si l'angle est fermé, la rencontre aura lieu qlus tôt.

M. Fernoux. — Il n'y a que deux moyens de limiter les constructions intérieures, soit par la surface de la cour, soit par le prospect et, à ce sujet, je rappellerai la proposition que j'ai faite.

M. le Président. — Ne pourrait-on dégager de tout ce que nous avons dit un sentiment général?

La Société centrale poursuit ses études; ne pourrait-on pas décider si on doit prendre une proportionnalité entre la surface des cours et la hauteur des bâtiments?

Après une conversation générale, la prochaine séance est fixée au lundi 14 mars à 3 heures trois quarts.

(Cette séance a été remise au lundi 21 mars à 3 heures trois quarts, suivant avis de la Direction des travaux).

Le Secrétaire,
Georges DEBRIE.

Le Président,
Paul SÉDILLE

Procès-verbal n° 9.

Séance du 24 mars 1898.

Sont présents :

MM. Sédille, *Président*, Duchatelet, Fernoux, Bertrand, Roussi, Legros, Tanquerel, Cléry, Sauger, Dardoize, Bonnier, Debrie et Chancel.

M. le Secrétaire lit l'arrêté nommant membre de la Sous-Commission M. Roussi, président actuel de la Société des architectes diplômés par le Gouvernement, en remplacement de M. Loviot, démissionnaire.

Le procès-verbal de la dernière séance est lu et adopté.

M. le Secrétaire prévient qu'il a envoyé à l'Administration les originaux des propositions remises, l'une par M. Duchâtelet, l'autre par M. Cléry, afin d'en avoir des exemplaires; ces documents ne lui ont pas encore été retournés.

M. le Président. — Il nous est parvenu une proposition de M. Fernoux et une de M. Chancel. Je prie ces messieurs de vouloir bien lire leurs propositions.

M. Fernoux lit sa proposition. *(Voir Annexe n° 3, page 355).*

M. Cléry. — M. Fernoux voudrait-il nous indiquer ce qu'il a pensé pour les façades qui se trouvent sur les cours de service? Pense-t-il que ces façades peuvent monter verticalement?

M. Fernoux. — Parfaitement.

M. le Président. — Je trouve que la proportionnalité du prospect est moins intéressante que la surface des cours.

M. Bonnier. — La cuisine étant une pièce dans laquelle on habite toute la journée, je demande que la cuisine soit déclarée pièce habitable.

M. Roussi. — Le principe est excellent, mais l'obligation de mettre les cuisines sur des grandes cours sera peut-être bien gênant pour la composition des plans.

M. Cléry. — Dans la bonne construction, on ne néglige pas de faire des cuisines sur des cours spacieuses et, d'autre part, dans les très modestes logements, la ménagère n'entre dans la cuisine qu'au moment des repas.

M. Fernoux. — On pourrait augmenter la dimension des courettes.

M. Tanquerel. — Il serait facile de réserver l'augmentation des courettes sur lesquelles prendraient jour et air des cuisines. La surface serait de 12 ou 15 mètres. Le prospect est aussi très important à considérer et je demande qu'il soit porté à 3 mètres. Pour les petites cours à water-closets, le prospect serait de 2 mètres et la surface, 6 mètres.

M. le Président. — La Sous-Commission adopte-t-elle 6 mètres de surface pour les courettes à waterclosets avec une largeur moyenne qui ne pourra être inférieure à 1m,80 ?

La Sous-Commission adopte cette proposition.

M. Cléry. — Il est bien entendu que c'est seule la présence des water-closets qui rend exigibles les dimensions qu'on vient de décider. Je vous fais remarquer que, jusqu'ici, rien n'oblige le constructeur à éclairer et à ventiler un escalier, un vestibule, un couloir.

M. Bonnier. — Je propose que l'éclairage des escaliers, couloirs, etc., soit obligatoire.

M. le Président. — Il y a de fort belles maisons, celles de M. Lesoufaché par exemple, où l'escalier n'est éclairé que par le haut; personne n'a songé à se plaindre de cette disposition.

Passons à l'autre courette, à celle des cuisines.

M. Bonnier. — La question posée par M. Cléry n'est pas résolue.

M. Debrie. — Il suffit de revoir la rédaction pour donner toute satisfaction, et au lieu de dire : « Toute cour sur laquelle, etc., » dire : « Les water-closets, etc., devront être éclairés par des courettes. »

M. le Président. — Le secrétaire reverra la rédaction en temps utile.

M. Daudoize. — Il y a lieu de se préoccuper des trémies horizontales qui éclairent et ventilent les water-closets.

M. le Président. — Avant cela, il serait bon de décider comment seront les trémies verticales.

M. Legros. — Si on crée une troisième catégorie de courettes pour les couloirs, antichambres, on fera naître une série de difficultés. Il est à mon avis tout à fait inutile de réglementer une disposition facultative.

M. le Président. — Ne pourrait-on dire :
Toute courette aura 4 mètres au moins de surface?
Tout water-closet sera éclairé sur une courette de 6 mètres?
Toute cuisine, etc., etc.?
Y a-t-il opposition à ces principes?
— La courette de 4 mètres n'est pas admise par la Sous-Commission.

M. le Président. — Il en résulte qu'au-dessous de 6 mètres on peut faire toute trémie quelconque. Maintenant, quelle est la dimension à fixer pour les courettes des cuisines? On propose 12 mètres de surface avec une moyenne de $2^m,50$ comme dimension.

La prochaine réunion est fixée au lundi 4 avril, à 3 heures trois quarts.

Le Secrétaire,
GEORGES DEBRIE.

Le Président,
PAUL SÉDILLE.

Procès-verbal n° 10.

Séance du 4 avril 1898.

Sont présents :

MM. Sédille, *président;* Rivière, Legros, Duchatelet, Fernoux, Bertrand, Roussi, Tanquerel, Cléry, Champion, Sauger, Dardoize, Bonnier, Debrie et Chancel.

M. Sédille s'est fait excuser de ne pouvoir arriver au commencement de la séance.

Le procès-verbal de la dernière séance est lu et adopté.

M. Bonnier. — Je crois qu'il y aurait intérêt à faire voter sur des questions déterminées, de façon à arrêter des principes.

La discussion est restée flottante pendant longtemps.

M. Rivière. — Je trouve très sage de procéder ainsi et je demande qu'on pose une question des plus générales : Faut-il modifier le décret actuel en conservant les bases anciennes, ou faut-il le changer en considérant des principes différents de ceux qui ont servi pour l'établissement du décret en vigueur ? Ces questions sont préjudicielles et, une fois résolues, elles permettraient l'orientation des travaux de la Commission.

M. le Président. — Je mets aux voix la première partie de la proposition de M. Rivière. Faut-il modifier le décret actuel en conservant les bases anciennes ?

La Sous-Commission, consultée, n'adopte pas cette proposition.

M. le Président. — On pourrait examiner le questionnaire proposé par M. Bonnier, afin de fixer par des notes les idées de la Commission.

M. Rivière. — J'ai eu l'honneur de demander que le règlement soit plus sévère pour les voies étroites et plus tolérant pour les voies larges. Voilà un principe sur lequel la Sous-Commission peut voter.

M. le Président. — Je pose la deuxième question :

Y a-t-il lieu de proportionner les hauteurs des façades sur la voie publique seulement aux largeurs des voies ?

M. Rivière. — Il faudrait préciser et ajouter après les hauteurs *(exclusivement),* car la Société centrale pose un principe différent.

M. Debrie. — Si la Commission doit émettre un avis sur ce principe, je propose que préalablement on pose cette question :

Y a-t-il lieu de faire dépendre les hauteurs des murs de face sur les voies publiques de la largeur de ces voies? Puis : la largeur de la voie sera-t-elle le seul élément duquel dépendra la hauteur de la voie?

M. Champion. — La proposition de M. Bonnier était celle-ci : la Commission entend-elle conserver les quatre types de hauteurs en vigueur ou chercera-t-elle une progression?

M. le Président. — Je mets aux voies :

Y a-t-il lieu de maintenir les quatre catégories de hauteurs indiquées au décret de 1884?

La Sous-Commission, à l'unanimité, ne maintient pas ces quatre catégories.

M. le Président. — Je mets aux voix :

La Sous-Commission accepte-t-elle une progression pour la hauteur des murs de face?

La Sous-Commission adopte le principe de la progression.

M. le Président. — Je mets aux voix :

Y a-t-il lieu de dépasser le maximum actuel de 20 mètres?

M. Fernoux. — Je pense qu'avant tout on doit décider si on donnera plus de hauteur aux étages.

M. le Président met aux voix, et la Sous-Commission adopte qu'il y a lieu de dépasser le maximum actuel de 20 mètres.

M. Duchatelet. — Y a-t-il lieu de diminuer le minimum de 12 mètres sur les rues étroites?

M. le Président met aux voix la question de M. Duchâtelet.

M. Fernoux. — Je pense qu'on doit accepter les droits acquis, et je suis contre la proposition qui tend à faire diminuer les hauteurs actuellement permises.

La Sous-Commission adopte la diminution du minimum de 12 mètres.

M. Sédille. — Je répète ce que j'ai dit : je ne trouve pas utile la progression pour les cours. Je pense que quelques catégories sont suffisantes.

Cette question est très importante, et l'heure ne permet pas de la résoudre.

La prochaine séance est fixée au lundi 25 courant.

Le Secrétaire,
Georges DEBRIE.

Le Président,
Paul SÉDILLE.

Procès-verbal n° 11.

Séance du 25 avril 1898.

Sont présents :

MM. LEGROS, *vice-président;* RIVIÈRE, DUCHATELET, FERNOUX, BERTRAND, ROUSSI, TANQUEREL, CLÉRY, CHAMPION, SAUGER, DARDOIZE, BONNIER, DEBRIE, CHANCEL.

M. SÉDILLE s'est fait excuser.

M. LEGROS annonce l'envoi d'un projet élaboré par la Société centrale *(Voir Annexe n° 10, page 377)*.

Le procès-verbal de la dernière séance est lu et adopté.

M. LEGROS présente à la Sous-Commission une proposition de modification au décret de 1884 *(Voir Annexe n° 11, page 385)*.

M. RIVIÈRE. — Nous sommes en présence de plusieurs propositions. Je pense qu'il faut déterminer quel est le projet à discuter en première ligne.

M. CLÉRY. — M. le Président nous dit qu'il dépose un projet. Ne devons-nous pas en avoir connaissance?

M. FERNOUX. — Dans la dernière séance, on a émis un vote important en disant qu'on ne conserverait pas, pour le projet de décret, les bases de celui en vigueur. Il faut donc établir des principes. Suivant moi, la hauteur des étages prime tout; ensuite, on aura à voir la hauteur des façades. Je crois qu'on peut voter ferme sur ces questions.

M. DUCHATELET. — Je pense qu'il est utile de déterminer de quoi dépendront les hauteurs des façades; cette question est préalable.

M. DEBRIE. — Je demande la lecture du nouveau travail de la Société centrale.

M. LE PRÉSIDENT demande à M. le Secrétaire de donner lecture de ce travail.

M. LE SECRÉTAIRE donne lecture de l'annexe 10.

M. CHAMPION. — L'ancien règlement prévoyait bien une relation entre la hauteur du bâtiment et la cour, puisqu'on ne pouvait pas, dans certains cas, monter à la hauteur permise par la voie.

M. DEBRIE. — Je propose que, dans tous les cas, la hauteur des façades soit réglée exclusivement par la dimension de l'espace libre au devant d'elles.

M. Rivière. — Je demande que la Commission détermine si elle entend faire dépendre les bâtiments d'autre chose que de la largeur des voies.

M. le Président met aux voix : *La hauteur des murs de face des bâtiments en bordure des voies publiques sera déterminée exclusivement par la largeur de ces voies.*

La Commission adopte par 7 voix contre 4.

M. le Président. — M. Fernoux a proposé une progression pour les hauteurs des façades.

M. Bonnier. — On devrait décider ce que seront les cours.

M. Fernoux. — Je demande si la post-face du bâtiment sur rue aura le même sort que la face.

M. Rivière. — Je pense qu'il faut réglementer les murs de face sur les cours, et je suis convaincu qu'il faut avant tout déterminer quelles seront les dimensions des cours, et les hauteurs des façades sur cour doivent dépendre de ces cours.

M. Roussi. — Si on décroche sur la cour, on créera pour un même bâtiment deux clientèles différentes. Ce sera désastreux pour la valeur de la propriété bâtie.

M. Debrie. — Je demande que la hauteur des façades en bordure des voies privées, des espaces intérieurs et des cours, soit déterminée d'après la largeur de ces espaces.

La prochaine séance est fixée à quinzaine.

Le Secrétaire,
Georges DEBRIE.

Le Vice-Président,
Alphonse LEGROS.

Procès-verbal n° 12.

Séance du 9 mai 1898.

Sont présents :
MM. Sédille, *président ;* Rivière, Fernoux, Legros, Tanquerel, Dardoize, Bonnier, Debrie et Chancel.

M. Bertrand s'est fait excuser.

Le procès-verbal de la dernière séance est lu.

M. Rivière. — J'ai demandé que, pour les bâtiments sur rue, le sort du mur de post-face soit lié à celui du mur de face. J'ai exprimé cette opinion à la dernière séance, et je demande qu'il en soit fait mention au procès-verbal.

Après cette observation, le procès-verbal est adopté.

M. Rivière. — Ceux qui, comme moi, ont vu Paris se transformer depuis cinquante ans ont remarqué que les espaces extérieurs se sont considérablement augmentés. On n'a presque rien fait pour les espaces intérieurs. Je suis favorable à la hauteur des bâtiments sur les cours, et je voudrais qu'on fît tout pour agrandir les cours. Pour les quartiers neufs, il n'y a pas de grandes difficultés ; il n'en est pas de même dans les quartiers anciens où les habitudes sont excessivement fâcheuses. Là se trouvent toutes les sources d'insalubrité ; nous devons faire accomplir un progrès de ce côté.

La Commission est-elle disposée à indiquer une proportion entre la cour et le terrain sur lequel on construit, en laissant toutes facilités pour les cours jumelées ?

M. Fernoux. — Ne faudrait-il pas déterminer tout d'abord la hauteur de la post-face du bâtiment sur rue ?

M. le Président. — Vous voulez avoir des cours plus grandes, mais alors pourquoi veut-on élever la hauteur des bâtiments ? Le rêve, au point de vue hygiénique, ne serait-il pas d'avoir une ville basse ? Prenons la voie la plus large, l'avenue du Bois-de-Boulogne, les constructions qui la bordent me paraissent assez hautes.

Au point de vue de l'aspect, et au point de vue de l'hygiène, ne devrait-on pas rester dans la hauteur des 20 mètres, hauteur qui permet sept étages dans les constructions modestes et qui laisse la liberté aux constructeurs de faire de beaux étages en diminuant leur nombre ?

M. Fernoux. — Le surplus de hauteur qui pourrait être donné, ne devrait servir qu'à faire des étages plus hauts.

M. Rivière. — Fera-t-on dépendre les dimensions de la cour de la hauteur des bâtiments sur rue ?

M. le Président. — Si j'examine la hauteur des étages, $2^m,80$ me paraît suffisant, et $2^m,60$ dans les combles en plein air me paraît aussi bien suffisant, mais je voudrais que l'ouverture aérante fût autant que possible verticale. Je sais que, d'autre part, on ne veut pas que les lucarnes prennent beaucoup de place ; il y aurait cependant grand intérêt à faciliter aux constructeurs l'établissement de ces ouvrages verticaux.

M. Rivière. — L'essentiel c'est que les choses découlent les unes des autres. Je crois aussi que les hauteurs des étages sont à déterminer en premier lieu.

Je ne suis pas d'avis qu'on accorde des suppléments de hauteur qui ne correspondraient pas à un nombre d'étages permis. On pourrait avoir un certain nombre de catégories.

M. Bonnier. — Avec une série de rues pour lesquelles le nombre d'étages sera prévu, limité, on arrivera à un aspect lamentable ; il y aura des rues de trois étages, des rues de quatre étages, etc.

M. Tanquerel. — Dans le décret cela existe ; il y a des séries dont la coupure est bonne.

M. Fernoux dépose une proposition pour la hauteur des étages.

Rez-de-chaussée . . . . $3^m,00$
Étages carrés . . . . . . $2^m,80$ (*Voir Annexe 12, page 393.*)
Et mansardes. . . . . . $2^m,70$

M. Debrie. — Je rappelle la proposition que j'ai faite à ce sujet le 6 février.

M. le Président. — Sommes-nous tous d'avis que la hauteur du rez-de-chaussée doit être de 3 mètres ?

La Sous-Commission adopte, à l'unanimité, la hauteur de 3 mètres.

M. le Président. — Pour les étages que ceux qui sont pour l'ancien décret ($2^m\,60$ de hauteur) veuillent bien l'exprimer.

Personne.

M. le Président. — Que ceux qui sont d'avis que les trois étages au-dessus du rez-de-chaussée doivent avoir $2^m,80$ de hauteur veuillent bien l'exprimer.

Adopté à l'unanimité.

M. le Président. — Maintenant, que ceux qui proposent cette hauteur pour les cinq étages ou pour tous les étages au-dessus du rez-de-chaussée veuillent bien l'exprimer.

Cette proposition est adoptée à la majorité.

M. Debrie. — Est-ce pour tous les étages ou pour les cinq premiers étages ? Dans ce dernier cas, que fera-t-on dans les voies où quatre étages seulement sont permis ?

M. Legros. — On ne devrait imposer $2^m,80$ que pour les étages dans la hauteur du mur de face.

M. Debrie. — Alors, ce serait pour tous les étages dont le plafond est au-dessous de la ligne de base du comble.

M. le Président. — Tout le monde est-il d'accord sur cette interprétation ?
La Sous-Commission adopte à l'unanimité.

M. le Président. — Les étages du dessus auront quelle hauteur ? Je propose $2^m,70$.

M. Debrie. — Je propose $2^m,60$, ces étages étant très aérés.

$2^m 60$ est adopté à la majorité.

M. Bonnier. — Pour le dernier étage, je voudrais un matelas d'air ; un simple hourdis de $0^m,08$ d'épaisseur est insuffisant.

M. Fernoux. — Je trouve qu'on n'a pas le droit de s'immiscer dans les modes de construction.

M. Rivière. — Il est nécessaire d'imposer des règlements empêchant que les principes de la salubrité ne soient pas outrageusement violés.

M. Bonnier. — Je propose qu'il y ait un double hourdis.

M. Debrie. — Je rappelle la proposition que j'ai faite pour les étages lambrissés.

M. Bonnier. — Je demande qu'on ne sacrifie pas le dernier étage et qu'on le traite comme un appartement.

M. Fernoux. — Je propose que le plafond horizontal ait le tiers de la surface de la chambre.

M. le Président. — Je propose un minimum de 2 mètres de surface.
La Sous-Commission adopte cette proposition.

M. le Président. — Il s'agit maintenant de fixer la hauteur des maisons.

M. Debrie. — Je ne pense pas qu'il soit juste de procéder par ressauts, ainsi que le propose M. Rivière.
Je pense que les hauteurs doivent être réglées par une progression continue, c'est-à-dire que ces hauteurs doivent toujours être proportionnelles à l'espace libre.

M. le Président. — Je mets aux voix le maintien des ressauts.
La Sous-Commission, consultée, ne se prononce pas; 4 voix pour, 4 voix contre.

M. Rivière. — Je demande, par exemple, à quoi profitera $1^m,50$ de hauteur en plus de celle que donnerait un certain nombre d'étages.

M. Debrie. — Le constructeur peut choisir, au moins, entre trois solutions :
Ne pas monter la construction à la hauteur permise;
Ou augmenter la hauteur de ses étages;
Ou placer le plancher du rez-de-chaussée en surélévation, afin d'éclairer le sous-sol.
Le choix de l'une ou de l'autre de ces solutions rompra l'uniformité des bâtiments.

Une autre considération est à ne pas négliger. Le bénéfice du retrait, pour pouvoir augmenter de quelques centimètres seulement, ne serait possible qu'avec la proportionnalité.

M. Legros. — On pourrait chiffrer de mètre en mètre.

M. Rivière. — Il n'y a que deux solutions : ou le ressaut d'un étage, ou la proportion entière préconisée par M. Debrie.

La prochaine réunion est fixée à quinzaine.

Le Secrétaire,   *Le Président,*
Georges DEBRIE.   Paul SÉDILLE.

Procès-verbal n° 13

Séance du 23 mai 1898.

Sont présents :
MM. Sédille, *président*, Duchatelet, Fernoux, Bertrand, Roussi, Legros, Cléry, Dardoize, Sauger, Champion, Bonnier, Debrie et Chancel.

Le procès-verbal de la dernière séance est lu et adopté.

M. Chancel. — J'ai fait des graphiques qui montrent ce que donnent les documents recueillis par M. Bonnier. (*Voir Annexe N° 13, page 395.*)

Il résulte de cette comparaison que partout excepté à Paris et à Lisbonne, la hauteur des maisons peut être représentée par une progression.

M. le Président. — Nous remercions M. Chancel pour le travail très intéressant qu'il nous soumet.

M. Fernoux. — Je demande qu'il n'y ait pas de grands ressauts, car avec eux quelques centimètres en plus ou en moins dans les largeurs donnent des hauteurs très différentes.

M. Bertrand. — On pourrait marcher de 20 en 20 centimètres.

M. Debrie. — Si on ne conserve pas les grands ressauts, il n'y a aucun intérêt à en créer de petits, il y aura une grande simplification à établir une relation constante entre la largeur de la voie et la hauteur du bâtiment.

M. Bonnier. — J'appuie cette proposition.

M. Cléry. — Le principe de la continuité étant établi le rapport entre la hauteur et la largeur serait constant, et dans ce cas il aurait lieu de se préoccuper du résultat et de le comparer à ce qui est en usage.

M. Dardoize. — Je proposerais que les hauteurs acquises soient conservées pour dix huit mètres, et qu'on établisse à partir des voies de douze mètres, une proportionnalité de $0^m,25$ de hauteur par mètre de largeur.

M. Bonnier. — La première question est de savoir si on admet les grands ressauts ou si on les abandonne, ensuite on verra quelle forme on donnera à la décision de la Sous-Commission.

M. le Président. — Nous sommes tous d'accord pour rejeter les grands ressauts et pour procéder par proportionnalité ; nous étudierons donc cette proportionnalité.

La Sous-Commission consultée adopte ce principe à l'unanimité.

M. Chancel. — Je propose jusqu'à $10^m,50$ que la hauteur soit égale au 5/3 de la largeur.

Dans les rues au-dessus de $10^m,50$ la hauteur serait égale à 14 mètres plus le tiers de la largeur de la rue.

De plus toutes les maisons sur les voies étroites bénéficieraient du rayon de $8^m,50$. (*Voir Annexe N° 13, page 395.*)

M. le Président. — M. Chancel nous communiquera son travail le plutôt possible afin que nous puissions l'étudier à notre aise.

Il s'agit de savoir si on fixera le maximum au-dessus de vingt mètres.

M. Dardoize. — Dès aujourd'hui pour les dépassements ont est obligé de recourir à la décision du Ministre de l'Intérieur, ne serait-il pas utile d'aller au devant du désir des constructeurs et d'accorder sous certaines conditions une hauteur plus grande que vingt mètres.

La prochaine séance est fixée au 6 juin 1898, à 4 heures.

Le Secrétaire,
Georges DEBRIE.

Le Vice-Président,
Paul SEDILLE.

Procès-verbal n° 14

Séance du 6 juin 1898

Sont présents :
MM. LEGROS, *président*, RIVIÈRE, DUCHATELET, FERNOUX, CLÉRY, TANQUEREL, DARDOIZE, SAUGER, CHAMPION, BONNIER, DEBRIE. et CHANCEL.

M. SÉDILLE s'est fait excuser.

Le procès-verbal de la dernière séance est lu et adopté.

M. LE PRÉSIDENT. — M. Chancel a envoyé un tracé montrant les différents projets de hauteur.

D'autre part M. Fernoux a remis un travail présenté d'une façon analogue.

M. CHAMPION. — D'après le projet de M. Chancel on rend aux constructions sur les petites voies, par le moyen des rayons, ce qu'on enlève au mur de face. Est-ce bien utile? D'autre part ce rayon est déterminé tantôt par la largeur de la voie tantôt par la hauteur du mur de face, il y a la deux modes de procéder, n'y a-t-il pas moyen d'unifier? Je propose que le rayon soit toujours égal à la demi largeur de la voie avec minimum de cinq mètres et maximum de dix mètres.

M. FERNOUX lit le travail qu'il a préparé. (*Voir Annexe N° 14, page 397.*)

M. DUCHATELET. — Si on abandonne ce qui est acquis, je demande qu'on le fasse très nettement et qu'on prenne un procédé de réglementation beaucoup plus simple, Sans grands sacrifices on arriverait, je crois, à accorder pour les hauteurs une fois et demie la largeur de la voie.

M. DARDOIZE. — Je rappelle ma proposition qui peut être ainsi résumée.

La voie de 6 mètres donne droit à 12 mètres de hauteur.

Au-dessous on retranche pour chaque mètre de largeur 2 mètres de hauteur.

Au-dessus de 6 mètres de largeur on ajoute aux 12 mètres un mètre de hauteur par chaque mètre de largeur en plus.

On arrive ainsi à 18 mètres de hauteur pour 12 mètres de largeur.

A partir de 18 mètres de hauteur chaque mètre de largeur en plus donne droit à une augmentation de $0^m,25$ de hauteur, jusqu'à 20 mètres de hauteur pour une largeur de 20 mètres.

Ensuite de 20 mètres à 30 mètres de largeur de voie, les hauteurs n'augmenteraient plus que de $0^m,125$ par mètre jusqu'à un maximum de $21^m,25$ pour 30 mètres de largeur.

Ensuite le rayon de 6 à 12 mètres de largeur, il serait égal à 6 mètres ; et pour les autres largeurs il serait égal à la demi largeur de la voie. Son maximum serait celui en usage de $8^m,50$.

M. Rivière. — Je verrais avec beaucoup de peine adopter une disposition favorisant la voie de 10 mètres. Dans ce projet, toute proportion gardée il n'y a pas avantage à faire une voie de 12 mètres ; c'est regrettable.

M. Champion. — Le Conseil Municipal avait décidé qu'il ne classerait que des voies de 12 mètres il y a peut être intérêt à réglementer dans ce sens.

M. Fernoux. — Je pense aussi qu'il est mauvais de faire des voies plus étroites que 12 mètres.

MM. Dardoize et Fernoux. — Pour simplifier nous proposons 18 mètres de hauteur pour 12 mètres de largeur.

Au-dessus, les hauteurs augmenteraient de $0^m,25$ c. par mètre de la largeur des voies.

Au-dessous, les hauteurs diminueraient de 1 mètre pour 1 mètre de largeur en moins.

La Sous-Commission adopte comme base d'étude la proposition de MM. Dardoize et Fernoux.

M. le Président. — La prochaine réunion est fixée au 13 juin 1898.

Le Secrétaire :
Georges DEBRIE.

Le Vice-Président :
Alphonse LEGROS.

Procès-verbal n° 15.

Séance du 13 juin 1898.

Sont présents :
MM. Sédille, *président*, Sauger, Rivière, Duchatelet, Fernoux, Champion, Dardoize, Roussi, Cléry, Tanquerel, Bonnier et Chancel.

M. Debrie s'est fait excuser.

Le procès-verbal de la dernière séance est lu et adopté. Il est donné à nouveau lecture du projet de M. Fernoux et de diverses modifications de texte à y apporter.

La Commission, sans s'arrêter pour l'instant à un texte précis, adopte en principe cette proposition qui est suffisamment bien exprimée.

M. Sauger. — Je regrette que l'on ne s'en tienne pas aux anciens types du décret de 1884, et je tiens à formuler des réserves sur les nouvelles propositions que je pense ne pouvoir être acceptées par l'administration,

M. le Président. — Il serait utile que l'on précise en quel point de la voie sera mesurée la largeur, si celle-ci n'est pas régulière.

M. Bonnier. — A ce propos je renouvelle le vœu que les bulletins d'alignement du service du plan portent, non pas seulement l'ordonnancement de la largeur de la voie, mais aussi la largeur réelle au droit des immeubles.

La Commission décide 1° que dans le cas où les deux côtés d'une voie ne sont pas parallèles la largeur sera mesurée au point le plus large, 2° que si un bâtiment excède 30 mètres de longueur de façade, pour les parties excédentes la voie sera mesurée à nouveau, afin de déterminer la hauteur.

MM. Bonnier et Cléry demandent où se prendra la mesure pour les maisons situées sur des carrefours ou grands pans coupés.

M. Dardoize. — On pourrait se baser sur la largeur légale de la voie.

M. Rivière. — Je propose d'interpréter les règlements dans le sens le plus large.

La Commission est d'avis que, dans le cas d'un très grand pan coupé la mesure soit prise normalement au point le plus large de l'espace libre formant la voie publique.

M. Duchatelet rappelle les différents alinéas de l'article 1er de l'ancien décret dont il donne lecture.

La Commission adopte sans changements le texte des deux derniers alinéas de cet article.

M. Duchatelet propose pour remplacer l'article 2 la rédaction suivante :

« *Les bâtiments ou partie de bâtiments qui seront construits à rez-de-chaussée ou aux étages, en retrait de l'alignement pourront profiter de la hauteur permise pour une rue dont la largeur serait celle de la voie normale augmentée du retrait effectué par le constructeur.*

» *L'alignement devra toujours être articulé au rez-de-chaussée.* »

M. Bonnier. — Je demande que le retrait puisse s'effectuer au-dessus de plusieurs étages en donnant successivement droit à de nouveaux gabarits.

Plusieurs membres s'opposent à cette proposition, ou demandent à ce que le retrait ne s'effectue qu'en laissant un rez-de-chaussée ou même une simple grille.

M. Chancel. — Je propose que cet avantage ne soit accordé que dans les rues au-dessus de 12 mètres.

M. Fernoux. — Au contraire je réclame pour les petites rues qui ont, plus que les autres besoin d'air et de lumière.

La Commission n'adopte pas l'article 2 ainsi rédigé comportant des retraits dans les étages.

M. Bonnier. — Si un propriétaire a construit en arrière avec la hauteur plus grande que lui a permis son recul à rez-de-chaussée derrière une grille, aucun règlement ne peut lui interdire de construire après coup, un, deux ou trois étages dans le gabarit correspondant à la largeur légale de la voie ainsi réduite. En conséquence il y a lieu de prévoir ce cas dans le nouveau règlement. Il faut ajouter que la Ville accorde l'autorisation d'élever des constructions d'un rez-de-chaussée et même parfois d'un premier étage, entre deux bâtiments retranchables.

M. le Président pense que la question n'est pas assez étudiée et engage à y réfléchir jusqu'à la prochaine réunion de la Commission qui est fixée au 27 juin 1898.

Le Secrétaire-Adjoint,
Adrien CHANCEL.

Le Président,
Paul SÉDILLE.

Procès-verbal n° 16.

Séance du 27 juin 1898.

Sont présents :

MM. Sédille, *président*, Roussi, Bertrand, Fernoux, Legros, Cléry, Tanquerel, Dardoize, Champion, Bonnier, Debrie et Chancel.

M. Duchatelet s'est fait excuser.

Le procès-verbal de la dernière séance est lu et adopté.

M. le Président. — Reprenons, si vous voulez bien, la proposition de M. Duchâtelet, que nous avons discutée à la fin de la dernière séance et dont il vient d'être donné lecture dans le procès-verbal.

M. Fernoux. — L'intérêt du propriétaire ne réside pas seulement dans la hauteur; il réside aussi dans la surface construite. Pour les rues au-dessous de 12 mètres il y a un danger à laisser reconstruire dans le gabarit après avoir autorisé des retraits puisque le bénéfice que nous avons voulu retrancher serait ainsi retrouvé au détriment de la salubrité.

M. Cléry. — Tous les constructeurs échapperont à la réglementation et la hauteur du mur de face ne sera jamais appliquée.

M. Champion. — M. Fernoux l'a dit, c'est le propriétaire qui sera le seul juge de ce qu'il a à faire.

M. Debrie. — Je propose que la limite des constructions soit la ligne enveloppe des gabarits permis, cela aura l'immense avantage de simplifier considérablement les règlements.

M. Cléry. — On dit qu'on ne peut empêcher une adjonction en avant d'un bâtiment dont le mur de face a été élevé en arrière de l'alignement et monté plus haut que l'eût été le mur de face construit à l'alignement, je pense qu'on peut l'interdire en appliquant l'article 2.

M. Fernoux. — Il sera très bon de dire que le voisin en face d'une propriété en retrait ne bénéficiera pas de ce retrait.

M. le Président. — Je mets aux voix le principe de la proposition faite par M. Duchâtelet dans la dernière séance.

La majorité adopte ce principe.

M. DEBRIE. — Puisqu'on vient d'adopter le principe de la proposition de M. Duchâtelet je demande que les résultats qui en sont la conséquence soient très nettement indiqués dans le règlement et ne soient pas seulement indiqués par une incidence.

En effet on réglemente la hauteur du mur de face puis on indique que cette hauteur pourra changer à la condition de rester dans le gabarit ; la hauteur du mur de face à l'alignement n'est plus qu'un cas particulier d'un principe général que je vous ai soumis dès le 6 février :

Les constructions seraient limitées par un gabarit formé par 1° la hauteur du mur de face à l'alignement; 2° l'arc admis jusqu'ici pour les combles; 3° puis par une ligne à 45° partant du sommet du mur de face.

A la seule condition de rester dans ces limites le constructeur ferait ce qu'il voudrait.

M. BERTRAND. — On reviendrait en arrière, au comble à 45°.

M. DEBRIE. — Mais non, absolument pas je propose de conserver ce qui est adopté, mais je le complète logiquement ; nous avons la verticale à l'alignement et l'arc de cercle des combles, j'ajoute à la suite la ligne à 45° afin de ne pas terminer par une ligne horizontale. Les saillies décoratives seraient en plus bien entendu.

M. CLÉRY. — Je préférerai la tangente à l'arc de cercle. Je propose de définir la limite des constructions qui pourraient s'élever au gré du constructeur à la condition de ne pas sortir d'une ligne enveloppante qui serait formée : 1° par la hauteur du mur de face, 2° par l'arc de cercle du comble, 3° et enfin par une tangente à l'arc de cercle.

M. DEBRIE. — La ligne à 45° est bien une tangente, votre proposition est je crois, exactement celle que j'ai présentée.

Ces principes sont adoptés à l'unanimité.

La prochaine réunion est fixée au lundi 4 juillet à l'heure habituelle.

Le Secrétaire,
GEORGES DEBRIE.

Le Président,
PAUL SÉDILLE.

Procès-verbal n° 17.

Séance du 4 juillet 1898.

Sont présents :
MM. Sédille, *président*, Bertrand, Fernoux, Roussi, Legros, Cléry, Champion, Tanquerel, Dardoize, Bonnier, Debrie et Chancel.

Le procès-verbal de la dernière séance est lu et adopté.

M. le Président. — Je donne la parole à M. Cléry.

M. Cléry. — Je reprends ce que je disais à la dernière séance et pour achever ma pensée, la tangente complétant le périmètre des constructions serait à 45° donnant une pente de mètre pour mètre jusqu'à la rue de 15 mètres.

Au-dessus de 15 mètres cette pente serait de $0^m,50$ pour mètre. Je formulerai le règlement suivant l'annexe que j'ai l'honneur de vous remettre. (*Voir Annexe n° 16, page 401*).

M. Champion. — Ne serait-il pas bon de ne pas parler de la hauteur légale du mur de face qu'on ne verra jamais, et d'établir un gabarit comme on l'a fait pour les saillies.

D'autre part pourquoi ne conserverait-on pas la même tangente de 45 pour toutes les largeurs de voie afin de simplifier ?

M. le Président. — Je ne verrai aucun inconvénient à garder la tangente à 45.

M. Duchatelet. — Dans le nord, le périmètre est formé de trois éléments, une verticale, un arc de cercle et une ligne inclinée de $0^m,05$ pour mètre.

M. Bertrand. — Je trouve aussi 45 très pratique, si on peut faire des greniers on débarrassera la maison qui sera assainie, les chambres de domestiques seraient améliorées.

M. le Président. — Je mets aux voix le principe d'un périmètre formé par une partie verticale, un arc de cercle, plus une tangente à 45°, c'est ce qu'a indiqué M. Debrie.

La Sous-Commission adopte à l'unanimité.

M. le Président. — Voyons l'article 12 où il est question des tuyaux de cheminée.

M. Debrie. — Je propose de conserver l'article 12 ; en indiquant que les cheminées pourront s'élever à $0^m,60$ au-dessus de la limite, soit du gabarit des saillies, soit du périmètre.

M. Cléry. — Le parement extérieur doit être reculé en arrière du mur de face.

M. Bertrand. — Je demande qu'on réduise la distance de 1^m,50, cela fait dévoyer les tuyaux et amène à faire de mauvaise construction.

M. Cléry. — Si les souches étaient à l'alignement, elles formeraient des stalles.

M. le Président. — Je pense qu'il est bon de déterminer, ainsi que le proposait M. Debrie la hauteur des murs séparatifs — les tuyaux suivront le sort de ce mur.

M. Debrie. — Je propose que le mur séparatif soit limité près des murs de face par le gabarit des saillies.

M. Cléry. — On peut réduire la cote de 1^m,50 à 1 mètre.

M. le Président. — Ne peut-on pas décider que les murs mitoyens dépasseront le périmètre de 0^m,60.

M. Dardoize. — Il serait nécessaire de dire les murs portant cheminée.

M. Bonnier. — Je propose la rédaction suivante :
 » *Le mur mitoyen sera limité au-dessus de la base de l'arc de cercle par le gabarit des saillies.*
 » *Les souches de cheminées ne pourront monter à plus de 1 mètre au-dessus du point le plus élevé du périmètre et leur parement antérieur ne pourra se trouver à moins de 1 mètre de l'alignement.* »

Le principe de cette proposition est adopté à l'unanimité.

La prochaine séance est fixée au 11 juillet à 1898 à l'heure habituelle.

Le Secrétaire,
Georges DEBRIE.

Le Président,
Paul SÉDILLE.

Procès-verbal n° 18.

Séance du 11 juillet 1898.

Sont présents :
MM. Sédille, *président*, Bertrand, Fernoux, Roussi, Rivière, Cléry, Tanquerel, Dardoize, Bonnier, Debrie et Chancel.

Le procès-verbal de la dernière séance est lu et adopté.

M. Legros s'est fait excuser.

M. le Président. — Nous en étions restés au chapitre des cours et courettes.
La post-face du bâtiment pourrait être à la même hauteur que celle du mur de face.

M. Rivière. — Je demande que les murs de post-face soient toujours régis par la hauteur des murs de face.

M. Debrie. — Je pense qu'il faudrait toujours régir la hauteur des bâtiments, soit sur rue, soit sur les cours suivant les espaces libres au devant de ces bâtiments.

M. le Président. — C'est l'article 16 qui est à revoir.

M. Bonnier. — Je demande à déterminer ce qu'est une pièce habitable; ainsi les cuisines sont des espaces habitables, plus habités que les salons par exemple.

M. Rivière. — L'interprétation du règlement n'a donné lieu à aucune difficulté.
S'est-on préoccupé de la surface des cours à réserver ? elle pourrait être proportionnelle à la surface du terrain.

M. le Président. — La Sous-Commission est-elle d'avis que le constructeur doit réserver une partie non bâtie ?

M. Tanquerel. — Fixerait-on la dimension des cours ?

M. Rivière. — Certainement, il y aurait des minima.

M. le Président. — Quelles seraient les dimensions des cours ?

M. Bonnier. — Je propose que la cour soit telle qu'on puisse y inscrire un rectangle déterminé.

M. Dardoize. — On pourrait régler les dimensions des cours suivant les hauteurs des bâtiments.

M. Bonnier. — Je propose que la hauteur des murs sur les espaces intérieurs soit le double de ceux sur rue.

M. Debrie. — On a détruit les catégories pour les saillies puis pour les hauteurs ; pour suivre cette marche dans les réformes, les hauteurs des murs sur cour devraient être proportionnées aux prospects.

M. Fernoux. — Je rappelle ma proposition : La hauteur des façades sur cour est déterminée par le prospect.

M. Bonnier. — En imposant un prospect il n'y aura pas besoin de parler de surface.

M. le Président. — Cette proposition des cours est complexe, il faut augmenter je crois, ce qui existe, la question est à étudier encore et je serais heureux que chacun de vous formulât sa proposition, on pourrait ensuite mettre aux voix.

M. Cléry. — On pourrait appliquer sur la cour le même périmètre que sur la rue, en exigeant un prospect déterminé.

M. Debrie. — Ce ne serait pas complet, par exemple, dans les cas où on peut élever le bâtiment sur la cour plus haut que celui sur la rue.

Je propose à la Commission de décider que la hauteur du périmètre sur les espaces intérieurs sera régie par le prospect.

La séance est levée à 6 heures.

Le Secrétaire,
Georges DEBRIE.

Le Président,
Paul SÉDILLE.

Procès-verbal n° 19.

Séance du 3 octobre 1898.

Sont présents :
MM. Sédille, *président*, Bertrand, Duchatelet, Cléry, Sauger, Tanquerel, Dardoize, Champion, Bonnier, Debrie et Chancel.

M. Legros s'est fait excuser.

Le procès-verbal de la dernière séance est lu et adopté.

M. le Directeur des services d'architecture et des promenades et plantations vient remercier la Sous-Commission pour le concours qu'elle apporte à l'administration et il la prie de bien vouloir activer son travail pour conclure au plus tôt.

M. le Président. — Je pense que nous pouvons continuer l'étude du titre III. Des cours et courettes.

M. Bonnier. — Je propose l'article suivant :
La largeur minima de l'espace libre au devant de l'axe des baies des pièces habitables de tout bâtiment sur cour devra être égale à au moins la moitié de la largeur nécessaire pour monter à la même hauteur sur rue.

M. le Président. — Je mets aux voix que la hauteur des post-faces des bâtiments sur rue sera au moins celle des murs de face sur ces rues.

La majorité adopte cette proposition.

M. Chancel. — Je demande qu'on ajoute à la proposition de M. Bonnier :
« *Cet espace devra s'étendre sur une largeur déterminée.* »

M. le Président. — Je mets aux voix la proposition de M. Bonnier.

La Sous-Commission adopte cette proposition.

M. le Président. — Je mets aux voix que le minimum du prospect sera de 4 mètres, et qu'en aucun cas la surface ne sera moindre que 25 mètres.

La sous-commission adopte cette proposition.

M. Champion. — Je demande comment sera régie la cour derrière un bâtiment sur rue et sans aile.

M. Debrie. — Je propose que la hauteur du mur de post-face soit égale à celle sur rue à la condition que la largeur moyenne de l'espace libre derrière soit égale à la moitié de la hauteur.

La Sous-Commission adopte le principe, la proportion restant à fixer.

La prochaine réunion est fixée au lundi 10 octobre.

<table>
<tr><td>*Le Secrétaire,*
Georges DEBRIE.</td><td>*Le Président,*
Paul SÉDILLE.</td></tr>
</table>

Procès-verbal n° 20.

Séance du 10 octobre 1898.

Sont présents :

MM. Sédille, *président*, Fernoux, Bertrand, Roussi, Cléry, Tanquerel, Dardoize, Champion, Bonnier, Debrie et Chancel.

MM. Duchatelet et Legros se sont fait excuser.

M. Fernoux exprime ses regrets de n'avoir pu assister à la dernière séance.

Le procès-verbal de la dernière séance est lu et adopté.

M. Champion. — Je propose de fixer ainsi qu'il suit la proportion de l'espace libre à laisser derrière les bâtiments sur rue.

» *Les bâtiments en façade sur rue, dont le post-face servira à éclairer et aérer des*
» *pièces habitables, devront avoir une cour d'une surface égale à la hauteur du bâtiment*
» *multipliée par deux, la largeur moyenne de cette cour sera égale au tiers de la hauteur*
» *du bâtiment, sans toutefois qu'au devant de l'une quelconque des baies des pièces*
» *habitables le prospect soit inférieur au quart de ladite hauteur.* »

En somme, je propose une surface de cour égale à la hauteur multipliée par deux et la largeur moyenne serait égale au tiers de la hauteur.

M. Tanquerel. — Je ne changerais pas le décret sur ce point, il paraît très bien.

M. Cléry. — Il n'y a qu'un intérêt de salubrité pour les pièces éclairées sur les cours ; que ces pièces soient dans les bâtiments sur rue, ou dans les bâtiments en aile, il me semblerait juste que les espaces libres dans les deux cas fussent soumis au même règlement.

M. Debrie. — Je pense que le prospect entrainant la surface, il est la seule condition que le règlement doive imposer aux constructeurs.

M. Fernoux. — Je rappelle le travail que je vous ai soumis sur cette question et j'insiste pour que le minimum des cours soit maintenu à 30 mètres de surface et le prospect à 5 mètres de largeur.

M. Debrie. — Je demande qu'on applique à la post-face le régime des autres bâtiments sur cour.

La Commission adopte cette proposition.

M. ROUSSI. — Je demande qu'on examine la réglementation des cuisines placées en sous-sol.

M. LE PRÉSIDENT. — Cette question sera examinée.

M. CLÉRY. — Pour les cours jumelées, je demande que la hauteur des murs de clôture soit réduite à 3^m,20 pour empêcher le plus possible les adossements le long de ces séparations.

M. LE PRÉSIDENT. — C'est bien restrictif, ne pourrait-on pas laisser la cote qui existe ?

La Commission adopte que la hauteur de 5 mètres ne sera pas maintenue.

M. BONNIER. — Je demande que le titre second, relatif aux questions d'hygiène, soit applicable aux édifices publics.

M. DEBRIE. — Je demande que le deuxième alinéa de l'article 26 soit supprimé.

La Sous-Commission ayant examiné successivement tous les articles de l'ancien décret ainsi que les diverses propositions qui lui ont été soumises, je prie le rapporteur, M. Bonnier, de bien vouloir rédiger un projet de décret résumant les décisions prises jusqu'à ce jour.

Il en sera donné lecture dans la prochaine séance fixée à huitaine.

Le Secrétaire,
GEORGES DEBRIE.

Le Président,
PAUL SÉDILLE.

Procès-verbal n° 21.

Séance du 17 octobre 1898.

Sont présents :
MM. Sédille, *président*, Duchatelet, Fernoux, Bertrand, Roussi, Cléry, Tanquerel, Dardoize, Champion, Bonnier et Chancel.

MM. Legros, Sauger et Debrie se sont fait excuser.

La séance est ouverte à 4 heures un quart.

Le procès-verbal de la dernière séance est lu et adopté après rectifications de M. le Président et de M. Fernoux.

M. le Président donne la parole à M. Bonnier, pour la lecture du projet de décret qu'il a rédigé, résumant les diverses dispositions arrêtées par la Sous-Commission.

M. Bonnier expose qu'il a divisé son travail en trois parties ; savoir :

Titre Ier. Hauteur des bâtiments bordant la voie publique.

Titre II. Hauteurs des bâtiments ne bordant pas la voie publique.

Titre III. Dispositions transitoires. *(Voir Annexe n° 17, page 407.)*

Au cours de cette lecture et à propos de différentes observations, M. le Président prie les membres de la Sous-Commission de noter au fur et à mesure les points qui paraîtraient douteux en se réservant de les discuter après la lecture. M. Bonnier en prendra note.

A propos de la lecture de l'article 5 relatif aux espaces intérieurs assimilés aux voies publiques :

M. Chancel demande quelle sera la distinction établie entre les cours et les espaces intérieurs.

M. Bertrand dit qu'il n'y a que des espaces intérieurs ou des voies publiques. Les constructeurs donneront autant de largeur à leur voie privée qu'à certaines cours fermées.

M. le Président fait remarquer que les propriétaires auront intérêt à donner de la largeur aux voies privées nouvelles.

M. Champion. — Je demande que les voies privées séparant des immeubles distincts ne soient pas moins larges que les cours jumelées.

M. Bonnier. — D'après les nouveaux décrets les petites rues seront moins favorisées.

M. le Président. — La Commission veut-elle dans le nouveau règlement grouper les impasses, cités, etc. avec les cours, et imposer seulement un minimum de prospect à ces voies?

M. Dardoize. — Je propose de conserver les appellations de cités, passages, impasses, sauf les mots : *espaces intérieurs*.

M. Duchatelet. — En tout cas il faudrait fixer un minimum de largeur.

MM. Dardoize et Roussi insistent pour qu'on ne favorise pas, dans les lotissements la création de voies plus étroites que les voies publiques.

La Commission décide d'assimiler les voies privées aux voies publiques.

M. Chancel. — Il faut alors établir une distinction entre les voies privées, les espaces intérieurs et les cours.

Sur la proposition de M. Champion et de plusieurs membres, la Commission décide que le décret définira les voies privées dans les conditions suivantes :

Espaces intérieurs bordés de constructions pouvant être divisées en plusieurs immeubles distincts ;
Ou pouvant devenir distincts ;
Autour d'un espace libre commun ;
Appartenant ou non à un même propriétaire ;
Communiquant directement ou non avec la voie publique.

Sous la réserve d'une rédaction définitive ces principes sont adoptés, et M. Bonnier continue sa lecture.

Plusieurs membres demandent la suppression de l'article 7.

M. Dardoize pense qu'il peut être utile à conserver : par exemple pour permettre à un constructeur d'élever ses souches de cheminées à l'aplomb du mur ainsi retraité.

L'article 7 est maintenu.

A propos des renseignements fournis incidemment par M. Bonnier sur le futur décret des saillies :

MM. Duchatelet et Cléry demandent si le tiers de façade porte sur la surface des étages réellement construits, ou sur la surface totale à laquelle on a droit.

Après discussion sur ce point qui peut paraître douteux, la Commission émet le vœu que le texte soit plus explicite et elle adopte l'avis qu'il s'agit du tiers de la surface à construire immédiatement.

Article 8.

M. Fernoux demande une distinction entre les caves et les sous-sols, au point de vue de la hauteur exigée.

M. Dardoize désirerait que l'on déterminât la section des ouvertures aérant et éclairant les sous-sols.

M. le Président insiste pour qu'ils soient surtout ventilés.

M. Bonnier. — Il faut demander non des ventilateurs mais bien des fenêtres visibles et larges ; le sous-sol est une pièce habitable, on ne doit donner la permission d'y habiter que si une ou plusieurs baies y sont ménagées pour y amener le jour et l'air.

M. Dardoize. — Je demande que les trémies donnent sur les rues ou sur les cours et non sur les courettes.

Adopté.

La Commission décide de fixer à 1 mètre superficiel la section des baies par 30 mètres cubes ou fractions de 30 mètres cubes dans les pièces destinées à l'habitation ou au séjour dans les sous-sols.

MM. Roussi et Bertrand demandent pour les sous-sols un tuyau ou une gaîne de ventilation ou de chauffage.

M. Bonnier. — Je propose que cette obligation soit imposée pour toutes les pièces habitables quelles qu'elles soient, surtout au dernier étage.

M. le Président fait observer que dans certains immeubles, il y a des salles à manger sans cheminée et que les calorifères peuvent chauffer sinon ventiler.

La Sous-Commission adopte cette obligation pour les sous-sols et ajourne sa décision en ce qui concerne les étages.

La prochaine réunion est fixée à huitaine.

Le Secrétaire adjoint,
Adrien CHANCEL.

Le Président,
Paul SÉDILLE.

Procès-verbal n° 22.

Séance du 24 octobre 1898.

Sont présents :

MM. Sédille *président*, Duchatelet, Rivière, Bertrand, Roussi, Dardoize, Cléry, Bonnier et Chancel.

MM. Sauger, Tanquerel, Champion, Fernoux et Debrie se sont fait excuser.

Le procès-verbal de la précédente séance est lu et adopté.

M. le Président fait reprendre la discussion sur les tuyaux de ventilation ou de fumée à imposer dans les pièces habitables.

M. Duchatelet. — Est-ce bien dans le décret, dont nous avons à étudier la revision que nous devons mettre cette obligation, il ne semble pas que nous soyons saisis de cette question.

M. Cléry émet un avis analogue.

M. le Président. — Y a-t-il un inconvénient à ce qu'une Commission consultative qui a été instituée pour préparer un grand travail, donne un avis sur ces questions ? Je ne le pense pas. S'il est reconnu que les conditions relatives à l'hygiène ne peuvent trouver place dans le décret, on biffera tout ce qui y est relatif.

Mais il semble que la Sous-Commission peut continuer ses travaux dans cet ordre d'idées, elle a déjà réglementé les prospects, les hauteurs des étages et des sous-sols, toutes questions visant à améliorer les conditions d'hygiène.

M. Dardoize. — J'appuie cette idée, il faut se préoccuper de la pénétration de la lumière et de l'air dans les bâtiments et compléter les obligations imposées aux constructeurs dans leurs plans pour tout ce qui touche à la salubrité des habitations. Je propose de réglementer les trémies.

M. Bonnier. — Je demande que le Décret contienne toutes les prescriptions relatives à l'hygiène.

M. le Président fait reprendre la lecture du projet de Décret.

M. Bonnier. — J'ai compris dans le titre III, les dispositions générales communes aux rues et aux constructions intérieures.

Les nouvelles rédactions des articles 8, 9 et 10 sont adoptées.

La Sous-Commission décide que le mot « *baies* » sera substitué au mot « *fenêtre* » dans l'article relatif aux sous-sols et elle fixe à 1 mètre superficiel la section des baies pour 30 mètres cubes. Au-dessus de 30 mètres cubes, la baie devra être augmentée progressivement dans la proportion de 1 mètre pour 30 mètres cubes.

M. Bonnier. — A propos des voies privées, la définition des espaces intérieurs est fort difficile. Il suffirait, en indiquant les mots, cités, impasses, passages, etc., d'y ajouter « *à l'exception des cours* ».

Il serait préférable de définir les cours et de supprimer les mots « *espaces intérieurs.* » — Adopté.

La Sous-Commission décide d'ajouter les squares à la nomenclature.

M. le Président. — Je demande si la Sous-Commission est d'avis d'imposer à toutes les pièces de l'étage des combles un tuyau de ventilation ou de chauffage, ou bien de l'exiger seulement pour la moitié de ces pièces.

Des locaux servant à usage de débarras, il faut que cette obligation ne s'applique qu'aux chambres ou à la moitié des chambres.

La Sous-Commission adopte l'obligation pour la moitié des chambres au dernier étage effectif.

M. Duchatelet. — Je tiens à renouveler l'observation que ce n'est pas dans le décret sur les hauteurs que cette question devrait trouver place.

M. Bonnier. — J'insiste pour que toutes les questions d'hygiène prennent place dans le Décret.

La Sous-Commission maintient son avis.

M. Bonnier donne lecture du Titre II.

M. Duchatelet. — A propos des cours je propose la définition contenue dans le projet de la Société Centrale.

M. Bertrand et plusieurs membres font adopter la rédaction suivante : « *Les cours sont les espaces laissés libres dans une propriété pour éclairer et aérer les bâtiments de cette propriété.* »

M. Cléry demande ensuite pour les pièces habitables le maintien de la définition « *pièces pouvant servir à l'habitation* ».

Adopté.

M. Bonnier demande à ce qu'elle soit complétée par les mots : « *de jour ou de nuit* ». Adopté.

La Sous-Commission n'est pas d'avis d'autoriser les cages d'escaliers à continuer de monter verticalement dans les façades sur rue, mais elle maintient cette faculté pour les cours, comme dans l'ancien Décret.

La Sous-Commission supprime tout minimum pour les courettes n'éclairant pas de water-closets.

Enfin, en ce qui concerne les trémies horizontales éclairant les water-closets, les dimensions suivantes sont fixées :

La longueur horizontale aura 2 mètres au plus,

La section de l'orifice extérieur sera au moins de 20 décimètres superficiels.

La hauteur mesurée du sol du water-closet au point le plus bas de la trémie ne dépassera pas 2 mètres.

Les articles 12 et 13 sont adoptés.

MM. Bonnier et Chancel demandent si le rayon du comble sera appliqué aux profils des bâtiments sur les courettes, ou si les murs monteront verticalement jusqu'à toute hauteur.

M. Rivière rappelle les longues discussions qui ont eu lieu à ce sujet lors de l'élaboration de l'ancien décret.

Plusieurs Membres proposent de supprimer le mot courette. Les courettes seraient confondues avec les cours. — Non adopté.

La Sous-Commission décide que les murs pourraient monter verticalement dans les courettes de 4 mètres mais non dans celles au-dessus de 4 mètres.

Plusieurs Membres proposent pour les courettes un défilement sous un angle de 20 ou 30 degrés avec la verticale.

Mais vu l'heure avancée, et la discussion ne paraissant pas épuisée sur ce sujet, M. le Président en ajourne la suite à la prochaine réunion, qui, à cause des fêtes de la Toussaint, sera reportée du lundi 8 au vendredi 11 novembre. La réunion suivante, aura lieu néanmoins le lundi 14 novembre.

Le Secrétaire adjoint,
Adrien CHANCEL.

Le Président,
Paul SÉDILLE.

Procès-verbal n° 23.

Séance du 11 novembre 1898.

Sont présents :

MM. Sédille *président*, Sauger, Duchatelet, Bertrand, Champion, Tanquerel, Roussi, Dardoize, Fernoux, Cléry, Bonnier et Chancel.

M. Debrie s'est fait excuser.

Le procès-verbal de la précédente séance est lu et adopté.

M. Chancel propose de remplacer dans la définition des cours le mot « *propriété* » par le mot « *immeuble* ».

M. Duchatelet demande que l'on définisse « *la cour* » et non les cours.

La Sous-Commission adopte ces changements.

M. le Président fait reprendre la discussion sur la profondeur des courettes éclairant des cuisines.

M. Cléry. — Je rappelle les difficultés que l'on éprouverait dans les noues des toitures, si l'on devait appliquer un défilement et je fais la proposition suivante :

« *Le minimum ci-dessus fixé (12 mètres) pour la surface des courettes servant à
» éclairer des cuisines s'applique à des courettes d'une profondeur de 20 mètres au maxi-
» mum, mesurés au-dessous du niveau moyen de l'intersection des diverses faces de la
» courette avec le comble.* »

« *Si la courette est descendue à une plus grande profondeur, la surface à partir
« d'une hauteur de 20 mètres au-dessus du fond devra être augmentée à raison de
« 1 mètre superficiel, par mètre de hauteur au-dessus de celle de 20 mètres.*

M. Champion. — Je propose que la surface de la courette soit agrandie proportionnellement à sa hauteur.

M. Dardoize. — On pourrait faire la retraite proposée par M. Cléry sur une seule face.

M. Fernoux. — Je demande qu'on augmente plutôt à 15 mètres le minimum de de surface, mais qu'on n'oblige pas à des reculements de murs, qui offriront des difficultés de constructions.

M. Bonnier. — Si la hauteur totale des bâtiments atteint une certaine élévation, des courettes doivent être augmentées proportionnellement. La surface.

M. Roussi. — Si on porte les dimensions à 12 ou à 15 mètres dans le bas des courettes, il est bien inutile de les évaser en haut, surtout si cet élargissement est peu prononcé : les brisis en ardoises donneront des surfaces noires au lieu de parements peints en blanc qui renvoient la lumière.

M. le Président pensant que la Sous-Commission est d'avis qu'il y a lieu de limiter la hauteur verticale des murs des courettes éclairant des cuisines, demande quelle sera la proportionnalité à établir pour cette hauteur.

M. Fernoux. — Je propose de la fixer selon la hauteur du bâtiment sur la rue.

M. Bonnier. — Je propose qu'elle soit fixée selon la règle suivante :
Les cours de cuisines auront 12 mètres de surface pour une hauteur de 18 mètres; au-dessus de 18 mètres, la cour serait augmentée de tant par mètre de hauteur.

M. Champion. — Il n'est pas utile d'établir une proportionnalité pour les cours des cuisines.

M. Bertrand. — Je demande que jusqu'à 18 mètres de hauteur, une cour de 12 mètres soit exigée et que pour 20 mètres de hauteur la surface soit portée à 15 mètres.

M. Chancel. — Je propose que la proportionnalité soit établie de la manière suivante : « *La surface des courettes éclairant des cuisines aura en mètres superficiels les trois* » *quarts de la hauteur légale du mur de face des bâtiments dans lesquels se trouvent ces* » *courettes.* »

Ainsi dans un bâtiment
de 12 mètres de hauteur, la courette aura 9 mètres de surface.
    15   —   —   11^m,25   —
    18   —   —   13^m,50   —
    20   —   —   15 mètres   —

La Sous-Commission adopte cette proposition en fixant à 9 mètres le minimum de surface, et à 3 mètres le minimum de prospect.

Les murs de ces courettes pourront être montés verticalement dans la hauteur des combles.

M. Bonnier reprend la lecture du projet de Décret.

L'article 12 est adopté, sauf un des paragraphes, relatifs aux châssis vitrés, qui est supprimé.

L'article 14 relatif aux cours communes est adopté.

M. le Président. — Je demande qu'il soit fait une définition exacte de la cour si elle doit trouver sa place dans le Décret à cet article, surtout dans le cas (indiqué par plusieurs membres de la Sous-Commission) d'un constructeur séparant sa propriété en deux immeubles après coup.

M. Champion. — L'examen des plans peut seul donner la certitude qu'un immeuble sera séparé en deux.

M. Sauger. — Il est difficile de prévoir l'intention des constructeurs, et il faut éviter l'arbitraire.

M. BERTRAND pense qu'il suffirait à l'administration de prévenir l'éventualité d'une séparation d'immeubles au moment de la vente.

MM. BONNIER et CHAMPION font remarquer qu'il est difficile de surveiller toutes les constructions.

M. LE PRÉSIDENT consulte la Sous-Commission, qui n'est pas d'avis d'introduire des questions de ce genre dans le Décret, et rappelle que la prochaine réunion aura lieu lundi prochain 14 courant à 4 heures.

Le Secrétaire adjoint,
ADRIEN CHANCEL.

Le Président,
PAUL SÉDILLE.

Procès-verbal n° 24.

Séance du 14 novembre 1898.

Sont présents :

MM. Sédille, *président*, Bertrand, Fernoux, Rivière, Roussi, Cléry, Dardoize, Bonnier, et Champion.

MM. Debrie, Duchatelet, Tanquerel et Chancel se sont fait excuser.

Le procès-verbal de la dernière séance est lu et adopté.

M. le Président rappelle en quelques mots les travaux de la dernière séance, reprenant la suite de l'examen sur la grandeur des cours éclairant les cuisines.

M. Rivière. — Je demande que la dimension de ces courettes ne suive pas une progression de surface par mètre de hauteur, mais qu'au contraire, alors même que le constructeur n'occuperait pas la capacité totale du périmètre auquel il a droit, il soit tenu de laisser en surface à la courette, la mesure obligatoire correspondante à la hauteur qu'il aurait pu atteindre.

M. Fernoux. — Les cuisines ne devraient prendre jour et air que sur les grandes cours. Seuls, les escaliers, antichambres et water-closets pourraient être éclairés par des courettes.

M. Rivière partage cet avis.

M. le Président. — Dans un intérieur modeste, la cuisine ne peut être assimilée à une pièce habitable, la maîtresse de maison n'y passant que le temps strictement nécessaire à la préparation des repas du ménage.

M. Fernoux. — Au contraire la cuisine doit être améliorée et le constructeur, s'il n'y est tenu, doit s'efforcer de mettre les cuisines sur les grandes cours.

M. Rivière partage cet avis et proteste contre le voisinage dans la plupart des plans des water-closets et des cuisines dont les fenêtres se trouvent voisines.

M. le Président. — Depuis l'application presque générale du tout à l'égout dans les constructions neuves ce voisinage ne présente plus les inconvénients qui résultaient des fosses fixes.

M. BERTRAND. — Pour les chambres ou petits logements à l'étage du comble, ainsi que pour les loges de concierge, là où le fourneau de cuisine pourrait être dans la pièce même servant à l'habitation, c'est encore une amélioration que de trouver la place d'une petite cuisine, alors même qu'elle ne prendrait jour et air que sur une courette de quatre mètres ; je demande qu'une réserve en ce sens soit faite pour ces deux cas spéciaux.

M. ROUSSI soutient la proposition de M. Bertrand et demande à ce que le constructeur puisse placer des cuisines sur des cours secondaires, faisant observer que lorsque les cuisines sont sur la grande cour, il n'est pas toujours agréable de voir les objets pendus aux croisées.

Passant à la question soulevée dans de précédentes séances relativement à l'aliénation partielle ou la à division d'une propriété n'ayant eu à l'origine que la surface réglementaire de cour et se trouvant ensuite en contradiction avec les règlements.

M. BONNIER propose, pour éviter cette infraction, d'ajouter à l'article fixant la dimension des prospects :

« *En aucun cas, le prospect minimum indiqué ci-dessus ne pourra être réduit soit par additions, constructions ou aliénations.* »

M. RIVIÈRE. — A ce mot « *aliénation* » fait observer que la Ville a perdu un procès dans un cas où le droit de vue avait été réservé lors de l'aliénation d'une partie de la propriété, mais dans des conditions ne laissant pas le prospect obligatoire de 5 mètres.

Néanmoins la Sous-Commission décide que le mot peut être maintenu comme une indication.

M. BONNIER reprend la lecture du projet de décret au paragraphe « *Cours jumelées* ».

Aux passages relatifs aux cours et courettes, la Sous-Commission décide que les surfaces en seront prises au nu du mur dans la hauteur du rez-de-chaussée.

La Sous-Commission pense qu'à titre d'indication on pourrait ajouter que les articles régissant les bâtiments privés sont applicables aux constructions de l'État, la Ville, l'Assistance publique, etc.

M. LE PRÉSIDENT. — La lecture du projet de décret étant achevée, je prie le rapporteur de vouloir bien le faire autographier en y joignant un tableau qui indiquera de suite au constructeur et à l'architecte voyer chargé de l'examen des plans, les hauteurs auxquelles on a droit.

Ce travail sera adressé à chaque membre de la Sous-Commission et la prochaine séance aura lieu dans la huitaine qui suivra la réception de ce travail.

Pour le Secrétaire,   *Le Président,*
ERNEST BERTRAND.   PAUL SÉDILLE.

Procès-verbal n° 25.

Séance du 5 décembre 1898.

Sont présents :

MM. Sédille, *président*, Duchatelet, Cléry, Dardoize, Bertrand, Fernoux, Tanquerel, Champion, Bonnier et Chancel.

MM. Sauger, Roussi, Debrie se sont fait excuser.

Le procès-verbal de la précédente séance est lu et adopté.

M. le Président remercie M. Bertrand qui a bien voulu rédiger le procès-verbal en l'absence des deux secrétaires empêchés.

M. le Président donne lecture du projet de décret que M. Bonnier a fait autographier et qui a été envoyé à MM. les membres de la Sous-Commission.

Les différents alinéas de l'article 1er sont amendés et rectifiés après échange de nombreuses observations notamment en ce qui concerne la mesure des hauteurs et la tangente à 45° à l'arc de cercle.

M. Fernoux fait remarquer que pour des rues au-dessus de 12 mètres de largeur, la Sous-Commission n'avait pas fixé des hauteurs s'augmentant de 0^m,25 en 0^m,25, mais bien une progression constante basée sur la largeur exacte des voies.

La rédaction est rectifiée dans le sens de cette observation.

M. Bertrand. — En ce qui concerne la ligne tangente à 45 degrés, je propose de limiter la hauteur des bâtiments, lesquels paraissent devoir monter dans une trop grande proportion, surtout dans les bâtiments en aile qui ne seraient pas soumis au défilement d'un profil de post-face et je demande que la tangente à 45 degrés soit arrêtée à 1^m,50 de hauteur au-dessus de l'arc de cercle.

M. Champion. — Cette limitation à une ligne horizontale ainsi fixée amène à compliquer d'une quatrième ligne le profil des bâtiments.

La Sous-Commission après discussion admet la restriction proposée et accepte alors la rédaction suivante comme suite à l'alinéa concernant la tangente :

« *Toutefois, le faîte des constructions ne pourra en aucun cas s'élever à plus de 1^m,50 au dessus du point le plus élevé de l'arc de cercle du plus grand rayon.* »

M. Bertrand obligé de quitter la séance, prie la Sous-Commission de prendre note d'observations relatives :

1° A l'article 4, au lieu de *l'alignement opposé* mettre *alignement légal opposé;*
2° A la liste des *voies privées, passages, impasses, cités et squares*, ajouter *etc*.

M. BONNIER remet à M. le Président de la Sous-Commission une lettre de M. Huet, Président de la Société des Architectes et Ingénieurs sanitaires.

Il est donné lecture de cette communication relative à l'assainissement des courettes et à la suppression des garde-manger dans les cours de cuisines où se trouvent des water-closets (voir aux Annexes).

M. LE PRÉSIDENT prie M. Bonnier d'accuser réception de cette lettre et d'assurer la Société que sa communication sera examinée avec intérêt.

La Sous-Commission fera son possible pour mettre son projet d'accord avec les vœux qui lui sont transmis.

La lecture du projet de décret est reprise.

M. CLÉRY. — Pour les bâtiments à l'angle de deux voies de niveaux différents, le règlement ne peut être moins favorable au constructeur d'un bâtiment d'angle qu'à celui qui bâtit dans une seule voie, et je propose que la hauteur soit mesurée suivant la moyenne des hauteurs prises au milieu de chaque façade.

La Sous-Commission adopte cet avis et décide que pour toutes les façades la hauteur sera mesurée au point milieu et non au point le plus élevé.

Dans les façades des bâtiments d'angles, les pans coupés ne seront pas comptés dans le calcul de la longueur desdites façades.

La suite de la lecture est remise à la prochaine réunion qui aura lieu le lundi 12 décembre à 3 h. 3/4.

Le Secrétaire adjoint, *Le Président,*
ADRIEN CHANCEL. PAUL SÉDILLE,

Procès-verbal n° 26.

Séance du 12 décembre 1898.

Sont présents :

MM. Sédille, *président*, Duchatelet, Roussi, Bertrand, Sauger, Dardoize, Tanquerel, Champion, Cléry, Debrie et Chancel.

M. Fernoux s'est fait excuser.

Le procès-verbal de la dernière séance est lu et adopté.

M. Chancel. — Observation sur l'article 3. — On a admis que les hauteurs des façades seraient proportionnelles à la largeur de l'espace libre au devant d'elles, le deuxième alinéa paraît être une exception à ce principe général. J'en propose la suppression.

M. Roussi. — Ce serait logique et la suppression éviterait une confusion possible.

M. Champion. — Il faut penser aux différences de niveau.

M. le Président. — Il n'y a pas d'autres objections? L'alinéa sera supprimé.

M. Cléry. — Article 4. — Pourquoi « équivalente » et non pas égale? et aussi « nouvelle façade ». Je dirai la façade ainsi retraitée de l'alignement légal opposé.

M. Chancel. — « L'alignement sera toujours articulé » devrait faire un article spécial.

Il est décidé qu'on en fera un article placé après l'article 7.

M. le Président. — On pourrait dire : « *L'alignement doit toujours être articulé.*

Adopté.

M. Cléry. — Il faudrait dire jusqu'à quelle hauteur l'alignement doit être articulé.

M. Dardoize. — Lorsque l'architecture donne des redents en plan, on obligeait, dans les anciens règlements, d'articuler l'alignement par de la maçonnerie d'au moins $0^m,60$ de hauteur ; ce serait utile à dire.

M. Roussi. — Ce serait inutile.

M. Bertrand. — Article 5. — Après squares, je demande, *etc.*
Adopté.
M. Cléry. — Article 6. — Dans le premier alinéa.

Je propose qu'on dise « *la tête* » du mur.
Adopté.
Deuxième alinéa adopté.

M. Cléry. — Article 7. — Je demande après, « *leurs bâtiments* », qu'on vise l'article 6.

M. Chancel. — On pourrait aux articles 1 et 6 où il y a : « *périmètre* » remplacer ce mot par « *profil* » comme à l'article 1er.
Adopté.
Titre 2e au lieu de second.
Article 8. — Il est adopté que la première phrase « *une cour*, etc. » sera reportée à la fin de l'alinéa entre parenthèses à la place de (article 8).
« *rues* » serait remplacé par les « *voies publiques* ».
Deuxième alinéa, on adopte « *qui serait nécessaire* ».
Cinquième alinéa, on dira « *ou aliénation* » au lieu de « *ni* ».

M. Duchatelet. — Article 9. — Je demande qu'on ajoute : « Ces dispositions ne sont pas applicables aux cuisines des logements de deux ou trois pièces.

M. le Président. — Je demande qu'on ajoute les cuisines de concierge.

M. Roussi. — Ce serait très utile, sans quoi on fera la cuisine dans les chambres d'habitation.

M. Champion. — On pourrait ne demander que le minimum de 9 mètres pour les logements de deux pièces seulement.
Il est décidé qu'on ajoute :
« *Ce minimum sera considéré comme suffisant pour les cuisines des logements de deux pièces.*
» *Seules, les cuisines de concierge pourront être aérées sur les courettes de 4 mètres.*
Article 10. — On ajoute « *au dessus* » du sol.

M. Cléry. — Article 11. — Je demande qu'on dise « *au dernier étage possible* ».

M. Champion. — Je suis d'un avis opposé, je pense qu'il faut laisser chacun libre.
L'Article 11 est adopté.
Article 12.

M. Chancel. — Article 13. — Je demande si le prospect doit être mesuré dans tous les sens.

M. Bertrand. — Assurément non, c'est dans le sens perpendiculaire au mur mitoyen.

M. Debrie. — Je propose de dire : « *d'obtenir entre les bâtiments une moyenne de prospect égale à une fois et demie le prospect réglementaire. Ces bâtiments, etc.* »

Article 14. — On ajoute « *ou constructions légères* ».

Article 15. — On supprime la partie soulignée.

La prochaine séance est fixée au 19 décembre 1898 à 4 heures.

Le Secrétaire,
Georges DEBRIE.

Le Président,
Paul SÉDILLE.

Procès-verbal n° 27.

Séance du 19 décembre 1898.

Sont présents :

MM. Sédille, *président*, Duchatelet, Roussi, Bertrand, Fernoux, Dardoize, Tanquerel, Champion, Cléry, Bonnier et Chancel.

MM. Sauger, Debrie se sont fait excuser.

Le procès-verbal de la dernière séance est lu et adopté.

M. Bonnier reprend la lecture du projet de décret au titre III, article 16.

M. Duchatelet demande : Pourquoi les dispositions relatives aux sous-sols ne sont-elles pas à cet article? Elles pourraient tout au moins le suivre immédiatement.

La Sous-Commission décide d'intervertir les articles 17 et 18.

L'article 19 est adopté en ajoutant « *art. 7 bis* ».

Les articles 20, 21 et 22 sont adoptés.

La lecture du décret étant terminée, M. le Président remet en discussion les articles 9 et 13 laissés en suspens.

M. Cléry propose une rédaction nouvelle pour l'article 9 :

§ 1. — *Toute courette servant à aérer une ou plusieurs cuisines aura au moins une surface telle que, le nombre exprimant cette surface en mètres carrés soit égal aux trois quarts du nombre exprimant en mètres linéaires la hauteur légale du mur de face du bâtiment auquel elle est incorporée.*

Dans tous les cas, un minimum de 9 mètres de surface et de 3 mètres de plus petit côté sera obligatoire.

§ 2. — *Ce dernier minimum sera considéré comme suffisant pour les cuisines des logements de deux pièces seulement, en sus de ladite cuisine.*

§ 3. — *Enfin les cuisines des loges de concierges pourront être éclairées sur une courette de 4 mètres seulement. (Voir annexe n° 18, page 409).*

M. Tanquerel. — On devrait fixer des surfaces suivant différents types et non suivant une progression constante.

MM. Champion, Duchatelet et Chancel proposent de multiplier la hauteur des bâtiments par 0^m,75.

M. Bertrand soumet la rédaction suivante qui est adoptée : « *La surface minima d'une courette éclairant une ou plusieurs cuisines sera de 0^m,75 superficiels par chaque mètre de la hauteur légale du mur de face du bâtiment sur rue ou sur cour dans lequel elle est incorporée.* »

M. Cléry. — Il y aurait lieu de prendre la hauteur réelle des murs de courette.
Plusieurs membres demandent « quelle hauteur sera prise dans un bâtiment dont les deux façades (poste et post-face) ne seraient pas au même niveau ».

M. Bonnier propose que « *en cas de différence de hauteur entre les deux faces d'un bâtiment, la moyenne entre ces deux hauteurs servira à calculer la surface de la courette.*
Adopté.

M. Champion. — En ce qui concerne le deuxième paragraphe de l'article 9, il faut spécifier s'il s'agit de logements composés de deux pièces *habitables*.

M. Bonnier. — Je proteste, de la façon la plus énergique, contre la décision prise à la dernière séance, pour les courettes éclairant les cuisines des pauvres gens. Je n'admets pas que les petits logements soient moins bien traités que les grands appartements ; on ne pourra jamais le faire admettre par l'Administration, ni par le Conseil municipal.

M. Fernoux. — Tout en l'admettant pour le concierge qui est seul dans un immeuble, il ne saurait être de même dans des courettes où, à raison de trois ou quatre cuisines par étage, on verra une vingtaine de cuisines dans un puits étroit. C'est justement la classe qui peut apporter le moins de soin à son intérieur que l'on doit protéger par des règles plus sévères d'hygiène. Il faut donner de l'air et ne pas créer une exception qui soit défavorable.

MM. Duchatelet, Champion et Bertrand soutiennent au contraire et aussi énergiquement que la disposition d'une cuisine placée en dehors des deux chambres d'habitation sera préférable à celle d'un logement sans cuisine où la cuisson des aliments se ferait dans une des deux pièces. Il faut amener les propriétaires à faire des cuisines dans les petits logements avec pierres d'évier et fourneaux.

La Commission adopte à la majorité de 6 voix contre 4 le deuxième paragraphe admettant qu'un minimum de 9 mètres superficiels sera suffisant dans les logements composés de deux pièces pour les courettes de cuisines.

Le quatrième paragraphe relatif aux cuisines de concierge éclairées sur les courettes de 4 mètres est également adopté.

Article 13 concernant les cours jumelées.

M. Chancel. — Je propose de renoncer à imposer un prospect de une fois et demie dans les cours jumelées. Ce prospect serait difficile à obtenir dans tous les sens d'une cour. Il suffirait de fixer un minimum de surface au besoin, quoiqu'avec les prospects demandés les cours seront forcément plus grandes que sous le régime de l'ancien décret.

M, Cléry. On pourrait mesurer les prospects suivant une largeur moyenne comme pour les bâtiments sur rue.

M. Bonnier. — Il y aurait peut-être lieu de supprimer l'article entier.

M. Chancel. — Propose la rédaction suivante qui est adoptée par la Sous-Commission :

« Article 13. — *Lorsque plusieurs propriétaires auront pris, par acte notarié, l'engagement envers la Ville de Paris, de maintenir à perpétuité leurs cours communes et que ces cours réunies permettront d'obtenir entre les bâtiments le prospect réglementaire, ces bâtiments pourront être montés à la hauteur accordée pour les bâtiments sur cour* (art. 8)

La Sous-Commission ne maintient pas le deuxième paragraphe relatif à un minimum de surface pour ces cours, mais le troisième paragraphe est conservé.

M. le Président. — Je constate avec plaisir que la Sous-Commission est arrivée au bout de sa tâche. M. Bonnier voudra bien préparer son rapport en le faisant précéder de quelques considérations générales sur l'œuvre de la Sous-Commission et dire dans quel esprit toutes les décisions ont été prises.

Lorsque nous en aurons connaissance, nous pourrons nous mettre facilement d'accord avec lui.

Nous pouvons dès à présent annoncer à M. le Préfet que nous avons terminé l'examen du décret et qu'à bref délai ce travail sera complété par le rapport de M. Bonnier.

Il faut laisser du temps à notre rapporteur, la Sous-Commission ne sera donc convoquée très probablement que dans le courant de janvier.

Le Secrétaire-adjoint, *Le Président,*
Adrien CHANCEL. Paul SÉDILLE.

Procès-verbal n° 28.

Séance du 23 janvier 1899.

Présents : MM. Sédille, *président*, Fernoux, Roussi, Bertrand, Rivière, Cléry, Dardoize, Tanquerel, Champion, Bonnier, Debrie et Chancel.

M. Duchatelet s'est fait excuser.

La séance est ouverte à 4 heures.

Le procès-verbal de la dernière séance est lu et adopté après l'observation de M. Sédille disant que l'opinion émise par M. Bonnier à propos des courettes a été très nettement exprimée au procès-verbal, mais que l'opinion contraire n'est peut-être pas aussi vivement affirmée. Ces deux opinions sont toutes deux nées du même désir d'assainir l'habitation et surtout la petite habitation.

M. Bonnier lit le projet du rapport présenté au nom de la Sous-Commission du Comité technique.

Cette lecture ne donne lieu qu'à des félicitations pour l'auteur, M. Bonnier.

M. le Président. — Lorsque ce rapport sera entièrement prêt nous le remettrons à l'Administration.

Le Secrétaire,
Georges DEBRIE.

Le Président,
Paul SÉDILLE.

2° — RAPPORT DE M. LOUIS BONNIER

SUR LES TRAVAUX DE LA SOUS-COMMISSION ADMINISTRATIVE (1)

Il y a déjà deux ans, Messieurs, je rapportais devant vous les travaux de votre Sous-Commission en vue de la revision du décret du 22 Juillet 1882 sur les saillies. — Je vous signalais combien souvent elle avait dû s'arrêter au moment de sortir de ses attributions et de pénétrer dans le domaine du décret de 1884, réglementant la hauteur des maisons.

Les trois décrets qui régissent la voirie à Paris forment un ensemble en équilibre.

En modifiant l'un, on est nécessairement amené à retoucher l'autre, ne fût-ce que pour y introduire la proportionnalité entre les hauteurs de façades et la largeur des rues, et détruire la classification actuelle, peu justifiée.

L'examen et surtout la pratique journalière du décret de 1884 montrent bien vite que ses prescriptions ne s'accommodent plus que

---

(1) Cette Sous-Commission est composée de MM. Paul Sédille, architecte du Gouvernement, délégué de la Société centrale des architectes Français, *président*; Ernest Bertrand, architecte, délégué de la Société centrale des architectes Français; Louis Bonnier, architecte voyer, *rapporteur*; Champion, architecte voyer; Adrien Chancel, architecte voyer, *secrétaire-adjoint*; A. Cléry, architecte voyer honoraire; Dardoize, architecte voyer; Georges Debrie. architecte voyer, *secrétaire*; Duchatelet, achitecte voyer honoraire; Fernoux, architecte, délégué de la Société nationale des Architectes; Alphonse Legros, architecte voyer en chef honoraire; Eug.-V. Piernon, architecte voyer en chef adjoint (décédé); Alfred Rivière, architecte voyer honoraire; Georges Roussi, architecte de la Ville de Paris, délégué de la Société des architectes diplômés par le Gouvernement; R. Sauger, architecte voyer en chef adjoint; C. Tanquerel, architecte voyer.

de façon très lointaine avec les besoins actuels de la construction parisienne. Cela est si vrai qu'il a fallu créer peu à peu une sorte de jurisprudence, sans sanction ni origine déterminée, destinée à combler ses lacunes.

Sans vous signaler plus spécialement ces cotes, ces surfaces, ces cubes, qui ne pouvaient être qu'indiqués aux constructeurs par l'administration de la Ville, nous vous demandons d'en faire l'objet de prescriptions formelles et nettement applicables, en les insérant avec nous dans le projet de décret que nous vous soumettons. Elles sont d'ailleurs entrées dans nos mœurs depuis longtemps.

Il ne s'agit plus, comme il y a deux ans, de l'étude relativement peu grave de concessions à faire aux besoins de décoration. Qu'étaient, en réalité, quelques centimètres de plus ou de moins, abandonnés sur le domaine public aux constructeurs chercheurs de pittoresque, en comparaison de la matière nouvelle et si délicate soumise à nos études ? Nous avions à réglementer la hauteur des maisons, la dimension des cours ; à distribuer aussi heureusement que possible l'air respirable aux poumons de Paris. Nous allions combiner pour le mieux les questions d'hygiène et les nécessités de la construction, les devoirs et les droits des propriétaires et des locataires, tenir compte du lotissement actuel des immeubles et du prix excessif de certains terrains ; enfin nous heurter contre les terribles *droits acquis* que l'on rencontre toujours en travers des plus sincères tentatives d'amélioration.

Le travail réclame une extrême prudence ; il s'agit de faire mieux sans trop démolir, sans trop s'écarter de ce qui existait. Certains d'entre nous pensaient tout d'abord que la besogne qui nous était impartie était restreinte. Il n'y avait, disaient-ils, qu'à retoucher légèrement le décret de 1884 dans la partie relative à la décoration des toitures, pour le mettre d'accord avec le nouveau décret des saillies. Mais, dès les premières séances, il apparut clairement que nous étions loin de compte, qu'il importait de tout revoir, de remanier certains articles, d'en supprimer d'autres, même d'introduire dans l'ensemble des éléments nouveaux.

Se mettant courageusement à l'œuvre, votre Sous-Commission songea à se documenter de son mieux. Elle se demanda si, en admettant que le décret actuel représentât la meilleure réglementation au moment où il fut signé, il ne s'était pas produit, depuis quatorze ans, en France ou à l'étranger, des faits, des idées dont l'étude pourrait lui être profitable.

En France, une communication de notre collègue Tanquerel nous a permis de voir qu'il n'y avait pas grand'chose à glaner dans les règlements de nos grandes villes. Les uns sont seulement remarquables par la mesquinerie de leurs tendances, les autres sont de pâles copies de nos décrets parisiens, d'autres enfin sont à l'état vaguement rudimentaire.

Il n'en est pas de même à l'étranger où la récolte a été abondante et souvent excellente. Vous trouverez, Messieurs, dans les pièces ci-annexées et en extraits, bien entendu, ce qui a semblé devoir être retenu des prescriptions de voirie de nos grandes villes européennes, les « buildings » américains nous ayant semblé encore bien lointains. Nous devons ces communications, pour Francfort, à M. le Ministre des Affaires Étrangères; pour Bruxelles, à M. le Bourgmestre Buls; pour Lisbonne, à notre confrère Pascal, membre de l'Institut; pour Berlin, à M. Ernst Otto, stadt-baumeister à Langfuhr; pour Saint-Pétersbourg, à notre confrère parisien Lacau; pour Rome, à M. René Patouillard, pensionnaire de l'Académie de France; pour Londres, à M. John Jackson, surveyor and architect; pour Vienne, à M. Zamboni, architecte impérial. De plus, la Société Centrale des Architectes Français nous a transmis des communications intéressantes de ses correspondants étrangers: M. de Suzor, architecte du Gouvernement et de la Ville de Saint-Pétersbourg, de M. Aitchison, Président de l'Institut royal des Architectes Britanniques, de M. Saintenoy, de Bruxelles.

Copier ces réglementations eût été une grosse erreur, chacune d'elles étant faite pour le climat, le site, l'orientation, les besoins et le lotissement général d'une ville différant en tout de la nôtre. Nous nous sommes scrupuleusement gardés de commettre cette méprise, mais nous avons recueilli dans tout cet ensemble nombre d'idées générales, de formes ingénieuses, de tendances heureuses vers l'amélioration du bien-être commun.

Deux préoccupations ont constamment guidé votre Sous-Commission au milieu des discussions, parfois ardentes, qui ont rempli ses vingt-sept séances. Nous nous sommes naturellement efforcés de trouver des prescriptions simples, les plus simples possibles, mais il restera peut-être encore à faire après nous dans ce sens.

Nous nous en consolons pourtant en pensant que, pas plus que les autres codifications, nos futurs décrets de voirie n'échapperont ni à la nécessité des compétences spéciales, ni à celles des commentaires plus ou moins développés.

Pour des définitions et des prescriptions d'un caractère si spécialement technique, nous avons cru devoir rechercher avant tout la formule à *solution unique*, celle où l'esprit, après en avoir pesé chaque terme, ne trouve plus aucune ambiguïté et se rassure dans la certitude complète et définitive.

Puis, et c'était notre primitive intention, nous avons essayé d'introduire partout la proportionnalité, la proportionnalité entre le cube bâti et le cube respirable, la proportionnalité entre la hauteur des façades et la largeur des rues, la proportionnalité qui n'est, au fond, qu'une des formes de l'équité.

Nous avons pensé aussi qu'il y avait un intérêt majeur à favoriser les larges voies et à poursuivre la disparition, ou au moins l'amélioration des rues étroites. Enfin, nous nous sommes refusés à augmenter les hauteurs actuellement permises, sans aller jusqu'à oser les diminuer et suivre, en cette occasion, la théorie si ingénieuse et si séduisante de notre confrère Trélat, l'expropriation des étages supérieurs pour cause d'hygiène publique.

Permettez-moi maintenant de parcourir le projet de décret que vous soumet votre Sous-Commission. Je compte vous indiquer, au cours de cette lecture, à propos de chacune des parties portant modification des prescriptions actuelles, le texte du décret de 1884, les critiques qu'il a soulevées, le sens de nos efforts vers le perfectionnement et aussi ce qui pourra avoir chance de vous intéresser dans les règlements étrangers.

La division des titres n'est pas la même dans les deux décrets; c'est une question d'aménagement qui s'explique assez sans qu'il soit besoin d'insister particulièrement.

Le décret de 1884 divise les bâtiments construits sur rue dans la Ville de Paris en quatre catégories arbitraires. Pour les voies dont la largeur ne dépasse pas 7ᵐ,80, il accorde une hauteur de 12 mètres au mur de face.

Pour les voies de 7ᵐ,80 à 9ᵐ,74, il accepte 15 mètres de hauteur.

Pour les voies de 9ᵐ,74 à 20 mètres, il tolère 18 mètres.

Enfin, pour les voies de 20 mètres et au-dessus, il donne droit à 20 mètres.

Ces mesures de voies, d'aspect inattendu, proviennent des anciennes mesures en pieds. Il semble qu'elles eussent dû disparaître depuis longtemps. Elles ne figurent plus dans notre projet.

Quant aux catégories arbitraires, je ne puis mieux faire que de laisser ici la parole à notre confrère Boileau, qui, dans un rapport présenté à propos du décret des saillies au Comité Technique, en a fait justice en ces termes :

Le décret de 1884 n'établit pas de proportions réelles entre les largeurs des rues et les hauteurs des maisons que l'on peut y élever.

Qu'une rue ait 9ᵐ,74 de largeur, ou tout près de 20 mètres, exactement 19ᵐ,99, par conséquent plus du double, le constructeur a droit à une même façade de 18 mètres. Si la rue a moins de 9ᵐ,74, soit 9ᵐ,73 par exemple, la hauteur des façades est restreinte à 15 mètres ; c'est-à-dire que, pour un centimètre de largeur de rue en moins, le constructeur ne peut plus faire que cinq étages au lieu de six, sans cependant qu'il lui soit permis d'augmenter la hauteur sous plafond de chacun des étages.

. . . .

Nos anciens architectes-voyers croyaient qu'il ne servirait de rien aux constructeurs d'avoir droit à des hauteurs plus grandes, dans des rues plus larges, si les différences accordées ne permettaient pas de faire franchement un ou deux étages de plus. Ils avaient tablé sur des hauteurs moyennes d'étages ordinairement acceptées à leur époque et ils en avaient déduit quatre dispositifs de façade de 12, de 15, de 18 et de 20 mètres, de façon à donner la possibilité d'y faire tenir, en utilisant les combles, cinq, six et sept étages.

La donnée était peu faite pour inciter les architectes à des solutions variées. Ceux-ci n'avaient, en réalité, rien à chercher. Ils ne pouvaient s'écarter du nombre d'étages implicitement indiqué par l'un des dispositifs accordés, sans paraître léser les intérêts de leurs clients ; ils étaient fatalement conduits à construire, tous, des maisons semblables avec des étages de mêmes mesures.

Quand on songe que la maison de rapport est à peu près la seule usitée dans nos rues nouvelles à cause du prix très élevé des terrains, et si l'on ajoute à ce fait l'obligation pour le constructeur de se tenir dans des règles méticuleuses extrêmement sévères, quand aux saillies permises en avant de l'alignement, on ne s'étonne plus de la platitude et de la monotonie d'aspect tant reprochées aux grandes habitations à loyer de notre époque.

Il suffirait, à notre avis, en ce qui concerne les hauteurs, d'abandonner les quatre dispositifs arbitraires de 1884, pour s'en référer à un système de proportionnalités concordant, aussi exactement que possible, avec les différentes largeurs de rues.

Ce système donnerait lieu à un nombre assez considérable de dispositifs qui obligeraient les architectes à trouver des solutions différentes et relativement imprévues. L'art y gagnerait autant que l'hygiène.

Je ne pense pas devoir ajouter quoi que ce soit à ce réquisitoire parfaitement justifié et plutôt modéré. Si vous le voulez bien, nous examinerons ce qui se passe par delà nos frontières au sujet des hauteurs de façades.

LARGEUR des VOIES DE 2.en 2..m. 00	FRANCFORT	ROME	LISBONNE	LONDRES	BERLIN	BRUXELLES	VIENNE	ST-PÉTERSBOURG	PARIS
2,00	11,00	14,00	12,00	9,15	12,00	8,00	»	2,00	12,00
4,00	11,00	14,00	12,00	9,15	12,00	10,00	»	4,00	12,00
6,00	11,00	14,00	15,00	12,00	12,00	12,00	»	6,00	12,00
8,00	11,00	14,00	20,00	16,00	12,00	14,00	»	8,00	15,00
10,00	12,00	15,00	20,00	20,00	12,00	16,00	»	10,00	18,00
12,00	14,00	18,00	20,00	24,00	12,00	18,00	»	12,00	18,00
14,00	16,00	21,00	20,00	24,40	14,00	20,00	»	14,00	18,00
16,00	18,00	24,00	20,00	24,40	16,00	21,00	»	16,00	18,00
18,00	20,00	24,00	20,00	24,40	18,00	21,00	»	18,00	18,00
20,00	20,00	24,00	20,00	24,40	20,00	21,00	»	20,00	20,00
22,00	20,00	24,00	20,00	24,40	22,00	21,00	»	22,00	20,00
24,00	20,00	24,00	20,00	24,40	22,00	21,00	»	23,50	20,00
26,00	20,00	24,00	20,00	24,40	22,00	21,00	»	23,50	20,00
28,00	20,00	24,00	20,00	24,40	22,00	21,00	»	23,50	20,00
30,00	20,00	24,00	20,00	24,40	22,00	21,00	25,00	23,50	20,00

Le tableau ci-contre montre qu'à Francfort, à Rome, à Berlin, à Londres, à Bruxelles, à Saint-Pétersbourg, la proportionnalité existe d'une façon très sensible et, en tous cas, de beaucoup supérieure à notre proportion rudimentaire.

Mais ce qui peut toucher de plus près l'hygiéniste, c'est que, pour la rue moyenne de 12 mètres de largeur, Paris accepte des maisons de 18 mètres de hauteur, alors que Francfort ne tolère que 14 mètres, Berlin 12 mètres, Saint-Pétersbourg 12 mètres. — Par contre, Londres va jusqu'à 24 mètres.

Je ne souligne pas, bien entendu, les hauteurs excessives des maisons de Rome et de Lisbonne ; les besoins d'ombre et de fraîcheur es justifient aisément.

En général, les villes étrangères donnent à la hauteur de leurs façades, soit la largeur de la rue, comme à Saint-Pétersbourg, soit une fois et demie, comme à Rome, soit quelque autre mesure analogue. A Londres, la hauteur est donnée par un angle placé dans un plan vertical perpendiculaire à la façade et dont le sommet se trouve au pied de la façade opposée. Une ouverture de 63° et demi avec le sol dirige l'autre côté de l'angle vers le sommet du mur de face et en détermine le point haut. Quand on examine cette formule de plus près, on s'aperçoit qu'elle donne simplement à la façade droit à une hauteur double de la largeur de la rue.

A Rome, un règlement plein de bonnes intentions, sans sanction d'ailleurs, déclare que les façades *devront* être décorées en rapport avec l'importance de la situation de la maison. *Il va plus loin et ordonne que les peintures des murs et fenêtres en façade soient uniformes sur toute l'étendue de la façade. Même lorsque la propriété du mur de façade est divisée entre plusieurs propriétaires, il n'est pas permis de peindre différemment les parties appartenant à différents propriétaires. Enfin quand les peintures des murs de façade sont de nature à nuire à l'aspect de la rue, l'autorité peut, dans certains délais, ordonner une nouvelle peinture.*

Ceci, Messieurs, vous semble peut-être étrange ? Que penserez-vous donc de nos voisins les Bruxellois chez qui la nuance des tuiles doit être agréée par le collège des Bourgmestre et Échevins ?

Londres a une réglementation spéciale pour les maisons ouvrières et se montre en ce point plus sévère encore que pour les autres habitations, en exigeant que la hauteur de la façade ne dépasse pas la largeur de la rue.

Berlin a conservé notre plan incliné à 45° de jadis pour ses toitures.

Partout, dans les règlements d'origine récente, les constructions décoratives et légèrement en saillie sur les façades peuvent monter de façon à se silhouetter sur le ciel. C'est chose bonne à retenir.

Vous vous rappelez, Messieurs, que notre futur décret des saillies a fait sur ce point d'heureuses innovations. Le décret de 1884 prévoit un rayon de comble égal à la moitié de la largeur de la rue avec minimum de 5 mètres et maximum de $8^m,50$. Il se montre très dur pour les constructeurs en n'accordant que $0^m,50$ de saillie pour toutes espèce de décoration du comble, uniformément, pour toutes largeurs de rue.

Votre Sous-Commission, après bien des études et bien des propositions, s'est trouvée à peu près unanime à penser :

Qu'il n'y avait pas lieu d'augmenter la hauteur maxima des maisons ;

Qu'il fallait conserver à peu près l'échelle des hauteurs actuelles en rendant continue la ligne brisée en usage aujourd'hui ;

Diminuer autant que possible les hauteurs sur les petites rues, quitte à compenser la perte résultant de cette diminution par une augmentation du rayon de comble. Ce moyen élargit dans le haut sillon creusé par la rue dans l'agglomération parisienne et y facilite l'introduction de l'air et de la lumière ;

Rendre proportionnel aussi à la largeur de la voie, mais avec la possibilité d'une dilatation plus grande, le rayon de comble ;

Réglementer la post-face du bâtiment sur rue autrement que la façade qui, seule, est en rapport exact avec la largeur de la voie qu'elle regarde ;

Enfin, raccorder en conséquence les deux arcs de cercle de ces deux murs de face par une tangente à 45° qui donnât aux constructeurs une facilité d'utilisation, limitée cependant par un maximum raisonnable ;

Ce sont ces principes que nous avons résumés dans l'article premier du projet de décret qui vous est soumis et que voici :

Décret portant **Règlement sur la hauteur des maisons et leur construction à Paris.**

TITRE PREMIER.

Des bâtiments bordant les voies publiques (1),

Article premier.

Le profil des bâtiments bordant les voies publiques dans la Ville de Paris se compose, du côté de la rue, des trois éléments suivants :
  A. — *Une ligne droite verticale à l'alignement ;*
  B. — *Un arc de cercle tangeant à cette ligne verticale ;*
  C. — *Une tangente rectiligne à l'arc de cercle.*

  A. — *La ligne verticale à l'alignement sert de nu à toutes les saillies autorisées par le décret spécial y relatif. Elle s'élève depuis le sol jusqu'à la ligne horizontale sur laquelle se trouve son point de raccord avec l'arc de cercle.*

  La cote de hauteur de cette ligne horizontale est mesurée à partir du niveau du trottoir ou du revers pavé au pied de la façade et pris au point milieu de ladite façade. — *Elle est proportionnelle :* 1° *A la largeur légale de la voie publique pour les parties alignées ;* 2° *A la largeur effective pour les parties en retrait de l'alignement ou pour les parties retranchables.*

  Cette proportion s'établit de la manière suivante :

  Pour les rues de 1 à 12 mètres de largeur, la hauteur sera de 6 mètres, augmentée de la largeur de la rue. Pour les rues de 12 mètres de largeur et au-dessus, la hauteur sera de 18 mètres, augmentée du quart de la largeur de la rue en plus de 12 mètres.

  (Voir le tableau annexé au présent décret).

---

(1) Les parties en italique indiquent le texte du décret proposé portant modification du décret de 1884.

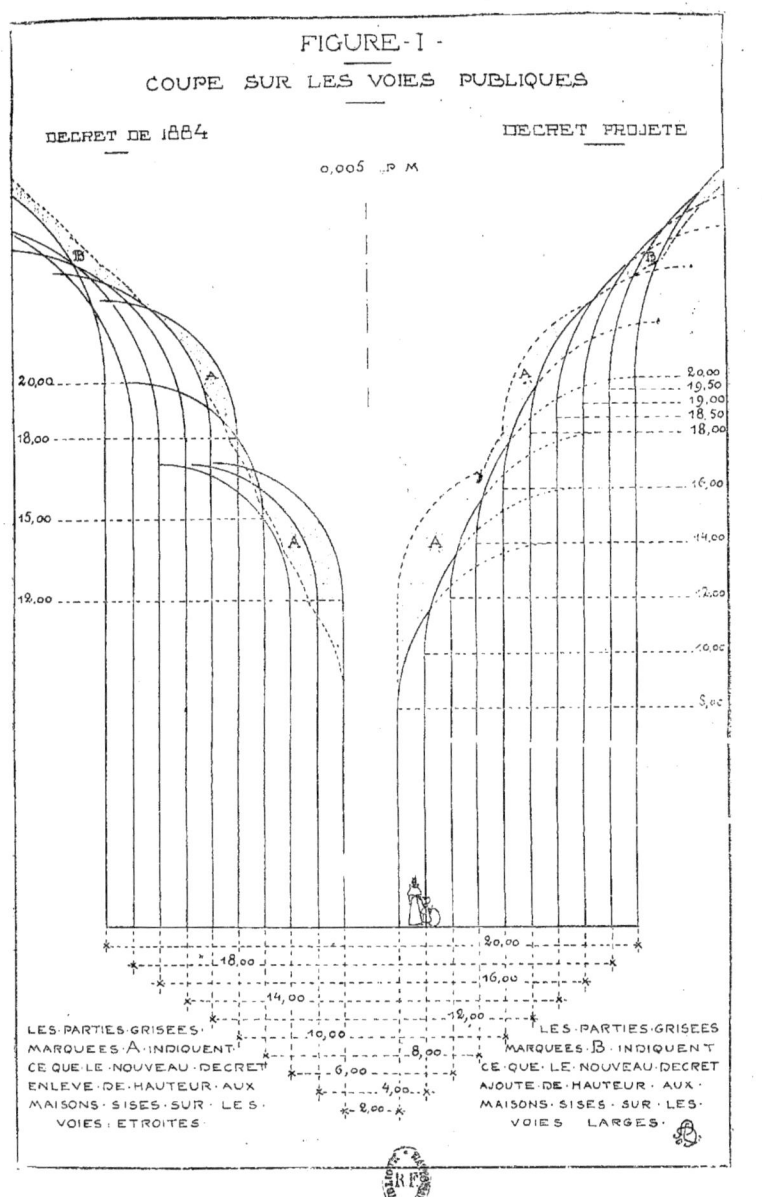

Dans tous les cas, cette hauteur ne pourra excéder 20 mètres.

Ce mode de mesurage ne sera applicable pour les constructions en bordure des voies en pente que pour les bâtiments dont la longueur n'excède pas 30 mètres. Au delà, les bâtiments seront abaissés suivant la déclivité du sol.

Si le constructeur établit plusieurs maisons distinctes, la hauteur sera mesurée séparément pour chacune de ces maisons suivant les règles énoncées ci-dessus.

B. — *L'arc de cercle est tangent à la ligne verticale d'alignement ; son centre est situé sur la ligne horizontale (Art. 1, § A), et son rayon est d'une longueur égale à la moitié de la largeur de la voie, avec droit à un minimum de 6 mètres, mais aussi avec un maximum de 10 mètres.*

(Voir le tableau annexé au présent décret).

C. — *La tangente rectiligne de raccordement sera menée à l'arc de cercle avec une inclinaison de 45° sur l'horizontale, jusqu'à la rencontre de la tangente correspondante de la post-face du bâtiment sur rue.*

Toutefois, en aucun cas, le faîte des constructions ne pourra s'élever à plus de $1^m,50$ au-dessus du point le plus haut de l'arc de cercle du plus grand rayon. (1).

Si nous lisons maintenant les articles suivants du projet de décret, nous voyons qu'ils n'ont pas été l'objet de remaniements importants, mais seulement de simples retouches. Les voici :

ART. 2. — Tout bâtiment situé à l'angle de voies publiques d'inégales largeurs peut être élevé sur les voies les plus étroites jusqu'à la hauteur fixée pour la plus large, sans que, toutefois, la longueur de la façade ainsi élevée sur les voies les plus étroites puisse excéder *deux* fois la largeur légale de ces voies (actuellement deux fois et demie).

Si ces voies communiquant entre elles sont placées à des niveaux différents, la cote qui servira à déterminer la hauteur de la construction sera la moyenne des cotes prises *au milieu de chaque façade. On fera, pour ce calcul, abstraction des parties de façade à l'alignement qu'un pan coupé obligatoire aura supprimées.*

ART. 3. — Pour les bâtiments autres que ceux dont il est parlé à l'article précédent et qui occupent tout l'espace compris entre les voies d'inégales largeurs ou de niveaux différents, *chacune des façades ne peut dépasser la hauteur fixée en raison de la largeur ou du niveau de la voie publique sur laquelle elle est située.*

Ce sont les articles 3 et 4 de l'ancien décret. Nous avons précisé dans l'un la question des pans coupés, prétexte à contestations. Dans

---

(1) Voir page 307, la figure I.

l'autre, nous avons supprimé un alinéa entier. Voici pourquoi : — actuellement, il est permis à un propriétaire construisant un bâtiment dont l'épaisseur ne dépasse pas 15 mètres et qui a deux façades, l'une sur une grande voie, l'autre sur une petite rue, d'élever la façade sur cette dernière à la même hauteur que sur la grande rue. On ne voit pas bien la raison de cette tolérance. Aussi, comme conséquence logique du principe de proportionnalité, nous avons prescrit la disjonction des façades et l'établissement de leur hauteur en rapport direct avec la largeur de chaque rue. Même observation, naturellement, pour les niveaux de ces deux rues.

Les voiries étrangères ne nous donnent rien de particulièrement intéressant sur ces questions secondaires.

Je pense pouvoir vous indiquer ici, Messieurs, que nous nous sommes souvent heurtés, dans l'étude de nos amendements au texte ancien, à une idée assez volontiers exprimée en ces termes : *Mais alors, on ne pourra plus rien faire !*

Ceci n'est pas pour embarrasser qui réfléchit tant soit peu, car on s'aperçoit bien vite que cela signifie : « Mais alors, on ne pourra plus employer les clichés dont on se sert continuellement dans la construction parisienne, les plans tout faits, les façades toutes faites, les études toutes faites. Il faudra étudier, travailler, se donner du mal, faire œuvre d'architecte ! »

Je me réjouirais certainement avec vous, Messieurs, si le projet de décret à l'élaboration duquel je prends ma modeste part, pouvait avoir ce double résultat d'améliorer la construction et d'améliorer les architectes. Qu'y a-t-il, en effet, de plus intéressant, de plus attrayant pour un véritable artiste que la recherche attentive des solutions difficiles, source des œuvres originales et personnelles ?

Ce qui suit mérite d'appeler plus particulièrement votre attention ; l'article 2 du décret de 1884 dit que : *les bâtiments dont les façades seront construites, partie à l'alignement, partie en arrière de l'alignement, soit par suite du retrait à n'importe quel niveau du mur de face, soit à fruit ou de toute autre manière, devront être enfermés dans le même périmètre que les bâtiments construits entièrement à l'alignement.*

Nous avons pensé et nous vous proposons exactement tout le contraire. Il semble bon et juste qu'un propriétaire qui, de quelque façon que ce soit, additionnant son intérêt particulier à l'intérêt général, augmente la largeur de la rue en abandonnant un cube utilisable souvent important, jouisse en retour des avantages de hauteur proportionnels à son sacrifice.

Et nous avons abandonné les prescriptions de 1884 dont le seul but était de contraindre le constructeur à l'alignement quand même.

En lui permettant désormais de reculer à volonté tout ou partie de sa façade en hauteur ou en largeur, nous favoriserons les tendances au pittoresque qui ont résisté chez nos confrères à un aussi long régime de régularisation obligatoire. Nous rendrons possible en même temps l'amélioration des conditions sanitaires dans les voies étroites.

Il se trouve en effet dans Paris deux sortes de rues de largeur minime. Il y a celles qu'il faut élargir quand même, non seulement pour créer une aération indispensable, mais aussi pour faciliter et canaliser la circulation d'un point à un autre en raccourcissant les distances par une voie droite et de grande section. Pour celles-là, le seul moyen à employer, c'est l'expropriation coûteuse, et par conséquent souvent retardée.

D'autre part, près des grandes artères, on rencontre le plus souvent nombre de voies étroites, peu fréquentées, et auxquelles manquent surtout l'air et la lumière. Les propositions que nous vous présentons peuvent les transformer automatiquement, sans travaux dispendieux. En effet, dès que ce sera légal et possible, nous verrons les propriétaires riverains de ces voies secondaires, pouvant, à condition de les reculer en arrière de l'alignement, monter leurs façades plus haut, ou bien réaliser simplement la façade en retrait en cas de reconstruction, ou bien surélever, également en retrait pour la partie nouvelle, leurs immeubles déjà construits sur l'ancien alignement.

Mais comme chacun aura à mesurer la largeur de la rue qu'il constitue ainsi à ses dépens depuis sa nouvelle façade jusqu'à l'alignement d'en face, l'élargissement sera double (1).

Pour préciser par un exemple, si nous considérons une rue ayant actuellement 6 mètres de largeur, nous voyons s'élever de chaque côté deux façades de 12 mètres de hauteur.

---

(1) Voir page 313, la figure II.

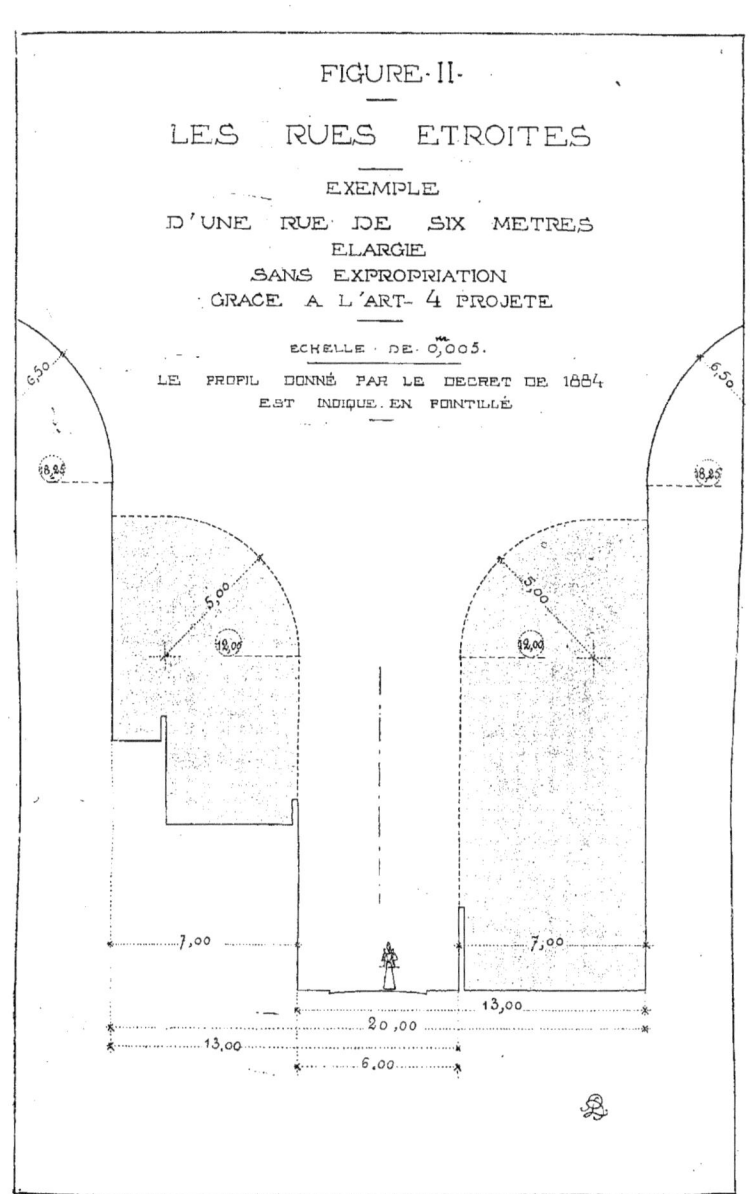

Dorénavant, il se présentera au constructeur deux hypothèses. Suivant la première, il peut surélever son immeuble de 6^m,25 en reculant sa nouvelle partie de façade de 7 mètres en arrière, de façon à constituer une distance de 13 mètres entre elle et l'alignement opposé. Dans la seconde hypothèse, ce sera sa façade entière qu'il reconstruira dans toute sa hauteur, avec le même espace de 13 mètres au devant. Mais, et c'est là le point intéressant du mécanisme de de l'article 4, quand le voisin d'en face en fera autant, si on ajoute à la largeur primitive de la rue, soit 6 mètres, les deux parties de 7 mètres chacune, abandonnées à la voie publique par chaque propriétaire, on arrivera à transformer, par les soins mêmes des constructeurs, une rue de 6 mètres en une rue de 20 mètres, tout en ne concédant aux bâtiments que la hauteur prévue pour une rue de 13 mètres.

Tout le monde y gagnera, pensons-nous, même l'aspect de nos rues. Grâce à de nouveaux procédés de construction, on arrivera certainement à couvrir en terrasse les parties antérieures des maisons simplement surélevées en arrière. On obtiendra alors des effets les plus inattendus et les plus mouvementés (1).

Ces idées ne sont pas absolument nôtres. Nous trouvons dans le règlement de la ville de Rome que, en plus de la hauteur légale des façades par rapport aux largeurs des voies, des étages d'attique peuvent être établis parallèlement à l'alignement. Leur hauteur ne doit pas être supérieure à la distance qui sépare la façade de l'attique de la façade principale. Bien entendu, la hauteur totale de la façade, y compris les attiques, est soumise à un maximum général.

Je dois vous signaler ici, Messieurs, un point qui n'a pas retenu l'attention de votre Sous-Commission, mais qui me semble se rattacher spécialement à la question des façades en retrait sur l'alignement. Vous avez certainement été frappés, ou dans les cours ou dans les rues de notre Ville, de l'aspect lamentable des hauts pignons mitoyens qui peuvent atteindre réglementairement jusqu'à 28 mètres 50 de hauteur. Ils se présentent à nos yeux tristement et uniformément

---

(1) Voir pages 317 et 319, les figures III et IV.

sales, quand ils ne sont pas égayés par les colorations variées des affiches.

Francfort a paré à cet inconvénient, au moins en ce qui concerne la décoration des rues. Son règlement de 1897 dit *qu'il est toujours permis de construire en retrait de l'alignement, pourvu que les côtés libres des constructions voisines soient décorés en manière de façade. Il en est de même pour les pignons des bâtiments établis à distance des maisons voisines.*

Vous apprécierez, Messieurs, s'il n'y a rien à retenir de ces prescriptions émanant certainement d'un souci artistique. Permettez-moi seulement de vous demander, dans ce cas, de ne pas pousser nos confrères à décorer *en manière de façade* des murs qui n'ont point d'ouvertures et de ne pas rendre la Préfecture de la Seine complice de ceux qui, avec les meilleures intentions du monde, simulent de faux étages, de fausses fenêtres, de fausses persiennes et même de faux rideaux dont l'aspect trompe d'autant moins le passant qu'il n'en reste bientôt plus que l'image, délavée par la pluie, des réalités voisines.

La décoration d'un mur plein est un programme difficile, partant intéressant et qui ne saurait manquer de séduire les vrais architectes.

C'est dans le sens indiqué plus haut que nous avons libellé les articles 4, 7 et 8 de notre projet de décret. Ils s'énoncent ainsi :

ART. 4. — *Les bâtiments ou parties de bâtiments qui seront construits à rez-de-chaussée ou aux étages en arrière de l'alignement, bénéficieront du périmètre permis pour une rue dont la largeur serait égale à la distance qui sépare la nouvelle façade ou partie de façade, ainsi retraitée, de l'alignement légal opposé.*

ART. 7. — *Les constructeurs qui n'élèvent pas les façades de leurs bâtiments à toute la hauteur permise, jouiront de la faculté d'établir les autres parties de leurs bâtiments, suivant leurs convenances, sans pouvoir, toutefois, sortir du périmètre légal tel qu'il est déterminé aux articles 1 et 6.*

Article 8. — *L'alignement doit toujours être articulé.*

Messieurs, depuis 1884, des contestations nombreuses se sont produites entre l'Administration préfectorale et les intéressés sur l'article qui se présente maintenant à votre examen. Il s'agit de ce que le décret en vigueur en ce moment appelle les bâtiments ne bordant pas les voies publiques, non pas ceux qui s'élèvent sur les cours, comme on pourrait le penser d'abord, mais bien ceux qui, d'après l'article 6,

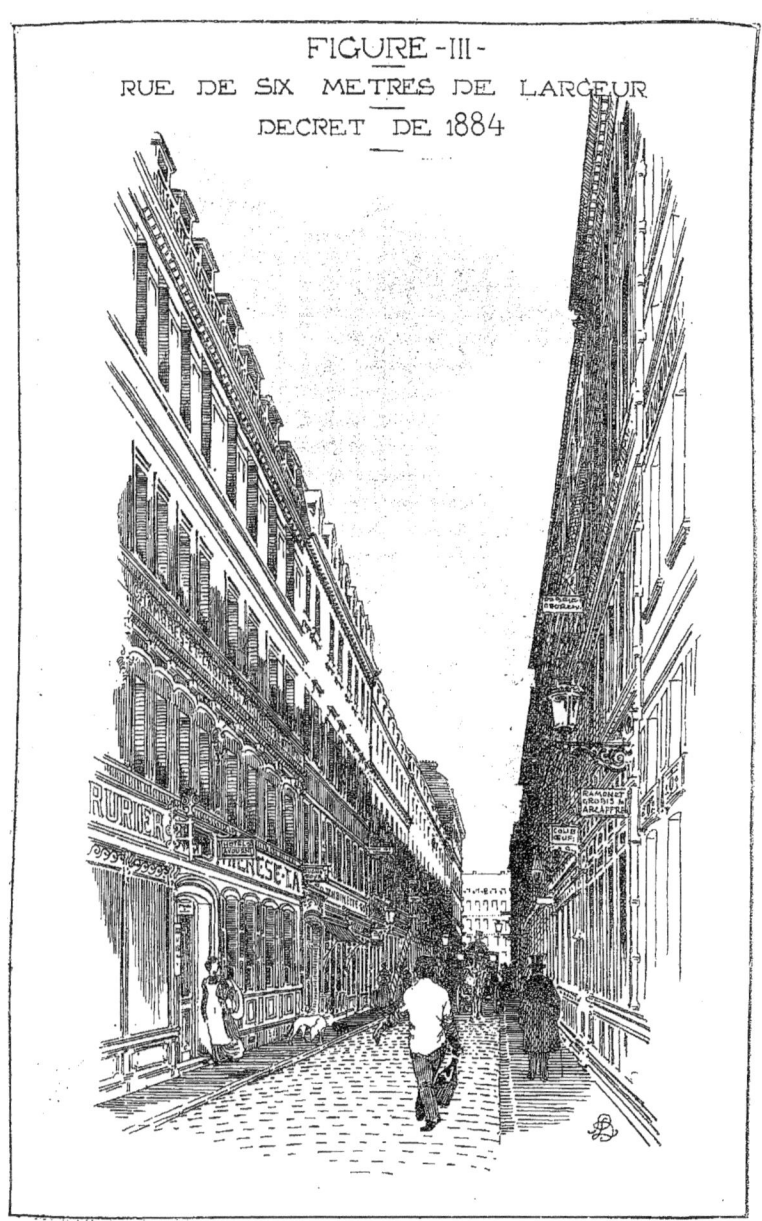

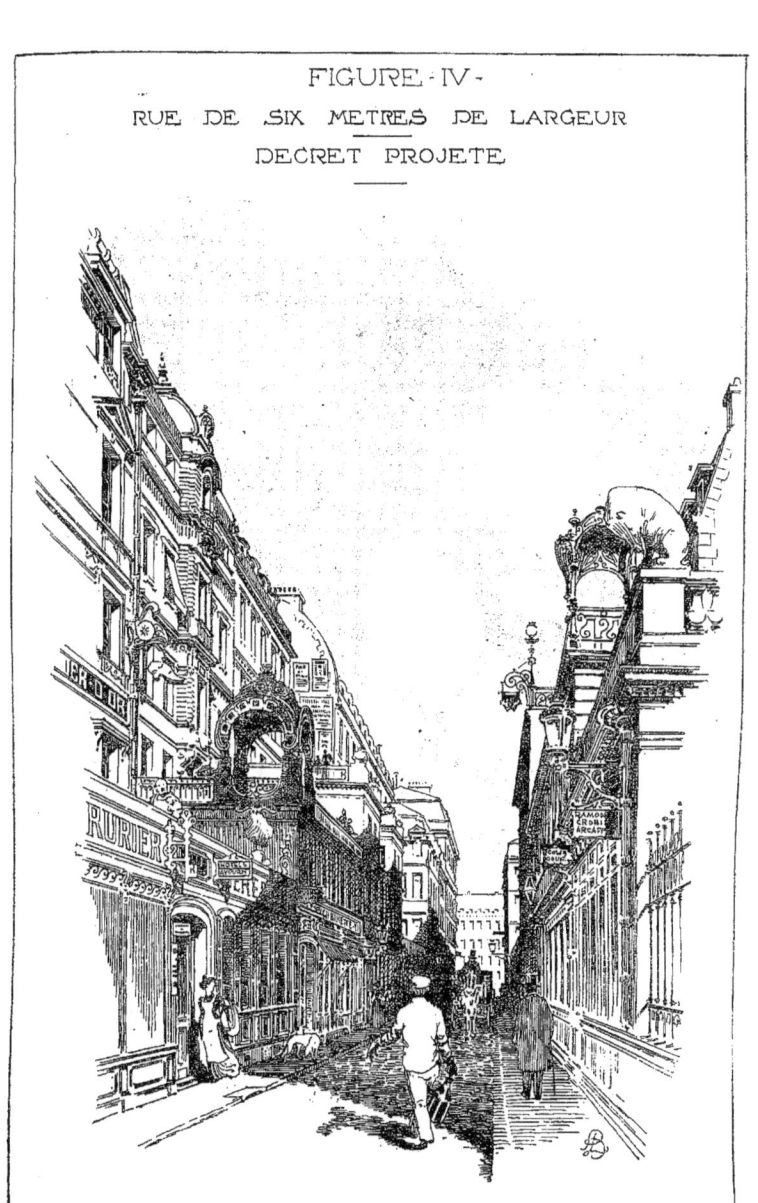

FIGURE · IV ·
RUE DE SIX METRES DE LARGEUR
DECRET PROJETE

sont *établis en bordure des voies privées, des passages, impasses, cités et autres espaces intérieurs*. Ces bâtiments sont assimilés aux bâtiments sur rue.

Espaces intérieurs, tels sont les deux mots sur lesquels ont porté toutes les discussions. Deux théories. La première dit que les cours sont des espaces intérieurs et que, par conséquent, sous réserve des questions *d'ailes* que nous verrons plus loin, un bâtiment de fond, c'est-à-dire parallèle à la rue, mais en second plan, doit avoir devant lui, pour monter à une hauteur déterminée, un espace aussi large que celui qui serait nécessaire pour monter à la même hauteur sur rue.

La seconde théorie répond qu'il ne peut être fait assimilation entre les cours et les espaces intérieurs de l'article 6, puisque un chapitre entier, le Titre III du décret de 1884, a été élaboré avec ce sous-titre : *des cours et des courettes* ; que l'article 6 appartient, lui, au Titre I, qu'il n'y a aucun rapport entre les deux parties et que, enfin, le texte relatif aux cours et courettes les réglemente, non par rapport à la largeur libre au devant, mais bien par rapport aux dimensions des cours ; enfin, que chaque hauteur du bâtiment sur cour est, d'après le Titre III, proportionnelle à une surface déterminée avec une largeur moyenne déterminée.

Quoi qu'il en soit, votre Sous-Commission a cru qu'il fallait préciser et a adopté le système suivant :

1° Supprimer le terme trop vague : *autres espaces intérieurs* ;

2° Définir les cours, ainsi que vous le verrez plus loin ;

3° Réglementer spécialement les constructions qui bordent celles-ci, mais d'une façon sinon semblable, du moins analogue à celles sur rue.

Il en est résulté le texte suivant pour l'article 5 :

> Les hauteurs des bâtiments établis en bordure des voies privées, des des passages, impasses, cités, *squares, etc., à l'exception des cours et courettes*, seront déterminées d'après la largeur de ces voies ou espaces, conformément aux règles fixées à l'article 1ᵉʳ pour les bâtiments en bordure des voies publiques.

Pour l'article 6, c'est une répétition des articles 12 et 13 de l'ancien décret. Nos modifications sont les suivantes, se rapportant plutôt à une question de saillie.

Nous avons limité la tête du mur mitoyen sur rue, puis porté de 0^m,60 à 1 mètre la hauteur dont les souches de cheminée peuvent surmonter le faîtage.

Enfin, et c'est plutôt encore ici un avantage que nous avons cru devoir faire aux constructeurs, nous vous proposons de laisser les souches de cheminée s'approcher jusqu'à 1 mètre du plan d'alignement au lieu de 1^m,50, chiffre actuel.

Les multiples conduits de fumée que les architectes sont obligés d'aligner dans les murs de refend au dernier étage y gagneront quelque aisance.

On avait jadis, à ce propos, invoqué la question de sécurité pour les passants en cas de chute de matériaux. Mais, outre qu'une souche de cheminée n'est guère plus dangereuse, quand elle tombe, qu'une corniche ou un balcon, il semble aussi qu'il est à peu près indifférent de savoir qu'avant sa chute, si elle doit tomber, elle était située à 1^m,50 ou à 1 mètre du parement extérieur de la façade.

Voici l'article 6 :

La tête du mur mitoyen sera limitée du côté de la rue, au-dessus de la ligne horizontale (art. 1, §B.) par le gabarit des saillies sur l'alignement.

Les souches de cheminée ne pourront monter à plus de 1 mètre au-dessus du point le plus élevé du périmètre et leur parement vertical antérieur ne pourra se trouver à moins de 1 mètre de l'alignement.

L'ensemble produit par les largeurs cumulées des faces de lucarnes à l'alignement ne pourra excéder les deux tiers de la longueur de face du bâtiment, déduction faite des couronnements des parties en encorbellement.

Le titre second du projet de décret traite *des Bâtiments bordant les Cours et les Courettes*. Ici, plus encore que partout ailleurs, la matière est délicate et je vous ai indiqué précédemment l'intérêt qu'il y avait à bien préciser ce qu'est une cour, quels sont les droits des constructeurs pour les bâtiments qui la bordent.

Dans le titre III du décret de 1884, les bâtiments qui entourent une cour de 30 mètres superficiels ont droit à une hauteur de 18 mètres, sous la seule condition d'avoir une largeur moyenne de 5 mètres. Quand le bâtiment sur rue monte à plus de 18 mètres, les bâtiments sur cour *tous* les bâtiments sur cour, (appelés *ailes* à tort, puisqu'il s'agit en réalité du pourtour entier de la cour), peuvent s'élever à 18 mètres, mais la surface de la cour doit être portée à 40 mètres, avec la même largeur moyenne de 5 mètres. Enfin, quand ces ailes ont plus de 18 mètres de hauteur, la surface de la cour atteint 60 mètres et la largeur moyenne 6 mètres.

Les critiques sont nombreuses. D'abord on ne comprend pas pourquoi la hauteur du bâtiment sur rue, régie par cette rue, influe sur la hauteur des autres bâtiments sur cour.

Ensuite et surtout, la pratique montre tous les jours les inconvénients du terme *largeur moyenne*. Lorsqu'une cour est triangulaire et a une largeur très grande à une extrémité de la façade qui la borde, mais nulle à l'autre bout, bien que la largeur moyenne soit règlementaire, les pièces habitables proches de cette dernière extrémité ont devant elles, à une distance médiocre et quelquefois infime, le mur mitoyen montant à toute hauteur.

En vain les architectes-voyers ont-ils essayé de réagir au nom du bon sens contre le règlement et d'imposer au devant des pièces habitables des distances minima qu'ils appelaient *prospect*. La lettre du Décret de 1884 était là pour leur donner tort et ils ont dû s'incliner.

Un état d'esprit général dans votre Sous-Commission poussait, en cas de modification, à agrandir la surface des cours plutôt qu'à les diminuer. Le simple raisonnement montre en effet que la rue, si étroite soit-elle, a presque toujours un cube d'air supérieur à celui de la cour. En tous cas, ce cube est illimité. Et pourtant le décret de 1884 permet de monter à 20 mètres un bâtiment qui n'a devant lui qu'une cour fermée de 6 mètres sur 10 mètres, soit une cote minima de moins du tiers de celle que l'on exige sur rue pour la même hauteur.

Votre Sous-Commission n'a pas osé aller jusqu'au bout de ce raisonnement qui l'eût amenée le plus souvent à imposer des hauteurs sur cour moindres que celles sur rue. Tout en conservant la timidité naturelle et la prudence nécessaire aux graves questions qu'elle étudiait, elle a cherché à l'étranger des encouragements. Ils ne lui ont pas fait défaut.

Certaines villes établissent très nettement une proportion dans chaque propriété entre la surface bâtie et celle du terrain entier. A Francfort, on ne couvre que les trois quarts de la propriété et les cinq sixièmes dans les terrains d'angle. A Berlin, les bâtiments n'occupent que les deux tiers, à Vienne les cinq sixièmes.

Si, en dehors de cette question de proportion générale, nous examinons le détail du mode de réglementation des bâtiments habitables sur cour chez nos voisins, nous sentons, dans la diversité et quelquefois la complication des moyens employés, combien ils ont trouvé la question épineuse, mais aussi combien digne d'attention.

Francfort, qui va jusqu'à croire qu'une cuisine est une pièce habitable, établit d'abord une proportion entre la surface des pièces et la section des fenêtres, puis combine dans une formule la distance entre la fenêtre et le mur d'en face, la hauteur du mur opposé et enfin la surface de la cour. Un prospect minimum de 4 mètres est obligatoire devant cette fenêtre.

A Rome, les cours doivent avoir comme côté au moins un tiers de la hauteur des bâtiments et la surface doit égaler au moins le carré du plus petit côté.

A Londres, les indications sont assimilables à celles de Francfort, mais avec cette différence que le prospect au devant des fenêtres des chambres habitables doit être égal à la moitié de la hauteur comprise entre l'appui de la fenêtre et l'arête supérieure du mur opposé. C'est encore l'angle de 63 degrés et demi.

Berlin donne à ces cours un minimun de 60 mètres carrés, le double des notre minimum. Bruxelles est moins précis et fait déterminer la surface des cours par le collège des Bourgmestre et Échevins, **selon les circonstances.**

Saint-Pétersbourg exige dans chaque propriété une cour de 136 mètres carrés, 50 (30 sagènes carrées) avec une largeur minima de 6ᵐ,40.

Outre les indications données ci-dessus, dans de longues études, votre Sous-Commission a examiné diverses solutions dont une des plus curieuses est celle de la *pyramide capable* de notre collègue Debrie et que vous trouverez dans nos pièces annexes.

On peut donc réglementer la hauteur des bâtiments sur cour : 1° par rapport à la surface de cette cour et alors cette surface est obtenue, soit par la simple énonciation d'une certaine quantité de mètres superficiels, soit par l'inscription dans la surface de la cour d'un carré, d'un cercle ou d'un rectangle de dimensions données ; 2° par un prospect général ou particulier à chaque baie ou encore par un prospect muni à son extrémité d'une cote de largeur minima obligatoire et parallèle au mur dont il s'agit.

Votre Sous-Commission s'est décidée pour le parti suivant :

Elle a voulu :

D'abord définir la cour et la pièce habitable, ce qui manquait dans l'ancien décret, puis imposer au devant de l'axe de chaque fenêtre de pièce habitable un prospect minimum, perpendiculaire au mur ;

Proportionner la hauteur du bâtiment sur cour à la longueur de ce prospect ;

Fixer un minimum, tant pour le prospect que pour la surface des cours ;

Diminuer, au besoin, la surface minima actuelle des cours si la hauteur des bâtiments qui les entoure diminue considérablement, et ne pas continuer à exiger, comme on le fait depuis 1884, la même cour minima de 30 mètres pour des bâtiments de 18 mètres et pour les bâtiments de 3 mètres de hauteur ;

Ne plus faire aucune distinction d'*ailes*, de *bâtiments de fond*, d'*ailes de l'aile*, comme le faisait notre argot d'architectes-voyers pour certains prolongements de bâtiments sur cour dont la qualité restait indéterminée ;

Proportionner uniquement les bâtiments sur cour à ces deux seuls facteurs, l'air et la lumière ;

Enfin, obvier à un dernier inconvénient relevé par l'usage, et que voici : certains constructeurs, élevant dans un même terrain d'importants immeubles qu'ils n'aèrent que sur des cours strictement règlementaires, les divisent après coup et, par des ventes successives, constituent des propriétés munies chacune de fragments réduits de ces cours minima. Résultat déplorable à tous égards et contre lequel l'Administration se trouve désarmée. Nous espérons qu'elle trouvera dans l'article suivant le moyen d'empêcher cet abus.

TITRE II

Des bâtiments bordant les Cours et les Courettes (1).

Art. 9. — *Les pièces habitables, c'est-à-dire celles pouvant servir à l'habitation de jour et de nuit, ne peuvent être éclairées et aérées que sur les rues (art. 1), sur les espaces intérieurs (art. 5) ou sur les cours.*

---

(1) Voir page 327 la figure V.

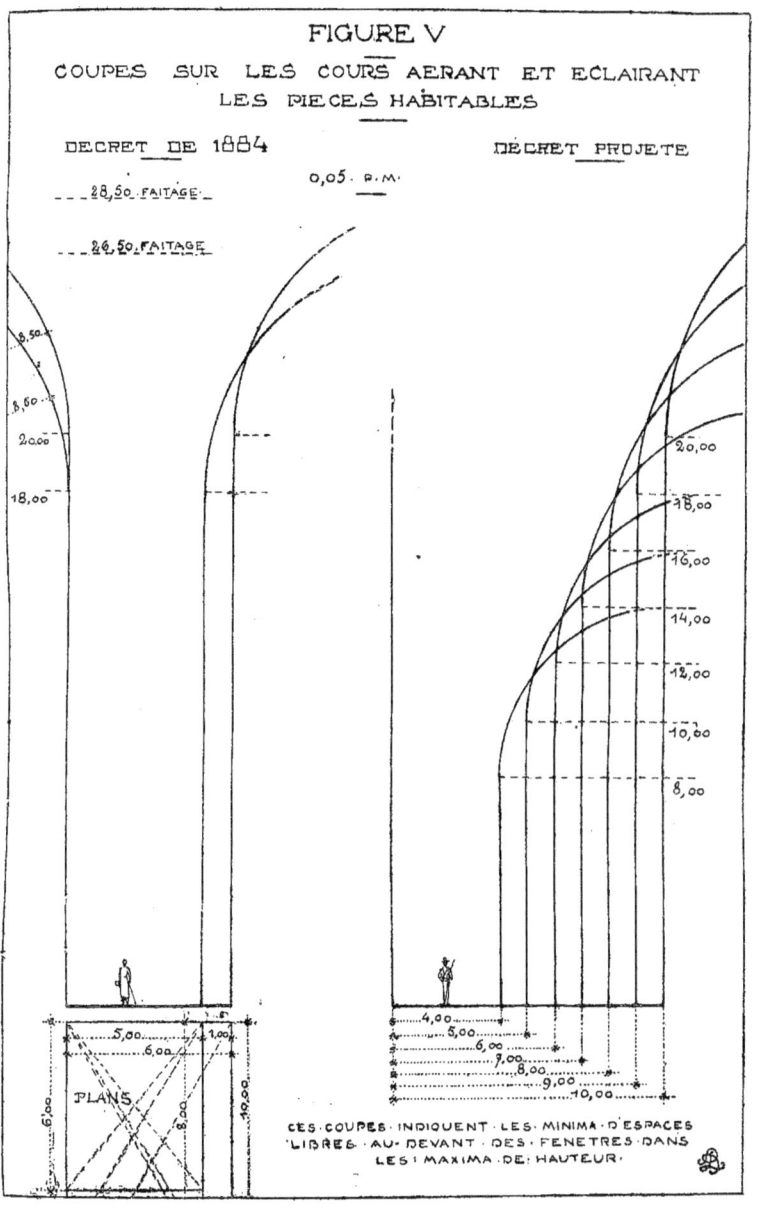

Une cour est un espace laissé libre dans une même propriété pour aérer et éclairer les pièces habitables de cette propriété.

La largeur minima de l'espace libre au devant de l'axe des baies de pièces habitables devra être égale à au moins la moitié de la largeur qui serait nécessaire pour monter à la même hauteur sur une voie publique (art. 1).

Le rayon de comble autorisé sera celui correspondant, pour les rues, à la hauteur ainsi déterminée (art. 1, § B).

Le minimum de ce prospect est fixé à 4 mètres.

Le minimum de surface des cours est fixé à 25 mètres carrés.

La post-face des bâtiments sur rue sera régie comme les façades des bâtiments sur cour.

En aucun cas le prospect minimum fixé ci-dessus ne pourra être diminué par construction ou aliénation, sauf l'exception indiquée à l'article 14 pour les cours jumelées.

Les cages d'escalier pratiquées sur les cours pourront sortir du périmètre prescrit ci-dessus, de manière à pouvoir s'élever jusqu'au plafond du dernier étage desservi par lesdits escaliers.

Les prescriptions de l'article 4 relatif aux bâtiments sur rue sont applicables aux bâtiments sur cour, la retraite étant égale à un demi-prospect.

Restent, pour le titre de *Cours et Courettes*, deux points à examiner: celui des courettes et celui des cours jumelées.

Le décret de 1884 divise les courettes en deux catégories. A celles aérant et éclairant les cuisines, il impose 9 mètres superficiels et une largeur minima de 1^m,80. A celles qui desservent les water-closets, vestibules et couloirs, il impose 4 mètres de surface et une largeur minima de 1^m,60.

Dans le projet de votre Sous-Commission, la courette des cuisines a toujours 9 mètres de surface minima, mais le petit côté doit compter au moins 3 mètres, prescription qui augmentera le plus souvent la surface réelle de la courette. D'autant plus que le chiffre de surface doit être égal à celui des trois quarts de la hauteur légale du bâtiment dans lequel la courette est incorporée (1).

Cet effort de votre Sous-Commission vers l'amélioration des courettes de cuisines en général comporte cependant deux restrictions. Elle a pensé que, si ses prescriptions étaient nécessaires pour les appartements relativement importants, les petits logements de deux

---

(1) Voir page 331 la figure VI.

pièces pourraient toujours se contenter du minimum d'aération pour leurs cuisines. De plus, et par exception, les cuisines des loges de concierge s'éclaireront et se ventileront sur les courettes réservées aux cabinets d'aisances.

Dans un autre ordre d'idées, votre Sous-Commission a tenté de réglementer le cas spécial des water-closets munis de trémies. Il arrive fréquemment, surtout depuis l'innovation du système dit du *Tout à l'égout*, que les constructeurs installent ces locaux assez loin de leurs façades sur cour. L'Administration avait jusqu'ici toléré, pour les trémies horizontales, qui mettent les water-closets en communication avec l'air extérieur, une cote de longueur maxima de $1^m,50$. Elle est portée à 2 mètres.

Les réglementations étrangères ne semblent pas en accord absolu avec votre Sous-Commission. Francfort aère et éclaire ses waters-closets sur des cours de 10 mètres superficiels au minimum. Berlin en fait autant et ces locaux ne peuvent se trouver installés au-dessus de pièces habitables. Vienne accepte un minimum de 6 mètres, mais oblige les trémies d'aération à une section de 1 mètre au moins.

Voici le texte des articles que je suis chargé de vous présenter à ce sujet :

ART. 10. — *La surface minima d'une courette éclairant et aérant une ou plusieurs cuisines sera de $0^m,75$ superficiels par chaque mètre de hauteur du mur de face du bâtiment sur rue ou sur cour dans lequel elle est incorporée. En cas de différence entre les hauteurs des façades de ce bâtiment, on prendra la moyenne.*

Un minimum de 9 mètres de surface et de 3 mètres de petit côté sera obligatoire.

Ce minimum sera considéré comme suffisant pour éclairer et aérer les cuisines des logements ne comprenant que une ou deux pièces habitables.

Seules, les cuisines de loges de concierge pourront être aérées et éclairées sur les courettes de 4 mètres superficiels. (art. 11).

ART. 11. — *Toute courette sur laquelle seront exclusivement éclairés et aérés des cabinets d'aisances devra avoir au moins 4 mètres de surface avec une largeur minima de $1^m 60$ mesurée dans œuvre.*

On pourra tolérer des cabinets d'aisances éclairés et aérés au moyen de trémies horizontales dont la longueur totale n'excédera pas 2 mètres et dont la section d'orifice extérieur sera d'au moins 20 décimètres superficiels. Le départ de cette trémie à l'intérieur sera à 2 mètres au plus au-dessus du sol.

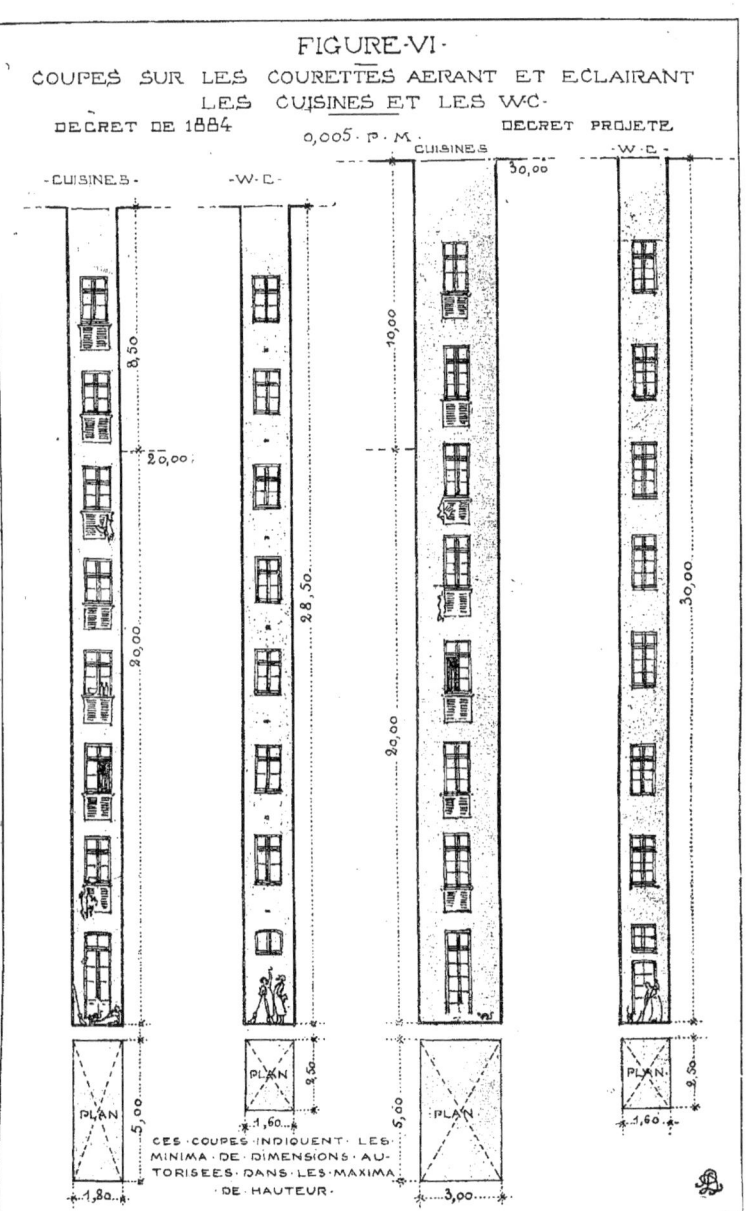

Art. 12. — Au dernier étage, les pièces servant à l'habitation pourront prendre jour et air sur les courettes, à la condition que ces courettes aient une surface de 4 mètres au moins.

Puis vient l'article 13 relatif aux cours couvertes et qui est la reproduction de l'article 22 de 1884.

Art. 13. — Il est interdit d'établir des combles vitrés dans les cours et les courettes au-dessus des parties sur lesquelles sont éclairés et aérés, soit des pièces habitables, soit des cuisines, soit des cabinets d'aisances, à moins qu'ils ne soient munis d'un châssis ventilateur à faces verticales dont le vide aura au moins le tiers de la surface de la cour ou courette, et $0^m,40$ c. au minimum de hauteur, et qu'il ne soit à la partie inférieure établi des orifices prenant l'air dans les sous-sols ou caves et ayant au moins huit décimètres carrés de surface.

Enfin l'article 14 traite des cours jumelées. Le décret de 1884 dispose à l'article 23 que :

Lorsque plusieurs propriétaires auront pris, par acte notarié, l'engagement envers la Ville de Paris de maintenir à perpétuité leurs cours communes et que ces cours auront ensemble une fois et demie la surface réglementaire, ces propriétaires pourront être autorisés à élever leurs constructions à la hauteur correspondant à ladite surface réglementaire.

Votre Sous-Commission, Messieurs, a d'abord essayé de faire concorder l'esprit de cet article avec les prescriptions de prospect énoncées en général pour les cours. Elle s'est heurtée à un certain nombre de difficultés jusqu'au moment où on lui a fait remarquer que, à bien examiner les choses, il n'y avait peut-être aucune raison sérieuse pour qu'une cour fut nécessairement plus grande quand elle appartenait à deux propriétaires que quand elle était le bien d'un seul ; que l'important était qu'elle fût assez vaste pour desservir convenablement les bâtiments qui l'entourent.

L'ancien article 23 a immédiatement disparu, surtout quand on s'est aperçu que, en acceptant que deux propriétaires voisins pussent s'entendre pour former une cour réglementaire, on arrivait à favoriser la réunion des petits lots de terrain. Leurs détenteurs, qui pouvaient être embarrassés dans certains cas par nos prescriptions nouvelles sur les cours, verront, grâce à l'article qui suit, s'atténuer, si non disparaître, cette gêne.

Art. 14. — Lorsque plusieurs propriétaires auront pris, par acte notarié, l'engagement envers la Ville de Paris de maintenir à perpétuité leurs cours communes et que ces cours réunies permettront d'obtenir entre les bâtiments le prospect réglementaire, ces bâtiments pourront être montés à la hauteur accordée pour les bâtiments sur cour (art. 9).

En tous cas la surface totale des cours jumelées ne pourra être inférieure à 37^m,50.

Nous n'avons rien changé aux deux articles suivants :

Art. 15. — Dans aucun cas, les surfaces des courettes ne pourront être réunies pour former, soit une courette, soit une cour de dimensions réglementaires.

Art. 16. — Toutes les mesures des cours et courettes sont prises dans œuvre.

Abordons maintenant le titre troisième relatif aux dispositions diverses et plus spécialement à la hauteur des étages, au cube des pièces habitables, à l'aération des sous-sols, etc.

Le décret de 1884 dans la troisième section du titre I, limite à un maximum de sept le nombre des étages permis au-dessus du rez-de-chaussée. Nous n'avons pas cru devoir conserver cette prescription, car, si on indique un maximum de hauteur pour la construction totale et un minimum pour les étages, peu importe le nombre de ces derniers.

Le même décret impose comme minimum de hauteur, au rez-de-chaussée, 2^m,80, et aux sous-sols et d'autres étages 2^m,60.

Ici encore, Messieurs, l'étude des règlements étrangers a un grand intérêt. Il s'agit en effet de questions d'hygiène.

Comme vous le savez, nos réglementations parisiennes semblent jusqu'ici n'avoir eu nul souci de ce qui se passe dans les sous-sols et les combles habités, quoique souvent inhabitables. Voyons ce qui se fait ailleurs.

A Francfort, tout nouveau bâtiment est l'objet de trois réceptions, la première ayant lieu aussitôt que les fondations sont terminées, la seconde lorsque le bâtiment est prêt à recevoir la toiture, la troisième avant la mise en usage du bâtiment. Il y a plus ; les pièces habitables ne peuvent être mises en usage dans les nouvelles constructions que **six mois** *après la réception du gros œuvre.*

Les habitations en sous-sol sont interdites.

On peut employer des pièces dont le plancher est situé en contre-bas du niveau de la chaussée pour l'habitation temporaire, pour les besoins domestiques ou commerciaux, pourvu que ces pièces soient construites conformément aux règles de l'hygiène.

Elles doivent avoir une hauteur minima de 3 mètres sous plafond. Ce plafond doit être à $1^m,50$ au moins au dessus du sol et les fenêtres doivent avoir au moins 1 mètre de haut. Ces locaux doivent être séparés du terrain adjacent par une tranchée de $0^m,25$ de largeur au moins, allant jusqu'au niveau du plancher. L'écoulement des eaux pluviales et ménagères doit être soigneusement assuré.

Les maisons ne peuvent avoir, en plus du rez-de-chaussée, que quatre étages, et le plancher de l'étage supérieur ne peut être situé à plus de 17 mètres du trottoir.

Les pièces destinées à l'habitation doivent avoir au moins 3 mètres de hauteur.

Le plancher doit être situé à $0^m,50$ au-dessus du trottoir. Si cependant le plancher est situé sur caves, ou pourvu de tuyaux de ventilation, cette hauteur pourra être réduite à $0^m,30$.

La hauteur du toit ne doit pas dépasser la moitié de la largeur de la rue et ne doit jamais excéder 9 mètres. Dans les rues de moins de 10 mètres de largeur, la hauteur de 5 mètres est admise.

A Vienne, les habitations nouvellement bâties ou modifiées d'une manière essentielle, ainsi que les locaux servant au commerce, les écuries, les fabriques et les ateliers, ne peuvent être habitées ou employées avant que l'administration, après s'être rendu compte de l'exécution de la construction conformément aux prescriptions de l'ordonnance ainsi que de la condition sanitaire des lieux (humidité provenant de la construction même), ait donné l'autorisation de les habiter ou de les utiliser.

Toute infraction à cette prescription rend passible **de trois jours à un mois de prison et à une amende se montant à la moitié du loyer annuel.**

Toutefois, cette autorisation administrative ne dépend pas de l'état des décorations ou embellissements intérieurs; elle n'a trait qu'à la construction même.

Pour les hauteurs d'étage, mêmes prescriptions, ou à peu près, qu'à Francfort. Les sous-sols doivent avoir 4 mètres sous plafond. On exige un contre-mur à distance pour isoler les locaux dont il s'agit de l'humidité extérieure, et un couloir facile à ventiler pour les isoler des caves proprement dites.

Le plancher de l'étage supérieur ne peut, en aucun cas, être placé à plus de 20 mètres au-dessus de la chaussée.

La hauteur sous plafond des pièces habitables doit être de 3 mètres au minimum.

Les maisons d'habitation ne doivent pas avoir plus de cinq étages en tout, y compris le rez-de-chaussée et l'attique (mezzanin). L'Administration peut donner l'autorisation de diviser les étages en deux, à condition toutefois que les deux divisions inférieure et supérieure ainsi formées aient toutes deux une hauteur sous plafond d'au moins trois mètres.

Il est interdit, sans aucune exception, d'établir des logements dans les combles. *Exception seulement pour les maisons habitées par une même famille ou à usage de villa.*

A Rome, la hauteur du rez-de-chaussée à usage de magasin ou atelier doit être de 4 mètres au moins ; la hauteur de tout étage habitable, de 3 mètres au moins. Dans les mansardes, on exige un faux plafond et un matelas d'air entre le plafond des derniers étages et le sol des terrasses.

A Londres, tout sous-sol doit avoir un parquet sur massif en béton ou être muni d'un espace inférieur suffisant pour permettre la ventilation au moyen de briques creuses ou autrement.

Toute chambre habitable au-dessus d'une écurie doit en être séparée par un plancher hourdé d'une couche de béton de bonne qualité et d'une couche d'autre matière solide d'au moins 3 pouces d'épaisseur à la surface supérieure. Le dessous de ce plancher doit être enduit en plâtre.

Toute chambre habitable, sauf celles sous combles, doit avoir $2^m,70$ minimum de hauteur.

A Berlin, le plancher d'une pièce destinée à l'habitation permanente ne pourra être situé à plus de $0^m,50$ au-dessous du niveau du sol, mais ce maximum pourra être augmenté jusqu'à 1 mètre si la pièce est éclairée par une prise de lumière de 1 mètre de largeur au moins.... ces pièces en sous-sol ne pourront être établies du côté de la cour que si la largeur et la longueur de cette cour ne sont pas inférieures aux dimensions des bâtiments environnants.

Les murs d'entourage de ces pièces devront également être protégés contre l'humidité montant du sol, au moyen de couches isolantes.

Pour les pièces habitables, il ne pourra être construit plus de cinq étages et le plancher de l'étage supérieur ne pourra être élevé de plus de 17^m,50 au-dessus du trottoir.

Enfin à Saint-Pétersbourg, on doit attendre un an avant d'enduire les murs nouvellement construits.

Sans aller aussi loin que les étrangers dans le sens des mesures d'hygiène préventive, votre Sous-Commission a décidé d'augmenter la hauteur des étages, d'imposer un faux plafond au-dessus des chambres du dernier étage, de façon à interposer un matelas d'air, au moins partiel, entre l'habitant et la température extérieure ; enfin de prescrire un certain nombre de chambres à feu dans les combles.

D'où l'article 17 :

> Dans les bâtiments, de quelque nature qu'ils soient, la hauteur du rez-de-chaussée ne pourra jamais être inférieure à 3 mètres mesurés sous plafond. La hauteur des étages ne devra pas être inférieure à 2^m,80 mesurés sous plafond. *Pour les étages dont le sol serait placé au-dessus de la ligne horizontale passant par le centre du rayon de comble, la hauteur de 2^m,60 sera tolérée, mais toute chambre lambrissée devra avoir au moins 2 mètres superficiels de plafond horizontal.*
>
> *Dans le dernier étage effectif, la moitié des chambres habitables sera munie d'un tuyau de fumée ou d'aération.*

L'article 18 introduit dans le décret une prescription déjà ancienne, mais jusqu'ici non exigible réglementairement, en disant que :

> *Toute pièce pouvant servir à l'habitation de jour ou de nuit devra contenir un cube d'air d'au moins 14 mètres.*

Dans l'article 19 apparaît la première réglementation parisienne des sous-sols, exigeant une proportion bien établie entre le cube habité et l'ouverture qui lui fournit l'air et la lumière.

> ART. 19. — *Il pourra être établi des sous-sols destinés à l'habitation de jour sous les conditions suivantes :*
>
> *Chaque pièce sera éclairée et aérée au moyen de baies ouvrant sur rue ou sur cour et dont les sections réunies devront avoir au moins 1 mètre superficiel par chaque fois 30 mètres de cube habitable. Quand ce cube total dépassera un multiple de 30, la section totale sera augmentée proportionnellement.*
>
> *Tout sous-sol destiné à l'habitation de jour aura une hauteur minima de 2^m,60 mesurée sous plafond.*

Nous touchons à la fin, Messieurs, avec les trois articles suivants.

Il ne me reste vraiment à vous signaler encore dans le projet de Décret que l'article 20.

Actuellement, le décret de 1884, ayant pour les questions d'hygiène une indifférence assez marquée, déclare qu'il n'y a pas lieu d'appliquer ses prescriptions aux édifices publics. Cette exonération nous a semblé absolument injustifiée. En effet, si on comprend aisément que les indications mathématiquement précises des hauteurs de bâtiment sur rue, de silhouettes de toiture, etc., soient abandonnées quand il s'agit de constructions d'intérêt public, et que leur masse fait d'ordinaire réputer monumentales, il n'apparaît pas clairement que les grandes administrations doivent se soustraire de droit aux prescriptions de salubrité, d'hygiène générale. Un ministère ou un hôtel de ville, une mairie ou une école, un hôpital même, n'ont aucune raison apparente pour être plus mal bâtis dans le sens large du mot qu'une modeste maison à loyer. Il semble au contraire que l'État et la Ville doivent, en cette occasion, donner l'exemple, imposer à leurs architectes le souci de l'utilisation normale et logique et enfin éviter que presque tous leurs monuments ne deviennent une proie indiquée pour la Commission des logements insalubres.

C'est dans ce sens que nous avons rédigé l'article 20.

Les dispositions des articles 9, 10, 11, 12, 13, 14, 15, 16, 17, 18 et 19 sont applicables aux édifices publics. Celles des articles 1, 2, 3, 4, 5, 6, 7 et 8 ne le sont pas.

L'article 21 est la soupape nécessaire ; il dit que :

L'Administration pourra, pour les constructions privées ayant un caractère monumental, ou pour des besoins d'art, de science ou d'industrie, autoriser des modifications relatives à la hauteur des bâtiments, après avis du Conseil supérieur des Bâtiments civils et avec l'approbation du Ministre de l'intérieur.

Il ne me reste plus, Messieurs, qu'à vous signaler deux questions dont votre Sous-Commission n'a pu, faute de temps, s'occuper et sur lesquelles j'appelle votre bienveillante attention.

J'ai été frappé, en étudiant la voirie étrangère, de voir que nous étions à peu près les seuls à n'avoir ni prescriptions précises pour la remise des plans à l'examen des agents de la Ville, ni précautions obligatoires, dans la construction, en vue des dangers d'incendie.

A Bruxelles, les plans sont obligatoirement signés par le propriétaire, l'architecte étant justement regardé comme un simple mandataire technique; ils sont dressés à l'échelle de $0^m,02$ pour mètre et remis en double expédition à l'Administration. Celle-ci les enregistre; l'un, sur papier fort ou toile anglaise, est conservé au dossier; l'autre, qui peut être fait sur papier calque ordinaire, est rendu à l'intéressé.

A Vienne, on demande trois séries de dessins comprenant : 1° La situation et l'orientation du bâtiment autant qu'il est nécessaire pour en reconnaître et en déterminer exactement la position, avec indication des bâtiments existants sur l'espace à bâtir, des maisons ou terrains adjacents, avec le nom des propriétaires et le numéro des maisons, des cours voisines, de l'alignement des rues en bordure et de la largeur des voies limitrophes ;

2° Le plan et la coupe en élévation de tous les étages du bâtiment, y compris les caves et souterrains, avec indication des planchers de chaque étage. Dans le plan des caves doivent être indiqués les tuyaux de drainage et les conduites d'eau, les fosses d'aisances ou citernes et ensuite l'égout desservant la rue et dans lequel débouchent les drains de la maison. . . . .

. . . .

Plans, coupes et élévations à l'échelle de $0^m,01$ par mètre.

A Saint-Pétersbourg, les plans sont signés par l'architecte et le propriétaire est obligé, dans le cas où il prendrait un autre architecte pendant l'exécution des travaux, d'en prévenir l'Administration et d'envoyer la signature du nouvel architecte comme témoignage que celui-ci se charge de la surveillance et de la conduite de la construction et répond de l'exactitude et de la solidité du travail.

Il y a peut-être quelque chose à faire dans cette voie. En tous cas, il y aurait intérêt à indiquer l'échelle des dessins, et à obliger à la production d'un plan d'ensemble, qui, actuellement, n'est presque jamais fourni, quoique presque toujours réclamé.

Quant aux dangers d'incendie, il est à remarquer que si nos ordonnances de police prescrivent de nombreuses et heureuses mesures en vue d'en prévenir la naissance, elles sont à peu près muettes sur les moyens destinés à assurer l'évacuation prompte des habitants menacés.

Il n'en est pas de même à l'étranger. Partout nous voyons que l'on impose de distance en distance des murs pleins, analogues à nos murs mitoyens, établis en vue d'arrêter les progrès du feu. Partout aussi on réglemente la distance maxima (25 mètres) qui peut séparer une pièce habitable de l'escalier par où l'on s'échappera en cas d'alerte ; on prescrit la forme et l'incombustibilité des escaliers ; on en impose deux quand la maison est grande ; on oblige à l'établissement d'une sortie facile sur les toits dans les maisons élevées.

Vous trouverez, jointes à ce Rapport, ces réglementations spéciales que j'ai données aussi complètes que j'ai pu et vous apprécierez s'il ne serait pas utile de compléter en cela le travail de votre Sous-Commission.

Messieurs, je finis ce rapport bien long qui, je le crains, a dû vous paraître plus long encore, grâce au peu de temps qui m'a été donné pour le rédiger. Je m'estimerai heureux s'il peut vous donner une idée à peu près complète des laborieux efforts de votre Sous-Commission. Et je vous remercie de l'attention que vous avez bien voulu me prêter.

Paris, le 19 novembre 1898.

Le Rapporteur :
Louis BONNIER.

3° PROJET DE RÈGLEMENT
PRÉPARÉ PAR LA SOUS-COMMISSION ADMINISTRATIVE

TITRE PREMIER

Des bâtiments bordant les voies publiques (1).

ARTICLE PREMIER.

Le profil limitant le gabarit des bâtiments bordant les voies publiques dans la Ville de Paris se compose, du côté de la rue, des trois éléments suivants :
A —*Une ligne droite verticale à l'alignement ;* B — *un arc de cercle tangent à cette ligne verticale ;* C — *une tangente rectiligne à l'arc de cercle.*

A — La ligne droite verticale à l'alignement sert de nu à toutes les saillies autorisées par le Décret spécial y relatif. Elle s'élève, depuis le sol, jusqu'à la ligne horizontale sur laquelle se trouve son point de raccord avec l'arc de cercle.

La cote de hauteur de cette ligne horizontale est mesurée à partir du niveau du trottoir ou du revers pavé au pied de la façade. Elle est proportionnelle : 1° à la largeur légale de la voie publique, pour les parties alignées; 2° à la largeur effective pour les parties en retrait de l'alignement ou pour les bâtiments retranchables.

Cette proportion s'établit de la manière suivante :

Pour les rues de 1 mètre à 12 mètres de largeur, la hauteur sera de 6 mètres, augmentée de la largeur de la rue.

Pour les rues de 12 mètres de largeur et au-dessus, la hauteur sera de 18 mètres, augmentée du quart de l'excédent de la largeur de la rue en plus de 12 mètres. *(Voir le tableau annexé au présent Décret, page* 51.)

Dans tous les cas, cette hauteur ne pourra excéder 20 mètres.

Ce mode de mesurage ne sera applicable pour les constructions en bordure des voies en pente que pour les bâtiments dont la longueur n'excède pas 30 mètres ; au-delà, les bâtiments seront abaissés suivant la déclivité du sol.

Si le constructeur établit plusieurs maisons distinctes, la hauteur sera mesurée séparément pour chacune de ces maisons suivant les règles énoncées ci-dessus.

B. L'arc de cercle *est tangent à la ligne verticale d'alignement; son centre est situé sur la ligne horizontale (article* 1, § **A**) *et son rayon est d'une longueur égale à la moitié de la largeur de la voie, avec droit à un minimum de 6 mètres, mais aussi avec un maximum de* 10 *mètres. (Voir le tableau annexé au présent Décret, page* 51.)

---

(1) Les parties en italique sont les parties modifiées relativement au décret du 23 juillet 1884.

C. La tangente *rectiligne de raccordement sera menée à l'arc de cercle, avec une inclinaison de 45° sur l'horizontale jusqu'à la rencontre de la tangente correspondante de la post-face du bâtiment sur rue. Toutefois, en aucun cas, le faîte des constructions ne pourra s'élever à plus de 1^m,50 au-dessus du point le plus haut de l'arc de cercle du plus grand rayon (article 1, § B).*

Art. 2.

Tout bâtiment situé à l'angle des voies publiques d'inégales largeurs peut être élevé sur les voies les plus étroites jusqu'à la hauteur fixée pour la plus large, sans que, toutefois, la longueur de la façade ainsi élevée sur les voies les plus étroites puisse excéder *deux fois* la largeur légale de ces voies.

Si ces voies communiquant entre elles sont placées à des niveaux différents, la cote qui servira à déterminer la hauteur de la construction sera la moyenne des cotes prises au milieu de chaque façade.

On fera, pour ces calculs, abstraction des parties de façade à l'alignement qu'un pan coupé obligatoire aura supprimées.

Art. 3.

Pour les bâtiments autres que ceux dont il est parlé à l'article précédent et qui occupent tout l'espace compris entre les voies d'inégales largeurs ou de niveaux différents, chacune des façades ne peut dépasser la hauteur fixée en raison de la largeur ou du niveau de la voie publique sur laquelle elle est située.

Art. 4.

Les bâtiments ou parties de bâtiments qui seront construits à rez-de-chaussée ou aux étages en arrière de l'alignement, bénéficieront du périmètre permis pour une rue dont la largeur serait égale à la distance qui sépare la nouvelle façade ou partie de façade ainsi retraitée, de l'alignement légal opposé.

Art. 5.

Les hauteurs des bâtiments établis en bordure des voies privées, des passages, impasses, cités, *squares*, etc., *à l'exception des cours et des courettes*, seront déterminées d'après les largeurs de ces voies ou espaces, conformément aux règles fixées à l'article 1 pour les bâtiments en bordure des voies publiques.

Art. 6.

La tête du mur mitoyen sera limitée du côté de la rue, au-dessus de la ligne horizontale (art. 1, § B), par le gabarit des saillies sur l'alignement.

Les souches de cheminée ne pourront monter à plus de 1 mètre au-dessus du point le plus élevé du périmètre et leur parement vertical antérieur ne pourra se trouver à moins de 1 mètre de l'alignement.

L'ensemble produit par les largeurs cumulées des faces de lucarne à l'alignement ne pourra excéder les deux tiers de la longueur de face du bâtiment, *déduction faite des couronnements des parties en encorbellement.*

Art. 7.

Les constructeurs qui n'élèvent pas les façades de leurs bâtiments à toute la hauteur permise jouiront de la faculté d'établir les autres parties de leurs bâtiments suivant leur convenance, sans pouvoir, toutefois, sortir du profil légal tel qu'il est déterminé aux articles 1 et 6.

Art. 8.

L'alignement doit toujours être articulé.

TITRE II

Des bâtiments bordant les cours et courettes.

Art. 9.

Les pièces habitables, c'est-à-dire celles pouvant servir à l'habitation de jour ou de nuit, ne peuvent être éclairées et aérées que sur les rues (art. 1), sur les espaces intérieurs (art. 5), ou sur les cours (art. 9).

Une cour est un espace laissé libre dans une même propriété pour éclairer et aérer les pièces habitables de cette propriété.

La largeur minima de l'espace libre au devant de l'axe des baies de pièces habitables devra être égale à au moins la moitié de la largeur qui serait nécessaire pour monter à la même hauteur sur une voie publique (art. 1). Le rayon de comble autorisé sera celui correspondant à la hauteur ainsi déterminée. (Voir le tableau page 347.)

Le minimum de ce prospect est fixé à 4 mètres.

Le minimum de surface des cours est fixé à 25 mètres superficiels.

La post-face des bâtiments sur rue sera régie comme les façades des bâtiments sur cours.

En aucun cas, le prospect minimum fixé ci-dessus ne pourra être diminué par construction ou aliénation, sauf l'exception indiquée à l'article 14 pour les cours jumelées.

Les cages d'escalier pratiquées sur les cours pourront sortir du périmètre indiqué ci-dessus de manière à pouvoir s'élever jusqu'au plafond du dernier étage desservi par les dits escaliers.

Les prescriptions de l'article 4 relatives aux bâtiments sur rue sont applicables aux bâtiments sur cour, la retraite étant égale à un demi-prospect.

Art. 10.

La surface minima d'une courette aérant et éclairant une ou plusieurs cuisines sera de $0^m,75$ superficiels par chaque mètre de hauteur du mur de face du bâtiment sur rue ou sur cour dans lequel elle est incorporée. (Voir le tableau page 347.)

En cas de différence entre les hauteurs des façades de ce bâtiment, on prendra la moyenne.

Un minimum de 9 mètres de surface et de 3 mètres de petit côté sera obligatoire.

Ce minimum sera considéré comme suffisant pour éclairer et aérer les cuisines des logements ne comprenant que une ou deux pièces habitables.

Seules, les cuisines des loges de concierges pourront être éclairées et aérées sur les courettes de 4 mètres superficiels (art. 11).

Art. 11.

Toute courette sur laquelle seront exclusivement éclairés et aérés des cabinets d'aisances devra avoir au moins 4 mètres de surface avec une largeur minima de $1^m,60$ mesurée dans œuvre.

On pourra tolérer des cabinets d'aisances éclairés et aérés au moyen de trémies horizontales dont la longueur totale n'excédera pas 2 mètres et dont la section d'orifice extérieur sera d'au moins 20 décimètres superficiels. Le départ de cette trémie à l'intérieur sera à 2 mètres au plus au-dessus du sol.

Art. 12.

Au dernier étage, les pièces servant à l'habitation pourront prendre jour et air sur les courettes, à la condition que ces courettes aient une surface de 4 mètres au moins.

Art. 13.

Il est interdit d'établir des combles vitrés dans les cours et courettes au-dessus des parties sur lesquelles sont éclairés et aérés, soit des pièces habitables, soit des cuisines, soit des cabinets d'aisances, à moins qu'ils ne soient munis d'un châssis ventilateur à faces verticales dont le vide aura au moins le tiers de la surface de la cour ou courette et $0^m,40$ au minimum de hauteur et qu'il ne soit, à la partie inférieure, établi des orifices prenant l'air dans les sous-sols ou caves et ayant au moins 8 décimètres carrés de surface.

Art. 14.

Lorsque plusieurs propriétaires auront pris, par acte notarié, l'engagement envers la Ville de Paris de maintenir à perpétuité leurs cours communes et que *ces cours réunies permettront d'obtenir entre les bâtiments le prospect réglementaire (art. 9), ces bâtiments pourront être montés à la hauteur accordée pour les bâtiments sur cours.*

En tous cas, la surface totale des cours jumelées ne pourra être inférieure à 37ᵐ,50 superficiels.

Entre plusieurs cours réunies de la sorte, la hauteur des clôtures en construction légère ne pourra excéder 5 mètres.

Art. 15.

Dans aucun cas, les surfaces des courettes ne pourront être réunies pour former soit une courette, soit une cour de dimensions réglementaires.

Art. 16.

Toutes les mesures des cours et courettes sont prises dans œuvre.

TITRE III

Dispositions diverses.

Art. 17.

Dans les bâtiments, de quelque nature qu'ils soient, la hauteur du rez-de-chaussée ne pourra jamais être inférieure à 3 mètres mesurés sous plafond. La hauteur des étages ne devra pas être inférieure *à 2ᵐ,80* mesurés sous plafond. *Pour les étages dont le sol serait placé au-dessus de la ligne horizontale passant par le centre du rayon de comble, la hauteur de 2ᵐ,60 sera tolérée, mais toute chambre lambrissée devra avoir au moins 2 mètres superficiels de plafond horizontal.*

Dans le dernier étage effectif, la moitié des chambres habitables sera munie d'un tuyau de fumée ou d'aération.

Art. 18.

Toute pièce pouvant servir à l'habitation de jour ou de nuit devra contenir un cube d'air d'au moins 14 mètres.

Art. 19.

Il pourra être établi des sous-sols destinés à l'habitation de jour sous les conditions suivantes :

Chaque pièce sera éclairée et aérée au moyen de baies ouvrant sur rue ou sur cour et dont les sections réunies devront avoir au moins 1 mètre superficiel par chaque fois 30 mètres de cube habitable. Quand ce cube total dépassera un multiple de 30, la section totale sera augmentée proportionnellement.

Tout sous-sol destiné à l'habitation de jour aura une hauteur minima de 2^m,60 mesurée sous plafond.

Art. 20.

Les dispositions des articles 9, 10, 11, 12, 13, 14, 15, 16, 17, 18 et 19 sont applicables aux édifices publics; celles des articles 1, 2, 3, 4, 5, 6, 7 et 8 ne le sont pas.

Art. 21.

L'Administration pourra, pour les constructions privées ayant un caractère monumental, ou pour des besoins d'art, de science ou d'industrie, autoriser des modifications relatives à la hauteur des bâtiments, après avis du Conseil supérieur des Bâtiments Civils, et avec l'approbation du Ministre de l'Intérieur.

Art. 22.

Le décret du 23 juillet 1884 est rapporté.

Art. 23.

Le Ministre de l'Intérieur est chargé de l'exécution du présent décret.

Paris, le 19 novembre 1898.

Le Rapporteur,
Louis BONNIER.

Voir le tableau ci-après.

Tableau-Résumé
des cotes contenues dans le projet de décret sur les hauteurs.

LARGEUR de la Voie ou Espace intérieur	PROSPECT sur Cour Art. 9	HAUTEUR du mur de face Art. 1	RAYON de Comble Art. 1	SURFACE de courettes de cuisines Art. 10	OBSERVATIONS
1,00	»	7,00	»	»	
2,00	»	8,00	»	»	
3,00	»	9,00	»	»	
4,00	»	10,00	»	»	
5,00	»	11,00	»	»	
6,00	»	12,00	»	9,00	
7,00	»	13,00	»	9,75	
8,00	4,00	14,00	»	10,50	
9,00	4,50	15,00	»	11,25	
10,00	5,00	16,00	»	12,00	
11,00	5,50	17,00	»	12,75	
12,00	6,00	18,00	6,00	13,50	
13,00	6,50	18,25	6,50	13,6875	
14,00	7,00	18,50	7,00	13,875	
15,00	7,50	18,75	7,50	14,0625	
16,00	8,00	19,00	8,00	14,25	
17,00	8,50	19,25	8,50	14,4375	
18,00	9,00	19,50	9,00	14,625	
19,00	9,50	19,75	9,50	14,8125	
20,00 et au-dessus.	10,00	20,00	10,00	15,00	

4°. — PIÈCES ANNEXES

I. — Projet préparé par la Société Centrale des Architectes français.

TITRE PREMIER

De la hauteur des maisons.

PREMIÈRE SECTION

De la hauteur des maisons bordant la voie publique.

ARTICLE PREMIER.

La hauteur des maisons bordant les voies publiques dans la Ville de Paris est déterminée par la largeur légale de ces voies publiques, pour *les parties alignées* et par la largeur effective pour *les parties non alignées, en retrait de l'alignement* et les bâtiments retranchables.

Cette hauteur, mesurée du trottoir ou du revers pavé, au pied de la façade du bâtiment, et prise au point le plus élevé du sol, ne peut excéder, y compris les entablements, attiques et toutes les constructions à plomb des murs de face, savoir :

$13^m,00$	*pour les rues de*	5 *mètres de largeur et au-dessous.*	
$14^m,00$	—	6 *mètres*	—
$15^m,00$	—	7 *mètres*	—
$16^m,00$	—	8 *mètres*	—
$17^m,00$	—	9 *mètres*	—
$18^m,00$	—	10 *mètres*	—
$18^m,20$	—	11 *mètres*	—
$18^m,40$	—	12 *mètres*	—
$18^m,60$	—	13 *mètres*	—
$18^m,80$	—	14 *mètres*	—
$19^m,00$	—	15 *mètres*	—
$19^m,20$	—	16 *mètres*	—
$19^m,40$	—	17 *mètres*	—
$19^m,60$	—	18 *mètres*	—
$19^m,80$	—	19 *mètres*	—
$20^m,00$	—	20 *mètres*	—

Le maximum de 20 mètres de hauteur ne pourra en aucun cas être dépassé.

Le mode de mesurage indiqué au § 2 du présent article ne sera applicable pour les constructions en bordure des voies en pente, que pour les bâtiments dont la longueur n'excède pas 30 mètres ; au-delà de cette longueur, les bâtiments seront abaissés suivant la déclivité du sol.

Si le constructeur établit plusieurs maisons distinctes, la hauteur sera mesurée séparément pour chacune de ces maisons, suivant les règles énoncées ci-dessus.

Art. 2.

Les bâtiments ou parties de bâtiments qui seront construits à rez-de-chaussée ou aux étages, en arrière de l'alignement, bénéficieront de la hauteur permise pour une rue dont la largeur serait celle de la voie normale augmentée du retrait voulu par le constructeur.

L'alignement devra toujours être articulé.

Art. 3.

Tout bâtiment, situé à l'angle des voies publiques d'inégale largeur, peut être élevé sur les voies les plus étroites jusqu'à la hauteur fixée pour la voie la plus large, sans toutefois que la longueur de la partie de la façade ainsi élevée sur les voies les plus étroites *puisse excéder la profondeur du corps de bâtiment ayant face sur la voie la plus large, avec maximum de 20 mètres.*

Cette disposition ne peut être invoquée que pour les bâtiments construits à l'alignement déterminé par ces voies publiques.

Si ces voies, communiquant entre elles, sont placées à des niveaux différents, la cote qui servira à déterminer la hauteur de la construction sera la moyenne des cotes prises au point le plus élevé sur chaque voie, à la condition qu'en aucun point, la hauteur réelle de la façade ne dépasse de plus de 2 mètres la hauteur légale.

Art. 4.

Pour les bâtiments autres que ceux dont il est parlé en l'article précédent et qui occupent tout l'espace compris entre les voies d'inégales largeurs ou de niveaux différents, chacune des façades ne peut dépasser la hauteur fixée en raison de la largeur ou du niveau de la voie publique sur laquelle elle est située.

Toutefois, lorsque la plus grande distance entre les deux façades d'un même bâtiment n'excède pas 15 mètres, la façade bordant la voie publique la moins large ou du niveau le plus bas, peut être élevée à la hauteur fixée par la voie la plus large ou du niveau le plus élevé.

DEUXIÈME SECTION

De la hauteur des bâtiments ne bordant pas les voies publiques.

Art. 3.

La hauteur des bâtiments sur cour et celle des bâtiments en bordure des voies privées passages, impasses, cités et autres espaces intérieurs seront déterminées d'après la largeur de ces cours, voies privées, passages, impasses, cités et autres espaces intérieurs au devant de la construction, conformément aux règles fixées par l'article premier pour le bâtiments en bordure des voies publiques.

TROISIÈME SECTION

Du nombre et de la hauteur des étages.

Art. 6.

Dans les bâtiments, de quelque nature qu'ils soient, il ne pourra, en aucun cas, être toléré plus de sept étages au-dessus du rez-de-chaussée, entresol compris, tant dans la hauteur du mur de face que dans celle du comble, telles que ces hauteurs sont déterminées par les articles 1, 8, 9 et 10.

Art. 7.

Dans les bâtiments, de quelque nature qu'ils soient, la hauteur des sous-sols, rez-de-chaussée, entresols et autres étages dont le plafond sera situé au-dessous de la ligne horizontale de démarcation entre le gabarit inférieur et le gabarit supérieur ne pourra jamais être inférieure à 2 mètres, mesurés sous plafond. La hauteur des autres étages ne devra pas être inférieure à $2^m,80$, mesurés sous plafond.

Pour les étages des combles, cette hauteur de $2^m,80$ s'applique à la hauteur moyenne du rampant.

Le Secrétaire,	*Le Président de la Commission de Voirie,*
Louis BONNIER.	Ed. DUCHATELET.

II. — Société Nationale des Architectes.

La Société Nationale des Architectes de France propose :

1° Que, dans le nouveau règlement, les hauteurs des étages soient fixées aux minima suivants :

Rez-de-chaussée.	$3^m,00$
Étages carrés au-dessus du rez-de-chaussée . . .	$2^m,80$
Étage mansardé à la plus grande hauteur . . .	$2^m,70$

Et que la partie droite du plafond soit égale au tiers de la surface de la chambre.

2° Que les hauteurs des maisons, mesurées du trottoir ou du revers pavé au pied de la façade du bâtiment et prises au point le plus haut, ne puissent excéder, y compris toutes les constructions aplomb du mur de face.

Savoir :

$12^m,00$	pour les voies publiques au-dessous de	$7^m,80$ de largeur,	
$15^m,00$	—	de $7^m,81$ à $9^m,74$	—
$18^m,00$	—	$9^m,75$ à $10^m,99$	—
$18^m,20$	—	$11^m,00$ à $11^m,99$	—
$18^m,40$	—	$12^m,00$ à $12^m,99$	—
$18^m,60$	—	$13^m,00$ à $13^m,99$	—
$18^m,80$	—	$14^m,00$ à $14^m,99$	—
$19^m,00$	—	$15^m,00$ à $15^m,99$	—
$19^m,20$	—	$16^m,00$ à $16^m,99$	—
$19^m,40$	—	$17^m,00$ à $17^m,99$	—
$19^m,60$	—	$18^m,00$ à $18^m,99$	—
$19^m,80$	—	$19^m,00$ à $19^m,99$	—
$20^m,00$	—	$20^m,00$ à $20^m,99$	—

$20^m,20$ pour les voies publiques de	$21^m,00$ à $21^m,99$ de largeur.
$20^m,40$	—	$22^m,00$ à $22^m,99$	—
$20^m,60$	—	$23^m,00$ à $23^m,99$	—
$20^m,80$	—	$24^m,00$ à $24^m,99$	—
$21^m,00$	—	$25^m,00$ à $25^m,99$	—
$21^m,20$	—	$26^m,00$ à $26^m,99$	—
$21^m,40$	—	$27^m,00$ à $27^m,99$	—
$21^m,60$	—	$28^m,00$ à $28^m,99$	—
$21^m,80$	—	$29^m,00$ à $29^m,99$	—
$22^m,00$	—	$30^m,00$ et au-dessus	—

Lorsque le constructeur retraitera sa façade, il pourra s'élever à la hauteur permise pour la voie dont la largeur correspondra ainsi à celle obtenue par le total de la largeur légale de la rue, augmentée de la partie retraitée.

Mais dans ce cas, l'alignement, devra toujours être articulé au rez-de-chaussée, soit par une devanture de boutique, un mur ou une grille sur socle.

Les hauteurs des bâtiments établis en bordure des voies privées, des passages, impasses, cités et autres espaces intérieurs en dehors des cours, seront déterminées conformément aux règles fixées pour les bâtiments en bordure des voies publiques.

FERNOUX.

III. — Proposition de M. Fernoux.

Des hauteurs des bâtiments sur cour.

Seront considérés comme bâtiments sur cour, toutes les parties de construction non desservies par le ou les mêmes escaliers que les parties en façade et à l'exception des escaliers de service.

Pour chaque bâtiment sur cour, sa hauteur sera déterminée par la dimension du prospect au devant de sa façade principale suivant le tableau ci-après :

12^m,00	de hauteur pour une dimension de	7^m,49 et au-dessous.
13^m,00	—	—	—	7^m,50 à 7^m,99
14^m,00	—	—	—	8^m,00 à 8^m,49
15^m,00	—	—	—	8^m,50 à 8^m,99
16^m,00	—	—	—	9^m,00 à 9^m,49
17^m,00	—	—	—	9^m,50 à 9^m,99
18^m,00	—	—	—	10^m,00 à 10^m,99
18^m,25	—	—	—	11^m,00 à 11^m,99
18^m,50	—	—	—	12^m,00 à 12^m,99
18^m,75	—	—	—	13^m,00 à 13^m,99
19^m,00	—	—	—	14^m,00 à 14^m,99
19^m,25	—	—	—	15^m,00 à 15^m,99
19^m,50	—	—	—	16^m,00 à 16^m,99
19^m,75	—	—	—	17^m,00 à 17^m,99
20^m,00	—	—	—	18^m,00 à 18^m,99

$20^m,25$ de hauteur pour une dimension de $19^m,00$ à $19^m,99$
$20^m,50$ — — — $20^m,00$ à $20^m,99$
$20^m,75$ — — — $21^m,00$ à $21^m,99$
$21^m,00$ — — — $22^m,00$ à $22^m,99$
$21^m,25$ — — — $23^m,00$ à $23^m,99$
$21^m,50$ — — — $24^m,00$ à $24^m,99$
$21^m,75$ — — — $25^m,00$ à $25^m,99$
$22^m,00$ — — — $26^m,00$ et au-dessus.

Les ailes des bâtiments sur cour pourront être élevées à la même hauteur que ces bâtiments, mais les pièces destinées à l'habitation devront avoir les mêmes prospects que ceux demandés pour les bâtiments en façade sur rue.

FERNOUX.

IV. — Proposition de M. Debrie.

*A Monsieur le Président de la Sous-Commission,
chargée de la revision du Décret du 23 juillet 1884.*

Paris, le 6 février 1898.

Monsieur le Président,

Je vous soumets, et je soumets à la Sous-Commission, un projet de Décret sur les hauteurs des bâtiments dans Paris.

Cette proposition est basée sur le principe que j'ai indiqué dans la séance du 27 décembre 1897 :

Le droit d'user de sa propriété ne devrait être limité que pour des raisons d'intérêt général.

Le droit de construire à n'importe quelle hauteur, tout en satisfaisant aux conditions d'hygiène, de salubrité et de sécurité, à condition aussi de ne pas augmenter l'ombre portée sur les voies publiques ou sur les propriétés voisines, me paraît imprescriptible.

Un règlement ne méconnaissant pas ce droit serait juste, légal et durable. Il donnerait certainement aux constructions la variété désirée par tous.

Il est facile de concevoir que les espaces qui seraient ainsi rendus à la propriété seraient utilisables en partie.

L'application des découvertes nouvelles, la substitution de l'ascension directe aux chemins tournants que sont les escaliers, l'électricité comme moyen d'appel, l'apport des métaux dans l'ossature des constructions, suffisent à le démontrer.

D'autre part, quoique les Décrets en vigueur soient parfois en désaccord avec l'intérêt général, j'ai voulu négliger le domaine des théories, et, restant sur le terrain pratique, considérer que les libertés permises jusqu'à ce jour ne pouvaient pas être supprimées.

En résumé, ma proposition n'est pas un bouleversement; elle est, sur quelques points, une amélioration; sur d'autres, elle est une restitution.

Veuillez agréer, Monsieur le Président, l'assurance de mon entier et respectueux dévouement.

Géo. DEBRIE,

Architecte du Gouvernement et de la Ville de Paris,
Diplômé, Expert près des Tribunaux.

PROJET PRÉSENTÉ PAR M. DEBRIE

Décret portant règlement sur la hauteur des maisons, les combles et les lucarnes dans la Ville de Paris.

TITRE PREMIER

De la hauteur des façades bordant les voies publiques.

PREMIÈRE SECTION

De la hauteur des façades bordant les voies publiques.

Article premier.

La hauteur des façades bordant les voies publiques dans la Ville de Paris est déterminée par la largeur légale de ces voies publiques pour les bâtiments alignés, et par la largeur effective pour les bâtiments retranchables.

Cette hauteur, mesurée du trottoir ou du revers pavé au pied de la façade du bâtiment, et prise au point le plus élevé du sol, ne peut excéder, y compris les entablements, attiques et toutes les constructions aplomb des murs de face, savoir :

$10^m,00$	pour les voies de	$5^m,00$ à	$6^m,00$	de largeur.
$12^m,00$	—	$6^m,00$ à	$7^m,00$	—
$13^m,50$	—	$7^m,00$ à	$8^m,00$	—
$15^m,00$	—	$8^m,00$ à	$9^m,00$	—
$16^m,00$	—	$9^m,00$ à	$9^m,50$	—
$17^m,00$	—	$9^m,50$ à	$10^m,00$	—
$18^m,00$	—	$10^m,00$		—

Au-dessus de 10 mètres, chaque mètre de largeur de voie donne droit à $0^m,25$ de hauteur avec maximum de 22 mètres.

Le mode de mesurage indiqué au paragraphe 2 du présent article ne sera applicable pour les constructions en bordure des voies en pente que pour les bâtiments dont la longueur n'excède pas 30 mètres ; au delà de cette longueur, les bâtiments seront abaissés suivant la déclivité du sol.

Si le constructeur établit plusieurs maisons distinctes, la hauteur sera mesurée séparément pour chacune des maisons, suivant les règles énoncées ci-dessus.

Art. 2.

Les bâtiments dont les façades seront construites, partie à l'alignement, partie en arrière de l'alignement, soit par suite du retrait à n'importe quel niveau d'une partie du mur de face, soit à fruit ou de toute autre manière, devront être renfermés dans le même périmètre que les bâtiments construits entièrement à l'alignement.

Art. 3.

Toute façade de bâtiment située à l'angle de voies publiques d'inégale largeur peut être élevée sur les voies les plus étroites jusqu'à la hauteur fixée pour la plus large, sans que toutefois la longueur de la partie de la façade, ainsi élevée sur les voies les plus étroites, puisse excéder deux fois la largeur légale de ces voies.

Les deux fois sont mesurées à partir de l'alignement de la voie la plus large.

Si ces voies communiquant entre elles sont placées à des niveaux différents, la cote qui servira à déterminer la hauteur de la construction sera la moyenne des cotes prises au point le plus élevé sur chaque voie, à la condition qu'en aucun point la hauteur réelle de la façade ne dépasse de plus de 2 mètres la hauteur légale.

Art. 4.

Pour les bâtiments autres que ceux dont il est parlé en l'article précédent et qui occupent tout l'espace compris entre les voies d'inégales largeurs ou de niveaux différents, chacune des façades ne peut dépasser la hauteur fixée en raison de la largeur ou du niveau de la voie publique sur laquelle elle est située.

Toutefois, lorsque la plus grande distance entre les deux façades d'un même bâtiment n'excède pas 15 mètres, la façade bordant la voie publique la moins large ou du niveau le plus bas peut être élevée à la hauteur fixée pour la voie la plus large ou du niveau le plus élevé.

DEUXIÈME SECTION

De la hauteur des façades ne bordant pas les voies publiques.

Art. 5.

Les façades des bâtiments établis en retrait des voies publiques devront être contenues dans le périmètre fixé pour les constructions à l'alignement.

Le point le plus bas d'une façade en retrait ne pourra être au-dessous de la voie publique que d'une quantité égale au retrait.

Art. 6.

Les hauteurs des façades établies en bordure des voies privées, des passages, impasses, cités, cours, jardins et autres espaces intérieurs, seront déterminées d'après la largeur de ces voies ou espaces, conformément aux règles fixées à l'article premier pour les bâtiments en bordure des voies publiques.

La hauteur sera mesurée à partir du sol de l'espace habitable situé le plus bas.

TROISIÈME SECTION

Du nombre et de la hauteur des étages.

Art. 7.

Dans les bâtiments, de quelque nature qu'ils soient, la hauteur des sous-sols habitables et du rez-de-chaussée ne pourra jamais être inférieure à 3 mètres mesurés sous plafond.

La hauteur des cinq premiers étages ne devra pas être inférieure à $2^m,80$ mesurés sous plafond. Pour les étages lambrissés, la largeur de l'espace libre perpendiculaire à la pente et mesurée horizontalement à $2^m,60$ de hauteur, devra être d'au moins 2 mètres.

TITRE II

Des parties de constructions au-dessus des façades.

Art. 8.

Les murs séparatifs seront limités par le gabarit des saillies et, au-dessus de ce gabarit, par une ligne à 45° partant du sommet légal de la façade.

Les murs séparatifs ne s'élèveront en aucun point à plus de 30^m,30.

Les constructions, soit au-dessous des façades, soit au-dessus des murs séparatifs, ne peuvent dépasser un défilement à 45°.

La base de ce défilement est à la hauteur légale des façades, et aussi suivant la limite légale des murs séparatifs.

Les constructions pourront profiter de tout ce qui leur est accordé par les gabarits des saillies.

Art. 9.

Les murs de dossier et les tuyaux de cheminées ne pourront percer la ligne rampante à 45° qu'à un mètre cinquante centimètres (1^m,50), mesurés horizontalement du parement extérieur du mur de face à sa base, ni s'élever à plus de soixante centimètres (0^{m}60) au-dessus du gabarit des saillies.

Art. 10 (1).

Les constructeurs qui n'élèvent pas les façades de leurs bâtiments à toute la hauteur permise jouiront de la faculté d'établir les autres parties de leurs bâtiments suivant leur convenance, sans pouvoir toutefois sortir du périmètre légal, tel qu'il est déterminé, tant pour les façades que pour les parties au-dessus des façades.

Art. 11.

Les dispositions du présent titre sont applicables à tous les bâtiments situés ou non en bordure des voies publiques.

TITRE III

Des cours et courettes.

Art. 12.

La plus petite dimension des cours sera 5 mètres.

La mesure ne peut s'arrêter que sur une ligne perpendiculaire d'au moins 5 mètres de longueur.

---

(1) Voir *in fine* observation relative à l'ancien article 10.

Dans les bâtiments, de quelque nature qu'ils soient, les cours sur lesquelles prennent jour et air les pièces habitables n'auront jamais moins de 30 mètres de surface.

Art. 13.

Toute courette qui servira à éclairer et aérer des cuisines devra avoir au moins neuf mètres (9^m,00) de surface et la largeur moyenne ne pourra être inférieure à un mètre quatre-vingts centimètres (1^{m}80).

Les façades verticales des courettes ne pourront être élevées plus haut que les gabarits des saillies. Au-dessus, le défilement à 45 degrés sera appliqué.

Toute courette sur laquelle seront exclusivement éclairés et aérés des cabinets d'aisances, vestibules ou couloirs, devra avoir au moins quatre mètres (5 mètres) de surface, avec une largeur qui ne pourra en aucun point être moindre de un mètre soixante centimètres (1^m,60).

Art. 14.

Au dernier étage des corps de logis, on pourra tolérer que des pièces servant à l'habitation prennent jour et air sur les courettes, à la condition que lesdites courettes aient une surface de 5 mètres au moins.

Art. 15.

Il est interdit d'établir des combles vitrés dans les cours ou courettes, au-dessus des parties sur lesquelles sont aérés et éclairés soit des pièces pouvant servir à l'habitation, soit des cuisines, soit des cabinets d'aisances, à moins qu'ils ne soient munis d'un châssis ventilateur à faces verticales, dont le vide aura au moins la surface légale de la cour ou courette et quarante centimètres (0^m,40), au minimum de hauteur, et qu'il ne soit établi à la partie inférieure des orifices prenant l'air dans les sous-sols ou caves et ayant au moins huit décimètres carrés de surface.

Le châssis ventilateur ne sera pas exigé pour les cours et courettes sur lesquelles ne seront éclairés ni aérés soit des pièces pouvant servir à l'habitation, soit des cuisines, soit des cabinets d'aisances ; mais les courettes dont la partie inférieure ne sera pas en communication avec l'extérieur devront être ventilées.

Art. 16.

Lorsque plusieurs propriétaires auront pris, par acte notarié, l'engagement envers la Ville de Paris de maintenir à perpétuité leurs cours communes, les propriétaires pourront être autorisés à élever leurs façades à la hauteur correspondant aux deux tiers de l'espace libre au devant d'elles. En cas de réunion de plusieurs cours, la hauteur des clôtures ne pourra excéder 5 mètres.

Art. 17.

Dans aucun cas, les surfaces des courettes ne pourront être réunies pour former, soit une courette, soit une cour d'une dimension réglementaire.

Art. 18.

Toutes les mesures des cours et courettes sont prises dans œuvre.

TITRE IV

Dispositions diverses.

Art. 19.

Les dispositions qui précèdent ne sont pas applicables aux édifices publics.

L'Administration pourra, pour les constructions privées ayant un caractère monumental ou pour des besoins d'art, de science ou d'industrie, autoriser des modifications aux dispositions relatives à la hauteur des façades après avis du Conseil général des Bâtiments Civils et avec l'approbation du Ministre de l'Intérieur.

Art. 20.

Le Décret du 23 juillet 1884 est rapporté.

Art. 21.

Le Ministre de l'Intérieur est chargé de l'exécution du présent Décret.

6 février 1898.

Georges DEBRIE.

Observation : ANCIEN ARTICLE 10 DU DÉCRET DE 1884.

A reporter aux règlements des saillies.

La face extérieure des lucarnes et œils-de-bœuf peut être placée à l'aplomb du parement extérieur du mur de face donnant sur la voie publique, mais jamais en saillie.

Le couronnement des lucarnes ou œils-de-bœuf établis soit en premier, soit en second rang, ne pourra faire saillie de plus de cinquante centimètres ($0^m,50$) sur le périmètre légal, mesurés suivant le rayon dudit périmètre.

L'ensemble produit par les largeurs cumulées des faces des lucarnes d'un bâtiment ne pourra excéder les deux tiers de la longueur de face de ce bâtiment.

V. — Proposition de la Société Centrale des Architectes Français.

Dans les voies publiques ou privées, cours, passages ou espaces intérieurs, la hauteur des murs de face est régie à la fois par la largeur de la voie au droit du mur à construire et par la surface de la cour projetée.

Si cette surface est inférieure à la normale (voir les tableaux ci-joints), la hauteur des murs sur rue sera proportionnellement réduite.

Si cette surface est supérieure à la normale, la hauteur du mur de face sur rue ne dépassera pas celle à laquelle donne droit la largeur de la voie.

Dans tous les cas, le comble sera renfermé dans un arc de cercle dont le rayon sera égal à la moitié de la hauteur du mur de face avec un maximum de 10 mètres.

Dans les voies publiques ou privées dont la largeur sera inférieure à $9^m,74$, la hauteur du mur de face sera le double de la largeur de la voie ; la cour aura pour surface la largeur de la voie multipliée par 3.

$$H = 2L \qquad C = 3L \qquad R = \frac{H}{2}$$

$$\text{d'où } H = \frac{2C}{3}$$

LARGEUR des voies L.	HAUTEUR des murs de face H.	SURFACE de la cour C.	RAYON du comble R.
3,00	6,00	9,00	3,00
4,00	8,00	12,00	4,00
5,00	10,00	15,00	5,00
6,00	12,00	18,00	6,00
7,00	14,00	21,00	7,00
8,00	16,00	24,00	8,00
9,74	18,00	27,00	9,00
	Exemple :		
6,30	12,60	18,90	6,30

Si dans la voie de $6^m,30$, la cour ne peut avoir que $16^m,50$ de surface :

$$\text{On aura H} = \frac{2 \times 16,50}{3} = \frac{33 \text{ m.}}{3} = 11 \text{ mètres.}$$

Dans les voies publiques ou privées de 10 mètres à 20 mètres de largeur, la hauteur du mur de face sera de 18 mètres, augmentée de $0^m,20$ par mètre de largeur de la voie au-dessus de 10 mètres.

La cour aura une surface minimum de 30 mètres, augmentée de 2 mètres par mètre de largeur au-dessus de 10 mètres.

LARGEUR des voies L.	HAUTEUR des murs de face H.	SURFACE de la cour C.	RAYON du comble R.
10,00	18,00	30,00	9,00
11,00	18,20	32,00	9,10
12,00	18,40	34,00	9,20
13,00	18,60	36,00	9,30
14,00	18,80	38,00	9,40
15,00	19,00	40,00	9,50
16,00	19,20	42,00	9,60
17,00	19,40	44,00	9,70
18,00	19,60	46,00	9,80
19,00	19,80	48,00	9,90
20,00	20,00	50,00	10,00
Exemple :			
15,60	(1) 19,12	(2) 41,20	9,56

(1) H $18,00 + (5,60 \times 0,20) = 18,00 + 1,12 = 19,12$
(2) C $30,00 + (5,60 \times 2,00) = 30,00 + 11,20 = 41,20$

Si la cour ne peut avoir que $32^m,80$, H sera $18^m,20$ (hauteur correspondant à la cour de 32 mètres).

$$+ 0,80 \times 0,20 \text{ ou } 0,16 \text{ soit } 18^m,36$$
$$\text{R. sera } 9,18.$$

VI. — Proposition de M. Cléry.

Considérant que, si l'on doit, en principe, se préoccuper d'assurer aux pièces d'habitation sur les cours, et notamment dans les étages inférieurs l'air et la lumière, de façon à obtenir des conditions de salubrité équivalentes à celles où se trouvent les pièces situées en bordure de la voie publique ;

Néanmoins, il y a lieu de remarquer que, dans la plupart des cas, et spécialement pour les maisons à loyer où l'on utilise sur la rue toute la hauteur permise, la configuration ordinaire des terrains ne permet pas de donner aux cours, parallèlement à la rue, des dimensions égales à la largeur desdites rues ; que par suite, les bâtiments dits « en aile », actuellement élevés à la même hauteur que ceux sur la rue se trouvent dans des conditions moins favorables que les premiers ; autrement dit, que les hauteurs desdites ailes sont en excédent par rapport à la largeur ou prospect au devant, si on leur appliquait la même règle qu'aux constructions en bordure de la voie publique.

Et, tout en reconnaissant qu'il serait désirable de pouvoir leur appliquer ces mêmes règles ;

Cependant, il est constant, d'après la remarque ci-dessus, que l'on arriverait à une restriction exorbitante, en raison des usages actuels, attendu qu'il serait le plus souvent impossible de renfermer un ou plusieurs appartements complets avec les dépendances nécessaires dans la surface que présente le bâtiment sur la rue ; que d'ailleurs, la troncature, aux étages supérieurs, du plan qui pourrait au contraire être appliqué aux étages inférieurs, constituerait des difficultés considérables.

Nous sommes donc d'avis qu'un terme moyen pourrait être adopté, et que la réglementation actuelle, trop libérale assurément en ce qui concerne les ailes et leur extension, pourrait être modifiée comme il suit :

Hauteur des bâtiments sur les cours et espaces intérieurs autres que les voies publiques ou privées :

Mêmes règles que pour les bâtiments en bordure des voies publiques ou privées ;

Sauf exception ci-après :

Les ailes directement soudées au corps de bâtiment principal sur la rue pourront être élevées à la hauteur et avec le comble de même rayon que ce bâtiment principal, mais sous les conditions suivantes :

1° Que l'aile contienne exclusivement à tous les étages et de plain-pied le complément de l'habitation renfermée à chaque étage dans le corps de bâtiment principal avec communication intérieure et accès par le même escalier, et sans pouvoir, en aucun cas, constituer une habitation distincte. Exception est faite à cette restriction pour les loges de concierge à rez-de-chaussée ou au premier étage et les chambres séparées au dernier étage sous comble.

2° Que l'extrémité de cette aile la plus éloignée de la voie publique ne soit pas distante de plus de 25 mètres de l'alignement de ladite voie.

Le mot « aile » s'entend exclusivement des bâtiments situés à l'intérieur et joints sans moyen à la post-face du bâtiment principal et sur un seul alignement, sans que cette désignation puisse être étendue à aucun autre corps de bâtiment soudé à cette aile et faisant avec celle-ci un angle quelconque.

C'est-à-dire, que si, à une aile perpendiculaire à l'alignement, était soudé, même à moins de 25 mètres de distance de la rue, un autre bâtiment soit parallèle à la rue, soit oblique, le bénéfice de la hauteur de l'aile ne saurait y être appliqué, quand bien même les autres conditions nécessaires ci-dessus énoncées, seraient remplies.

VII. — Proposition concernant les bâtiments sur cours

SOUMISE A LA SOUS-COMMISSION CHARGÉE DE LA RÉVISION DU DÉCRET DE 1884

Par M. FERNOUX

Des cours principales.

Les cours principales sont les espaces intérieurs éclairant et aérant les pièces habitables.

Ces cours devront avoir une surface minimum de 30 mètres.

De la hauteur des façades sur les cours principales.

La hauteur des façades sur les cours principales est déterminée pour chacune d'elle par la dimension du prospect au-devant et dans l'axe des baies d'éclairage, lequel prospect ne pourra jamais être inférieur à 5 mètres.

Jusqu'à une hauteur de façade de 15 mètres de haut la dimension du prospect prise, comme il est ci-dessus, sera de 5 mètres.

Pour les façades élevées à plus de 15 mètres, la dimension du prospect de 5 mètres devra être augmentée de la moitié de la cote de hauteur donnée au-dessus de 15 mètres et la surface de la cour devra être égale au carré du prospect, sans être inférieure à 30 mètres.

Si dans la même cour principale, des façades sont élevées à différentes hauteurs et ont par conséquent des prospects de différentes dimensions, la surface de la cour devra être égale au carré de la plus grande dimension de prospect, sans être inférieure à 30 mètres.

Le profil du comble pour chacune des façades sur cour devra se renformer dans le rayon permis sur rue, pour une façade de hauteur similaire.

Toutefois, les cages d'escaliers pratiquées sur les cours pourront sortir du périmètre indiqué ci-dessus, de manière à pouvoir s'élever jusqu'au plafond desservi par lesdits escaliers.

TABLEAU donnant les hauteurs des façades, les dimensions des prospects et les surfaces des cours.

HAUTEURS des FAÇADES	DIMENSIONS des PROSPECTS	SURFACES des COURS	HAUTEURS des FAÇADES	DIMENSIONS des PROSPECTS	SURFACES des COURS	HAUTEURS des FAÇADES	DIMENSIONS des PROSPECTS	SURFACES des COURS
15ᵐ »	5 »	30 »	17.40	6.20	38.44	19.80	7.40	54.76
20	10	30 »	60	30	39.69	20 »	50	56.25
40	20	30 »	80	40	40.96	20	60	57.76
60	30	30 »	18 »	50	42.25	40	70	59.29
80	40	30 »	20	60	43.56	60	80	60.84
16 »	50	30 25	40	70	44.89	80	90	62.41
20	60	31.36	60	80	46.24	21 »	8 »	64 »
40	70	32.49	80	90	47.61	20	10	65.61
60	80	33.64	19 »	7 »	49 »	40	20	67.24
80	90	34.81	20	10	50.41	60	30	68.89
17 »	6 »	36 »	40	20	51.84	80	40	70.56
20	10	37.21	60	30	53.29	22 »	50	72.25

Des cours de service.

Les cours de service sont les espaces intérieurs éclairant les communs ou accessoires des appartements, logements, magasins, salle de réunion ou ateliers.

Leurs surfaces minimum dans œuvre seront de 6 mètres quand elles n'éclaireront pas de cuisine et de 12 mètres quand des cuisines y prendront jour et air.

Le plus petit prospect ne pourra être inférieur à 1ᵐ,80.

10 mars 1898.

VIII. — Proposition Adrien Chancel.

Hauteur des bâtiments ne bordant pas la voie publique.

Art. A

La hauteur des bâtiments bordant les cours, voies privées, passages, impasses, cités, jardins et tous autres espaces intérieurs sera déterminée, d'après la surface du sol de ces espaces joignant directement les façades des constructions, et sera autorisée pour tous les bâtiments élevés autour d'un même espace.

Cette hauteur se mesurera, selon les largeurs des espaces, comme il est dit à l'article (1) pour les voies publiques, mais elle sera proportionnée à la largeur qu'aurait une cour *carrée* d'une surface équivalente à celle desdits espaces intérieurs.

Le prospect au droit des pièces destinées à l'habitation, mesuré au rez-de-chaussée, devra toujours être au moins égal au tiers de la hauteur à laquelle auraient droit les bâtiments entourant ces espaces avec un minimum de 4 mètres.

Art. B

Dans les voies, passages ou espaces communs à perpétuité, le sol appartenant à chacun des riverains, au droit de sa propriété, pourra lui être compté dans le total des surfaces exigées à l'article A pour le calcul des hauteurs.

Art. C

Dans les cours adjacentes que plusieurs propriétaires s'engageront à laisser communes à perpétuité par acte notarié, la surface totale des cours mitoyennes pourra profiter à chaque propriétaire pour le calcul des hauteurs des bâtiments à élever sur ces espaces intérieurs.

---

(1) Hauteurs proposées par la Société Centrale avec rayon de l'arc de cercle égal à la *moitié* de la hauteur. Raccord entre deux gabarits inégaux par une ligne à 45° tangente à l'arc le moins élevé.

IX. — Sous-Commission de révision du décret du 23 juillet 1884.

Tableau comparatif des diverses propositions sur les hauteurs

LARGEURS DES VOIES OU ESPACES	DÉCRET DE 1884	HAUTEURS PROPOSÉES POUR LES RUES			Rédaction proposée par Ad. Chancel HAUTEURS POUR LES VOIES ET ESPACES	
		Société Nationale	Société Centrale	Debrie		
Mètres	Mètres	Mètres	Mètres	Mètres	Mètres	
De 0 » à 4 »					De 8 » à 12 »	Voies ou Espaces jusqu'à 10 mètres de largeur Droit à 8 mètres de hauteur plus la largeur de la voie ou espace Rayon, 1/2 hauteur Prospect, 1/3 hauteur
0 » à 5 »			13 »		12 » à 13 »	
5 » à 6 »			14 »	10 »	à 14 »	
6 » à 7 »			15 »	12 »	à 15 »	
0 » à 7,80	12	12 »			Comme la Société Centrale	
7 » à 8 »			16 »	13 50	à 16 »	
7 81 à 9 74	15	15 »				
8 » à 9 »			17 »	15 »	à 17 »	
9 » à 9,50				16 »		
9 » à 10 »			18 »		De 17 » à 18 »	
9,50 à 10 »				17 »		
9,75 à 10,99		18 »				
9,74 à 20 »	18					
10 » à 11 »			18,20	18 »	De 18 » à 18,20	Voies ou Espaces au-dessus de 10 mètres de largeur Droit à 16 mètres de hauteur plus un cinquième de la largeur de la voie ou espace. Maximum, 20 mètres Rayon, 1/2 hauteur Prospect, 1/3 hauteur
11 » à 12 »		18 20	18,40	18,25	18,20 à 18,40	
12 » à 13 »		18 40	18,60	18,50	à 18,60	
13 » à 14 »		18 60	18,80	18,75	à 18,80	
14 » à 15 »		18 80	19 »	19 »	à 19 »	
15 » à 16 »		19 »	19,20	19,25	à 19,20	
16 » à 17 »		19 20	19,40	19,50	à 19,40	
17 » à 18 »		19 40	19,60	19,75	à 19,60	
18 » à 19 »		19 60	19,80	20 »	De 19,60 à 19,80	
19 » à 20 »		19 80	20 »	20,25	19,80 à 20 »	
20 et au-dessus	20	20 »	20 »		20 »	
20 » à 21 »		20 »		20,50		
21 » à 22 »		20 20		20,75		
22 » à 23 »		20 40		21 »		
23 » à 24 »		20 60		21,25		
24 » à 25 »		20 80		21,50		
25 » à 26 »		21 »		21,75		
26 » à 27 »		21 20		22 »		
27 » à 28 »		21 40				
28 » à 29 »		21 60				
29 » à 30 »		21 80				
30 et au-dessus		22 »				

X. — Société Centrale des Architectes Français.

COMMISSION DE VOIRIE

REVISION DU DÉCRET DE 1894

sur la hauteur des Maisons et des Combles dans la Ville de Paris.

TITRE PREMIER

De la hauteur des Bâtiments.

Principes généraux de la détermination des hauteurs.

ARTICLE PREMIER.

Dans la Ville de Paris, la hauteur des bâtiments et des ailes se rattachant auxdits bâtiments est déterminée à la fois par la largeur des espaces et la surface des cours entre lesquels ces bâtiments sont construits.

Si pour un bâtiment la surface de cour est inférieure au minimum obligatoire, la hauteur à laquelle donnerait droit la largeur de l'espace sera proportionnellement réduite.

Si la surface de cour est supérieure au minimum obligatoire, la hauteur du bâtiment ne dépassera pas celle déterminée par la largeur de l'espace.

Si le bâtiment n'a pas de cour éclairant des pièces destinées à l'habitation, la hauteur sera déterminée uniquement par la largeur de l'espace.

La hauteur sera mesurée du trottoir ou du revers pavé au pied de la façade et prise au point le plus élevé du sol.

---

(1) Les mots en italique indiquent les modifications au décret de 1884.

Détermination des hauteurs.

PREMIÈRE SECTION

Des bâtiments bordant la voie publique.

Art. 2. — *La hauteur des bâtiments alignés bordant les voies publiques est fixée par la largeur légale de ces voies, sous la réserve de la surface de la cour.*

La hauteur des bâtiments retranchables bordant les voies publiques est fixée, sous la même réserve, par la largeur légale de ces voies, diminuée de la cote moyenne du retranchement.

Art. 3. (1) — *Dans les voies publiques de 5 mètres à 9 m. 99 de largeur, la hauteur des bâtiments et des ailes sera de 8 mètres augmentée de 2 mètres par mètre de largeur de la voie au-dessus de 5 mètres.*

---

(1) Légende : **L**. Largeur de la voie. — **N**. Nombre de mètres au-dessus de 5,10 ou 20. — **H**. Hauteur du bâtiment. — **S**. Surface de la cour. — **C**. Petit côté de la cour.

$$H = 8,00 + (N \times 2,00) \qquad S = \frac{H \times 10}{6} \qquad C = \frac{S}{6}$$

Exemples : $L = 8,70$; on aura $H = 8,00 + (3,70 \times 2,00) = 15.40$

$$S = \frac{15,40 \times 10}{6} = 25,66, \qquad d'où\ S : H :: 10 : 6 \qquad C = \frac{25,66}{6} = 4,24$$

Si avec $L = 8,70$, on n'a que $S = 23,40$, on aura $H : S :: 7 : 10$.

$$d'où\ H = \frac{23,40 \times 6}{10} = 14,04 \qquad C = \frac{23,40}{6} = 3,90$$

$$H = 18,00 + (N \times 0,20), \qquad S = 30 + (N \times 2,00), \qquad C = \frac{5}{8}\ \text{au minimum de } 5,00$$

Si $L = 15,60$, on aura $H = 18,00 + (5,60 \times 0,20) = 19,12, \quad S = 30,00 + (5,60 \times 2,00)\ 41,20$

$$C = \frac{41,20}{8} = 5,15 \qquad - \qquad \text{Si avec } L = 1560 \text{ on n'a que } S = 32,80$$

Cette valeur résulte de la proportion suivante : X supplément de hauteur cherchée : 2,80 surface supplémentaire : : 0,20 supplément de hauteur par mètre : 2,00 supplément de surface par mètre.

D'où $X = \frac{2,80 \times 0,20}{2,00}$ on aura $H = 18,00 + \left(\frac{2,80 \times 0,20}{2,00}\right) = 18,88 \qquad C = \frac{32,80}{8} = 5,00$ minimum.

$$H = 20 + (N \times 0,50) \qquad S = 60 + (N \times 5,00) \qquad C = \frac{5}{10}$$

Si $L = 23^m60$ on aura $H = 20,00 + (3,60 \times 0,50) = 21,80$

$S = 60$ mètres carrés $+ (3,60 \times 5,00) = 78$ mètres carrés $\qquad C = \frac{78,00}{10} = 7^m80$

Si avec $L = 23,60$, on n'a que $S = 72$ mètres carrés

On aura : $H = 20,00 + \frac{(12,90 \times 0,50)}{5} = 21^m20 \qquad C = \frac{72,00}{10} = 7^m20$

La surface de la cour sera le sixième du produit de la hauteur du mur de face multiplié par 10 avec un petit côté ayant en moyenne le sixième de la surface.

Les voies publiques dont la largeur légale est inférieure à 5 mètres sont assimilées aux voies de 5 mètres.

Dans les voies publiques de 10 mètres à 19^m,99 de largeur, la hauteur des bâtiments et des ailes sera de 18 mètres augmentée de 0^m,20 par mètre de largeur de la voie au-dessus de 10 mètres.

La cour aura une surface minimum de 30 mètres carrés augmentée de 2 mètres carrés par mètre de largeur de la voie au-dessus de 10 mètres; le petit côté de la cour sera en moyenne le huitième de cette surface avec un minimum de 5 mètres.

Dans les voies publiques de 20 mètres de largeur et au-dessus, la hauteur des bâtiments et des ailes sera de 20 mètres augmentée de 0^m,30 par mètre de largeur de voie au-dessus de 20 mètres, avec un maximum de 25 mètres de hauteur.

La cour aura une surface minimum de 60 mètres carrés augmentée de 5 mètres carrés par mètre de largeur de voie au-dessus de 20 mètres, avec maximum exigible de 85 mètres carrés de surface; le petit côté de la cour aura en moyenne le dixième de cette surface avec un minimum de 6 mètres.

Art. 4.

Le mode de mesurage indiqué à l'article 1er ne sera applicable pour les constructions en bordure des voies en pente que pour les bâtiments dont la longueur n'excède pas 30 mètres; au delà de cette longueur, *la hauteur sera abaissée* suivant la déclivité du sol.

Si le constructeur établit plusieurs maisons distinctes, la hauteur sera mesurée séparément pour chacune suivant les règles établies ci-dessus.

Art. 5.

Les bâtiments ou parties de bâtiments qui seront construits à rez-de-chaussée ou aux étages en arrière de l'alignement bénéficieront de la hauteur permise pour une rue dont la largeur serait celle de la voie normale augmentée du retrait opéré par le constructeur, sous réserve toutefois de la surface de la cour.

L'alignement devra toujours être articulé.

Art. 6.

Tout bâtiment situé à l'angle de voies publiques d'inégale largeur peut être élevé sur les voies les plus étroites jusqu'à la hauteur fixée pour la plus large, sans toutefois que la longueur de la façade ainsi élevée sur les voies les plus étroites puisse excéder *deux fois la largeur légale de ces voies.*

Cette disposition ne peut être invoquée que pour les bâtiments construits à l'alignement déterminé pour ces voies publiques, *et le bénéfice résultant de l'article 5 ne leur sera pas applicable.*

Si les voies communiquant entre elles sont placées à des niveaux différents, la cote qui servira à déterminer la moyenne de la construction sera la moyenne des cotes prises au point le plus élevé sur chaque voie, à la condition que, en aucun point, la hauteur réelle de la façade ne dépasse de plus de 2 mètres la hauteur légale.

Art. 7.

Pour les bâtiments autres que ceux dont il est parlé dans l'article précédent et qui occupent tout l'espace compris entre les voies d'inégales largeurs et de niveaux différents, chacune des façades ne peut dépasser la hauteur fixée en raison de la largeur ou du niveau de la voie publique sur laquelle elle est située.

Toutefois, lorsque la plus grande distance entre les deux façades d'un même bâtiment n'excède pas 20 mètres, la façade bordant la voie publique la moins large ou du niveau le plus bas peut être élevée à la hauteur fixée pour la voie la plus large ou du niveau le plus élevé.

DEUXIÈME SECTION

De la hauteur des bâtiments ne bordant pas les voies publiques.

Art. 8.

La hauteur des bâtiments élevés en bordure des voies privées, passages, impasses ou cités, ainsi que des ailes desdits bâtiments, sera déterminée de la même manière que celle prise pour les bâtiments en bordure des voies publiques.
Il en sera de même pour la surface et le petit côté des cours.
La hauteur sera mesurée comme il est dit à l'article 1er.

Art. 9.

La hauteur des bâtiments et de leurs ailes élevés entre deux cours sera déterminée à la fois par la largeur moyenne de la cour la plus grande et par la surface de la cour la plus petite, par analogie à ce qui a été dit pour les bâtiments en bordure des voies publiques.
La hauteur du bâtiment situé au fond de la dernière cour sera déterminée par la largeur moyenne de la cour du devant.
La largeur moyenne est prise sur une perpendiculaire au bâtiment à construire.
La hauteur des bâtiments sur cour sera mesurée comme il est dit à l'article 1er.

TROISIÈME SECTION

Du nombre et de la hauteur des étages.

Art. 10.

Dans les bâtiments, de quelque nature qu'ils soient, il ne pourra être établi plus de sept étages au-dessus du rez-de-chaussée, y compris ceux qui pourront être pratiqués dans le comble.

Toutefois dans les appartements ayant une hauteur de $5^m,60$ et au-dessus, il pourra être établi partiellement et dans le tiers au plus de la surface de l'étage des entresols, à la condition de ne pas donner à ces entresols une hauteur inférieure à $2^m,60$.

Art. 11.

Dans les bâtiments de quelque nature qu'ils soient, la hauteur des sous-sols habitables (ateliers, cuisines, salles à manger, etc.) et des rez-de-chaussée ne pourra jamais être inférieure à 3 mètres mesurés sous plafond.

La hauteur des étages au-dessus du rez-de-chaussée ne devra pas être inférieure à $2^m,80$ mesurés sous plafond.

Dans le dernier étage sous comble, toute chambre habitable devra être séparée de l'air extérieur par un double hourdis avec matelas d'air intermédiaire et présenter un cube minimum de 14 mètres avec une hauteur minimum de $2^m,60$ dans une surface égale au tiers de la surface de la pièce.

TITRE II

Des Combles.

Art. 12.

Les combles des bâtiments seront renfermés dans un arc de cercle dont le rayon sera égal à la moitié de la hauteur légale du bâtiment, sans toutefois que ce rayon puisse jamais être supérieur à 10 mètres.

Le point de départ de l'arc de cercle sera placé à l'aplomb de l'alignement du mur de face, et le centre à la hauteur légale du bâtiment telle qu'elle est déterminée par l'article 2.

Les cages d'escaliers pratiquées sur les cours pourront sortir du périmètre indiqué ci-dessus de manière à pouvoir s'élever jusqu'au plafond du dernier étage desservi par lesdits escaliers.

Art. 13.

Les lucarnes et leur couronnement ainsi que les œils-de-bœuf, crêtes et autres ornements des combles, les murs de dossiers et les tuyaux de cheminée, sont réglés par le Décret sur les saillies.

L'ensemble produit par la largeur cumulée des lucarnes d'un bâtiment ne pourra pas excéder les deux tiers de la longueur de face de ce bâtiment.

Art. 14.

Les constructeurs qui n'élèvent pas les façades de leurs bâtiments à toutes les hauteurs permises jouiront de la faculté d'établir les autres parties desdits bâtiments suivant leurs convenances, sans toutefois pouvoir sortir du périmètre légal, tel qu'il est déterminé tant pour les façades que pour les combles par les dispositions des 1re et 2e sections du Titre I et du Titre II.

TITRE III

Des Cours et Courettes.

Art. 15.

Tout espace qui sert à éclairer et aérer des pièces pouvant être destinées à l'habitation est dénommé Cour.

Tout espace qui sert à éclairer et aérer les dépendances de l'habitation, tels que cuisine, office, salle de bains, escaliers, antichambre ou vestibule, couloir, cabinets d'aisances, etc., est dénommé Courette.

Art. 16.

Pour chaque bâtiment la surface minimum des cours et la dimension moyenne de leur petit côté est déterminée par l'article 2.

Pour les constructions établies sur des terrains prenant façade sur plusieurs voies la surface de la cour pourra être diminuée d'un cinquième de la surface déterminée à l'article 2, sans toutefois pouvoir être inférieure à 30 mètres carrés.

Quelle que soit la forme d'une cour, les fenêtres des pièces destinées à l'habitation devront toujours avoir un prospect de 3 mètres au minimum mesuré sur l'axe de la baie depuis le parement extérieur du mur.

Art. 17.

Toute courette qui servira à éclairer et aérer plusieurs cuisines devra avoir au moins 12 mètres de surface et présenter un minimum de largeur de $2^m,50$ mesurés dans œuvre.

Art. 18.

Toute courette qui servira à éclairer et aérer des cabinets d'aisances devra avoir au moins 4 mètres de surface et présenter un minimum de largeur de $1^m,60$ mesuré dans œuvre.

Art. 19.

Les combles des bâtiments sur courettes seront renfermés dans un arc de cercle de 10 mètres de rayon.

Art. 20.

Au dernier étage des bâtiments, des pièces servant à l'habitation *pourront prendre* jour et air sur des combles.

Les autres articles comme au décret de 1884.

Le Rapporteur,   *Le Président de la Commission,*
Louis BONNIER.   E. DUCHATELET.

XI. — Proposition de modification présentée par M. Legros

Décret portant règlement sur la hauteur des maisons, les combles et les lucarnes dans la ville de Paris.

Le Président de la République Française,

Sur le rapport du Ministre de l'Intérieur,
Vu le décret du 26 mars 1852 relatif aux rues de Paris ;
Vu les décrets des 27 juillet 1859 et 18 juin 1872, portant règlement sur la hauteur des maisons, les combles et les lucarnes dans la ville de Paris ;
Vu l'avis émis par le Conseil municipal de la ville de Paris dans sa séance du 30 juin 1882 ;
Vu les propositions du Préfet de la Seine, en date des 7 septembre 1882 et 30 novembre 1883 ;
Vu l'avis du Conseil général des bâtiments civils, en date du 24 juillet 1883 ;
Le Conseil d'État entendu,
Décrète :

TITRE PREMIER
De la hauteur des bâtiments.

PREMIÈRE SECTION
De la hauteur des bâtiments bordant les voies publiques.

Article premier.

La hauteur des bâtiments bordant les voies publiques dans la ville de Paris est déterminée par la largeur légale de ces voies publiques pour les bâtiments alignés et par la largeur effective pour les bâtiments retranchables.

Cette hauteur, mesurée du trottoir ou du revers pavé au pied de la façade du bâtiment, et prise au point le plus élevé du sol, ne peut excéder, y compris les entablements, attiques et toutes les constructions aplomb des murs de face, savoir :

Douze mètres **(12 mètres)** pour les voies publiques au-dessous de sept mètres quatre-vingts centimètres **(7^m,80)** de largeur.

Quinze mètres **(15 mètres)** pour les voies publiques de sept mètres quatre-vingt-un centimètres *(7^m,81)* (1) à neuf mètres soixante-quatorze centimètres **(9^m,74)** de largeur.

Dix-huit mètres **(18 mètres)** pour les voies publiques de neuf mètres soixante-quinze centimètres *(9^m,75)* à vingt mètres **(20 mètres)** de largeur.

Vingt mètres **(20 mètres)** pour les voies publiques (places, carrefours, rues, quais, boulevards, etc.) de vingt mètres **(20 mètres)** de largeur *à trente mètres (30 mètres). vingt-deux mètres (22 mètres) pour les voies publiques de trente mètres un centimètre (30^m,01) et au-dessus.*

Le mode de mesurage indiqué au paragraphe 2 du présent article ne sera applicable pour les constructions en bordure des voies en pente que pour les bâtiments dont la longueur n'excède pas 30 mètres ; au delà de cette longueur, les bâtiments seront abaissés suivant la déclivité du sol.

Si le constructeur établit plusieurs maisons distinctes, la hauteur sera mesurée séparément pour chacune de ces maisons suivant les règles énoncées ci-dessus.

Art. 2.

Les bâtiments dont les façades seront construites, partie à l'alignement, partie en arrière de l'alignement, soit par suite du retrait à n'importe quel niveau d'une partie du mur de face, soit à fruit ou de toute autre manière, devront être renfermés dans le même périmètre que les bâtiments construits entièrement à l'alignement.

Art. 3.

Tout bâtiment situé à l'angle de voies publiques d'inégale largeur peut être élevé sur les voies les plus étroites jusqu'à la hauteur fixée pour la plus large, sans que toutefois la longueur de la partie de la façade ainsi élevée sur les voies les plus étroites puisse excéder deux fois et demie la largeur légale de ces voies.

Cette disposition ne peut être invoquée que pour les bâtiments construits à l'alignement déterminé par ces voies publiques.

Si ces voies communiquant entre elles sont placées à des niveaux différents, la cote qui servira à déterminer la hauteur de la construction sera la moyenne des cotes prises au point le plus élevé sur chaque voie, à la condition qu'en aucun point la hauteur réelle de la façade ne dépasse de plus de 2 mètres la hauteur légale.

Art. 4.

Pour les bâtiments autres que ceux dont il est parlé en l'article précédent et qui

---

(1) Les parties en italique indiquent les propositions de modification de M. Legros.

occupent tout l'espace compris entre des voies d'inégales largeurs ou de niveaux différents, chacune des façades ne peut dépasser la hauteur fixée en raison de la largeur ou du niveau de la voie publique sur laquelle elle est située.

Toutefois, lorsque la plus grande distance entre les deux façades d'un même bâtiment n'excède pas 15 mètres, la façade bordant la voie publique la moins large ou du niveau le plus bas peut être élevée à la hauteur fixée pour la voie la plus large ou du niveau le plus élevé.

DEUXIÈME SECTION

De la hauteur des bâtiments ne bordant pas les voies publiques.

Art. 5.

Les bâtiments dont toute la façade est établie en retrait des voies publiques pourront être élevés, soit à la hauteur de 15 mètres ($15^m,00$), soit à celle de 18 mètres ($18^m,00$), soit à celle de 20 mètres ($20^m,00$), mesurée du pied de la construction, à la condition que le retrait sur l'alignement, ajouté à la largeur de la voie, donnera au moins une largeur de $7^m,80$ dans le premier cas, de $9^m,74$ dans le second cas et de 20 mètres dans le troisième cas.

Les bâtiments situés en retrait de l'alignement dans les voies publiques de 20 mètres ne pourront pas être élevés à une hauteur supérieure à 20 mètres.

Art. 6.

Les hauteurs des bâtiments établis en bordure des voies privées, des passages, impasses, cités, *cours* et autres espaces intérieurs, seront déterminées d'après la largeur de ces voies ou espaces, conformément aux règles fixées à l'article 1er pour les bâtiments en bordure des voies publiques.

TROISIÈME SECTION

Du nombre et de la hauteur des étages.

Art. 7.

Dans les bâtiments, de quelque nature qu'ils soient, il ne pourra, en aucun cas, être toléré plus de sept étages au-dessus du rez-de-chaussée, entresol compris, tant dans la hauteur des murs de face que dans celle du comble, telles que ces hauteurs sont déterminées par les articles 1, 9, 10 et 11.

Art. 8.

Dans les bâtiments, de quelque nature qu'ils soient, la hauteur du rez-de-chaussée ne pourra jamais être inférieure à *3 mètres* mesurés sous plafond. La hauteur des sous-sols et des étages *de comble* ne devra pas être inférieure à $2^m,60$ mesurés sous plafond. Pour les étages dans les combles, cette hauteur de $2^m,60$ s'applique à la partie la plus élevée du rampant.

La hauteur des étages ne pourra être inférieure à $2^m,80$.

TITRE II

Des combles au-dessus des façades.

Art. 9.

Pour les bâtiments construits en bordure des voies publiques, le profil du comble tant sur les façades que sur les ailes, ne peut dépasser un arc du cercle dont le rayon sera égal à la moitié de la largeur légale ou effective de la voie publique, ainsi qu'il est dit à l'article 1er, sans toutefois que ce rayon puisse être jamais supérieur à huit mètres cinquante centimètres ($8^m,50$). Si la largeur de la voie est inférieure à 10 mètres ($10^m,00$), le constructeur aura cependant droit à un rayon minimum de 5 mètres. Quelles que soient la forme et la hauteur du comble, toutes les saillies qu'il pourrait présenter devront être renfermées dans l'arc de cercle considéré comme un gabarit dont on ne devra pas sortir.

Le point de départ de l'arc de cercle sera placé à l'aplomb de l'alignement des murs de face et le centre à la hauteur légale du bâtiment, telle qu'elle est déterminée par l'article premier.

Art. 10.

Les dispositions de l'article 9, sauf en ce qui concerne la détermination du rayon du comble sont applicables :

1° Aux bâtiments construits en retrait des voies publiques, ainsi qu'il est dit à l'article 5 ;

2° Aux bâtiments situés en bordure des voies privées, etc., des passages, cités, *cours* et autres espaces intérieurs.

Dans ces cas, le rayon du comble sera calculé d'après la largeur moyenne de l'espace libre au droit de la façade du bâtiment et égal à la moitié de cette largeur dans les conditions déterminées par l'article 9.

Toutefois, les cages d'escaliers pratiquées sur les cours pourront sortir du périmètre indiqué ci-dessus, de manière à pouvoir s'élever jusqu'au plafond du dernier étage desservi par lesdits escaliers.

Art. 11.

Pour les constructions situées à l'angle des voies publiques d'inégales largeurs, dont il est parlé à l'article 3, le comble pour le bâtiment en façade sur la voie publique la plus large sera déterminé d'après les bases indiquées à l'article 9 et pourra être retourné avec les mêmes dimensions sur toute la partie du bâtiment en façade sur la voie la plus étroite dans les limites déterminées par l'article 3.

Art. 12.

Les murs de dossier et les tuyaux de cheminée ne pourront percer la ligne rampante du comble qu'à un mètre cinquante centimètres (1^m,50), mesurés horizontalement du parement extérieur du mur de face à sa base, ni s'élever à plus de soixante centimètres (0^m,60) au-dessus de la hauteur légale du sommet du comble.

Art. 13.

Les constructeurs qui n'élèvent pas les façades de leurs bâtiments à toute la hauteur permise jouiront de la faculté d'établir les autres parties de leurs bâtiments suivant leur convenance, sans pouvoir toutefois sortir du périmètre légal, tel qu'il est déterminé, tant pour les façades que pour les combles, par les dispositions des 1re et 2e sections du Titre premier et du Titre II.

Art. 14.

Les dispositions du présent Titre sont applicables à tous les bâtiments situés ou non en bordure des voies publiques.

TITRE III

Des cours et courettes.

Art. 15.

Les cours sur lesquelles prennent jour et air les pièces pouvant servir à l'habitation n'auront pas moins de 30 mètres de surface, avec une largeur moyenne qui ne pourra être inférieure à 5 mètres.

Art. 16.

Pour les bâtiments qui, conformément à l'article 1er du présent Décret, pourraient être élevés à une hauteur supérieure à *18 mètres*, mais dont les ailes ne dépasseraient pas cette hauteur, les cours devront avoir une surface minima de 40 mètres, avec une largeur moyenne qui ne pourra être inférieure à 5 mètres.

Lorsque les ailes de ces bâtiments auront également une hauteur supérieure à 18 mètres, les cours n'auront pas moins de 60 mètres de surface, avec une largeur moyenne qui ne pourra être inférieure à 6 mètres.

Art. 17.

Toute courette qui servira à éclairer et aérer des cuisines devra avoir au moins *douze mètres (12 mètres)* de surface et la largeur moyenne ne pourra être inférieure à *deux mètres cinquante (2^m,50)*.

Art. 18.

Toute courette sur laquelle sont exclusivement éclairés et aérés des cabinets d'aisance, vestibules ou couloirs, devra avoir au moins *six mètres (6 mètres)* de surface avec une largeur qui ne pourra en aucun point être moindre de *un mètre quatre-vingts (1^m,80)*.

Art. 19.

Au dernier étage des corps de logis, on pourra tolérer que des pièces servant à l'habitation prennent jour et air sur les courettes, à la condition que lesdites courettes aient une surface de *six mètres* au moins.

Art. 20.

Il est interdit d'établir des combles vitrés dans les cours ou courettes, au-dessus des parties sur lesquelles sont aérés et éclairés, soit des pièces pouvant servir à l'habitation, soit des cuisines, soit des cabinets d'aisance, à moins qu'ils ne soient munis d'un châssis ventilateur à faces verticales dont le vide aura au moins le tiers de la surface de la cour ou courette et quarante centimètres (0^m,40) au minimum de hauteur, et qu'il ne soit établi à la partie inférieure des orifices prenant l'air dans les sous-sols ou caves et ayant au moins 8 décimètres carrés par surface.

Le châssis ventilateur ne sera pas exigé pour les cours et courettes sur lesquelles ne seront aérés ni éclairés, soit des pièces pouvant servir à l'habitation, soit des cuisines, soit des cabinets d'aisance, mais les courettes dont la partie inférieure ne sera pas en communication avec l'extérieur devront être ventilées.

Art. 21.

Lorsque plusieurs propriétaires auront pris, par acte notarié, l'engagement envers la Ville de Paris de maintenir à perpétuité leurs cours communes, et que ces cours auront ensemble une fois et demie la surface réglementaire, les propriétaires pourront être autorisés à élever leurs constructions à la hauteur correspondante à ladite surface réglementaire.

En cas de réunion de plusieurs cours, la hauteur des clôtures ne pourra excéder *quatre mètres (4 mètres) cette cote diminuée, afin d'éviter l'adossement des bas édifices.*

Art. 22.

Dans aucun cas, les surfaces des courettes ne pourront être réunies pour former, soit une courette, soit une cour d'une dimension réglementaire.

Art. 23.

Toutes les mesures des cours et courettes sont prises dans œuvre, *dans la hauteur du rez-de-chaussée.*

TITRE IV

Dispositions diverses.

Art. 24.

Les dispositions qui précèdent ne sont pas applicables aux édifices publics.

L'Administration pourra, pour les constructions privées ayant un caractère monumental ou pour des besoins d'art, de science ou d'industrie, autoriser des modifications aux dispositions relatives à la hauteur des bâtiments après avis du Conseil général des bâtiments civils et avec l'approbation du Ministre de l'Intérieur.

Art. 25.

Le décret du 23 juillet 1884 est rapporté.

Art. 26.

Le Ministre de l'Intérieur est chargé de l'exécution du présent Décret.

Fait à Paris, le

XII. — Proposition de M. Fernoux.

J'ai l'honneur de proposer que, dans le nouveau règlement, les hauteurs des étages soient fixées aux minima suivants :

   Rez-de-chaussée . . . . 3 mètres.
   Étages carrés au-dessus du rez-de-chaussée. . $2^m,80$
   Étage mansardé à sa plus grande hauteur . . . $2^m,70$

Et que la partie droite du plafond soit égale au tiers de la surface de la chambre.

Je demande que cette proposition soit mise aux voix.

9 mai 1898.

FERNOUX.

XIII. — Proposition de M. Adrien Chancel.

	Rues.	Hauteurs.
$\text{Rue} + \frac{2}{3} \text{Rue}$	4 mètres	$6^m,66$
	5 mètres	$8^m,33$
	6 mètres	10 mètres
	7 mètres	$11^m,66$
	8 mètres	$13^m,33$
	9 mètres	15 mètres
	10 mètres	$16^m,66$
	$10^m,50$	$17^m,50$
14 mètres $+ \frac{1}{3}$ Rue	$10^m,50$	$17^m,50$
	11 mètres	$17^m,66$
	12 mètres	18 mètres
	15 mètres	19 mètres
	18 mètres	20 mètres
	20 mètres	$20^m,66$

XIV. — Proposition de M. Fernoux.

De la hauteur des façades des maisons bordant les voies publiques.

La hauteur des façades bordant les voies publiques dans la ville de Paris est déterminée par la largeur de ces voies publiques pour les façades élevées à l'alignement, par la largeur effective pour les façades des bâtiments retranchables pour cause d'alignement.

Cette hauteur, mesurée du trottoir ou du revers du pavé au pied du mur de face, et prise au point le plus élevé du sol, ne pourra excéder 18 mètres pour les façades sur les voies publiques d'une largeur légale de 12 mètres.

Dans les voies de moins de 12 mètres de largeur la hauteur de 18 mètres diminuera d'une quantité égale à la largeur égale en moins des 12 mètres de voie.

Dans les voies de plus de 12 mètres de largeur, la hauteur de 18 mètres pourra s'augmenter du quart de la largeur en plus des 12 mètres de voie sans jamais excéder 20 mètres de hauteur.

Des combles au-dessus des murs de face des bâtiments.

Pour les bâtiments construits en bordure des voies publiques, le profil du comble ne pourra dépasser un arc de cercle dont le rayon sera égal :

1° A 6 mètres pour les rues de 12 mètres et au-dessous ;

2° A la moitié de la largeur effective de la voie pour toutes les rues au-dessus de 12 mètres sans que jamais ce rayon puisse être supérieur à 10 mètres.

Dans les voies de moins de 12 mètres, la hauteur de 18 mètres diminuera de 100 0/0 de la différence de la voie par rapport à 12 mètres. Au-dessus de 12 mètres, la hauteur de 18 mètres s'augmentera de 25 0/0 du supplément de largeur.

Paris, le 6 juin 1898.

FERNOUX.

Annexe au Procès-Verbal
N.° 14
Tracés présentés par M.' FERNOUX

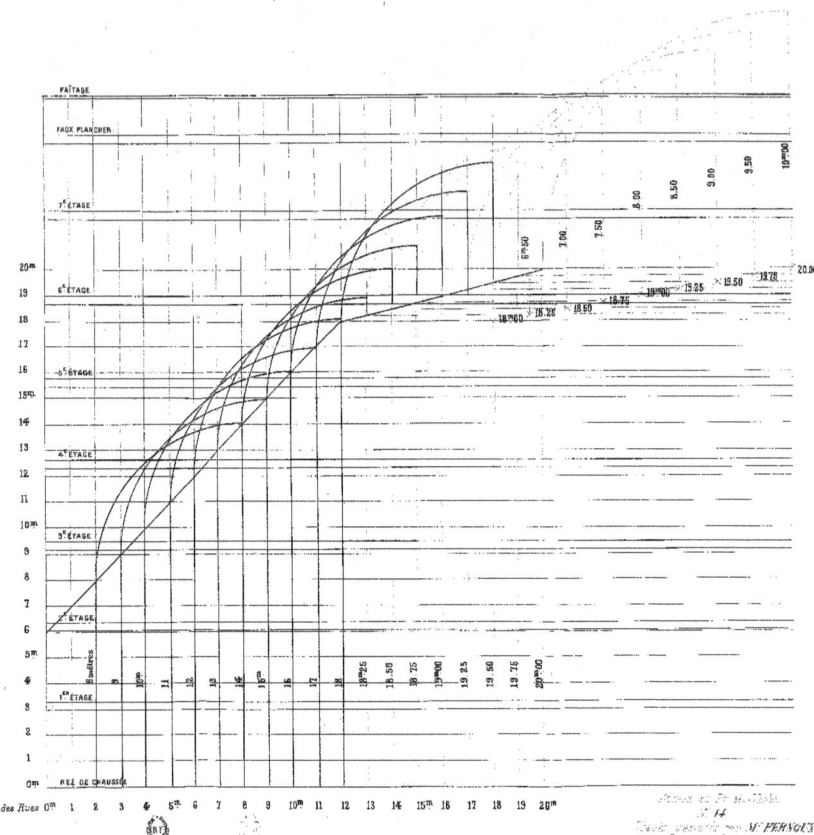

XV. — Proposition de M. Cléry.

Projet de règlement sur les hauteurs des bâtiments.

Le périmètre des bâtiments à construire ou à surélever, tant à l'alignement en bordure des voies publiques, que en retraite, ou faisant saillie sur l'alignement, ainsi que la post-face desdits bâtiments, se compose de deux éléments, savoir :
1° Une ligne verticale à l'alignement ;
2° Le périmètre du comble légal.

Article premier.

La hauteur légale du mur de face est déterminée par la largeur légale des voies publiques, soit *(comme au tableau de la proposition Chancel)* :

Art. 2.

Pour les bâtiments retranchables à surélever, la hauteur légale du mur de face est déterminée *(comme au tableau de la proposition Chancel)* par la largeur effective au devant.

Art. 3.

Pour les bâtiments à construire en retraite de l'alignement, la hauteur légale du mur de face est déterminée *(comme au tableau de la proposition Chancel)* par la largeur légale de la voie, augmentée de la retraite en arrière de l'alignement, mesurée au parement antérieur du mur du bâtiment à rez-de-chaussée.

Art. 4.

La hauteur de la clôture obligatoire à l'alignement, si elle n'est pas à claire-voie sera limitée à trois mètres vingt centimètres.

Art. 5.

Les bâtiments à surélever, sujets à avancement par voie d'alignement, seront régis comme à l'article 3.

Périmètre légal du comble.

Le périmètre légal du comble est déterminé par un arc de cercle, tangent au parement extérieur du mur de face, et dont la naissance est située au niveau du sommet de la hauteur légale, ledit arc de cercle d'un rayon *(comme au tableau de la proposition Chancel)* et cet arc de cercle complété par une tangente inclinée de 45°, soit par une pente de 1 mètre par mètre sur l'horizon pour les voies jusqu'à 15 mètres de largeur; et pour les voies de $15^m,01$ de largeur et au-dessus, la pente sur l'horizon de ladite tangente sera de $0^m,50$ par mètre seulement.

Paris, le 4 juillet 1898.

CLERY,
Architecte voyer du VIIIe arrondissement.

XVI. — Projet de Décret sur les Hauteurs.

Proposition de M. Louis BONNIER

TITRE PREMIER

De la hauteur des bâtiments bordant les voies publiques.

Article premier. — Le profil des bâtiments bordant les voies publiques dans la Ville de Paris, vers la rue, se compose de :
1° Une ligne droite verticale à l'alignement ;
2° Un arc de cercle tangent à cette ligne verticale ;
3° Une tangente rectiligne à l'arc de cercle.

1° *La ligne droite verticale à l'alignement* sert de nu à toutes les saillies autorisées par le décret spécial y relatif et s'élève depuis le sol jusqu'à la ligne horizontale de base du comble. La hauteur de cette ligne horizontale au-dessus du trottoir ou du revers pavé au pied de la façade et prise au point le plus élevé du sol, est proportionnelle à la largeur égale de la voie publique qu'elle borde pour les parties alignées et à la largeur effective pour les parties en retrait de l'alignement ou les bâtiments retranchables.

Cette proportion s'établit de la manière suivante :

Pour les rues de 1 mètre à 12 mètres de largeur, la hauteur sera de 6 mètres, plus la largeur de la rue.

Pour les rues de 12 mètres à 20 mètres de largeur, maximum, la hauteur sera de 18 mètres plus $0^m,25$ par chaque mètre de largeur de la rue en plus de 12 mètres (voir le tableau annexé au présent Décret).

Ce mode de mesurage ne sera applicable pour les constructions en bordure des voies en pente que pour les bâtiments dont la longueur n'excède pas 30 mètres ; au delà de cette longueur, les bâtiments seront abaissés suivant la déclivité du sol.

Si le constructeur établit plusieurs maisons distinctes, la hauteur sera mesurée séparément pour chacune de ces maisons suivant les règles énoncées ci-dessus.

2° *L'arc de cercle* est tangent à la ligne verticale d'alignement ; son centre est situé sur la ligne de base horizontale du comble et son rayon est d'une longueur égale à la moitié de la largeur de la voie, avec droit à un minimum de 6 mètres, mais aussi avec un maximum de 10 mètres *(Voir le tableau annexé au présent Décret)*.

3° La *tangente* rectiligne de raccordement sera menée à l'arc de cercle avec une inclinaison de 45° sur l'horizon jusqu'à la rencontre de la tangente correspondante de la post-face du bâtiment sur rue;

Art. 2.

Tout bâtiment situé à l'angle de voies publiques d'inégale largeur peut être élevé sur les voies les plus étroites jusqu'à la hauteur fixée pour la plus large, sans que toutefois la longueur de la façade ainsi élevée sur les voies les plus étroites puisse excéder deux fois la largeur légale de ces voies.

Si ces voies communiquant entre elles sont placées à des niveaux différents, la cote qui servira à déterminer la hauteur de la construction sera la moyenne des cotes prises au point le plus élevé sur chaque voie, à la condition qu'en aucun point la hauteur ne dépasse de plus de 2 mètres la hauteur légale.

Art. 3.

Pour les bâtiments autres que ceux dont il est parlé à l'article précédent et qui occupent tout l'espace compris entre des voies d'inégales largeurs, ou de niveaux différents, chacune des façades ne peut dépasser la hauteur fixée en raison de la largeur ou du niveau de la voie publique sur laquelle elle est située.

Toutefois, lorsque la plus grande distance entre les deux façades d'un même bâtiment n'excède pas 15 mètres, la façade bordant la voie publique la moins large ou du niveau le plus bas peut être élevée à la hauteur fixée pour la voie la plus large ou du niveau le plus élevé.

Art. 4.

Les bâtiments ou parties de bâtiments qui seront construits à rez-de-chaussée ou aux étages en arrière de l'alignement bénéficieront du périmètre permis pour une rue dont la largeur serait celle de la voie normale augmentée du retrait voulu par le constructeur.

L'alignement sera toujours articulé.

Art. 5.

Les hauteurs de bâtiments établis en bordure des voies privées, des passages, impasses, cités, à l'exception des cours et courettes, seront déterminées d'après la largeur de ces voies ou espaces, conformément aux règles fixées à l'art. 1er pour les bâtiments en bordure des voies publiques.

Art. 6.

Le mur mitoyen sera limité, du côté de la rue, au-dessus de la ligne de base du comble, par le gabarit des saillies sur l'alignement.

Les souches de cheminée ne pourront monter à plus de 1 mètre au-dessus du point le plus élevé du périmètre, et leur parement vertical antérieur ne pourra se trouver à moins de 1 mètre de l'alignement.

L'ensemble produit par les largeurs cumulées des faces de lucarne à l'alignement ne pourra excéder les deux tiers de la longueur de face du bâtiment, déduction faite des couronnements des parties en encorbellement.

Art. 7.

Les constructeurs qui n'élèvent pas les façades de leurs bâtiments à toute la hauteur permise jouiront de la faculté d'établir les autres parties de leurs bâtiments suivant leur convenance, sans pouvoir toutefois sortir du périmètre légal, tel qu'il est déterminé à l'article premier.

Art. 8.

Dans les bâtiments, de quelque nature qu'ils soient, la hauteur du rez-de-chaussée ne pourra jamais être inférieure à 3 mètres mesurés sous plafond. La hauteur des sous-sols et étages ne devra pas être inférieure à $2^m,80$, mesurés sous plafond. Pour les étages dont le sol serait au-dessus de la ligne horizontale passant par le centre du rayon de comble, la hauteur de $2^m,60$ sera tolérée, mais toute chambre lambrissée devra avoir au moins 2 mètres superficiels de plafond horizontal.

TITRE II

De la hauteur des bâtiments bordant les cours et courettes.

Art. 9.

Une cour est un espace laissé libre dans une même propriété pour aérer et éclairer les pièces habitables de cette propriété.

La largeur minima de l'espace libre au devant de l'axe des baies de pièces habitables de tout bâtiment sur cour devra être égale à au moins la moitié de la largeur nécessaire pour monter à la même hauteur sur rue, le minimum de prospect étant de 4 mètres.

Le minimum de surface des cours de 25 mètres.

La post-face des bâtiments sur rue sera régie comme les façades des bâtiments sur cour.

En aucun cas le prospect minimum indiqué ci-dessus ne pourra être diminué par construction ni aliénation, sauf l'exception indiquée à l'article 14 pour les cours jumelées.

Art. 10.

Les cages d'escaliers, pratiquées sur les cours, pourront sortir du périmètre indiqué ci-dessus, de manière à pouvoir s'élever jusqu'au plafond du dernier étage desservi par lesdits escaliers.

Art. 11.

Toute courette qui servira à éclairer et à aérer les cuisines devra avoir au moins 12 mètres de surface et une largeur moyenne minima de 3 mètres.

Art. 12.

Toute courette sur laquelle seront exclusivement éclairés et aérés des cabinets d'aisances, vestibules, couloirs, escaliers, devra avoir au moins 4 mètres de surface sur une largeur minima de $1^m,60$ mesurée dans œuvre.

Ces courettes devront être en communication au rez-de-chaussée ou en sous-sol avec une cour.

Art. 13.

Au dernier étage des corps de logis, les pièces servant à l'habitation pourront prendre jour et air sur les courettes, à la condition que lesdites courettes aient une surface de 16 mètres au moins.

Il est interdit d'établir des combles vitrés dans les cours ou courettes, au-dessus des parties sur lesquelles sont aérés et éclairés, soit des pièces pouvant servir à l'habitation, soit des cuisines, soit des cabinets d'aisances, à moins qu'ils ne soient munis d'un châssis ventilateur à faces verticales dont le vide aura au moins le tiers de la surface de la cour ou courette et $0^m,40$ au minimum de hauteur, et qu'il ne soit, à la partie inférieure, établi des orifices prenant l'air dans les sous-sols ou caves et ayant au moins huit décimètres carrés de surface.

Art. 14.

Lorsque plusieurs propriétaires auront pris, par acte notarié, l'engagement envers la Ville de Paris de maintenir à perpétuité leurs cours communes et que ces cours réunies permettront d'obtenir au devant des bâtiments une fois et demie le prospect nécessaire, ces bâtiments pourront être montés à la hauteur réglementaire pour les bâtiments sur cours.

En cas de réunion de plusieurs cours, la hauteur des clôtures ne pourra excéder 5 mètres.

Art. 15.

Dans aucun cas, les surfaces des courettes ne pourront être réunies pour former une courette, soit une cour de dimension réglementaire.

Art. 16.

Toutes les mesures des cours et courettes sont prises dans œuvre.

TITRE III

Dispositions diverses.

Art. 17.

Les dispositions des articles 1, 2, 3, 4, 5, 6 et 7 ne sont pas applicables aux édifices publics. Celles des articles 8, 9, 10, 11, 12 et 13 le sont.

L'administration pourra pour les constructions privées ayant un caractère monumental, ou pour des besoins d'art, de science ou d'industrie, autoriser des modifications aux dispositions relatives à la hauteur des bâtiments après avis du conseil général des Bâtiments civils et avec l'approbation du Ministre de l'Intérieur.

Art. 18.

Le décret du 23 juillet 1884 est rapporté.

Art. 19.

Le Ministre de l'Intérieur est chargé de l'exécution du présent décret.

28 septembre 1898.

Louis BONNIER.

LARGEUR DE LA RUE	PROSPECT SUR COUR	HAUTEUR DU MUR DE FACE sur rue.	RAYON DE COMBLE
1	2	3	4
1,00	»	7,00	»
2,00	»	8,00	»
3,00	»	9,00	»
4,00	»	10,00	»
5,00	»	11,00	»
6,00	»	12,00	»
7,00	»	13,00	»
8,00	4,00	14,00	»
9,00	4,50	15,00	»
10,00	5,00	16,00	»
11,00	5,50	17,00	»
12,00	6,00	18,00	6,00
13,00	6,50	18,25	6,50
14,00	7,00	18,50	7,00
15,00	7,50	18,75	7,50
16,00	8,00	19,00	8,00
17,00	8,50	19,25	8,50
18,00	900	19,50	9,00
19,00	9,50	19,75	9,50
20,00	10,00	20,00	10,00

XVII. — Proposition de M. CLÉRY

Art. 9. — Toute courette servant à éclairer et aérer une ou plusieurs cuisines aura au moins une surface telle que le nombre exprimant cette surface au mètre carré soit égal aux trois quarts du nombre exprimant en mètres linéaires, la hauteur légale du mur de face du bâtiment auquel elle est incorporée.

Dans tous les cas, un minimum de 9 mètres de surface et de 3 mètres de plus petit côté sera obligatoire.

Ce dernier minimum sera considéré comme suffisant pour les cuisines des logements de deux pièces seulement, en sus de ladite cuisine.

Enfin, les cuisines des loges de concierges pourront être éclairées sur une courette de 4 mètres seulement.

19 décembre 1898.

CLÉRY.

VIII. — Société des Ingénieurs et Architectes sanitaires de France.

Paris, le 2 octobre 1898.

A Monsieur le Président de la Commission Administrative de revision des Décrets sur les constructions dans la Ville de Paris.

Monsieur le Président,

A plusieurs reprises, la Société des Ingénieurs et Architectes Sanitaires, sur l'initiative de son Secrétaire général, s'est préoccupée des dispositions défectueuses, au point de vue de l'hygiène, adoptées généralement pour les garde-manger d'appartements dans les maisons de Paris.

Elle a reconnu que certaines améliorations pourraient y être apportées (et elle ne manquera pas de les signaler aux constructeurs), mais que cependant il serait difficile, pour l'instant, de trouver un autre emplacement que celui que l'usage a consacré sous les fenêtres des cuisines et offices.

Néanmoins elle pense qu'on pourrait exiger des constructeurs d'éviter, tout au moins, d'installer ces garde-manger sur les courettes qui sont généralement si malproprement tenues, si mal ventilées, sur lesquelles s'aèrent le plus souvent des cabinets d'aisances et dans lesquelles se secouent les tapis et toutes les poussières.

Elle s'élève énergiquement contre cet usage, au nom de la santé publique, qui fait conserver les aliments dans le milieu justement le plus infect de l'habitation et le plus propice au développement de germes nocifs.

Et elle a l'honneur de soumettre à la Commission le vœu suivant adopté par elle dans sa séance du 28 novembre 1898.

« La Société des Ingénieurs et Architectes Sanitaires, constatant une fois de plus combien est défectueuse, au point de vue de l'hygiène, l'installation des garde-manger dans les maisons à Paris, a l'honneur d'attirer l'attention de la Commission administrative de revision des Décrets sur les constructions dans la Ville de Paris, sur cet élément important de la santé publique, et émet le vœu que la Commission introduise dans les nouveaux réglements qu'elle élabore, une interdiction absolue d'établir des garde-manger sur des courettes.

Nous avons l'honneur de vous présenter, Monsieur le Président, l'assurance de nos sentiments de haute considération.

Le Secrétaire général,
Henry PUCEY.

Le Président,
E. HUET.

IV

Commission administrative des hauteurs.

1° — PROCÈS-VERBAUX DES SÉANCES

Procès-verbal n° 1

Séance du 23 novembre 1897.

Sont présents :

MM. Bouvard, *président,* Jourdan, Vaudremer, Hermant, Bertrand, Fernoux, Loviot, Bunel, Rivière, Duchatelet, Legros, Pierron, Cléry, Sauger, Dardoize, Tanquerel, Bonnier, Debrie et Chancel.

M. Sédille s'est fait excuser.

La séance est ouverte à 2h. 50 m.

M. LE PRÉSIDENT. — Je vous remercie, au nom de M. le Préfet de la Seine, du concours que vous voulez bien apporter à l'administration de la Ville de Paris. L'arrêté qui vous a nommés a défini le but de nos réunions : le désir de l'administration est de donner aux constructeurs le moyen de produire des effets artistiques tout en sauvegardant la salubrité.

J'appelle votre attention sur la hauteur des maisons en façade sur les cours. Il y a un règlement dont la rédaction prête à des interprétations diverses. L'administration s'était fait une législation, et récemment, dans une contestation, M. le ministre a tranché dans un sens opposé à celui qui, jusqu'alors, était adopté par l'administration.

Il y aura pour réglementer ce point important, à se préoccuper des questions d'hygiène et de salubrité. Si vous pensez qu'on fait un meilleur travail en étant moins nombreux, je vous propose de nommer une Sous-Commission qui préparera une rédaction revisée et qui vous la soumettra avec un rapport à l'appui. Je vous prie, Messieurs, si vous avez des propositions à faire dans ce but, de bien vouloir les faire connaître.

M. PIERRON. — Je propose de composer la Sous-Commission comme était composée celle qui a préparé la revision du décret de 1882 en y ajoutant les nouveaux venus parmi nous.

M. le Président. — Si personne n'a d'objection à faire, la Sous-Commission sera constituée par MM. les Architectes voyers faisant partie de la Commission, par MM. les Architectes voyers honoraires et par MM. les délégués des Sociétés.

Avez-vous quelques idées générales à nous communiquer ?

Personnellement, je crois, Messieurs, que s'il est utile de donner une plus grande extension aux saillies sur les façades, nous devons être plus circonspects pour les hauteurs, car l'augmentation dans ce sens n'ajouterait rien à l'aspect de Paris.

M. Fernoux. — On obtiendrait un bon résultat en visant le nombre des étages et leur hauteur.

M. le Président. — La Sous-Commission étudiera ces questions.

A mon point de vue personnel, je pense que ce sont les détails seuls qui doivent être étendus.

M. Rivière. — Il serait bon que la Sous-Commission connût les idées générales' de la Commission ; pour ma part, je suis plutôt partisan de restrictions à faire que d'augmentations à accorder.

M. Duchatelet. — Dans la Commission chargée d'examiner le décret sur les saillies on est parti de ce principe : pas de diminutions, maintien intégral des droits acquis.

Si nous adoptons le même principe, et il me paraît difficile de faire autrement, nous ne pourrons guère apporter de restrictions.

M. Rivière. — Ne pouvons-nous pas accorder des augmentations dans les voies larges et prescrire des diminutions dans les voies étroites ?

M. le Président. — Toute Commission ne peut être que consultative, l'administration se réservant toujours l'application ; et je ne vois aucun inconvénient à ce que la Commission nous donne ses impressions, et ses impressions complètes.

Nous n'avons pas à l'enfermer dans des vues particulières, elle ne doit pas être liée par des dispositions antérieures.

M. Rivière. — La Sous-Commission peut demander à la Commission son impression.

M. le Président. — L'observation est très juste. Il est très avantageux que la Sous-Commission connaisse dans quel sens elle doit travailler pour rester dans l'esprit de la Commission dont elle émane.

M. Bunel. — On devra s'attacher surtout à la réglementation des constructions sur les cours.

Le décret contient des restrictions qui gênent beaucoup les constructeurs.

M. Rivière. — On a proposé à certains moments d'établir une proportion entre la surface bâtie et la surface laissée libre. Cette théorie a ses partisans et pourra être examinée.

M. Cléry. — Je crois que la Commission devra déterminer avec beaucoup de soin la définition des espaces intérieurs ; il y a des lacunes dans le décret en vigueur et les articles, tels qu'ils sont, rédigés ont donné lieu à des équivoques. Depuis 1884, il y a eu des décisions qui forment une jurisprudence que nous aurons à consulter.

M. LE PRÉSIDENT. — En résumé, la Commission a pour mission de faire une revision complète sans tenir compte ni de ce qui existe, ni des précédents.

M. BONNIER. — Il y aurait lieu, à mon avis, de penser à la perception des droits. N'y aurait-il pas à examiner dès maintenant le décret relatif aux droits ?

M. LE PRÉSIDENT. — Ceci viendra après l'étude dont nous nous occupons ; ce sera le devoir de l'administration. Je termine en priant MM. les membres de la Sous-Commission de se réunir le plus tôt possible afin d'aboutir rapidement.

La séance est levée à 3 h. 20 m.

Le Secrétaire,
GEORGES DEBRIE.

Le Président,
BOUVARD.

Procès-verbal n° 2.

Séance du 23 mars 1899.

Sont présents :

MM. Bouvard *président*, Jourdan, Boreux, Sédille, Hermant, Fernoux, Roussi. Bunel, Legros, Cléry, Sauger, Dardoize. Tanquerel, Bonnier, Debrie, Chancel, et Champion.

M. Duchatelet s'est fait excuser.

La séance est ouverte à 2 h. 15 m.

M. le Président. — M. le Préfet m'a chargé de le remplacer et de vous remercier de votre précieux concours.

J'ai reçu le travail de la Sous-Commission, très intéressant et fort bien présenté.

Je voudrais que la Commission fût bien persuadée qu'elle s'adresse à toutes personnes, non seulement à des techniciens mais aussi à des propriétaires, à des magistrats, etc., les amendements devront autant que possible avoir pour but la simplification.

Si personne ne fait d'observation au point de vue général, nous allons examiner les articles.

M. Jourdan a fait un résumé des modifications indiquées dans le projet de décret.

M. le Président donne lecture de ce résumé en 17 articles et signale que plusieurs de ces modifications sont très importantes et qu'elles doivent être examinées avec beaucoup de soin.

Il est passé à la lecture des articles.

Article premier.

M. Fernoux signale que la première observation de M. Jourdan n'est pas tout à fait exacte, on n'a pas établi d'échelle de mètre en mètre mais bien une véritable proportionnalité continue.

M. Jourdan. — Il sera tenu compte de cette observation dans ma note.

M. Boreux. — J'ai été très favorablement impressionné par la rédaction de la Sous-Commission; en effet la hauteur n'est qu'un élément, ce qui nous importe c'est la silhouette totale.

M. Sédille. — Je propose : Article premier.
« *Le profil limitant les bâtiments* ».

M. le Président. — Je propose :

» *Le profil du gros œuvre du bâtiment, bordant les voies publiques dans la ville de Paris est limité du côté de la ville,* etc. »

M. Bonnier. — On n'a pas précisé la hauteur des maisons en bordure des carrefours ; il y a quelque intérêt à le faire.

M. le Président. — On pourrait autoriser des hauteurs proportionnelles aux espaces du devant des immeubles.

Pour les hauteurs des constructions sur les voies non limitées par des parallèles on prendrait la mesure au milieu de la façade.

Article 2 ;

M. Boreux. — Pourquoi a-t-on réduit de deux fois et demie à deux fois ?

M. Sédille. — Pour indiquer la tendance de la Sous-Commission à dégager les petites voies.

Article 3 ;
Article 4 ;
Article 5 ;

Adopté.

M. Jourdan. — Je demande qu'on ajoute :
« *de toute nature* » et « *fermés ou non à leurs extrémités* ».

Adopté.

Article 6 ;
Article 7 ;
Article 8 ;

Adopté.

M. Jourdan. — Je pense que l'article 5 devrait être à la fin de l'article 8.
Adopté.
Et l'article 8 à l'article 5.
Adopté.

M. le Président. — A l'article 5 on ne devrait pas dire les « *hauteurs* », mais « *les profils* ».

M. Boreux. — Le titre devrait être : « *bordant les voies publiques et privées* ».

La séance est levée à 4 h. 15 m.

Le Secrétaire,
Georges DEBRIE.

Le Président,
BOUVARD.

Procès-verbal n° 3.

Séance du 27 mars 1899.

Sont présents :
MM. Bouvard, *président*, Boreux, Jourdan, Hermant, Roussi, Sédille, Duchatelet, Rivière, Bertrand, Sauger, Dardoize, Cléry, Debrie, Bonnier, Champion, et Chancel.

M. Bertrand fait connaître que la derniere convocation ne l'a pas touché, sans quoi il se serait fait excuser.

Article 8 ;

M. Jourdan. — Je ne crois pas qu'il soit juridique de donner une définition dans un règlement comme on le propose pour les cours.

M. Boreux. — Étant données les difficultés qu'on rencontre à la Commission de Voirie il me semble que cette définition serait utile sous réserve de la forme grammaticale à choisir.

M. Sédille. — On pourrait dire : « *Les cours étant des espaces libres*, etc., *ou c'est-à-dire*, etc.

2ᵉ paragraphe ;

M. le Président. — C'est bien long, ne pourrait-on pas simplifier en disant ce qu'il serait nécessaire : *par une même hauteur sur une voie publique ?*

Cette rédaction est adoptée.

M. Sédille. — On peut déjà remplacer *monter* par *s'élever*.

M. Jourdan. — Je propose qu'on ajoute après *voie publique*. « *Sans que le minimum de ce prospect soit inférieur à 4 mètres et que le minimum de surface des cours soit inférieur à 25 mètres* ».

Ensuite on mettra :
» *Le rayon de comble*, *etc.*
» *La post-face des bâtiments sur rue sera régie*, *etc.* ».

M. Sauger. — Un bâtiment ainsi construit ne serait pas solide c'est la porte ouverte à de mauvaises solutions.

M. le Président. — Les post-faces sont invinciblement liées aux façades des bâtiments et on ne peut sérieusement pas limiter de façon différentes les murs de face et de post-face.

M. Sauger. — Par bâtiment sur cour on ne devrait entendre que les bâtiments n'ayant de façade que sur cour.

Le paragraphe est maintenu par la Commission.

M. Jourdan. — Le paragraphe *Cage d'escalier* devrait être à la fin de l'article 9. Adopté. — Puis l'article 14 devrait suivre. — Adopté.

Article 14 ;

M. Debrie. — Je propose qu'on supprime *en tout cas la surface totale*, etc., et comme conséquence suppression à l'article 9 de « *sauf l'exception indiquée,* » etc. La Commission adopte cette suppression.

Article 10.

M. Roussi. En exigeant 3 mètres on gênera les constructeurs beaucoup plus qu'avec l'ancien décret.

La Commission maintient les 3 mètres.

M. Bonnier. — Pour les petits logements, on ne devrait pas maintenir le minimum comme suffisant. C'est dans ces petites cuisines qu'on habite longtemps.

M. Sédille. — Nous n'avons pas été unanimes à la Commission sur cette question.

M. le Président. — Je mets aux voix le maintien du texte de la Sous-Commission. — Adopté.

M. Jourdan. — Je propose une rédaction plus simple montrant l'exception. — Adopté.

M. Bonnier. — Je proteste contre le dernier paragraphe. La Commission consultée maintient le texte de la Sous-Commission; on répéterait le minimum de $1^m,60$.

Article 11.

La Commission adopte qu'au lieu de dire *tolérer* on dira *on pourra établir*.

Article 12.
Article 13 ;
Adopté.

M. Jourdan. — La Commission des logements insalubres demande, quand elle est saisie de ces questions, d'enlever la couverture des courettes.

M. le Président. — La Commission consultée maintient la couverture des cours.

La surface des parties libres devra être égale à la surface de la cour exigible. — Adopté.

On supprimerait l'appel d'air.

Article 15 ;
Article 16 ;
Article 17.

Adopté.

La hauteur de $2^m,60$ *sera tolérée*, cette expression sera remplacée par *permise*.

Article 18 ;
Article 19.

M. le Président. — A l'article 19, je changerai la rédaction en disant *Dans le cas* pour ne pas inviter à faire ces locaux.

M. Bertrand. — On pourrait indiquer que ce sont les sous-sols utilisés pour travailler.

M. Debrie. Pour améliorer les conditions de salubrité des sous-sols, je demande que pour la hauteur des bâtiments intérieurs le point de départ soit, non pas le sol de la cour, mais le sol de la pièce habitable situé le plus bas.

Article 20 ;

M. Jourdan. — On pourrait dire : Les articles 9, 10, 11, 12, 13, 14, 15, 16, 17 et 18 sont seuls applicables.

Adopté.

Article 21.

M. Sédille. — On dirait *relatives aux dispositions du présent décret*.

Article 22.
Article 23.

Adopté.

La séance est levée à 3 heures et demie.

Le Secrétaire,
Georges DEBRIE.

Le Président,
BOUVARD.

2° — OBSERVATIONS PRÉSENTÉES PAR M. G. JOURDAN,

CHEF DU BUREAU DES ALIGNEMENTS ET DES PROMENADES ET PLANTATIONS

**Sur le projet de règlement préparé
par la Sous-Commission administrative concernant la hauteur des bâtiments.**

1° Proportionnalité d'après la largeur des voies publiques entre la façade du bâtiment et le cube respirable, en suivant une échelle de hauteur pour les bâtiments, depuis 7 mètres jusqu'à 20 mètres, au lieu des quatre catégories actuelles de 12, 15, 18 et 20 mètres.

2° La même règle est applicable au rayon de comble, suivant une échelle de 6 à 10 mètres, par augmentation de $0^m,50$, au lieu de l'échelle actuelle partant de 5 mètres pour atteindre seulement $8^m,50$.

3° La post-face du bâtiment élevé sur la voie publique est régie par la largeur sur la cour et ne suit plus comme aujourd'hui la réglementation de la façade sur la voie publique.

4° La hauteur de la façade n'est plus mesurée au point le *plus élevé du sol*, mais au point milieu de la façade.

Il en est de même pour les bâtiments d'angle ou placés à des niveaux différents. La moyenne des cotes est prise au point milieu de chaque façade, en partant du pan coupé, au lieu du point d'intersection des deux lignes prolongées de l'alignement sur les deux voies, comme c'était l'usage.

5° Le retour de hauteur sur les voies les plus étroites ne s'étend plus que sur *deux fois* la largeur de ces voies, au lieu de deux fois et demie.

Les façades des bâtiments en bordure de voies et d'inégales largeurs ou de niveaux différents, et *dont l'espace entre ces voies ne dépasse pas 15 mètres*, ne peuvent plus monter sur la voie la moins large ou du niveau le plus bas à la même hauteur que sur la voie la plus large ou du niveau le plus élevé. Chaque façade est régie par la voie en bordure de laquelle elle est située.

7° Les bâtiments ou parties de bâtiments, *construits en arrière* de l'alignement, peuvent monter à la hauteur correspondant à la largeur qui sépare la nouvelle façade de l'alignement légal opposé, au lieu d'être renfermés dans le même périmètre que les bâtiments construits à l'alignement.

8° L'article qui dispose que *l'alignement doit toujours être articulé* paraît inutile, l'articulation de l'alignement étant toujours obligatoire.

9° La hauteur des bâtiments en bordure des *voies privées* et le rayon de comble restent déterminés d'après la largeur de ces voies, dans les mêmes conditions que pour les *voies publiques*.

Le membre de phrase, *et à l'exeption des cours et des courettes*, semble inutile, puisqu'on propose une règlementation spéciale pour les bâtiments en bordure des cours et des courettes.

Il y aura lieu d'appliquer les autres prescriptions du projet également aux voies privées. L'article y relatif a été modifié en conséquence.

10° La tête du mur mitoyen sur la voie publique est limitée.

La hauteur des souches de cheminées au-dessus du faîtage est portée de $0^m,60$ à 1 mètre et elles peuvent s'approcher du plan d'alignement de *1 mètre* au lieu de *$1^m,50$*.

11° La hauteur des bâtiments sur cour, *y compris la post-face des bâtiments élevés sur la voie publique*, n'est plus régie par la façade sur la rue et subordonnée à certaines conditions de surfaces de cours ; cette hauteur, aussi bien pour les *ailes* que pour les *bâtiments de fond*, est proportionnelle à la largeur de l'espace libre au droit de l'axe des baies des pièces habitables, c'est-à-dire pouvant servir à l'habitation de jour ou de nuit; cette largeur ou ce prospect doit être égal à la moitié en moins de la largeur qui serait nécessaire pour monter à la même hauteur sur la voie publique, à la condition d'avoir toujours un prospect minimum de 4 mètres et une surface de cour d'au moins 25 mètres. Ce prospect varierait entre 4 et 10 mètres suivant la hauteur du bâtiment, au lieu d'être uniformément fixé, comme maintenant, à 5 et 6 mètres de largeur moyenne avec une surface de cour de 30, 40 et 60 mètres, quelle que soit la hauteur du bâtiment.

Le rayon de comble serait celui correspondant à la hauteur ainsi déterminée et les règles pour les bâtiments en arrière de l'alignement seraient applicables aux bâtiments en arrière sur cour, la retraite étant égale à un demi-prospect.

Les définitions relatives aux pièces habitables et aux cours semblent devoir être supprimées, comme n'étant pas à leur place dans un règlement et elles sont, d'ailleurs, inutiles.

12° Les cours jumelées par contrat notarié sont maintenues, mais au lieu d'une surface représentant une fois et demie la surface réglementaire (45, 60 mètres ou 90 mètres, suivant le cas), il n'est plus demandé entre les bâtiments que le prospect réglementaire, avec une surface minima de $37^m,50$.

13° Les courettes restent divisées en deux catégories ; mais les courettes des cuisines, au lieu simplement d'une surface de 9 mètres et d'une largeur minima de $1^m,80$, doivent avoir une surface égale à celle des trois quarts du bâtiment dans lequel elles sont incorporées (9 à 15 mètres, suivant la hauteur), avec une largeur minima de 3 mètres. Exception est faite pour les courettes des cuisines des petits logements d'une à deux pièces, qui pourront n'avoir dans tous les cas que 9 mètres de surface et pour celles des loges de concierges, 4 mètres de surface avec une largeur minima de $1^m,60$.

Les courettes des cabinets d'aisances conservent les mêmes dimensions de 4 mètres et de $1^m,60$. En outre des trémies de 2 mètres de longueur et d'une section de 20 décimètres sont tolérées pour éclairer et aérer ces cabinets.

14° Au dernier étage, les pièces habitables peuvent ne prendre jour et air que sur les courettes de 4 mètres, au lieu de 5 mètres.

15° Le nombre maximum des étages fixé à sept au-dessus du rez-de-chaussée est supprimé. Cette modification ne présente pas d'inconvénient, la hauteur des étages étant augmentée.

La hauteur du rez-de-chaussée est portée de 2^m,80 à 2 mètres. Par exception, la hauteur des étages dans les combles est maintenue à 2^m,60, mais toute chambre lambrissée doit avoir au moins 2 mètres superficiels de plafond horizontal (matelas d'air entre les températures du dedans et du dehors).

En outre, on fixe un cube d'air d'au moins 14 mètres pour toute pièce habitable de jour ou de nuit et on exige l'établissement d'un tuyau de fumée ou d'aération dans la moitié au moins des chambres habitables du dernier étage effectif. Ces prescriptions sont excellentes, mais elles semblent dépasser les limites du règlement.

16° L'établissement des sous-sols destinés à l'habitation de jour (il n'est pas question de l'habitation de nuit) est réglementé. Le projet demande une proportion entre le cube habitable et l'ouverture qui lui fournit l'air et la lumière, soit 1 mètre superficiel par 31 mètres de cube habitable.

17° Actuellement le décret de 1884 n'est applicable dans aucune de ses parties aux édifices publics.

Le projet applique à ces édifices les dispositions qui touchent plus particulièrement à l'hygiène, c'est-à-dire les prescriptions concernant les hauteurs sur cours, les courettes, les sous-sols, les hauteurs d'étages et le cube d'air des pièces habitables, laissant de coté les questions de hauteurs sur les voies publiques et privées.

Paris, le 15 mars 1899.

G. JOURDAN.

Projet de règlement annexé à la note de M. G. Jourdan
sur les hauteurs
des bâtiments dans la Ville de Paris.

TITRE PREMIER.

Des bâtiments bordant les voies publiques et privées.

Article premier.

La hauteur des bâtiments bordant les voies publiques (rues, places, carrefours, boulevards, avenues, quais, etc.) dans la ville de Paris est limitée conformément aux indications du tableau ci-annexé par un profil qui se compose des trois éléments suivants : 1° une ligne droite verticale à l'alignement ; 2° un arc de cercle tangent à cette ligne verticale ; 3° une tangente rectiligne à cet arc de cercle.

Art. 2.

La ligne droite verticale à l'alignement sert de nu à toutes les saillies autorisées par le présent décret. Elle s'élève depuis le sol jusqu'à la ligne horizontale sur laquelle se trouve son point de raccord avec l'arc de cercle.

La cote de hauteur de cette ligne horizontale, mesurée à partir du niveau du trottoir ou du revers pavé au pied de la façade et prise au point milieu de la façade, est proportionnelle à la largeur légale de la voie publique pour les parties alignées. Pour les parties en retrait de l'alignement et pour les bâtiments retranchables, on n'admettra pas une largeur supérieure à l'intervalle compris entre la partie la plus saillante de la façade du bâtiment et l'alignement légal opposé. Cette cote de hauteur s'établit de la manière suivante :

Dans les voies de 1 à 12 mètres de largeur, la hauteur ne pourra excéder 6 mètres, augmentée de la largeur de la voie.

Dans les voies de 12 mètres de largeur et au-dessus, la hauteur ne pourra excéder 18 mètres, augmentée du quart de l'excédent de la largeur de la voie en plus de 12 mètres, sans que dans aucun cas cette hauteur puisse dépasser 20 mètres.

Ce mode de mesurage ne sera applicable pour les bâtiments en bordure des voies en pente que dans une longueur de 30 mètres ; au delà de cette longueur, les bâtiments seront abaissés suivant la déclivité du sol.

Si le constructeur établit plusieurs bâtiments distincts, la hauteur sera mesurée séparément pour chacun de ces bâtiments suivant les règles énoncées ci-dessus.

Art. 3.

L'arc de cercle doit être tangent à la ligne verticale d'alignement et son centre situé sur la ligne horizontale (art. 2). Le rayon de cet arc de cercle peut être d'une longueur égale à la moitié de la largeur de la voie, avec droit pour le constructeur à un minimum de 6 mètres, mais sans que ce rayon puisse être supérieur dans aucun cas à 10 mètres.

Art. 4.

La tangente rectiligne de raccordement sera menée à l'arc de cercle, avec une inclinaison de 45° sur l'horizontale jusqu'à la rencontre de la tangente correspondante de la post-face du bâtiment élevé en bordure de la voie publique, sans que dans aucun cas le faîte des murs séparatifs puisse s'élever à plus de 1^m,50 au-dessus du point le plus haut de l'arc de cercle. De part et d'autre de ces murs séparatifs, les constructions seront limitées par un plan à 45° sur l'horizon et passant par le faîte du mur.

Dans les carrefours, aux angles des voies et sur les pans coupés, la hauteur permise correspondra à l'agrandissement du prospect assimilé à une largeur de rue. Le supplément de hauteur ne sera admis que sur la largeur de la façade au-devant de laquelle ce prospect sera réalisé.

Art. 5.

Tout bâtiment situé à l'angle de voies publiques d'inégales largeurs, peut être élevé sur les voies, les plus étroites jusqu'à la hauteur fixée pour la plus large, sans que toutefois la longueur de la façade ainsi élevée sur les voies les plus étroites puisse excéder une fois et demie la largeur légale de ces voies.

Si ces voies communiquant entre elles sont placées à des niveaux différents, la cote qui servira à déterminer la hauteur des bâtiments sera la moyenne des cotes prises au milieu de chaque façade.

Il sera fait abstraction pour ces mesurages des parties de façade à l'alignement qu'un pan coupé régulièrement ordonnancé aura supprimées.

Art. 6.

Pour les bâtiments, autres que ceux dont il est parlé en l'article précédent, et qui occupent tout l'espace compris entre des voies d'inégales largeurs ou de niveaux différents, chacune des façades ne peut dépasser la hauteur fixée en raison de la largeur ou du niveau de la voie publique sur laquelle elle est située.

Art. 7.

Les bâtiments ou parties de bâtiments, qui seront construits au rez-de-chaussée ou aux étages en arrière de l'alignement bénéficieront du périmètre permis pour la voie publique dont la largeur serait égale à la distance qui sépare la nouvelle façade ou partie de façade ainsi retraitée de l'alignement légal opposé, mais à la condition que l'alignement soit toujours articulé et effectivement réalisé.

Art. 8.

La tête du mur mitoyen sera limitée, du côté de la voie publique, au-dessus de la ligne horizontale (art. 2), pour le gabarit des saillies à l'alignement, tel qu'il est indiqué au présent décret.

Les souches de cheminées ne pourront monter à plus de 1 mètre au-dessus du point le plus élevé du périmètre autorisé, et leur parement vertical antérieur ne pourra se trouver à moins de 1 mètre en arrière de l'alignement.

L'ensemble produit par les largeurs cumulées des faces, des lucarnes à l'alignement ne pourra excéder les deux tiers de la longueur de face du bâtiment, déduction faite des couronnements des constructions en encorbellement sur la voie publique, dans les conditions indiquées à l'article 7 du présent décret.

Art. 9.

Les constructeurs qui n'élèvent pas les façades de leurs bâtiments à toute la hauteur permise, ont la faculté d'établir les autres parties de leurs bâtiments, suivant leur convenance, sans pouvoir, toutefois, sortir du profil légal, tel qu'il est déterminé aux articles 1, 2, 3 4 et 8.

Art. 10.

La hauteur des bâtiments établis en bordure des voies privées de toute nature (passages, impasses, cités. squares, etc.,). à l'exception des cours et des courettes fermées ou non à leurs extrémités, est déterminée d'après la largeur de ces voies ou espaces, conformément aux règles fixées par les bâtiments en bordure des voies publiques, et suivant les indications du tableau ci-annexé.

Les dispositions des articles précédents sont également applicables aux bâtiments en bordure des voies privées.

SECTION II

Des bâtiments bordant les cours et les courettes.

Art. 11.

La hauteur des bâtiments établis en bordure des cours, ainsi que la hauteur de la postface des bâtiments élevés en bordure des voies publiques ou privées, sont déterminées, d'après la largeur de la cour, largeur prise dans l'axe de chaque baie des pièces pouvant servir à l'habitation de jour ou de nuit.

Cette hauteur sera la même que celle autorisée pour les bâtiments en bordure des voies publiques, à la condition que la cour ait une largeur au moins égale à la moitié de la largeur nécessaire pour une même hauteur sur la voie publique, sans que, dans aucun cas, la largeur de la cour, au-devant des baies, puisse être inférieure à 4 mètres et la surface de la cour inférieure à 25 mètres.

Le rayon de comble sera le même que celui autorisé pour les bâtiments en bordure des voies publiques et correspondant à la hauteur déterminée, ainsi qu'il est dit dans le paragraphe précédent.

Les prescriptions de l'article 7, relatives aux bâtiments élevés en arrière de l'alignement, sont applicables aux bâtiments sur cours, la retraite du bâtiment étant égale à un demi-prospect, et le sol d'une cour pouvant être à un niveau différent de celui de la rue ou d'une autre cour.

Les cages d'escalier pratiquées sur les cours pourront sortir du périmètre indiqué ci-dessus de manière à s'élever jusqu'au plafond du dernier étage desservi par ces escaliers.

Art. 12.

Lorsque plusieurs propriétaires auront pris, par acte notarié, l'engagement envers la Ville de Paris de maintenir à perpétuité leurs cours communes et que la réunion de ces cours donnera le prospect réglementaire, et la surface minima de 25 mètres, telle qu'elle est indiquée à l'article 11, ces bâtiments pourront être montés à la hauteur autorisée par ledit article.

Entre plusieurs cours réunies de la sorte, la hauteur des clôtures ne pourra excéder 5 mètres.

Art. 13.

Toute courette, qui servira à éclairer et aérer une ou plusieurs cuisines, devra avoir, au droit de l'axe des baies éclairant ces cuisines, une largeur au moins égale au sixième de la hauteur du faîte des bâtiments entourant ou joignant ladite courette, sans que, en aucun cas, cette largeur, mesurée dans œuvre, puisse être inférieure à 2 mètres, et que la surface de la courette puisse être inférieure à 9 mètres.

Dans une courette joignant des murs mitoyens, ceux-ci seront supposés construits à une hauteur de 36 mètres.

Par exception, les cuisines, les loges de concierges pourront être éclairées et aérés sur les courettes de 4 mètres superficiels avec une largeur minima de 1^m,60.

Art. 14.

Toute courette sur laquelle seront éclairés et aérés des cabinets d'aisances devra avoir au moins 4 mètres de surface avec une largeur minima de 1^m,60 mesurée dans œuvre.

On pourra établir des cabinets d'aisances éclairés et aérés au moyen de trémies horizontales dont la longueur totale n'excédera pas 2 mètres et dont la section d'orifice extérieur sera d'au moins 20 décimètres superficiels. Le départ de cette trémie à l'intérieur sera à 2 mètres au plus au-dessus du sol.

Art. 15.

Au dernier étage des bâtiments, les pièces servant à l'habitation pourront prendre jour et air sur des courettes, à la condition que ces courettes aient une surface d'au moins 4 mètres.

Art. 16.

Il est interdit d'établir des combles situés dans les cours et courettes au-dessus des parties des constructions sur lesquelles sont éclairés et aérés, soit des pièces habitables, soit des cuisines, soit des cabinets d'aisances, à moins qu'ils ne soient munis d'un châssis ventilateur à faces verticales, dont le vide aura au moins la surface de la cour ou courette exigible qu'il ne soit, à la partie inférieure, établi des orifices prenant l'air dans les sous-sols ou caves et ayant au moins 8 décimètres carrés de surface.

Art. 17.

Dans aucun cas, les surfaces des courettes ne pourront être réunies pour former soit une courette, soit une cour de dimensions réglementaires.

Art. 18.

Toutes les mesures des cours et courettes sont prises dans œuvre.

SECTION III

Dispositions diverses.

Art. 19.

Dans les bâtiments, de quelque nature qu'ils soient, en bordure des voies publiques ou privées, ou des cours, la hauteur du rez-de-chaussée ne pourra jamais être inférieure à $2^m,80$, mesurés sous plafond.

La hauteur des sous-sol et des autres étages ne devra pas être inférieure à $2^m,60$, mesurés sous plafond.

Pour les étages dans les combles, cette hauteur de $2^m,60$ s'applique à la partie la plus élevée du rampant.

Art. 20.

Les dispositions qui précèdent ne sont pas applicables aux édifices publics.

Art. 21.

L'administration pourra, pour les constructions privées ayant un caractère monumental, ou pour des besoins d'art, de science ou d'industrie autoriser des modifications relatives à la hauteur des bâtiments, après avis du Conseil général des Bâtiments civils, et avec l'approbation du ministre de l'Intérieur.

Art. 22.

Le décret du 23 juillet 1884 est rapporté.

Annexe à la note d'observations du 15 mars 1899.

G. JOURDAN.

3° — AVIS DU COMITÉ CONSULTATIF DU CONTENTIEUX DU 24 AVRIL 1899.

Le Comité,

Consulté sur le point de savoir si des prescriptions nouvelles relatives au cube et à l'aération des pièces habitables dans les maisons de Paris et des dispositions spéciales concernant les constructions en pans de bois et les jambes étrières, peuvent être édictées par décret, ou si une loi est nécessaire ;

Vu la note à consulter et les documents du dossier ;

Après avoir entendu M. Bétolaud en son rapport et après en avoir délibéré ;

Considérant que toute réglementation de la faculté de bâtir, étant une restriction du droit de propriété, ne peut, en principe, procéder que de la loi, soit directement, soit par voie de délégation expresse et spéciale ;

Considérant que le décret-loi du 26 mars 1852, relatif aux rues de Paris, porte, dans son article 7, la délégation suivante :

« Il sera statué par un décret ultérieur, rendu dans la forme des règlements d'administration publique, en ce qui concerne la hauteur des maisons, les combles et les lucarnes ; »

Considérant que les décrets successifs, rendus depuis sur la matière, n'ont pu l'être légalement qu'en exécution et dans la mesure de la délégation ainsi limitée ;

Considérant que dans les projets de décrets actuellement en élaboration, notamment dans les articles 17, 18 et 19 du projet de la Sous-Commission administrative de revision des décrets de voirie, figurent des prescriptions relatives à la hauteur des sous-sols destinés à l'habitation de jour, à celle des rez-de-chaussée et des étages, à l'emploi des tuyaux de fumée ou d'aération, au cube d'air de toute pièce pouvant servir à l'habitation de jour ou de nuit, aux baies d'éclairage et d'aération des pièces du sous-sol destinées à l'habitation de jour ;

Considérant que, quelque utiles ou même indispensables à la santé publique que puissent être ces prescriptions, elles ne concernent pas la hauteur des maisons, les combles et les lucarnes, qu'elles en sont indépendantes et ne s'y rattachent par aucun lien nécessaire ;

Que, dès lors, il faut reconnaître qu'elles ne rentrent pas dans le cadre des dispositions qui ont été spécialement et limitativement réservées par l'article 7 du décret-loi de 1852 pour faire l'objet d'un règlement d'administration publique ;

Considérant qu'il en serait de même pour des prescriptions concernant les constructions en pans de bois, les jambes étrières, en tant qu'elles ne se rattacheraient ni à la hauteur des maisons, ni aux combles, ni aux lucarnes ;

Que, dans ces conditions, l'application du décret pourrait être contestée, soit devant le Conseil d'État statuant au contentieux, soit même devant le juge civil, pour cause d'excès de pouvoir et d'illégalité ;

Par ces motifs :

Est d'avis que, pour celles des prescriptions nouvelles qui ne rentreraient pas dans les termes précis de l'article 7 du décret-loi du 26 mars 1852, il y a lieu de recourir au pouvoir législatif, soit pour qu'il édicte directement les mesures nécessaires, soit pour obtenir, ce qui serait plus pratique, une extension de la délégation accordée par l'article 7 précité.

Pour copie conforme :

Le Secrétaire-Greffier du Comité,

LE COARER.

4º. — PROJET DE RÈGLEMENT PRÉPARÉ PAR LA COMMISSION ADMINISTRATIVE

TITRE PREMIER

Des Bâtiments bordant les voies publiques ou privées (1).

ARTICLE PREMIER

Le profil limite des bâtiments bordant les voies publiques dans la ville de Paris se compose, du côté de la voie, des trois éléments suivants :
A. — Une ligne droite verticale à l'alignement ; **B.** *— Un arc de cercle tangent à cette ligne verticale ;* **C.** *— Une tangente rectiligne à l'arc de cercle.*

A. — **La ligne droite verticale à l'alignement** sert *de nu à toutes les saillies autorisées par le décret y relatif. Elle s'élève, depuis le sol jusqu'à la ligne horizontale sur laquelle se trouve son point de raccord avec l'arc de cercle.*

La cote de hauteur de cette ligne horizontale est mesurée à partir du niveau du trottoir ou du revers pavé au pied de la façade et prise au point milieu de la façade. Elle est proportionnelle : 1° *à la largeur légale de la voie publique, pour les parties alignées ;* 2° *à la largeur effective pour les parties en retrait de l'alignement ou pour les bâtiments retranchables.*

Cette proportion s'établit de la manière suivante.

Pour les voies de 1 mètre à 12 mètres de largeur, la hauteur sera de 6 mètres augmentée de la largeur de la voie.

Pour les voies de 12 mètres de largeur et au dessus, la hauteur sera de 18 mètres, augmentée du quart de l'excédent de la largeur de la voie en plus de 12 mètres. (Voir le tableau annexé au présent décret, page 8).

Dans tous les cas, cette hauteur ne pourra excéder 20 mètres.

Ce mode de mesurage ne sera applicable pour les constructions en bordure des voies en pente que pour les bâtiments dont la longueur n'excède pas 30 mètres; au delà, les bâtiments seront abaissés suivant la déclivité du sol.

Si le constructeur établit plusieurs maisons distinctes, la hauteur sera mesurée séparément pour chacune de ces maisons suivant les règles énoncées ci-dessus.

B. — **L'arc de cercle** *est tangent à la ligne verticale d'alignement ; son centre est situé sur la ligne horizontale (article 1er, § **A**) et son rayon est d'une longueur égale à la*

---

(1) Les parties en italiques sont les parties modifiées relativement au décret du 23 juillet 1884.

moitié de la largeur de la voie, avec droit à un minimum de 6 mètres, mais aussi avec un maximum de 10 mètres. (*Voir le tableau annexé au présent décret, page* 8.)

C. — **La tangente** *rectiligne de raccordement sera menée à l'arc en cercle, avec une inclinaison de 45° sur l'horizontale jusqu'à la rencontre de la tangente correspondante de la post-face du bâtiment sur la voie.*

*Toutefois, en aucun cas, le faîte des constructions ne pourra s'élever à plus de 1ᵐ,50 au-dessus du point le plus haut de l'arc de cercle du plus grand rayon (article 1.ᵉʳ, § **B**.)*

Art. 2.

La hauteur du mur de face étant proportionnelle à l'espace laissé libre devant elle, perpendiculairement, pourra varier si la largeur de la voie varie elle-même.

Dans les carrefours, aux angles des voies et sur les pans coupés, la hauteur correspondante à l'agrandissement du prospect pourra s'étendre sur une surface égale au carré de la largeur de façade ainsi surélevée.

Si ces voies communiquant entre elles sont placées à des niveaux différents, la cote qui servira à déterminer la hauteur de la construction sera la moyenne des cotes prises au milieu de chaque façade.

On fera pour ces calculs, abstraction des parties de façade à l'alignement qu'un pan coupé obligatoire aura supprimées.

Art. 3.

Pour les bâtiments autres que ceux dont il est parlé à l'article précédent et qui occupent tout l'espace compris entre les voies d'inégales largeurs ou de niveaux différents, chacune des façades ne peut dépasser la hauteur fixée en raison de la largeur ou du niveau de la voie publique sur laquelle elle est située.

Art. 4.

Les bâtiments ou parties de bâtiments qui seront construits à rez-de-chaussée ou aux étages en arrière de l'alignement, bénéficieront du périmètre permis pour une voie dont la largeur serait égale à la distance qui sépare la nouvelle façade ou partie de façade ainsi retraitée de l'alignement légal opposé, l'alignement au droit de la construction devant toujours être articulé.

Art. 5.

*La tête du mur mitoyen sera limitée du côté de la voie au-dessus de la ligne horizontale (art. 1.ᵉʳ § **B**), par le gabarit des saillies sur l'alignement.*

Les souches de cheminée ne pourront monter à plus de 1 mètre au-dessus du point le plus élevé du périmètre et leur parement vertical antérieur ne pourra se trouver à moins de 1 mètre de l'alignement.

L'ensemble produit par les largeurs cumulées des faces de lucarne à l'alignement ne pourra excéder les deux tiers de la longueur de face du bâtiment, *déduction faite des couronnements des parties en encorbellement.*

Art. 6.

Les constructeurs qui n'élèvent pas les façades de leurs bâtiments à toute la hauteur permise jouiront de la faculté d'établir les autres parties de leurs bâtiments suivant leur convenance, sans pouvoir, toutefois, sortir du profil légal tel qu'il est déterminé aux articles 1 et 5.

Art. 7.

Les dispositions ci-dessus sont applicables aux bâtiments établis en bordure des voies privées de toute nature, passages, impasses, cités, squares, etc., *qu'elles soient ouvertes ou fermées à leurs extrémités, à l'exception des cours et des courettes*, et les hauteurs des bâtiments seront déterminées d'après les largeurs de ces voies ou espaces, conformément aux règles fixées à l'article 1er pour les bâtiments en bordure des voies publiques.

TITRE II

Des Bâtiments bordant les cours et les courettes.

Art. 8.

Les pièces habitables, c'est-à-dire celles pouvant servir à l'habitation de jour ou de nuit ne peuvent être éclairées et aérées que sur les voies publiques ou privées (art. 7) ou sur les cours, étant spécifié que une cour est un espace laissé libre dans une même propriété pour éclairer et aérer les pièces habitables de cette propriété.

La largeur minima de l'espace libre au devant de l'axe des baies de pièces habitables devra être égale à au moins la moitié de la largeur qui serait nécessaire pour une même hauteur sur une voie publique (art. 1er), sans que, en aucun cas, ce prospect puisse être inférieur à 4 mètres et la surface des cours à 25 mètres superficiels.

La post-face des bâtiments sur la voie sera régie comme les façades des bâtiments sur cours. Le rayon de comble autorisé sera celui correspondant à la hauteur déterminée comme ci-dessus.

En aucun cas, le prospect minimum fixé ci-dessus ne pourra être diminué par construction ou aliénation.

Les prescriptions de l'article 4 relatives aux bâtiments sur la voie sont applicables aux bâtiments sur cour, la retraite étant égale à un demi-prospect; le sol d'une cour pouvant être à un niveau différent de celui de la rue ou d'une autre cour.

Les cages d'escalier pratiquées sur les cours pourront sortir du périmètre indiqué ci-dessus de manière à pouvoir s'élever jusqu'au plafond du dernier étage desservi par lesdits escaliers.

Art. 9.

Lorsque plusieurs propriétaires auront pris, par acte notarié, l'engagement envers la Ville de Paris de maintenir à perpétuité leurs cours communes et que *ces cours réunies permettront d'obtenir entre les bâtiments le prospect réglementaire* (article 8), *ces bâtiments pourront être montés à la hauteur accordée pour les bâtiments sur cours.*

Entre plusieurs cours réunies de la sorte, la hauteur des clôtures ne pourra excéder 5 mètres.

Art. 10.

La surface minima d'une courette aérant et éclairant une ou plusieurs cuisines sera de $0^m,75$ superficiels par chaque mètre de hauteur du mur de face du bâtiment sur voie ou sur cour dans lequel elle est incorporée. (Voir le tableau page 436.)

En cas de différence entre les hauteurs des façades de ce bâtiment, on prendra la moyenne.

Un minimum de 9 mètres de surface et de 3 mètres de petit côté sera obligatoire.

Par exception, ce minimum sera considéré comme suffisant pour éclairer et aérer les cuisines des logements ne comprenant qu'une ou deux pièces habitables.

Seules, les cuisines des loges de concierges pourront être éclairées et aérer sur les courettes de 4 mètres superficiels (art. 11).

Art. 11.

Toute courette sur laquelle seront éclairés et aérés des cabinets d'aisances devra avoir au moins 4 mètres de surface avec une largeur minima de $1^m,60$ mesurée dans œuvre.

On pourra établir des cabinets d'aisances éclairés et aérés au moyen de trémies horizontales dont la largeur totale n'excédera pas 2 mètres et dont la section d'orifice extérieur sera d'au moins 20 décimètres superficiels. Le départ de cette trémie à l'intérieur sera à 2 mètres au plus au-dessus du sol.

Art. 12.

Au dernier étage, les pièces servant à l'habitation pourront prendre jour et air sur les courettes, à la condition que ces courettes aient une surface de 4 mètres au moins.

Art. 13.

Il est permis de couvrir les cours et les courettes par un comble vitré à la condition que la surface verticale de ventilation soit égale à celle de la cour exigible.

Art. 14.

Dans aucun cas, les surfaces des courettes ne pourront être réunies pour former soit une courette, soit une cour de dimensions réglementaires.

Art. 15.

Toutes les mesures des cours et courettes sont prises dans œuvre.

TITRE III

Dispositions diverses.

Art. 16.

Dans tous les bâtiments, la hauteur du rez-de-chaussée ne pourra jamais être inférieure à 3 *mètres* mesurés sous plafond. La hauteur des étages ne devra pas être inférieure à $2^m,80$ mesurés sous plafond. *Pour les étages dont le sol serait placé au-dessus de la ligne horizontale passant par le centre du rayon de comble, la hauteur de $2^m,60$ sera admise, mais toute chambre lambrissée devra avoir au moins 2 mètres superficiels de plafond horizontal.*

Dans le dernier étage effectif, la moitié des chambres habitables sera munie d'un tuyau de fumée ou d'aération.

Art. 17.

Toute pièce pouvant servir à l'habitation de jour ou de nuit devra contenir un cube d'air d'au moins 14 mètres.

Art. 18.

Dans le cas où il serait établi des sous-sols destinés au travail de jour, ils ne pourraient l'être que sous les conditions suivantes :

Chaque pièce sera éclairée et aérée au moyen de baies ouvrant sur la voie ou sur cour et dont les sections réunies devront avoir au moins 1 mètre superficiel par chaque fois 30 mètres de cube habitable. Quand ce tube total dépassera un multiple de 30, la section totale sera augmentée proportionnellement.

Tout sous-sol destiné au travail de jour aura une hauteur minima de $2^m,60$ mesurée sous plafond.

Art. 19.

Les dispositions des articles 9, 10, 11, 12, 13, 14, 15, 16, 17 et 18 sont seules applicables aux édifices publics.

Art. 20.

L'Administration pourra, pour les constructions privées ayant un caractère monumental, ou pour des besoins d'art, de science ou d'industrie, autoriser des modifications relatives aux dispositions du présent décret, après avis du Conseil supérieur des Bâtiments civils et avec l'approbation du Ministre de l'Intérieur.

Art. 21.

Le décret du 23 juillet 1884 est rapporté.

Art. 22.

Le Ministre de l'Intérieur est chargé de l'exécution du présent décret.

Ce projet de règlement a été discuté et approuvé par la Commission administrative de revision du décret du 23 juillet 1884, sur la hauteur des bâtiments dans la Ville de Paris, dans les séances des 23 et 27 mars 1899.

Le Secrétaire,
GEORGES DEBRIE.

Le Vice-Président,
BOUVARD.

Le Rapporteur,
LOUIS BONNIER.

(Voir le tableau ci-après.)

Tableau-résumé des cotes contenues dans le projet de décret sur les hauteurs.

LARGEUR de la Voie ou Espace intérieur	PROSPECT sur Cour Art. 9	HAUTEUR du mur de face Art. 1	RAYON de Comble Art. 1	SURFACE de courettes de cuisines Art. 10	OBSERVATIONS
1,00	»	7,50	»	»	
2,00	»	8,00	»	»	
3,00	»	9,00	»	»	
4,00	»	10,00	»	»	
5,00	»	11,00	»	»	
6,00	»	12,00	»	9,00	
7,00	»	13,00	»	9,75	
8,00	4,00	14,00	»	10,50	
9,00	4,50	15,00	»	11,25	
10,00	5,00	16,00	»	12,00	
11,00	5,50	17,00	»	12,75	
12,00	6,00	18,00	6,00	13,50	
13,00	6,50	18,25	6,50	13,6875	
14,00	7,00	18,50	7,00	13,875	
15,00	7,50	18,75	7,50	14,0625	
16,00	8,00	19,00	8,00	14,25	
17,00	8,50	19,25	8,50	14,4375	
18,00	9,00	19,50	9,00	14,625	
19,00	9,50	19,75	9,50	14,8125	
20,00 et au-dessus.	10,00	20,00	10,00	15,00	

V

Sous-Commission du Comité technique.

1° — PROCÈS-VERBAUX DES SÉANCES

Procès-verbal n° 1.

Séance du 18 mai 1899.

Sont présents :

MM. Doniol, *président* ; Lisch, Pascal, Boileau, Badois, Bourdais et Daumet.

MM. Jourdan, Sauger, Bonnier, Debrie, et Chancel, assistent à la séance.

La séance est ouverte à 10 heures un quart sous la présidence de M. Doniol.

M. le Président. — Je pense que l'examen que nous avons à faire sera bien facilité par le travail présenté par la Sous-Commission administrative. Avant d'en commencer l'étude, je demande la permission de revenir sur la question des saillies. L'Administration a préparé un projet de décret qu'elle a cru devoir communiquer à M. le Préfet de police. La réponse de M. le Préfet de police indique qu'il n'a d'observations à présenter qu'au sujet des marquises pour lesquelles il serait utile d'empêcher la projection des éclats de verre par l'obligation de mettre des grillages métalliques n'ayant pas plus de 4 centimètres de côté.

M. Boileau. — J'ai fait de grandes marquises avec des glaces de 11 millimètres, elles existent depuis dix-sept ans et je n'ai jamais vu de cassures. Quand on met des grillages, il faut les enlever pour le nettoyage et pendant cette manœuvre on peut casser les vitrages.

M. Pascal. — A Pygmalion j'ai mis des grillages au-dessus des vitrages et depuis, les verres ne sont plus cassés ; avant cette protection, il y avait toujours des vitres à remplacer.

M. Sauger. — Il y a à penser aux petits commerçants et l'obligation de mettre de la glace peut être d'une application difficile.

M. Debrie. — Une réglementation très précise peut avoir des inconvénients ; on peut dire simplement qu'on évitera la projection des éclats de verre sur la voie publique, laissant à chacun le choix des moyens.

M. Sauger. — Une précaution peut être indiquée, c'est la pose de grillages au-dessous des vitrages.

M. le Président. — Il y a plusieurs solutions pour répondre à M. le Préfet de police :

1° Ne rien mettre dans le règlement ;
2° Indiquer que des précautions doivent être prises ;
3° Enfin, demander qu'on prescrive un grillage ou verre grillagé.

M. Jourdan. — On pourrait donner satisfaction à M. le Préfet de police en ajoutant à l'article des marquises : « *et établis de façon à garantir la sécurité publique* ».

M. Daumet. — Je pense qu'il serait utile de rappeler d'une façon générale que les constructeurs doivent toujours prendre les précautions nécessaires pour garantir le public.

M. le Président. — Je mets aux voix la proposition la plus radicale, c'est-à-dire ne rien mettre du tout dans le règlement.

Par 3 voix contre 3, la Sous-Commission ne décide pas ; mais M. le Président pense qu'au point de vue juridique il vaut mieux ne rien indiquer et vote pour la proposition qui alors est adoptée.

M. le Président. — Je donne lecture du projet de décret.
Article premier, première phrase.

M. Bourdais. — Je crois que la disposition pourrait être plus simple ; la différence entre la tangente et l'arc de cercle est si peu de chose qu'on pourrait supprimer ce dernier et laisser une ligne verticale et une autre ligne inclinée ; la construction du profil serait plus simple.

M. Bonnier. — On n'a pas voulu augmenter la hauteur du mur de face, l'arc de cercle et la tangente limitent le comble et il n'y a pas intérêt à augmenter le perimètre de ce côté-là.

M. Bourdais. — Si on demande un minimum de hauteur d'étage de $2^m,80$, on n'invite pas les propriétaires à démolir les vieilles constructions qui ne pourraient pas être remplacées avantageusement.

M. Daumet. — C'est rentrer dans la discussion générale et je pense qu'il faut rester dans les données acquises.

M. le Président. — Tout le monde paraît d'accord pour conserver le 1ᵉʳ paragraphe.

M. Boileau. — Je supprimerais la « *limite* » puisque ce profil n'est pas la limite, c'est au moins inutile.

M. le Président. — Je mets aux voix.
La Sous-Commission décide la suppression.

M. Jourdan. — Je propose de couper cet article.

M. le Président. — Voyons d'abord le fonds.
A — La ligne droite, etc...
Je propose l'addition suivante :

§ 4. — « *En retrait de l'alignement, ou pour les bâtiments retranchables, on n'admettra pas une largeur supérieure à l'intervalle compris entre la partie la plus saillante de la façade du bâtiment et l'alignement légal opposé.* »
car sans cela on pourrait compter l'espace non bâti de l'autre côté de la voie, ce qui ne serait pas juste.
La Sous-Commission adopte cette manière de voir.

M. le Président. — Peut-on laisser la limite de 20 mètres ? C'est un point important, et j'appelle l'attention de la Commission sur les hauteurs permises à l'étranger qui, toutes, dépassent 20 mètres, dans les grandes villes ?

M. Daumet. — J'aurais mieux aimé comme rédaction : « *Pour les voies de 1 mètre à 12 mètres, la largeur de la voie sera augmentée de 6 mètres,* » au lieu de mettre 6 mètres plus la voie.

M. Badois. — Je ne vois pas d'inconvénient à augmenter le maximum de 20 mètres, d'autant mieux que cette hauteur ne serait applicable que dans les voies larges.

M. le Président. — J'achève la lecture de A.
J'ai fait un tableau des hauteurs et j'ai remarqué que dans les voies de 18 mètres, on arrive avec les combles à 32 mètres de hauteur ; si on pense à l'eau, je rappelle que souvent on ne peut la faire monter plus haut que 20 mètres.

M. Pascal. — Je pense que la hauteur des murs mitoyens pourrait être limitée.

M. le Président. — L'heure étant avancée, je propose que la suite de la discussion soit remise au jeudi 23 mai, à 10 heures.

Le Secrétaire,   *Le Président,*
Georges DEBRIE,   DONIOL

Procès-verbal n° 2.

Séance du 25 mai 1899.

Sont présents :
MM. Doniol, *président*, Badois, Trélat, Daumet, Boileau, Lisch, Pascal, et Bourdais.

MM. Jourdan, Sauger, Bonnier, Debrie et Chancel, assistent à la séance.

Le procès-verbal de la dernière séance est lu et adopté.

M. Pascal. — Pour les murs mitoyens, on pourrait dire que leur hauteur n'excédera pas 5 mètres au-dessus des hauteurs autorisées sur la voie publique.

M. Daumet. — Pourquoi a-t-on repoussé l'obligation de décorer les murs mitoyens ?

M. Pascal. — M. Haussmann a prescrit de retourner sur les murs mitoyens le décor de la façade.

M. Jourdan. — Dans le cas où la Ville était venderesse, elle a pu obliger l'acquéreur, autrement la Ville n'aurait aucun droit.

M. le Président. — Ce que nous avons à faire est un règlement d'administration, et tout ce qui sera dans ce règlement doit être autorisé par la loi.

M. Badois. — Je pense qu'on peut limiter la hauteur des murs mitoyens de façon à sauvegarder les droits des propriétaires voisins. Je crois qu'il est très possible de faire une croupe. Avons-nous le droit de limiter la hauteur des murs mitoyens ?

M. Lisch. — Si on a deux maisons contiguës présentant la disposition indiquée par M. Badois, on aura des sacs à neige, un chêneau sur le mur mitoyen, toutes dispositions mauvaises en construction.

M. Bonnier. — Il y a de grosses difficultés de construction ; malgré cela on pourrait assimiler la hauteur des murs mitoyens à celle des murs de face.

M. Badois. — Ce serait tellement radical qu'on n'arriverait à rien ; on pourrait peut-être trouver un moyen terme plus pratique.

M. Daumet. — On pourrait imposer l'obligation de décorer les parties visibles de ces murs.

M. le Président. — Il y a deux points distincts :

Au point de vue hygiénique, la hauteur des murs devrait être limitée ;

Au point de vue de l'aspect, on pourrait demander que le mur mitoyen fût décoré.

M. Badois. — Je propose que :

« *Tout mur qui ne sera pas au moins à 5 mètres de la séparation d'une propriété* » *voisine ne pourra dépasser 25 mètres de hauteur.* »

M. Debrie. — La proposition qui vous est soumise aurait pour conséquence de limiter la hauteur des constructions près des murs séparatifs par un plan horizontal s'étendant à droite et à gauche jusqu'à 5 mètres ; il semble que pour laisser pénétrer l'air et la lumière chez le voisin, il suffirait de limiter la hauteur du mur mitoyen et d'imposer un défilement suivant un angle à déterminer, 45 degrés par exemple.

M. Boileau. — Ceci n'est intéressant qu'à la suite des bâtiments sur rue, car près de la rue cette règlementation n'a pas d'objet.

Il faudrait dire nettement qu'en dehors des bâtiments sur la rue, il ne sera permis de monter qu'à une hauteur déterminée.

M. Pascal. — M. Jourdan me communique le règlement pour les propriétés de l'avenue Henri-Martin et le boulevard Lannes ; peut-être y a-t-il quelque chose à prendre dans ces prescriptions.

M. Badois. — Je maintiens ma proposition, elle pose le principe qu'on peut limiter la hauteur des murs contre la propriété du voisin.

M. Sauger. — Il faudrait aussi considérer qu'un constructeur peut faire une série d'immeubles et construire ainsi des murs de refend qui pourront devenir mitoyens.

M. le Président. — Je me permets de faire observer à la Sous-Commission que le titre II est entièrement réservé, et qu'en ce moment nous ne nous occupons que du titre Ier.

M. Debrie. — Lorsque le titre II sera en discussion, la proposition de M. Badois pourra être examinée.

M. Daumet. — On pourrait, dès maintenant, examiner la question de décoration des parties vues des murs séparatifs.

M. Boileau. — Qui fera la dépense de la décoration ?

M. Debrie. — La partie haute du mur appartient à celui qui l'a construit et c'est à celui-là que devrait incomber la charge de décorer la partie visible.

M. Lisch. — Quand le voisin surélèvera, il achètera le mur et le premier constructeur perdra sa décoration.

M. le Président. — M. Daumet demande que, pour la décoration, on incorpore au règlement la disposition qui a été prise pour les constructions du boulevard Lannes ainsi conçue :

« *Les façades principales des constructions devront être parallèles à la voie publique;*
« *les parties latérales des maisons qui ne se relieraient pas entre elles devront recevoir*
» *une décoration analogue à celle générale de l'édifice, sans obligation d'ouvertures sur*
» *lesdites parties latérales.*

» *Aucune des faces de ces constructions ne devra présenter de mur pignon.*

» Enfin les maisons contiguës devront être raccordées de manière à ne présenter
» aucune partie de mur à découvert. »

M. Jourdan me communique un avis du Comité consultatif du 24 avril 1899 visant le décret-loi du 26 mars 1852. Cet avis indique que les règlements doivent être d'accord avec le décret-loi, sinon le pouvoir législatif est le seul qui puisse innover.

M. DEBRIE. — Cette considération n'a pas grand intérêt pour la Sous-Commission, on nous a demandé des études ; l'Administration verra par quels moyens elle pourra assurer l'application des dispositions qu'elle jugera utile d'adopter. La Sous-Commission, à mon avis, ne doit pas avoir de préoccupation au sujet de l'application.

M. DAUMET. — Je demande que ma proposition soit transformée en un vœu.

M. TRÉLAT. — Je suis absolument convaincu qu'il est nécessaire de défendre la beauté de Paris, je l'ai prouvé sur un terrain où il y avait quelque difficulté à le faire ; mais quand Paris est considéré pour ce qu'il est, une agglomération importante, je pense que les conditions d'hygiène sont des plus intéressantes et je serais heureux que ces conditions fussent prises en très sérieuse considération. On ne l'a pas fait. On a diminué la largeur des rues ; les conditions de salubrité font cependant partie du programme de la construction à Paris.

M. LE PRÉSIDENT. — Je mets aux voix le vœu de M. Daumet. — *Adopté.*

La prochaine réunion est fixée à jeudi prochain, 1ᵉʳ juin, 10 heures.

Le Secrétaire,
GEORGES DEBRIE.

Le Président,
DONIOL.

Procès-verbal n° 3.

Séance du 1ᵉʳ juin 1899.

Sont présents :
MM. Doniol, *président;* Lisch, Pascal, Daumet, Trélat, Bourdais et Boileau.
MM. Jourdan, Sauger, Bonnier, Debrie et Chancel, assistent à la séance.
Le procès-verbal de la dernière séance est lu et adopté.

M. Pascal. — A la fin de la dernière séance nous avons parlé du danger qu'il y aurait à discuter des questions en dehors du programme qui nous a été indiqué. Je crois qu'il n'est pas dans notre mission de nous occuper des questions d'hygiène fort intéressantes d'ailleurs mais souvent étrangères au pittoresque et à la beauté.

M. le Président. — Nous sommes chargés d'examiner le texte qui nous est proposé. Le mieux pour aboutir est de continuer la lecture de ce texte. Paragraphe **B**.
J'ai fait un tableau ; j'ai remarqué, que le minimum de 6 mètres indiqué n'est plus le même que celui permis actuellement, mon impression personnelle est qu'on n'a pas intérêt dans les voies étroites à augmenter les hauteurs ; je pense qu'il vaut mieux revenir au minimum de 5 mètres.

M. Bonnier. — La Commission a apporté une amélioration en diminuant la hauteur du mur de face, il est certain que la proposition de M. le Président serait encore une addition à cette amélioration.

M. Daumet. — Si on peut rentrer dans le cadre qui nous est donné par le travail de la Commission, il y a intérêt à le faire.

M. Chancel. — Avec le rayon de 6 mètres on peut faire 4 étages carrés et 2 étages dans le comble, tandis qu'avec un rayon de 5 mètres ces 2 étages ne pourraient être construits.

M. le Président. — Paragraphe **C**.

M. Debrie. — Je propose la suppression de : « *Toutefois, en aucun cas le faîte*
» *des constructions ne pourra s'élever à plus de 1ᵐ,50 au-dessus du point le plus haut*
» *de l'arc de cercle du plus grand rayon* », il va sans dire que si cette suppression est adoptée, il faudra limiter la hauteur des murs mitoyens.

M. Boileau. — Il suffirait de dire le faîte des murs mitoyens ne pourra s'élever à plus de 1ᵐ,50 au-dessus du point le plus haut de l'arc de cercle du plus grand rayon.

M. Bourdais. — Il faudra dire en plus que le défilement à partir du mur mitoyen sera suivant un angle de 45° par exemple.

M. le Président. — Je mets aux voix la proposition de la suppression du paragraphe : « *Toutefois*... etc. »

La Sous-Commission adopte la suppression de ce paragraphe.

M. le Président. — Art. 2.

Je proposerais de revenir à l'ancienne rédaction, sauf à modifier le nombre de fois et je m'arrêterais volontiers à une fois où une fois et demie.

La Sous-Commission adopte en réservant le nombre de fois.

M. Bonnier. — Je propose qu'à l'angle de deux voies, la hauteur soit la moyenne entre la hauteur sur chacune des voies.

M. Lisch. — Ce serait un trouble considérable apporté aux droits acquis. Je ne vois aucun inconvénient à monter plus haut à l'angle où il y a de l'air, tandis que la proposition de M. Bonnier tendrait à faire baisser la hauteur à l'angle.

M. Bourdais. — D'après la proposition de M. Bonnier, si on supprimait la petite rue on pourrait monter plus haut, il est inadmissible qu'à cause de l'ouverture d'une rue, la hauteur soit diminuée.

M. le Président. — Je propose que la longueur du retour soit diminuée.

M. Lisch. — Je propose « *une fois et demie la largeur de la voie étroite* ».

M. Trélat. — Si c'est l'épaisseur d'un bâtiment d'habitation qui doit guider, pourquoi ne fixerait-on pas un chiffre invariable ?

La Sous-Commission consultée, adopte la proposition de M. Lisch.

M. le Président. — Passons à l'alinéa : Dans les « *carrefours* ».
Sa rédaction n'est pas très compréhensible.
Je propose de le réserver pour étude de rédaction.
Cette proposition est adoptée.

M. Daumet. — Je demande que la surface permise puisse toujours être égale à celle du carré au lieu d'indiquer un carré dans lequel on devrait inscrire la forme à construire.

M. Bonnier. — Nous indiquons partout des limites et je ne vois aucun inconvénient à en fixer pour le cas qui nous occupe, ce sera plus simple à observer qu'une équivalence de surface difficile à vérifier.

M. Boileau. — Il serait bien plus simple de mener des tangentes partant du pied de la construction en face, c'est le vrai moyen de ne gêner personne.

M. le Président. — Y a-t-il intérêt à réglementer les murs de clôture ?
La Sous-Commission consultée ne le pense pas.

M. le Président. — Article 3.
L'article 3 est adopté.

La prochaine réunion est fixée au jeudi 8 juin 1899, à 10 heures.

Le Secrétaire,   *Le Président,*
Georges DEBRIE.   DONIOL.

Procès-verbal n° 4.

Séance du 8 juin 1899.

Sont présents :

MM. Doniol, *président*, Daumet, Lisch, Pascal, Trélat, Bourdais, Badois et Boileau.

MM. Jourdan, Bonnier, Debrie et Chancel, assistent à la séance.

Le procès-verbal de la dernière séance est lu et adopté.

M. Daumet. — Au Conseil des Bâtiments civils, il a été parlé des travaux de notre Sous-Commission. Nous avons été, mes collègues et moi, tous d'accord pour désirer que l'examen que nous faisons ici soit mené rapidement à bonne fin ; je demande que nous allions aussi vite que possible.

M. le Président. — Je m'associe à la demande présentée par M. Daumet ; M. le Préfet désire vivement que le comité technique soit saisi sans retard du projet en élaboration.

M. Bonnier a-t-il apporté une nouvelle rédaction à propos des hauteurs à permettre sur les carrefours.

M. Bonnier. — Je propose la rédaction suivante :

« *Dans les carrefours, aux angles des voies, et sur les pans coupés, la hauteur per-*
» *mise pourra correspondre à l'agrandissement du prospect assimilé à une largeur de rue.*

« *Le supplément de hauteur ne sera admis que sur la largeur de façade au devant*
» *de laquelle ce prospect sera réalisé.* »

La Sous-Commission adopte cette rédaction.

M. le Président. — Lecture de l'article 4.

M. Bourdais. — Vous avez l'intention de favoriser les abandons de surface par les propriétaires, ces surfaces devant augmenter la voie publique. Avec l'article 4, on arrive à ce résultat : que c'est à qui ne commencera pas à reculer ses bâtiments ; l'avantage du propriétaire qui reculera le premier n'est pas suffisant.

Je propose que la rédaction soit modifiée de telle façon que celui qui reculera ses constructions profite de l'espace laissé libre, en mesurant cet espace jusqu'à la construction située en face et non jusqu'à l'alignement.

M. Debrie. — La proposition de M. Bourdais ne peut s'appliquer que dans le cas particulier où deux propriétaires auraient à élever des constructions vis-à-vis l'une de l'autre et de chaque côté de la voie publique. Dans ce cas, les propriétaires devraient s'entendre et la Ville pourrait comme pour les cours communes, exiger un contrat.

M. Bourdais. — Ce serait logique et engageant pour les propriétaires; en leur laissant le bénéfice entier on les encouragera à donner des espaces libres.

M. le Président. — Je consulte la Sous-Commission pour savoir si la proposition de M. Bourdais peut être adoptée.

La Sous-Commission n'adopte pas cette proposition.

M. Daumet. — Je propose l'addition suivante :

« *Les bâtiments ou parties de bâtiments qui seront construits en arrière de l'aligne-*
» *ment bénéficieront du périmètre permis pour une voie d'une plus grande largeur, et s'il*
» *y a entente entre des propriétés se faisant face ils profiteront encore du bénéfice de plus*
» *grande largeur.* »

M. Bonnier. — Je demande que la proposition de M. Daumet soit étudiée de très près ; elle peut avoir des conséquences très importantes.

M. Badois. — On ne peut pas compter sur l'entente des propriétaires de façades opposées, cela n'existera pas.

M. le Président — M. Bonnier verra pour l'article 4, quelle rédaction doit être proposée en tenant compte de la proposition de M. Daumet et en changeant le mot « *articulé* » qui pourrait être remplacé par « *maintenu et effectivement réalisé.* »

Lecture de l'article 5.

M. Debrie. — Cet article doit être mis d'accord avec la décision prise par la Sous-Commission lorsqu'elle a modifié la ligne à 45 degrés faisant partie du périmètre.

La Sous-Commission adopte cette proposition.

M. Boileau. — Pour ajouter à la clarté de la rédaction on pourrait dire : « *des*
» *couronnements des constructions en encorbellement sur la voie publique.* »

La Sous-Commission adopte cette rédaction.

M. le Président. — Lecture de l'article 6.

M. Pascal. — Cet article me paraît inutile et je propose qu'il soit supprimé.

La Sous-Commission consultée n'adopte pas cette supression.

M. le Président. — Lecture de l'article 7.

M. Chancel. — Il serait plus exact, au lieu de dire : « *à l'article 1er* » de viser « *les articles précédents.* »

La Sous-Commission adopte cette modification.

M. Boileau. — Je reviens à l'article 2 et je propose la rédaction suivante :

« *Aux angles et en face des rues, il sera permis d'élever, au-dessus de la hauteur*
» *légale, des constructions décoratives et même habitables à condition :*

« *Qu'aucunes masses ou saillies desdites n'excèdent les plans, formant avec l'horizon*
» *un angle de 60 degrés, qui pourraient être menés du pied des façades sur rue ou sur*

» *cour opposées, ou, à défaut de façades, du pied des alignements ou des murs séparatifs*
» *opposés aux dites constructions.* »

M. LE PRÉSIDENT. — Je propose que le vote sur cette proposition soit renvoyé à la prochaine séance.

TITRE II, Article 8. — Premier aliéna.

M. BOURDAIS. — Dans un projet de construction on écrit : cuisine ; puis la construction faite on habite cette pièce, cela arrive souvent ; ne serait-il pas bon de traiter la cuisine comme pièce habitable ?

M. BOILEAU. — Il serait plus simple d'augmenter les courettes pour les cuisines.

M. PASCAL. — Y a-t-il quelque chose dans les règlementations étrangères ?

M. BONNIER. — Je ne le pense pas.

M. TRÉLAT. — Je ne comprends pas la définition de la cuisine telle qu'elle est portée à cet article. Ailleurs, on dit que les pièces habitables ne peuvent être éclairées que sur les cours, étant spécifié qu'une cour est un espace libre laissé pour éclairer et aérer les pièces habitables.

D'autre part, j'observe que vous donnez une somme de travail important, vous dépensez tous une ingéniosité et un esprit considérable pour améliorer et faire moins mal ce qui est mal ; et cela au lieu d'indiquer nettement ce qui devrait être fait pour résoudre très bien le problème qui vous est soumis ; sauf, après, à laisser l'Administration transiger soit en tenant compte des droits acquis, soit à cause des moyens d'application.

M. DEBRIE. — La Commission aurait pu se borner à émettre librement des vœux, Administration en aurait profité dans la mesure compatible avec les droits acquis; il est certain qu'avec la méthode de travail suivie jusqu'ici, on abandonne des propositions dont la réalisation est désirée par tous, mais dont l'application paraît difficile. Il en résulte que l'Administration n'est pas entièrement renseignée.

M. LE PRÉSIDENT. — Lecture des 3e alinéa et suivants.

M. CHANCEL. — Il serait je crois plus logique de faire dépendre les hauteurs des largeurs, au lieu de faire le contraire.

M. LE PRÉSIDENT. — Lecture de l'article 9.

M. CHANCEL. — Je demande qu'on ajoute, « Et la surface minima de 25 mètres ».
La Sous-Commission adopte cette proposition.

Sa prochaine séance est fixée à jeudi prochain, 15 juin, à 10 heures.

Le Secrétaire,
GEORGES DEBRIE.

Le Président,
DONIOL.

Procès-verbal n° 5.

Séance du 15 juin 1899.

Sont présents :

MM. Doniol *président*, Lisch, Pascal, Badois, Trélat et Boileau.
MM. Jourdan, Sauger, Bonnier, Debrie et Chancel assistaient à la séance.
M. Bourdais s'est fait excuser.
Le procès-verbal de la dernière séance est lu.

M. Bonnier. — J'ai discuté longuement dans les précédentes séances, pour demander que les cuisines soient déclarées pièces habitables, je voudrais qu'une addition fût faite à ce sujet au procès-verbal.

M. Jourdan. — Je demande à ce qu'il soit noté que j'ai appelé l'attention de la Sous-Commission sur les changements apportés dans le projet de décret relatif à la hauteur des murs de post-face des bâtiments ; c'est là une innovation importante et il est bon de constater que la Commission a maintenu la rédaction proposée et qu'elle a décidé ce maintien en connaissance de cause.

M. le Président. — Pour l'article 4, j'avais fait observer qu'il peut arriver qu'une façade soit en avancement sur l'alignement et que, dans ce cas, l'espace laissé libre est moindre que la largeur de la voie.

La Commission n'a pas cru devoir réglementer ce point spécial en se basant sur ce que les constructions en avancement ne sont dans cet état qu'à titre temporaire.

Après ces observations, le procès-verbal est adopté.

M. Chancel. — Article 8. — Je propose le changement suivant :

« *Le profil des bâtiments sur cours sera déterminé comme il est dit à l'article 1er et dans les conditions suivantes : La largeur, etc...* »

Cette rédaction est adoptée.

M. le Président. — La parole est à M. Bonnier pour les rédactions qui lui ont été demandées.

M. Bonnier. — Article 2. — Dans la proposition de M. Boileau, je pense qu'il ne faut pas viser les constructions décoratives ; c'est affaire d'appréciation qui ne peut être de la compétence de l'administration municipale.

Il y aurait aussi des observations à formuler à propos de l'angle et des espaces habitables.

Je propose la rédaction suivante :

« *Sur la voie publique, pour les hauteurs supérieures à 20 mètres, les constructions* » *pourront monter à une hauteur indéterminée à condition que la distance qui les sépare* » *des limites de la propriété ou de l'alignement opposé soit le double de cette hauteur.* »

M. Pascal. — Il y aurait intérêt à débarrasser les bâtiments civils du soin d'interpréter les questions relatives aux constructions particulières.

M. le Président. — A quelle rédaction pourrait-on s'arrêter ?

M. Bonnier. — On pourrait garder l'ancienne rédaction de l'article 2 en supprimant la surface.

La rédaction adoptée dans la séance du 8 juin 1899 est maintenue : « *Dans les carrefours... etc.* »

M. Bonnier. — J'examine la proposition de M. Bourdais, article 4, et j'arrive à proposer la rédaction suivante :

« *Toutefois, quand deux propriétaires conviendront de reculer également leurs fa-* » *çades en arrière de l'alignement de façon à constituer une voie réelle plus large que* » *l'ordonnancement;*

» *Qu'ils prendront l'engagement notarié devant la Ville de maintenir cet état nouveau* » *à perpétuité;*

» *Ils pourront bénéficier de la hauteur permise pour la largeur réelle de la voie* » *ainsi créée mais seulement pour les parties de leurs propriétés qui se feront face.* »

M. Pascal. — Alors dans les Champs-Élysées, si je fais les choses largement, si je recule mes bâtiments, je ne pourrai profiter de ce recul que si le propriétaire en face en fait autant. Cette recherche de symétrie me paraît inutile.

M. Bonnier. — Si un propriétaire recule sa construction d'une très petite quantité, puis si un autre recule sa construction d'une grande quantité, il en résultera des découverts de murs mitoyens.

M. Pascal. — Qu'ils aient une dimension ou une autre, cela n'a guère d'intérêt.

M. Badois. — Je préférerais conserver l'article 4 tel qu'il est.

M. Trélat. — Vous avez déterminé des hauteurs proportionnelles aux largeurs des voies, cela suffit.

M. le Président. — Je mets aux voix la proposition de M. Badois.

L'article 4 est adopté.

Le mot « *articulé* » est remplacé par « *effectivement réalisé* ».

M. Jourdan. — Je préférerais conserver le mot articulé qui indique mieux que tout autre ce qui doit être dit et qui est employé couramment par le service du plan et des architectes voyers.

M. Sauger. — Il se peut que l'alignement quoique décrété ne puisse pas être effectivement réalisé.

M. le Président. — Je mets aux voix le maintien du mot « *articulé* » en ajoutant et « *effectivement réalisé* ».
La Sous-Commission adopte.

M. le Président donne lecture de l'article 10.
Les deux derniers alinéas me paraissent très critiquables et pourraient, à mon avis, être supprimés.

Tout d'abord, faut-il maintenir la distinction des cours et courettes ? Je le pense, à cause des water-closets, mais les cuisines pourraient rester dans la nomenclature des pièces habitables.

M. Lisch. — Ce que l'on recherche, c'est de donner plus d'air aux cuisines ; mais, si on les place sur des grandes cours, tous les locataires seront incommodés par les odeurs.

M. Boileau. — On fera très difficilement des appartements convenables si on ne conserve pas des cours spéciales pour les cuisines.

M. Badois. — Je demande une autre rédaction pour les trois premiers alinéas.

« *La surface minima d'une courette aérant et éclairant une ou plusieurs cuisines,*
» *sera, pour les bâtiments ayant jusqu'à 12 mètres de hauteur, de 9 mètres carrés, le plus*
» *petit côté ayant 3 mètres de longueur.*
» *Au delà de la hauteur de 12 mètres et pour chaque mètre excédant, le minimum*
» *de superficie des cours sera augmenté de un mètre.* »

M. Lisch. — Cela me paraît excessif, car les courettes montent souvent jusqu'au faîte du comble.

M. Badois. — On peut laisser $0^m,75$; j'entends par hauteur, la hauteur verticale ; je serais très désireux de voir les courettes augmentées.

M. Chancel. — Je propose la rédaction suivante :

« *La surface minima d'une courette éclairant et aérant une ou plusieurs cuisines,*
» *sera de $0^m,50$ par chaque mètre de hauteur totale du bâtiment dans lequel elle est in-*
» *corporée.* »

M. Badois. — Je demande que la surface soit de $0^m,75$ par mètre.

M. le Président. — Je mets aux voix la proposition de M. Badois : $0^m,75$ par mètre.

La Sous-Commission n'adopte pas cette mesure et adopte $0^m,50$ par mètre avec la rédaction de M. Badois.

2ᵉ alinéa.

M. Dedrie. — En cas de différence entre les hauteurs des murs de la courette, quelle hauteur prendra t-on ? Je pense qu'il est indispensable de le préciser.

M. Boileau. — Je propose que le deuxième alinéa soit maintenu.

M. Badois. — Je demande que la surface soit basée sur la hauteur du bâtiment le plus élevé.

M. Trélat. — On poursuit deux questions différentes ; M. Boileau demande com--

ment on peut faire des courettes peu étendues, d'autre part, on cherche comment on peut agrandir ces courettes.

Cette dernière question est celle qui m'intéresse, l'obstacle est la hauteur et on doit viser le bâtiment le plus haut pour réglementer la surface de la courette.

M. LE PRÉSIDENT. — Je mets aux voix la suppression du deuxième alinéa.
La Sous-Commission ne se prononce pas.

La prochaine réunion est fixée au jeudi 22 juin 1899.

Le Secrétaire,	*Le Président,*
GEORGES DEBRIE.	DONIOL.

Procès-verbal n° 6.

Séance du 22 juin 1899.

Sont présents :

MM. Doniol, *président*, Trélat, Daumet, Pascal, Lisch, Bourdais et Boileau.
MM. Jourdan, Bonnier, Debrie et Chancel, assistent à la séance.
M. Badois s'est fait excuser.
Le procès-verbal de la dernière séance est lu et adopté.

M. Jourdan. — Nous avons reçu une lettre de M. le Ministre de l'Intérieur qui nous rappelle l'intérêt qu'il y aurait à terminer rapidement notre travail.

M. le Président. — Le mieux est d'activer les travaux de notre Sous-Commission pour que le Comité technique soit saisi avant les vacances ; il n'y a pas de temps à perdre, car il faudra aussi demander un rapport à M. Boileau.

M. Bonnier. — La difficulté qui résulte de la hauteur du mur mitoyen nous a amené à réglementer les courettes suivant la rédaction suivante que M. Chancel va vous présenter :

M. Chancel. — Art. 10. — *Les courettes éclairant et aérant une ou plusieurs cuisines devront avoir au droit de l'axe des baies éclairant ces cuisines une largeur au moins égale au sixième de la hauteur du faîte des bâtiments entourant ou joignant lesdites courettes, sans que, en aucun cas, ces courettes ne puissent avoir dans œuvre une largeur moindre de 3 mètres, mesurée dans tous les sens, et une surface inférieure à 9 mètres superficiels. Dans une courette joignant des murs mitoyens, ceux-ci seront supposés construits à une hauteur de 20 mètres.*

M. Bourdais. — La rédaction me paraît à examiner en ce qui concerne les 3 mètres dans tous les sens ; ceci peut être gênant si la cour se termine en plan par un petit pan coupé.

D'autre part, supposons qu'à un ou deux étages inférieurs, il n'y ait pas de cuisine ; pourquoi imposer une obligation qui n'aurait pas d'objet ?

M. Chancel. — La rédaction explique bien :

« *Au droit de l'axe des baies éclairant ces cuisines.* »

M. Bourdais. — Un prospect et une surface suffiraient.

M. LE PRÉSIDENT. — Je mets aux voix la rédaction de M. Chancel en supprimant les 3 mètres dans tous les sens et en mettant 2 mètres pour plus petite dimension de la cour.

La Sous-Commission adopte cette rédaction.

M. CHANCEL. — Il y aurait à répéter l'article 24 du décret en vigueur.

D'autre part, je fais remarquer qu'au cas de courettes voisines, la surface totale, s'il y a des cuisines sur toutes les faces, sera de 50 mètres, tandis que nous admettons une cour de 25 mètres superficiels pour des chambres à coucher.

M. LE PRÉSIDENT. — Lecture des deux derniers alinéas de l'article 10.

M. BOILEAU. — Je propose que, par exception, ce minimum soit considéré comme suffisant pour des cuisines qui n'auraient pas plus de $1^m,50$ dans leur plus grande dimension.

La Sous-Commission adopte cette proposition.

M. LE PRÉSIDENT. — Je me demande si on ne devrait pas supprimer le dernier alinéa.

M. JOURDAN. — Cette permission laissait beaucoup de facilité aux constructeurs et rendait des services.

M. TRÉLAT. — Ces courettes de 4 mètres sont de véritables cheminées, très utiles et efficaces.

M. LE PRÉSIDENT. — Je mets aux voix la proposition de M. Trélat tendant au maintien du dernier alinéa.

La Sous-Commission adopte le maintien proposé.

M. LE PRÉSIDENT. — Lecture de l'article 11.

M. BONNIER. — On admet des trémies, c'est peu recommandable.

M. DAUMET. — On pourrait restreindre l'application de ce procédé aux W.-C. pourvus du *Tout-à-l'égout*.

M. TRÉLAT. — Si on considère le tout-à-l'égout installé, la trémie ne fera rien ; il faut une ouverture en bas, une évacuation en haut. Il faut une communication basse et une communication haute avec l'air extérieur. Si cette condition est remplie, on n'aura jamais d'odeur.

La seule ouverture dans le haut ne sert à rien du tout.

La section de l'ouverture inférieure pourrait être de deux décimètres carrés; celle de l'ouverture supérieure de quatre décimètres carrés.

M. LE PRÉSIDENT. — Je mets aux voix la proposition de M. Daumet.

La Sous-Commission adopte.

M. LE PRÉSIDENT. — Je mets aux voix la proposition de M. Trélat tendant à établir une ventouse à la partie basse.

La Sous-Commission adopte.

M. PASCAL. — Quand les constructeurs auront cette facilité, ils feront des cabinets communs qui seront dans de très mauvaises conditions.

M. Boileau. — On pourrait ne viser que des water-closets à l'usage d'un seul appartement.

M. le Président. — M. Debrie préparera une rédaction pour la prochaine séance.

M. le Président. — Lecture de l'article 12.
Adopté.
Lecture de l'article 13.

M. Debrie. — Je demande la suppression du mot « *verticale* ».

M. Bourdais. — Et son remplacement par le mot « *libre* ».

M, Jourdan. — Il faut dire « *au moins égale.* »
Ces modifications sont adoptées.

M. Boileau. — Je demande qu'il soit interdit de couvrir les cours et courettes sur lesquelles prennent jour et air des logements.

M. Jourdan. — La rédaction de l'article 22 du décret en vigueur me paraît très complète. On pourrait changer la proportion.

M. le Président. — Ce serait très bien ; on rédigera dans ce sens.
Lecture des articles 14 et 15.
Adoptés.

La prochaine réunion est fixée au jeudi 29 juin.

Le Secrétaire, *Le Président,*
Georges DEBRIE. DONIOL.

Procès-verbal n° 7.

Séance du 29 juin 1899.

Sont présents :

MM. Doniol, *président ;* Badois, Daumet, Bourdais, Lisch, Pascal et Boileau.
MM. Jourdan, Bonnier, Debrie et Chancel, assistent à la séance.
MM. Trélat et Sauger se sont fait excuser.
Le procès-verbal de la dernière séance est lu et adopté.

M. Debrie. — Conformément à la décision prise par la Sous-Commission, le deuxième alinéa de l'article 11 pourrait être rédigé ainsi :

« *Dans les propriétés où les matières de vidange ne séjournent pas, les cabinets
» d'aisances placés dans l'intérieur des appartements doivent remplir des conditions sui-
» vantes.*

« *Ils seront en communication constante avec l'air extérieur par deux ouvertures.
» L'une à la partie inférieure du cabinet, aura une section d'au moins deux décimètres
» carrés, l'autre à la partie supérieure, aura au moins quatre décimètres carrés. —
» Les cuvettes seront siphonnées.* »

M. Daumet. — Je crois que la rédaction n'est pas dans l'esprit de ce que nous avons pensé, nous avons expressément visé les maisons où le tout à l'égout sera installé.

M. Badois. — La rédaction est bien conforme à ce que nous avons décidé, il suffirait à mon avis de dire que les water-closets seront installés d'une façon hygiénique sans dire comment on y arrivera.

M. Chancel. — On pourrait revenir à l'ancien texte.

M. le Président. — Il était très convenable.
La Sous-Commission décide de revenir à l'ancien texte de l'article 11.

M. le Président. — J'appelle l'attention de la Sous-Commission sur l'article 16 (dernier alinéa seulement) et sur les articles 17 et 18. Le comité du contentieux fait observer que l'application de ces articles rendrait nécessaire une loi dans ces conditions. Ces articles devraient disparaître du règlement qui nous occupe.

Il est vrai que le décret vise aussi la hauteur des étages et que ces prescriptions sont en dehors du règlement des hauteurs.

Malgré l'avis du contentieux, les prescriptions hygiéniques peuvent être examinées par nous, mais il y a un certain inconvénient à présenter des choses qui peuvent être supprimées par le Conseil d'État.

M. Jourdan lit l'avis donné par le comité consultatif dans sa séance du 24 avril 1899.

La Sous-Commission peut donner son avis, l'administration verra dans quelles conditions on peut assurer l'application des règles qui seront arrêtées.

M. Daumet. — Quoique nous reconnaissions la grande utilité du comité consultatif, la Sous-Commission peut maintenir les articles visés, pour bien indiquer à l'administration son avis.

M. Bourdais. — On pourrait ne pas modifier la hauteur des étages et laisser 2^m,60, mesure qui est acceptée par tout le monde.

M. le Président. — L'article 8 du décret en vigueur pourrait être rétabli.

M. Daumet. — L'ancien règlement est de notoriété publique et il y a intérêt à le garder.

M. Chancel. — On ne pourrait pas maintenir l'article 7 pour le nombre des étages, car il serait possible maintenant de construire plus de 7 étages.

M. le Président. — Il n'y aurait aucun mal à cela.

La Sous-Commission décide le rétablissement de l'article 8 du décret en vigueur.

M. Pascal. — Cependant, si le résultat auquel nous arrivons est de permettre un étage de plus, nous n'aurons pas fait bonne besogne ; ne perdons pas de vue ce que nous avons voulu augmenter, l'hygiène de l'habitation.

M. Bourdais. — Où serait le mal que les maisons aient un plus grand nombre d'étages si les conditions d'hygiène sont observées ?

Quoiqu'on en dise, les droits du propriétaire sont intéressants. On doit les sauvegarder parce que le prix du loyer en dépend, et parce que le prix des loyers intéresse toute la population.

M. Badois. — Il ne faut pas de contradictions dans nos règlements ; si nous laissons quelque liberté aux propriétaires, il faut les laisser jouir de cette liberté.

M. Boileau. — Il faudrait augmenter la hauteur des étages à mesure qu'on se rapproche du rez-de-chaussée, et si nous laissons 2^m,80 pour le rez-de-chaussée, ce point de départ est bien peu différent de la hauteur de 2^m,60 indiquée pour les étages,

M. Pascal. — Il faudrait mieux donner 2^m,70 de hauteur aux étages.

M. Boileau. — Pour les logements destinés aux ouvriers, il faut conserver 2^m,60.

M. Daumet. — Pour les hôtels, on cherche à ne pas placer le premier étage trop haut, afin de ne pas avoir beaucoup à monter ;

D'autre part, on fait des planchers assez minces en appliquant de nouveaux procédés de construction. Si le constructeur gagne ainsi de l'espace, pourquoi ne pas lui en laisser le bénéfice ?

M. le Président. — Faut-il maintenir l'article 7 du règlement en vigueur ainsi que la demande de M. Pascal.

La Sous-Commission n'accepte pas la limitation du nombre d'étages.

M. le Président. — Voyons le dernier alinéa de l'article 16.

M. Badois. — Je demande qu'il soit supprimé, je ne vois pas son utilité.

M. Jourdan. — La Commission des logements insalubres demande, comme moyen d'aération, des cheminées dans les chambres de domestiques.

M. Debrie. — La Sous-Commission ne s'est jamais arrêtée aux détails de construction ; il n'y a aucune raison de faire une prescription relative aux conduits de fumée dernier étage, alors que rien dans le projet ne vise les autres étages.

M. le Président. — Je mets aux voix.

La Sous-Commission supprime cet alinéa.

M. le Président. — Lecture de l'article 17.

M. Bourdais. — Il n'y a aucun intérêt à conserver cet article. Sa place n'est pas dans ce règlement.

La Sous-Commission décide la suppression de cet article.

M. le Président. — Lecture de l'article 18.

Le dernier alinéa peut être supprimé ; il fait double emploi avec les articles précédents.

Adopté.

M. le Président. — Les deux premiers alinéas peuvent être supprimés comme ne trouvant pas leur place dans le règlement en discussion.

Lecture de l'article 19.

M. Chancel. — Il faudrait ajouter l'article 8 aux articles visés.

M. Daumet. — L'article 19 est une innovation qui ne sera pas acceptée; on ne permettra pas aux agents de l'administration de la Ville de Paris d'entrer dans les services de l'État.

M. Bonnier. — Il a des édifices publics qui sont municipaux.

M. Pascal. — Bien pour les édifices municipaux, mais pas pour ceux de l'État; une ville, quelle qu'elle soit, n'a pas à contrôler l'État.

M. Boileau. — La discussion me paraît sans objet, je ne mettrais rien ; si la Ville a le droit d'appliquer son règlement aux édifices de l'État, elle l'appliquera.

M. Pascal. — J'ai eu un conflit administratif à propos de la Bibliothèque nationale ; je l'ai heureusement résolu en passant outre, mais c'est peu agréable ; l'article 19 ferait naître des conflits de cette nature à tout instant.

M. Badois. — Il y a autant de danger à dire : les édifices publics seront ou ne seront pas soumis, il ne faut pas les placer dans une classe séparée.

M. Pascal. — Les projets de constructions pour l'État sont soumis à des conseils spéciaux, c'est suffisant.

M. le Président consulte la Sous-Commission qui décide la suppression de l'article et le maintien du premier alinéa de l'article 26 du décret en vigueur.

M. le Président. — Lecture des articles 20, 21, 22.
Adoptés.

M. le Président. — Il reste à arrêter la rédaction revisée.

Je me permets de demander que cette rédaction soit arrêtée immédiatement, de façon que M. Boileau puisse faire son rapport pour la prochaine séance qui reste fixée à jeudi prochain.

Il est décidé que MM. Jourdan, Bonnier, Boileau, Debrie et Chancel se réuniront sous la présidence de M. Doniol, lundi prochain, à 3 heures, pour arrêter la rédaction que M. Debrie aura préparée d'ici là.

La séance est levée à midi.

Le Secrétaire,
Georges DEBRIE.

Le Président,
DONIOL.

Procès-verbal n° 8.

Séance du 6 juillet 1899.

Sont présents :

MM. Doniol, *président*, Badois, Daumet, Pascal, Lisch, Trélat, Bourdais et Boileau.

MM. Jourdan, Bonnier, Debrie et Chancel, assistent à la séance.

Le procès-verbal de la dernière séance est lu et adopté.

M. Jourdan distribue des exemplaires imprimés du projet de décret présenté par la Sous-Commission du Comité technique.

M. Boileau donne lecture de son projet de rapport.

Sa Sous-Commission en approuve le principe et M. le Président remercie M. Boileau.

M. Trélat. — La conclusion du rapport de M. Boileau est qu'on aura l'avantage économique de pouvoir construire neuf étages, il me paraît utile d'énoncer en même temps l'insalubrité qui en résultera nécessairement.

En effet, l'épaisseur des bâtiments ne change pas, la lumière ne pénétrera pas directement, les conditions de l'habitation seront donc moins bonnes.

M. Bonnier. — On peut ajouter que l'agglomération des habitants est une source d'insalubrité.

M. Bourdais. — Mais les conditions de salubrité de ces étages seront aussi bonnes que possible ; les cours seront augmentées; il y a une proportionnalité entre la hauteur et la largeur, il en résulte que les conditions hygiéniques seront les mêmes pour tous les étages. Il faut aussi considérer que les étages supérieurs sont de beaucoup en arrière de la façade.

M. Daumet. — On pourrait dire que le rez-de-chaussée et que l'étage au-dessus du rez-de-chaussée auront $2^m,80$ de hauteur, les intérêts à respecter ne seraient pas lésés par cette mesure.

M. Pascal. — Ou dire que la hauteur de $2^m,60$ ne sera permise qu'à partir du 3ᵉ étage.

M. Boileau. — Si on désire $2^m,80$ au rez-de-chaussée, il serait juste de dire $2^m,70$ pour le 1ᵉʳ étage, puisqu'on permettra $2^m,60$ au 2ᵉ étage.

M. LE PRÉSIDENT. — Je mets aux voix la proposition de M. Daumet.
Adopté.

M. DEBRIE donne lecture du projet de décret imprimé.
Art. 2. — Premier alinéa.

M. BOILEAU. — Je propose de supprimer l'expression de « *ligne horizontale* »

MM. DAUMET et LISCH. — La rédaction ne donne lieu à aucune équivoque.
La Sous-Commission maintient la rédaction.
Deuxième alinéa.

M. BOILEAU. — Je demande si la Commission maintient la mesure de hauteur prise au point milieu de la façade. Je propose que ce soit au point le plus élevé.

M. BONNIER. — Il vaudrait mieux que le profil suivît la pente de la rue.
La Sous-Commission maintient le texte.
Article 4.

L'art. 8 serait ainsi libellé :
« *Le mur mitoyen pourra s'élever à $1^m,50$ au-dessus du profil limitant les bâtiments sans pouvoir jamais dépasser la hauteur de $31^m,50$.*
» *De part et d'autre de ces murs séparatifs, les constructions seront limitées par un plan à $45°$ sur l'horizon passant par le faîte du mur.*
» *Du côté de la voie publique, au-dessus de la ligne horizontale, la tête du mur mitoyen sera limitée par le gabarit des saillies à l'alignement tel qu'il est indiqué au présent décret.* »

La Sous-Commission ne s'arrête pas à cette modification.

M. CHANCEL. — Je propose de reporter l'alinéa relatif aux carrefours avec l'art. 5 qui deviendra le deuxième alinéa précédé du mot « *néanmoins* ».
Adopté.
Article 6.

La Sous-Commission décide d'ajouter les mots « *profil de chacune des façades* ».
Article 11.

M. BOILEAU. — Au troisième alinéa, on pourrait supprimer l'expression « *rayon de comble* » d'ailleurs tout l'alinéa est inutile, je propose de le supprimer.
Adopté.

M. DEBRIE. — Il faut alors, au deuxième alinéa, dire : « *Cette hauteur sera limitée par les mêmes profils que ceux autorisés pour...* »
Quatrième alinéa.

M. LE PRÉSIDENT. — M. Debrie voudra bien étudier une nouvelle rédaction relative aux cours.

La prochaine réunion fixée au mardi, 11 juillet, à 10 heures.

Le Secrétaire,   *Le Président,*
GEORGES DEBRIE.   DONIOL.

Procès-verbal n° 9.

Séance du 11 juillet 1899.

Sont présents :

MM. Doniol, *président,* Daumet, Pascal, Lesch, Badois, Bourdais et Boileau.
MM. Jourdan, Bonnier, Debrie et Chancel assistent à la séance.
MM. Trélat et Sauger se sont fait excuser.
Le procès-verbal de la dernière séance est lu et adopté.

M. Debrie continue la lecture du projet de décret.
Article 11 :

M. Pascal. — Ne va-t-on pas avec ce déplacement à 45° et les cheminées adossées créer des trous à neige dans toutes les maisons le long des tanches de cheminées ?

M. Debrie fait remarquer que la différence de hauteur entre les murs et les faîtages sera minime.

Je propose, pour le premier paragraphe de l'article 11, la nouvelle rédaction suivante :

« *Les bâtiments ou parties de bâtiment qui seront construits aux étages en arrière du rez-de-chaussée bénéficieront des périmètres correspondants aux longueurs ainsi obtenues. Le sol d'une cour peut être à un niveau différent de celui de la voie publique ou d'une autre cour.* »

Adopté.
Le cinquième paragraphe est adopté.
Lecture de l'article 12 :

M. Jourdan. — Je demande le maintien de la rédaction.

M. le Président propose le maintien de l'article, sauf la fin modifiée de la manière suivante :

« *Les bâtiments limitant ces cours seront régis par les profils correspondants aux prospects obtenus.* »

Adopté.

M. Daumet. — La clôture de 5 mètres devrait être réalisée par une grille ajourée.

M. Debrie. — Je fais remarquer que la clôture quelconque permet d'édifier des bâtiments d'un étage à rez-de-chaussée.

Article 13. — La Sous-Commission décide d'ajouter « *9 mètres carrés* » au premier alinéa.

Article 14. — . . . .
Adopté.

M. Pascal. — Je propose de supprimer les trémies.

M. Badois. — On ne devrait pas dire « *On pourra établir* » si c'est un droit.

M. Daumet. — Ces termes ne devraient être autorisés que quand il y aura le système tout-à-l'égout, et interdits quand les cabinets sont communs.

M. le Président. — Il y a bien « *l'Administration pourra autoriser...* »
La Sous-Commission supprime le deuxième alinéa.

M. le Président. — La situation reste ce qu'elle est à présent. MM. les architectes apprécieront.

Article 15.

M. le Président demande d'ajouter 4 mètres carrés.
Adopté.

Article 16.

M. Boileau. — Je demande la suppression des orifices intérieurs.
Adopté.

M. Boileau. — Je demande aussi la suppression des mots « *faces verticales* ».
La Sous-Commission en maintient le texte.

M. Debrie. — Je propose la rédaction suivante :
« *A moins qu'il ne soit réservé un passage d'air libre permanent qui aura au moins la surface de la cour ou courette exigible.* »
Adopté.

Les articles 17 et 18 sont adoptés.

M. Bonnier. — Je demande que l'on revienne à l'ancienne rédaction et qu'on exige 2 mètres superficiels de plafond horizontal dans les chambres lambrissées.

Article 20.

M. Bonnier. — La Commission a-t-elle voulu spécifier qu'il s'agit des bâtiments de l'État et non des édifices ouverts au public.

La Commission maintient la rédaction de cet article qui est la reproduction du décret en vigueur.

Articles 21 et 22. — . . . .
Adoptés.

Examen du Tableau annexé.

M. Chancel. — La colonne 3 devrait s'appeler « *Hauteur verticale du profil.* »
Adopté.

M. le Président. — On devrait faire passer la deuxième colonne à la quatrième colonne.

M. Bonnier demande qu'on ajoute à l'article 11 une clause relative aux cours diminuées après coup.

La rédaction suivante est adoptée :

« *En aucun cas la surface de cour réglementaire pourra être diminuée par suite de construction nouvelle ou aliénation.* »

Ce texte sera mis à la suite du deuxième alinéa de l'article 11.

M. Boileau donne lecture de son rapport qui est adopté. Ce rapport est remis à M. Jourdan qui fera le nécessaire pour que la réunion du Comité puisse avoir lieu très prochainement.

Le Secrétaire,　　　　　　　　　　　　　　　　　　*Le Président,*
Georges DEBRIE.　　　　　　　　　　　　　　　　DONIOL.

2°. — RAPPORT DE M. BOILEAU, ARCHITECTE

sur les travaux de la Sous-Commission du comité technique

Monsieur le Préfet,
Messieurs,

Je n'ai pas à refaire ici le rapport si intéressant et si documenté, que M. Bonnier nous a présenté au nom de la Commission de Révision du décret de 1884. Je ne crois pas non plus qu'il soit utile d'examiner en détail toutes les règles que vous avez jugé à propos d'amender; je me bornerai à indiquer les traits essentiels du projet qui ressort de nos communes études.

Plusieurs points étaient acquis dès l'origine de nos travaux, quant à l'esprit des modifications à apporter au décret sur la hauteur des maisons, actuellement en vigueur.

Nous devions faire disparaître les anomalies de ce décret, en établissant une proportionnalité continue et régulière entre les hauteurs des bâtiments et les largeurs des voies sur lesquelles ces bâtiments doivent être construits. Nous pouvions accorder quelques faveurs aux bâtiments à construire en bordure de voies très larges, mais nous avions surtout à nous préoccuper des hauteurs exagérées permises aujourd'hui dans les rues étroites. Il nous fallait chercher,

---

(1) La Sous-Commission est composée de MM. Doniol, *président* ; Badois, Boileau, Bourdais, Daumet, Lisch, Pascal et Trélat.
M. Debrif, architecte voyer, remplit les fonctions de Secrétaire administratif.
MM. Jourdan, Sauger, Bonnier et Chancel assistaient aux séances de la Sous-Commission, à titre consultatif.

pour les cours intérieures, des dimensions qui fussent en rapport avec l'élévation des bâtiments qui les entourent, fixer enfin, d'une manière plus rationnelle, le régime des courettes, en tenant compte de la hauteur de leurs parois.

Nous ne pouvions songer, on le conçoit, à bouleverser les usages reçus, jusqu'au point d'amener des dépréciations ou des majorations sérieuses de la valeur des terrains dans Paris. Nous nous sommes tenus, en fait, à des améliorations du règlement actuel, analogues à celles qui ont été déjà réalisées par le décret de 1884, sur le règlement précédent.

Le rapport de M. Bonnier contient un tableau graphique *(fig. 1.)* où la série des profils proportionnels que nous proposons, pour les façades élevées sur des voies de toutes largeurs jusqu'à 20 mètres, se trouve superposée aux contours généraux réalisés, dans les mêmes conditions, par l'application du règlement de 1884.

Ce tableau est toujours exact. Il vous suffira, messieurs, d'y jeter un coup d'œil, pour apprécier à première vue les résultats satisfaisants qui dérivent de notre système de proportionnalité, et pour juger en même temps de l'importance, en somme peu considérable, des différences de hauteur en plus ou en moins qui en sont la conséquence.

Je signale seulement l'innovation introduite dans nos profils, par l'adjonction à l'arc de cercle déjà connu des constructeurs sous le nom de "rayon légal", d'une tangente à 45 degrés qui permet d'élever le faîtage des bâtiments à une hauteur théoriquement indéfinie, mais toujours limitée, en pratique, par la rencontre des profils admis sur les cours.

Cette élévation du faîtage, extrêmement intéressante pour les constructeurs, n'enlève pas le moindre rayon de la lumière qui peut frapper les façades des bâtiments situés de l'autre côté des rues ou des cours intérieures.

L'innovation dont je parle constitue donc une liberté légitime. Nous n'avons cependant pas voulu qu'elle pût conduire à exhausser les murs séparatifs, toujours trop élevés, à notre avis, au regard des propriétés voisines.

Le constructeur qui voudra user de la liberté nouvelle devra retourner la tangente à 45 degrés, de son côté, à partir du faîte des murs séparatifs en question. Il ne pourra jamais monter ces murs à plus d'un mètre au-dessus du point le plus haut du quart de cercle, auquel lui donnent droit les largeurs des rues ou des cours intérieures qui limitent les constructions.

*
* *

Voici, maintenant, quelques-unes des particularités qui se présentent dans l'application des profils proportionnels ; mais permettez-moi, messieurs, d'ouvrir d'abord une parenthèse, à propos d'une expression nouvelle dans nos règlements de voirie.

Je veux parler du mot *prospect*, qui désigne tantôt la largeur de la rue, tantôt celle de la cour intérieure ; en général, la largeur de toute espèce d'espace libre qui s'étend au-devant d'une façade, mesuré perpendiculairement à cette façade. Le mot est commode ; je l'emploierai, si vous voulez bien, pour plus de brièveté dans la suite de ce rapport.

Prenons la particularité des bâtiments élevés à l'angle de plusieurs voies d'inégale largeur.

Logiquement, chacune des façades de ces bâtiments devrait être régie par le profil correspondant à son prospect. Il appartiendrait aux architectes de chercher des dispositions spéciales, aux angles des façades pour une bonne transition entre les hauteurs différentes que peuvent commander leurs profils enveloppants.

Nous n'avons pas cru que ce fût là un problème insoluble, mais nous avons dû reconnaître qu'une solution heureuse pouvait être parfois difficile à trouver. Le décret de 1884, visant ce cas particulier, permet au constructeur de retourner le profil de la façade la plus haute, sur les rues les plus étroites, jusqu'à concurrence de longueurs de façades égales, dans ces rues, à deux fois et demie leur largeur.

Nous avons conservé cette faveur en principe. Mais nous avons corrigé ce qu'elle avait de véritablement excessif, en fixant la longueur des façades favorisées à une fois et demie seulement la largeur des voies plus étroites.

*
* *

Le décret de 1884 accorde une faveur pareille à la façade sur la voie la plus étroite d'un bâtiment qui, bien que n'étant pas un bâtiment d'angle, comporte cependant des façades sur deux voies d'inégale largeur, lorsque l'espace compris entre ces deux voies ne mesure pas plus de 15 mètres.

Nous n'avons pas jugé que cette situation fût analogue à la précédente.

La faveur accordée aux maisons d'angle se défend en effet, parce que ces maisons, constituant le point terminus des rues, au moins d'un côté, en dégagent l'entrée et que la lumière du ciel arrive de ce fait, plus abondante, aux façades des maisons qui leur font vis-à-vis. On conçoit que ces façades ne souffrent pas, d'une manière appréciable de la hauteur de la maison d'angle.

Il n'en est pas de même au cours d'une rue, lorsque l'espace d'où vient la lumière se trouve enserré entre deux alignements continus.

Les propriétaires des maisons qui se trouveraient avoir pour vis-à-vis une façade favorisée d'un profil plus avantageux que celui auquel donne droit son prospect pourraient, avec raison s'en étonner et s'en plaindre. Nous avons pensé qu'il n'y avait ici qu'à rester dans le droit commun.

*
* *

Nous avons encore affirmé ce droit, mais cette fois à l'avantage des constructeurs, à propos des façades en pan coupé, ainsi qu'au sujet de celles beaucoup plus importantes, qui doivent être élevées dans les carrefours, en dehors de tout alignement des voies adjacentes.

Le décret de 1884 est muet à l'égard de ces façades. Il nous a paru qu'il était de toute justice de leur accorder les profils correspondant à leur prospect.

L'application de ces profils ne devra d'ailleurs porter que sur la façade même qui y a droit, sans aucune répercussion sur les façades en retour.

Nous n'avons pas voulu aller plus loin, encore que l'on nous ait montré combien les prospects des carrefours sont souvent considérables.

Dans l'occurrence d'une situation véritablement exceptionnelle, le constructeur pourra toujours, là comme ailleurs, invoquer l'article 21 qui permet des solutions monumentales, en dehors des règlements, moyennant l'autorisation du Conseil général des bâtiments civils et du Ministère de l'Intérieur.

*
* *

Une dernière particularité intéressante du mode d'application de nos profils, a trait aux bâtiments que des constructeurs veulent élever en arrière des alignements.

Le décret de 1884 distingue entre les bâtiments reculés tout entiers et ceux dont on conserve une partie à l'alignement. Il ne permet pas, dans ce dernier cas, de profiter, pour la partie reculée, du prospect obtenu.

C'est là une dérogation au droit commun, que le fait de conserver une partie de la maison à l'alignement ne suffit pas à justifier.

Nous avons, nous, pensé, comme la Commission de Révision, que l'exercice normal du droit aux profils proportionnels, pouvait être un moyen excellent d'inciter les propriétaires des maisons sises dans les rues étroites, à améliorer le régime de ces rues, de leur propre initiative.

Il suffira, si vous admettez cette manière de voir, que ces propriétaires évitent de créer des enfoncements fâcheux au long de la rue, en réalisant l'alignement d'une manière effective, au rez-de-chaussée.

*
* *

Je passe, messieurs, au point le plus délicat de notre programme, aux règles qui concernent les cours intérieures.

Nous nous sommes tenus, quant au principe de ces règles, au système logique des proportionnalités que je viens d'indiquer pour les rues. Mais nous avons cherché un mode d'application qui nous permît de nous rapprocher, quant aux résultats et en tant que cela n'avait pas de graves inconvénients, des usages actuellement consacrés par le décret de 1884.

Ce décret autorise l'établissement de pièces dites « habitables », c'est-à-dire autres que des cuisines, des cabinets d'aisance ou des dégagements, sur des cours intérieures de 5 mètres de largeur, dans les cas ordinaires, et de 6 mètres, lorsque les bâtiments sont élevés à la plus grande hauteur permise.

Nous avons admis, pour ces pièces habitables, des prospects au devant des fenêtres donnant droit, pour moitié moins d'étendue, à l'application des profils proportionnels qui régissent les façades élevées sur les voies. C'est-à-dire que des façades élevées sur des cours de 5 mètres de largeur par exemple, ou de 6 mètres, seraient régies par les profils des rues de 10 et de 12 mètres, et ainsi des autres.

Mais nous n'avons pas voulu permettre — et c'est là l'innovation capitale de notre projet — nous n'avons pas, dis-je, admis, comme le décret de 1884, que les mêmes prospects fussent conservés avec des façades sur cours régies par des profils hors de proportion, même lorsque ces façades constitueraient la postface symétrique d'un bâtiment élevé sur la voie publique.

Quand le constructeur d'un bâtiment élevé en bordure d'une voie de 20 mètres, par exemple, voudra user, sur sa cour, du même profil que sur la rue, il devra faire en sorte que le prospect au devant des fenêtres des pièces habitables, soit au moins de 10 mètres.

Il va sans dire que des propriétaires voisins ont toujours le droit de s'entendre pour constituer, au moyen de cours communes, des prospects donnant droit à des façades plus élevées.

*
* *

Examinons rapidement les courettes. Ce sont là, comme on sait, plutôt que de véritables cours, des trémies à ciel ouvert pratiquées dans un corps de bâtiment, pour éclairer et surtout aérer des cuisines, des cabinets d'aisance ou des dégagements.

Le décret de 1884 exige des courettes de 9 mètres superficiels avec largeur minima de 1^m,80, pour aérer des cuisines, et de 4 mètres avec largeur de 1^m,60, pour des cabinets d'aisance, des vestibules, des couloirs, etc.

Nous avons conservé les mesures des courettes, et des cabinets d'aisance. Mais nous avons augmenté proportionnellement celle des courettes des cuisines, au fur et à mesure que s'élevaient les faîtages des bâtiments, dans lesquels ces courettes étaient insérées.

Voici quelques résultats : les courettes des cuisines, insérées dans des bâtiments mesurant 12 mètres au faîtage, pourront toujours n'avoir que 9 mètres de superficie, mais avec des prospects d'au moins 2 mètres. Si le faîtage est à 18 mètres, le prospect sera porté à 3 mètres ; à 4 mètres, si le faîtage est à 24 mètres, et, enfin, pourra atteindre 5 mètres, ou un peu plus, dans le cas d'un faîtage à 30, 31 ou 32 mètres. Les superficies des courettes croîtront au-dessus de 9 mètres, au fur et à mesure que leurs parois trouées de plus de fenêtres de cuisine, se développeront sur une plus grande étendue.

* *

Dernière observation importante :

Le décret de 1884 fixe des minima de $2^m,80$ de hauteur sous plafond pour les rez-de-chaussée, et de $2^m,60$ pour les étages. Mais il ne permet pas d'élever plus de sept étages au-dessus du rez-de-chaussée.

Nous avons étendu la prescription de $2^m,80$ sous plafond à l'étage au-dessus du rez-de-chaussée ; nous avons conservé les $2^m,60$ pour les autres étages, mais nous n'en avons pas limité le nombre.

Un constructeur qui voudrait sacrifier une partie de son terrain, pour obtenir les prospects nécessaires et qui s'ingénierait, d'autre part, à établir le plus grand nombre d'étages possible, arriverait dans le cas le plus favorable, a monter 9 étages au-dessus du rez-de-chaussée. Ce peut être, sur des terrains d'un prix peu élevé, un moyen de réaliser des locations de petits logements à bon marché.

* *

Tels sont, messieurs, les traits essentiels de notre projet, ceux surtout qui le différencient le plus du règlement de 1884.

Les améliorations que nous avons pu réaliser, sont modestes. Nous les croyons cependant appréciables, en tous cas rationnelles; elles correspondent, à notre avis, aux besoins de notre époque. Nous vous prions d'en adopter le principe et les modes d'application.

Paris, le 11 juillet 1899.

Le Rapporteur,

L. C. BOILEAU.

3°. — PROJET DE RÈGLEMENT PRÉPARÉ PAR LA SOUS-COMMISSION
DU COMITÉ TECHNIQUE

TITRE PREMIER

Des bâtiments bordant les voies publiques et privées.

Article premier.

La hauteur des bâtiments bordant les voies publiques (rues, places, carrefours, boulevards, avenues, quais, etc.), dans la Ville de Paris, est limitée, conformément aux indications du tableau ci-annexé, par un profil qui se compose des trois éléments cette suivants : 1° une ligne droite verticale à l'alignement ; 2° un arc de cercle tangent à ligne verticale ; 3° une tangente rectiligne à cet arc de cercle.

Art. 2.

La ligne droite verticale à l'alignement détermine le nu de toutes les saillies autorisées par le décret y relatif. Elle s'élève depuis le sol jusqu'à la ligne horizontale sur laquelle se trouve son point de raccord avec l'arc de cercle.

La cote de hauteur de cette ligne horizontale, mesurée à partir du niveau du trottoir ou du revers pavé au pied de la façade, et prise au point milieu de la façade, est proportionnelle à la largeur légale de la voie publique, pour les parties alignées. Pour les parties en retrait de l'alignement et pour les bâtiments retranchables, on n'admettra pas une largeur supérieure à l'intervalle compris entre la partie la plus saillante de la façade du bâtiment et l'alignement légal opposé.

Cette cote de hauteur s'établit de la manière suivante :

Dans les voies de 1 à 12 mètres de largeur, la hauteur ne pourra excéder 6 mètres augmentés de la largeur de la voie.

Dans les voies de 12 mètres de largeur et au-dessus, la hauteur ne pourra excéder 18 mètres augmentés du quart de l'excédent de la largeur de la voie en plus de 12 mètres, sans que dans aucun cas cette hauteur puisse dépasser 20 mètres.

Ce mode de mesurage ne sera applicable pour les bâtiments en bordure des voies en pente que dans une longueur de 30 mètres ; au delà de cette longueur, les bâtiments seront abaissés suivant la déclivité du sol.

Si le constructeur établit plusieurs bâtiments distincts, la hauteur sera mesurée séparément pour chacun de ces bâtiments suivant les règles énoncées ci-dessus.

Art. 3.

L'arc de cercle doit être tangent à la ligne verticale d'alignement et son centre situé sur la ligne horizontale (*art.* 2). Le rayon de cet arc de cercle peut être d'une longueur égale à la moitié de la largeur de la voie, avec droit pour le constructeur à un minimum de 6 mètres, mais sans que ce rayon puisse être supérieur dans aucun cas à 10 mètres.

Art. 4.

La tangente rectiligne de raccordement sera menée à l'arc de cercle, avec une inclinaison de 45° sur l'horizontale, jusqu'à la rencontre de la tangente correspondante de la post-face du bâtiment élevé en bordure de la voie publique.

Dans aucun cas le faite des murs séparatifs ne pourra s'élever à plus de 1 mètre au-dessus du point le plus haut du quart de cercle.

De part et d'autre de ces murs séparatifs, les constructions seront limitées par un plan à 45° sur l'horizon et passant par le faite du mur.

Art. 5.

Dans les carrefours, aux angles des voies et sur les pans coupés, la hauteur permise correspondra à l'agrandissement du prospect assimité à une largeur de rue. Le supplément de hauteur ne sera admis que sur la largeur de la façade au devant de laquelle ce prospect sera réalisé.

Néanmoins, tout bâtiment situé à l'angle de voies publiques d'inégales largeurs, peut être élevé sur les voies les plus étroites jusqu'à la hauteur fixée pour la plus large, sans que toutefois la longueur de la façade ainsi élevée sur les voies les plus étroites puisse excéder une fois et demie la largeur légale de ces voies.

Si ces voies communiquant entre elles sont placées à des niveaux différents, la cote qui servira à déterminer la hauteur des bâtiments sera la moyenne des cotes prises au milieu de chaque façade.

Il sera fait abstraction pour ces mesurages des parties de façade à l'alignement qu'un pan coupé régulièrement ordonnancé aura supprimées.

Art. 6.

Pour les bâtiments autres que ceux dont il est parlé en l'article précédent, et qui occupent tout l'espace compris entre des voies d'inégales largeurs ou de niveaux différents, le profil de chacune des façades ne peut dépasser la hauteur fixée en raison de la largeur ou du niveau de la voie publique sur laquelle ces façades seront élevées.

Art. 7.

Les bâtiments ou parties de bâtiments qui seront construits à rez-de-chaussée ou aux étages en arrière de l'alignement, bénéficieront du périmètre permis pour la voie publique dont la largeur serait égale à la distance qui sépare la nouvelle façade ou partie de façade ainsi retraitée de l'alignement légal opposé, mais à la condition que l'alignement soit toujours articulé et effectivement réalisé.

Art. 8.

La tête du mur mitoyen sera limitée du côté de la voie publique, au-dessus de la ligne horizontale (art. 2), par le gabarit des saillies à l'alignement, tel qu'il est indiqué au décret y relatif.

Les souches de cheminées ne pourront monter à plus d'un mètre au-dessus du point le plus élevé du périmètre autorisé, et leur parement vertical antérieur ne pourra se trouver à moins de 1 mètre en arrière de l'alignement.

L'ensemble produit par les largeurs cumulées des faces des lucarnes à l'alignement ne pourra excéder les deux tiers de la longueur de face du bâtiment, déduction faite des couronnements des constructions en encorbellement sur la voie publique, dans les conditions indiquées au décret y relatif.

Art. 9.

Les constructeurs qui n'élèvent pas les façades de leurs bâtiments à toute la hauteur permise ont la faculté d'établir les autres parties de leurs bâtiments suivant leur convenance, sans pouvoir toutefois sortir du profil légal, tel qu'il est déterminé aux articles 1, 2, 3, 4 et 8.

Art. 10.

La hauteur des bâtiments établis en bordure des voies privées de toute nature, (passages, impasses, cités, squares, etc., à l'exception des cours et des courettes), fermées ou non à leurs extrémités, est déterminée d'après la largeur de ces voies ou espaces, conformément aux règles fixées pour les bâtiments en bordure des voies publiques, et suivant les indications du tableau ci-annexé.

Les dispositions des articles précédents sont également applicables aux bâtiments en bordure des voies privées.

SECTION II

Des bâtiments bordant les cours et les courettes.

Art. 11.

La hauteur des bâtiments établis en bordure des cours ainsi que la hauteur de la post-face des bâtiments élevés en bordure des voies publiques ou privées sont déterminées d'après la largeur de la cour, largeur prise dans l'axe de chaque baie des pièces pouvant servir à l'habitation de jour ou de nuit, conformément aux indications du tableau ci-annexé.

Cette hauteur sera limitée par les mêmes profils que ceux autorisés pour les bâtiments en bordure des voies publiques, à la condition que la cour ait une largeur au moins égale à la moitié de la largeur nécessaire pour une même hauteur sur la voie publique, sans que, dans aucun cas, la largeur de la cour au-devant des baies puisse être inférieure à 4 mètres et la surface de la cour inférieure à 25 mètres carrés.

En aucun cas la surface réglementaire de la cour ne pourra être diminuée par suite de constructions nouvelles ou par suite d'aliénation.

Les bâtiments ou parties de bâtiments, qui seront construits aux étages, en arrière du rez-de-chaussée, bénéficieront des périmètres correspondant aux largeurs ainsi obtenues.

Le sol d'une cour peut être à un niveau différent de celui de la voie publique ou d'une autre cour.

Les cages d'escaliers pratiquées sur les cours pourront sortir du périmètre indiqué ci-dessus, de manière à s'élever jusqu'au plafond du dernier étage desservi par ces escaliers.

Art. 12.

Lorsque plusieurs propriétaires auront pris, par acte notarié, l'engagement envers la ville de Paris de maintenir à perpétuité leurs cours communes et que la réunion de ces cours donnera la prospect réglementaire et la surface minima de 25 mètres, telle qu'elle est indiquée à l'article 11, les bâtiments limitant ces cours seront régis par les profils correspondant aux prospects obtenus.

Entre plusieurs cours réunies de la sorte, la hauteur des clôtures ne pourra excéder 5 mètres.

Art. 13.

Toute courette qui servira à éclairer et aérer une ou plusieurs cuisines devra avoir au droit de l'axe des baies éclairant ces cuisines, une largeur au moins égale au sixième de la hauteur du faîte des bâtiments entourant ou joignant ladite courette, sans que, en aucun cas, cette largeur mesurée dans œuvre puisse être inférieure à deux mètres, et que la surface de la courette puisse être inférieure à 9 mètres carrés.

Dans une courette joignant des murs mitoyens ceux-ci seront supposés construits à une hauteur de 30 mètres.

Par exception, les cuisines des loges de concierges pourront être éclairées et aérées sur des cours de 4 mètres superficiels avec une largeur minima de $1^m,60$.

Art. 14.

Toute courette sur laquelle seront éclairés et aérés des cabinets d'aisances devra avoir au moins 4 mètres de surface avec une largeur minima de $1^m,60$, mesurée dans œuvre.

Art. 15.

Au dernier étage des bâtiments, les pièces servant à l'habitation pourront prendre jour et air sur des courettes, à la condition que ces courettes aient une surface d'au moins 4 mètres carrés.

Art. 16.

Il est interdit d'établir des combles vitrés dans les cours et courettes au-dessus des parties des constructions sur lesquelles sont éclairés et aérés, soit des pièces habitables, soit des cuisines, soit des cabinets d'aisances, à moins qu'il ne soit réservé un passage d'air libre permanent qui aura au moins la surface exigible de la cour ou de la courette.

Art. 17.

Dans aucun cas, les surfaces des courettes ne pourront être réunies pour former soit une courette, soit une cour de dimensions réglementaires.

Art. 18.

Toutes les mesures des cours et courettes sont prises dans œuvre.

SECTION III

Dispositions diverses.

Art. 19.

Dans les bâtiments, de quelque nature qu'ils soient, en bordure des voies publiques ou privées ou des cours, la hauteur du rez-de-chaussée et celle de l'étage placé immédiatement au-dessus du rez-de-chaussée ne pourront jamais être inférieures à $2^m,80$ mesurés sous plafond.

La hauteur des sous-sols et des autres étages ne devra pas être inférieure à $2^m,60$ mesurés sous plafond, mais toute chambre lambrissée devra avoir au moins 2 mètres superciels de plafond horizontal.

Pour les étages dans les combles, cette hauteur de $2^m,60$ s'applique à la partie la plus élevée du rampant.

Art. 20.

Les dispositions qui précèdent ne sont pas applicables aux édifices publics.

Art. 21.

L'Administration pourra, pour les constructions privées ayant un caractère monumental, ou pour des besoins d'art, de science ou d'industrie, autoriser des modifications relatives à la hauteur des bâtiments, après avis du Conseil général des Bâtiments civils, et avec l'approbation du Ministre de l'Intérieur.

Art. 22

Le décret du 23 juillet 1884 est rapporté.

Ce projet de décret a été discuté et approuvé par la Sous-Commission du Comité technique dans ses neuf séances du 18 mai au 11 juillet 1899.

Le Secrétaire,
GEORGES DEBRIE.

Le Rapporteur,
L. C. BOILEAU.

Le Président,
DONIOL.

Tableau-Résumé
des cotes contenues dans le projet de décret sur les hauteurs

LARGEUR de la voie ou espace intérieur	PROSPECT sur cour Art. 2	HAUTEUR du mur de face Art. 1	RAYON de comble Art. 1	SURFACE de courettes de cuisines Art. 10	OBSERVATIONS
Mètres	Mètres	Mètres	Mètres	Mètres	
1,00	»	7,00	»	»	
2,00	»	8,00	»	»	
3,00	»	9,00	»	»	
4,00	»	10,00	»	»	
5,00	»	11,00	»	»	
6,00	»	12,00	»	9,00	
7,00	»	13,00	»	9,75	
8,00	4,00	14,00	»	10,50	
9,00	4,50	15,00	»	11,25	
10,00	5,00	16,00	»	12,00	
11,00	5,50	17,00	»	12,75	
12,00	6,00	18,00	6,00	13,50	
13,00	6,50	18,25	6,50	13,6875	
14,00	7,00	18,50	7,00	13,875	
15,00	7,50	18,75	7,50	14,0625	
16,00	8,00	19,00	8,00	14,25	
17,00	8,50	19,25	8,50	14,4375	
18,00	9,00	19,50	9,00	14,625	
19,00	9,50	19,75	9,50	14,8125	
20,00 et au-dessus	10,00	20,00	10,00	15,00	

Tableau-Résumé
des cotes contenues dans le projet de décret sur les hauteurs

LARGEUR de la voie ou de l'espace intérieur	HAUTEUR verticale du profil ART. 2	RAYON de l'arc de cercle ART. 3	PROSPECT sur Cour ART. 11
Mètres	Mètres	Mètres	Mètres
1,00	7,00	6,00	4,00
2,00	8,00	6,00	4,00
3,00	9,00	6,00	4,00
4,00	10,00	6,00	4,00
5,00	11,00	6,00	4,00
6,00	12,00	6,00	4,00
7,00	13,00	6,00	4,00
8,00	14,00	6,00	4,00
9,00	15,00	6,00	4,50
10,00	16,00	6,00	5,00
11,00	17,00	6,00	5,50
12,00	18,00	6,00	6,00
13,00	18,25	6,50	6,50
14,00	18,50	7,00	7,00
15,00	18,75	7,50	7,50
16,00	19,00	8,00	8,00
17,00	19,25	8,50	8,50
18,00	19,50	9,00	9,00
19,00	19,75	9,50	9,50
20,00 et au-dessus.	20,00	10,00	10,00

VI
Comité technique.

1º — PROCÈS-VERBAL DE LA SÉANCE DU 27 JUILLET 1899

Le Comité technique s'est réuni à 2 heures de l'après-midi dans la salle des Commissions de la direction du personnel, sous la présidence de M. le Préfet de la Seine.

Étaient présents :

Membres ayant voix délibérative : MM. Badois, Boileau, Bourdais, Daumet, Doniol, Lisch et Pascal.

Excusé : Hunebelle.

Membres ayant voix consultative : Les Directeurs administratifs, les Chefs des services techniques ;

MM. de Mallevoue et Bonnevalle, *secrétaires*.

MM. Jourdan, Bonnier, Debrie et Chancel assistent à la séance.

Excusés : MM. de Pontich et Boreux.

M. le Préfet déclare la séance est ouverte.

Après l'adoption du procès-verbal de la séance précédente du Comité technique, M. le Préfet rappellant le récent décès de M. Charles Garnier, est certain d'être l'interprète de tous les membres du Comité technique en rendant hommage à la mémoire de leur illustre collègue et en déplorant le vide que sa mort a laissé parmi tous ceux qui ont pu apprécier sa valeur.

M. le Préfet donne la parole à M. Boileau pour la lecture du rapport, en date du 11 juillet 1899, qu'il a rédigé au nom de la Sous-Commission technique sur le projet de révision du décret du 23 juillet 1884 sur la hauteur des bâtiments dans la Ville de Paris.

Monsieur le Préfet,
Messieurs,

Je n'ai pas à refaire ici le rapport si intéressant et si documenté que M. Bonnier nous a présenté au nom de la Commission de Révision du décret de 1884. Je ne crois pas non plus qu'il soit utile d'examiner en détail toutes les règles que vous avez jugé à propos d'amender ; je me bornerai à indiquer les traits essentiels du projet qui ressort de nos communes études.

Plusieurs points étaient acquis dès l'origine de nos travaux, quant à l'esprit des modifications à apporter au décret sur la hauteur des maisons, actuellement en vigueur.

Nous devions faire disparaître les anomalies de ce décret, en établissant une proportionnalité continue et régulière, entre les hauteurs des bâtiments et les largeurs des voies sur lesquelles ces bâtiments doivent être construits. Nous pouvions accorder quelques faveurs aux bâtiments à construire en bordure de voies très larges, mais nous avions surtout à nous préoccuper des hauteurs exagérées permises aujourd'hui dans les rues étroites. Il nous fallait chercher, pour les cours intérieures des dimensions qui fussent en rapport avec l'élévation des bâtiments qui les entourent, fixer, enfin, d'une manière plus rationnelle, le régime des courettes, en tenant compte de la hauteur de leurs parois.

Nous ne pouvions songer, on le conçoit, à bouleverser les usages reçus, jusqu'au point d'amener des dépréciations ou des majorations sérieuses de la valeur des terrains dans Paris. Nous nous sommes tenus, en fait, à des améliorations du règlement actuel, analogues à celles qui ont été réalisées par le décret de 1884, sur le règlement précédent.

Le rapport de M. Bonnier contient un tableau graphique (fig. 1) où la série des profils proportionnels que nous proposons, pour les façades élevées sur des voies de toutes largeurs jusqu'à 20 mètres, se trouve superposée aux contours généraux réalisés dans les mêmes conditions, par l'application du règlement de 1884.

Ce tableau est toujours exact. Il vous suffira, messieurs, d'y jeter un coup d'œil pour apprécier à première vue les résultats satisfaisants qui décrivent de notre système de proportionnalité, et pour juger en même temps de l'importance, en somme peu considérable, des différences de hauteurs en plus ou en moins qui en sont la conséquence.

Je signale seulement l'innovation introduite dans nos profils, par l'adjonction à l'arc de cercle déjà connu des constructeurs sous le nom de « rayon légal », d'une tangente à 45 degrés qui permet d'élever le faîtage des bâtiments à une hauteur théoriquement indéfinie, mais toujours limitée, en pratique par la rencontre des profils admis sur les cours.

Cette élévation du faîtage, extrêmement intéressante pour les constructeurs, n'enlève pas le moindre rayon de la lumière qui peut frapper les façades des bâtiments situés de l'autre côté des rues ou des cours intérieures.

L'innovation dont je vous parle constitue donc une liberté légitime. Nous n'avons cependant pas voulu qu'elle pût conduire à exhausser les murs séparatifs, toujours trop élevés, notre avis, au regard des propriétés voisines.

Le constructeur qui voudra user de la liberté nouvelle, devra retourner la tangente à 45 degrés, de son côté, à partir du faîte des murs séparatifs en question. Il ne pourra jamais monter ces murs à plus d'un mètre au-dessus du point le plus haut du quart de cercle, auquel lui donnent droit les largeurs des rues ou des cours intérieures qui limitent les constructions.

Voici, maintenant, quelques-unes des particularités qui se présentent dans l'application des profils proportionnels ; mais permettez-moi, messieurs, d'ouvrir d'abord une parenthèse, à propos d'une expression nouvelle dans nos règlements de voirie.

Je veux parler du mot prospect, qui désigne tantôt la largeur de la rue, tantôt celle de la cour intérieure ; en général, la largeur de toute espèce d'espace libre qui s'étend au devant d'une façade, mesuré perpendiculairement à cette façade ; le mot est commode ; je l'emploierai, si vous le voulez bien, pour plus de brièveté dans la suite de ce rapport.

Prenons la particularité des bâtiments élevés à l'angle de plusieurs voies d'inégales largeur.

Logiquement, chacune des façades de ces bâtiments devrait être régie par le profil correspondant à son prospect. Il appartiendrait aux architectes de chercher des dispositions spéciales, aux angles des façades, pour une bonne transition entre les hauteurs différentes que peuvent commander leurs profils enveloppants.

Nous n'avons pas cru que ce fût là un problème insoluble, mais nous avons dû reconnaître qu'une solution heureuse pouvait être parfois difficile à trouver. Le décret de 1884, visant ce cas particulier, permet au constructeur de retourner le profil de la façade la plus haute, sur les rues les plus étroites, jusqu'à concurrence de longueurs de façades, égales, dans ces rues, à deux fois et demi leur largeur.

Nous avons conservé cette faveur en principe. Mais nous avons corrigé ce qu'elle avait de véritablement excessif, en fixant la longueur des façades favorisées, à une fois et demie seulement la largeur des voie plus étroites.

Le décret de 1884 accorde une faveur pareille à la façade sur la voie la plus étroite d'un bâtiment qui, bien que n'étant pas un bâtiment d'angle, comporte cependant des façades sur deux voies d'inégale largeur, lorsque l'espace compris entre ces deux voies ne mesure pas plus de quinze mètres.

Nous n'avons pas jugé que cette situation fût analogue à la précédente.

La faveur accordée aux maisons d'angle se défend en effet, parce que ces maisons constituant le point terminus des rues, au moins d'un côté, en dégagent l'entrée et que la lumière du ciel arrive de ce fait, plus abondante, aux façades des maisons qui leur font vis-à-vis. On conçoit que ces façades ne souffrent pas, d'une manière appréciable, de la hauteur de la maison d'angle.

Il n'en est pas de même au cours d'une rue, lorsque l'espace d'où vient la lumière se trouve enserré entre deux alignements continus.

Les propriétaires des maisons qui se trouveraient avoir pour vis-à-vis, une façade favorisée d'un profil plus avantageux que celui auquel donne droit son prospect, pourraient avec raison s'en étonner et s'en plaindre. Nous avons pensé qu'il n'y avait ici qu'à rester dans le droit commun.

Nous avons encore affirmé ce droit, mais cette fois à l'avantage des constructeurs, à propos des façades en pan coupé, ainsi qu'au sujet de celles, beaucoup plus importantes, qui doivent être élevées dans les carrefours, en dehors de tout alignement des voies adjacentes.

Le décret de 1884 est muet à l'égard de ces façades. Il nous a paru qu'il était de toute justice de leur accorder les profils correspondant à leur prospect.

L'application de ces profils ne devra d'ailleurs porter que sur la façade même qui y a droit, sans aucune répercussion sur les façades en retour.

Nous n'avons pas voulu aller plus loin, encore que l'on nous ait montré combien les prospects des carrefours sont souvent considérables.

Dans l'occurrence d'une situation véritablement exceptionnelle le constructeur pourra toujours, là comme ailleurs, invoquer l'article 21 qui permet des solutions monumentales, en dehors des règlements, moyennant l'autorisation du conseil général des bâtiments civils et du Ministère de l'intérieur.

Une dernière particularité intéressante du mode d'application de nos profils a trait aux bâtiments que des constructeurs veulent élever en arrière des alignements.

Le décret de 1884 distingue entre les bâtiments reculés tout entiers et ceux dont on conserve une partie à l'alignement. Il ne permet pas, dans ce dernier cas, de profiter, pour la partie reculée, du prospect obtenu.

C'est là une dérogation au droit commun, que le fait de conserver une partie de la maison à l'alignement ne suffit pas à justifier.

Nous avons, nous pensé, comme la Commission de révision, que l'exercice normal du droit aux profils proportionnels, pouvait être un moyen excellent d'inciter les propriétaires des maisons sises dans les rues étroites, à améliorer le régime de ces rues, de leur propre initiative.

Il suffira, si vous admettez cette manière de voir, que ces propriétaires évitent de créer des enfoncements fâcheux au long de la rue, en réalisant l'alignement d'une manière effective, au rez-de-chaussée.

Je passe, messieurs, au point le plus délicat de notre programme, aux règles qui concernent les cours intérieures.

Nous nous sommes tenus, quant au principe de ces règles, au système logique des proportionnalités que je viens d'indiquer pour les rues. Mais nous avons cherché un mode d'application qui nous permît de nous rapprocher, quant aux résultats et en tant que cela n'avait pas de graves inconvénients, des usages actuellement consacrés par le décret de 1884.

Ce décret autorise l'établissement des pièces dites « habitables », c'est-à-dire autres que des cuisines, des cabinets d'aisances ou des dégagements, sur des cours intérieures de 5 mètres de largeur, dans les cas ordinaires, et de 6 mètres, lorsque les bâtiments sont élevés à la plus grande hauteur permise.

Nous avons admis, pour ces pièces habitables, des prospects au devant des fenêtres donnant droit, pour moitié moins d'étendue, à l'application des profils proportionnels qui régissent les façades élevées sur les voies. C'est-à-dire que des façades élevées sur des cours de 5 mètres de largeur par exemple, ou de 6 mètres, seraient régies par les profils des rues de 10 et 12 mètres et ainsi des autres.

Mais nous n'avons pas voulu permettre — et c'est là l'innovation capitale de notre projet — nous n'avons pas, dis-je, admis, comme le décret de 1884, que les mêmes prospects fussent conservés avec des façades sur cours régies par des profils hors de proportion, même lorsque ces façades constitueraient la post-face symétrique d'un bâtiment élevé sur la voie publique.

Quand le constructeur d'un bâtiment élevé en bordure d'une voie de 20 mètres, par exemple, voudra user sur sa cour du même profil que sur la rue, il devra faire en sorte que le prospect au-devant des fenêtres des pièces habitables, soit au moins de 10 mètres.

Il va sans dire que des propriétaires voisins ont toujours le droit de s'entendre pour constituer, au moyen de cours communes, des prospects donnant droit à des façades plus élevées.

Examinons rapidement les courettes. Ce sont là, comme on sait, plutôt que de véritables cours, des trémies à ciel ouvert pratiquées dans un corps de bâtiment pour éclairer et surtout aérer des cuisines, des cabinets d'aisances et des dégagements.

Le décret de 1884 exige des courettes de 9 mètres superficiels avec largeur minima de $1^m,80$, pour aérer des cuisines, et de 4 mètres avec largeur de $1^m,60$, pour des cabinets d'aisances, des vestibules, des couloirs, etc.

Nous avons conservé les mesures des courettes, des cabinets d'aisances. Mais nous avons augmenté proportionnellement celles des courettes des cuisines, au fur et à mesure que s'élevaient les faîtages des bâtiments, dans lesquels ces courettes étaient insérées.

Voici quelques résultats : les courettes des cuisines, insérées dans des bâtiments mesurant 12 mètres au faîtage, pourront toujours n'avoir que 9 mètres de superficie, mais avec des prospects d'au moins 2 mètres. Si le faîtage est à 18 mètres, le prospect sera porté à trois mètres ; à 4 mètres si le faîtage est de 24 mètres et, enfin, pourra atteindre 5 mètres, ou un peu plus, dans le cas d'un faîtage à 30, 31 ou 32 mètres. Les superficies des courettes croîtront au-dessus de 9 mètres, au fur et à mesure que leurs parois trouées de plus de fenêtres de cuisine, se développeront sur une plus grande étendue.

Dernière observation importante :

Le décret de 1884 fixe des minima de $2^m,80$ de hauteur sous plafond pour les rez-de-chaussée, et de $2^m,60$ pour les étages. Mais il ne permet pas d'élever plus de sept étages au-dessus du rez-de-chaussée.

Nous avons étendu la prescription des $2^m,80$ sous plafond à l'étage au-dessus du rez-de-chaussée ; nous avons conservé les $2^m,60$ pour les autres étages, mais nous n'en avons pas limité le nombre.

Un constructeur qui voudrait sacrifier une partie de son terrain, pour obtenir les prospects nécessaires et qui s'ingénierait, d'autre part à établir le plus grand nombre d'étages possible, arriverait dans le cas le plus favorable, à monter 9 étages au-dessus du rez-de-chaussée. Ce peut être, sur des terrains d'un prix peu élevé, un moyen de réaliser des locations de petits logements à bon marché.

Tels sont, messieurs, les traits essentiels de notre projet, ceux surtout qui le différencient le plus du règlement de 1884.

Les améliorations que nous avons pu réaliser, sont modestes. Nous les croyons cependant appréciables, en tout cas rationnelles ; elles correspondent, à notre avis, aux besoins de notre époque. Nous vous prions d'en adopter le principe et les modes d'application.

M. le Préfet remercie M. Boileau de son intéressant travail et demande si avant d'aborder la discussion des articles, certains membres n'ont pas d'observations générales à présenter.

M. Pascal estime qu'il est en effet intéressant d'ouvrir une discussion générale sur certains points au sujet desquels s'est formée au sein de la Sous-Commission une importante minorité ; par exemple, en ce qui concerne les courettes.

M. Pascal aurait désiré que les cuisines fussent classées parmi les pièces habitables ; à cela on a objecté que si les cuisines étaient sur les cours elles vicieraient l'air des appartements tandis qu'ouvrant sur des courettes, la gêne des cuisinières n'en serait pas sensiblement augmentée.

M. Pascal fait remarquer qu'une minorité assez sérieuse pour attirer l'attention s'était raliée à sa proposition.

M. Pascal signale un second point ; le projet ne limite pas le nombre d'étages, on retire dès lors d'une main ce que l'on donne de l'autre, car l'augmentation du nombre des étages diminuera les conditions d'aération, d'hygiène. S'il peut être intéressant, sur certaines grandes voies situées sur la périphérie, de faciliter la construction de logements à bon marché, en revanche ces logements auront moins de hauteur. On fera d'ailleurs des appartements peu élevés dans certains quartiers riches, boulevard des Italiens, par exemple, sans profit pour la décoration artistique et au détriment de la salubrité.

M. Bonnier présente quelques observations sur l'exception proposée par la Sous-Commission pour l'éclairage et l'aération des cuisines de concierge sur les courettes à water-closets ; il est d'avis que si cette exception peut être utile en certains cas pour la construction, elle n'en est pas moins excessive dans d'autres cas.

M. Bonnier est, d'autre part, partisan de soumettre les édifices publics à certaines dispositions du futur décret, il ne croit pas que les ministères, par exemple, doivent être soustraits aux règles de l'hygiène.

M. Doniol est d'avis que ces questions spéciales pourraient être plus utilement étudiées lors de la discussion des articles et ne rentrent pas dans le cadre d'une discussion générale.

M. le Préfet est d'avis que le mode de discussion proposé par M. Doniol est plus rationnel et ne doit pas, par suite, rencontrer d'opposition.

M. Bouvard exprime la même opinion tout en ajoutant qu'il était utile que les points particuliers sur lesquels devra porter la discussion fussent vès à présent fixés.

Sous le bénéfice de ces observations M. le Préfet déclare ouverte la discussion des articles.

M. Doniol donne lecture du projet article par article.

Article premier.

La hauteur des bâtiments bordant les voies publiques (rues, places, carrefours, boulevards, avenues, quais, etc.) dans la Ville de Paris, est limitée, conformément aux indications du tableau ci-annexé, par un profil qui se compose de trois éléments suivants : 1° une ligne droite verticale à l'alignement ; 2° un arc de cercle tangent à cette ligne verticale ; 3° une tangente rectiligne à cet arc de cercle.

Adopté.

Art. 2.

La ligne droite verticale à l'alignement détermine le nu de toutes les saillies autorisées par le titre 2 du présent décret. Elle s'élève depuis le sol jusqu'à la ligne horizontale sur laquelle se trouve son point de raccord avec l'arc de cercle.

La cote de hauteur de cette ligne horizontale, mesurée à partir du niveau du trottoir ou du revers pavé au pied de la façade, et prise au point milieu de la façade. est proportionnelle à la largeur légale de la voie publique, pour les parties alignées. Pour les parties en retrait de l'alignement et pour les bâtiments retranchables, on n'admettra pas une largeur supérieure à l'intervalle compris entre la partie la plus saillante de la façade du bâtiment et l'alignement légal opposé.

Cette cote de hauteur s'établit de la manière suivante :

Dans les voies de 1 à 12 mètres de largeur, la hauteur ne pourra excéder 6 mètres augmentés de la largeur de la voie.

Dans les voies de 12 mètres de largeur et au-dessus, la hauteur ne pourra excéder 18 mètres augmentés du quart de l'excédent de la largeur de la voie en plus de 12 mètres, sans que dans aucun cas cette hauteur puisse dépasser 20 mètres.

Ce mode de mesurage ne sera applicable pour les bâtiments en bordure des voies en pente que dans une longueur de 30 mètres ; au delà de cette longueur, les bâtiments seront abaissés suivant la déclivité du sol.

Si le constructeur établit plusieurs bâtiments distincts, la hauteur sera mesurée séparément pour chacun de ces bâtiments suivant les règles énoncées ci-dessus.

Adopté.

ART. 3.

L'arc de cercle doit être tangent à la ligne verticale d'alignement et son centre situé sur la ligne horizontale (art. 2). Le rayon de cet arc de cercle peut être d'une longueur égale à la moitié de la largeur de la voie, avec droit pour le constructeur à un minimum de 6 mètres, mais sans que ce rayon puisse être supérieur dans aucun cas à 10 mètres.

Adopté.

ART. 4.

La tangente rectiligne de raccordement sera menée à l'arc de cercle, avec une inclinaison de 45 degrés sur l'horizontale, jusqu'à la rencontre de la tangente correspondante de la post-face du bâtiment élevé en bordure de la voie publique.

Dans aucun cas, le faîte des murs séparatifs ne pourra s'élever à plus de 1 mètre au-dessus du point le plus haut du quart de cercle.

De part et d'autre de ces murs séparatifs, les constructions seront limitées par un plan à 45 degrés sur l'horizon et passant par le faîte du mur.

M. PASCAL appelle l'attention du Comité sur le paragraphe 2 de cet article, ainsi conçu :

« *Dans aucun cas, le faîte des murs séparatifs ne pourra s'élever à plus de 1 mètre au-dessus du point le plus haut du quart de cercle.* »

Il fait remarquer que la limite ainsi fixée ne comprend pas les souches de cheminées, qui ne doivent pas être regardées comme mur mitoyen.

M. JOURDAN estime que pour tenir compte de cette observation on pourrait ajouter à ce second paragraphe les mots : « *sous réserve des dispositions de l'article 8 § 2.*

MM. DONIOL et PASCAL appuient cette proposition ; cette addition rendra l'article plus clair.

M. le Préfet déclare que l'article 4 est adopté sous le bénéfice de l'addition proposée.

Art. 5.

Dans les carrefours, aux angles des voies et sur les pans coupés, la hauteur permise correspondra à l'agrandissement du prospect assimilé à une largeur de rue. Le supplément de hauteur ne sera admis que sur la largeur de la façade au-devant de laquelle ce prospect sera réalisé.

Néanmoins tout bâtiment situé à l'angle de voies publiques d'inégales largeurs peut être élevé, sur les voies les plus étroites, jusqu'à la hauteur fixée pour la plus large, sans que toutefois la longueur de la façade ainsi élevée sur les voies les plus étroites puisse excéder une fois et demie la largeur légale de ces voies.

Si ces voies communiquant entre elles sont placées à des niveaux différents, la cote qui servira à déterminer la hauteur des bâtiments sera la moyenne des cotes prises au milieu de chaque façade.

Il sera fait abstraction, pour ces mesurages, des parties de façade à l'alignement qu'un pan coupé régulièrement ordonnancé aura supprimées.

Adopté.

Art. 6.

Pour les bâtiments, autres que ceux dont il est parlé en l'article précédent, et qui occupent tout l'espace compris entre des voies d'inégales largeurs ou des niveaux différents, le profil de chacune des façades ne peut dépasser la hauteur fixée en raison de la largeur ou du niveau de la voie publique sur laquelle ces façades seront élevées.

Adopté.

Art. 7.

Les bâtiments ou parties de bâtiments qui seront construits à rez-de-chaussée ou aux étages en arrière de l'alignement, bénéficieront du périmètre permis pour la voie publique dont la largeur serait égale à la distance qui sépare la nouvelle façade ou partie de façade ainsi retraitée de l'alignement légal opposé, mais à la condition que l'alignement soit toujours articulé et effectivement réalisé.

M. Bouvard se demande quelle est la portée de cet article, le propriétaire ayant toujours le droit de reculer sa construction.

M. Chancel répond qu'on peut se retraiter immédiatement au rez-de-chaussée, en élevant une grille.

M. Badois expose que d'après l'ancien décret, si le rez-de-chaussée d'un bâtiment était à l'alignement, la hauteur de ce bâtiment ne pouvait pas être augmentée par le retrait des étages; la disposition de l'article 7 est nouvelle, il était donc utile de la mentionner expressément dans le nouveau décret.

L'article 7 est adopté.

Art. 8.

La tête du mur mitoyen sera limitée du côté de la voie publique, au-dessus de la ligne horizontale (art. 2) par le gabarit des saillies à l'alignement, tel qu'il est indiqué au titre II du présent décret.

Les souches de cheminées ne pourront monter à plus d'un mètre au-dessus du point le plus élevé du périmètre autorisé, et leur parement vertical antérieur ne pourra se trouver à moins d'un mètre en arrière de l'alignement.

L'ensemble produit par les largeurs cumulées des faces des lucarnes à l'alignement ne pourra excéder les deux tiers de la longueur de face du bâtiment, déduction faite des couronnements des constructions en encorbellement sur la voie publique, dans les conditions indiquées au titre II du présent décret.

M. Bouvard ne trouve pas le paragraphe 2 de cet article suffisamment précis; que veulent dire exactement les termes de la prescription adoptée par la Sous-Commission : « *les souches de cheminée ne pourront monter à plus d'un mètre au-dessus du point le plus élevé du périmètre autorisé.* »

M. Chancel explique que l'on a voulu exprimer que le périmètre autorisé était celui du faîtage.

M. Bouvard est d'avis que, dans ces conditions, il serait préférable de compléter ce paragraphe en spécifiant qu'il s'agit « *du périmètre autorisé pour le bâtiment.* »

D'après M. Badois, il faudrait ne parler que des cheminées des murs mitoyens; les autres cheminées se trouvant dans le périmètre autorisé pourront être plus élevées.

M. Boileau croit qu'il faut permettre d'élever des cheminées dans le périmètre autorisé; sinon on serait obligé d'élever des cheminées en tôle, ce qui serait très laid.

M. Badois dit que pour un bâtiment de 100 mètres de large, par exemple, on aurait, avec les tangentes à 45 degrés, un périmètre permettant des cheminées très élevées, qu'il serait inadmissible d'admettre pour le mur mitoyen; aussi il croit que la Commission n'a voulu régler que les cheminées du mur mitoyen.

M. Bourdais estime que « *le point le plus élevé du périmètre autorisé* » est celui qui est situé à un mètre au-dessus du point le plus haut du quart du cercle.

M. Boileau propose d'adopter l'expression de « *périmètre autorisé pour le bâtiment.* »

M. Bouvard pense que les cheminées très hautes n'auraient pas d'inconvénients, car elles seraient construites loin de la voie publique.

M. Badois rappelle que la Sous-Commission avait voulu restreindre la hauteur des murs mitoyens pour éviter le mauvais effet qu'ils produisent lorsque les maisons voisines sont basses.

M. Chancel répond qu'on n'élèverait pas des murs très hauts uniquement pour pouvoir construire des cheminées élevées.

Après une échange d'observations entre divers membres, M. le Préfet met aux voix l'addition proposée par M. Bouvard : « *périmètre autorisé pour le bâtiment.* »

Cette addition est adoptée et l'article 8 ainsi modifié est adopté.

Art. 9.

Les constructeurs qui n'élèvent pas les façades de leurs bâtiments à toute la hauteur permise ont la faculté d'établir les autres parties de leurs bâtiments suivant leur convenance, sans pouvoir toutefois sortir du profil légal, tel qu'il est déterminé aux articles 1, 2, 3, 4 et 8.

L'article 9 est adopté.

Sur la proposition de MM. Bouvard, Jourdan, Pascal et Coniol, la rédaction de l'article 10 est modifiée de la manière suivante :

Art. 10.

La hauteur des bâtiments établis en bordure des voies privées de toute nature, fermées ou non à leurs extrémités (passages, impasses, cités, squares, etc., à l'exception des cours et des courettes), est déterminée d'après la largeur de ces voies ou espaces, conformément aux règles fixées pour les bâtiments en bordure des voies publiques, et suivant les indications du tableau ci-annexé.

Les dispositions des articles précédents sont d'ailleurs applicables à ces bâtiments.

Adopté.

Le Comité technique passe à l'examen de la section II.

Des bâtiments bordant les cours et les courettes.

Art. 11.

La hauteur des bâtiments établis en bordure des cours, ainsi que la hauteur de la post-face des bâtiments élevés en bordure des voies publiques ou privées sont déterminées d'après la largeur de la cour, largeur prise dans l'axe de chaque baie des pièces pouvant servir à l'habitation de jour ou de nuit, conformément aux indications du tableau ci-annexé.

Cette hauteur sera limitée par les mêmes profils que ceux autorisés pour les bâtiments en bordure des voies publiques, à la condition que la cour ait une largeur au moins égale à la moitié de la largeur nécessaire pour une même hauteur sur la voie publique, sans que, dans aucun cas, la largeur de la cour au-devant des baies puisse être inférieure à 4 mètres et la surface de la cour inférieure à 25 mètres carrés.

En aucun cas, la surface réglementaire de la cour ne pourra être diminuée par suite de constructions nouvelles ou par suite d'aliénation.

Les bâtiments ou parties de bâtiments qui seront construits aux étages, en arrière du rez-de-chaussée, bénéficieront des périmètres correspondants aux largeurs ainsi obtenues.

Le sol d'une cour peut être à niveau différent de celui de la voie publique ou d'une autre cour.

Les cages d'escaliers pratiquées sur les cours pourront sortir du périmètre indiqué ci-dessus, de manière à s'élever jusqu'au plafond du dernier étage desservi par ces escaliers.

Adopté.

Art. 12.

Lorsque plusieurs propriétaires auront pris, par acte notarié, l'engagement envers la Ville de Paris, de maintenir à perpétuité leurs cours communes et que la réunion de ces cours donnera le prospect réglementaire et la surface minima de 25 mètres, telle qu'elle est indiquée à l'article 11, les bâtiments limitant ces cours seront régis par les profils correspondants aux prospects obtenus.

Entre plusieurs cours réunies de la sorte, la hauteur des clôtures ne pourra excéder 5 mètres.

Adopté.

Art. 13.

Toute courette qui servira à éclairer et aérer une ou plusieurs cuisines devra avoir, au droit de l'axe des baies éclairant ces cuisines, une largeur au moins égale au sixième de la hauteur du faîte des bâtiments entourant ou joignant ladite courette, sans que, en aucun cas, cette largeur mesurée dans œuvre puisse être inférieure à 2 mètres, et que la surface de la courette puisse être inférieure à 9 mètres carrés.

Dans une courette joignant des murs mitoyens, ceux-ci seront supposés construits à une hauteur de 30 mètres.

Par exception, les cuisines des loges de concierges pourront être éclairées et aérées sur des cours de 4 mètres superficiels avec une largeur minima de $1^m,60$.

M. BONNIER, pour rendre plus précis le paragraphe 1er de cet article, propose de spécifier une largeur au moins égale « *au sixième de la hauteur du sol au faîte.* »

M. DAUMET propose d'ajouter « *du sol de la rue* », car le sol de la cour peut être au niveau du sous-sol.

M. BONNIER dit que la cour peut être loin de la rue ; on ne peut, par suite, prendre en considération son niveau ; d'autre part, si le sol de la cour est au sous-sol, on doit en tenir compte.

M. BOUVARD appuie l'addition demandée par M. BONNIER.

M. DONIOL propose de dire « *le sixième de la hauteur mesurée du sol de la courette au faîte.* »

M. DAUMET appuie cette proposition.

M. BOILEAU estime que l'on ne peut parler du sol d'une courette qui part du troisième étage, par exemple.

M. DONIOL est d'avis d'admettre : « *hauteur mesurée du fond de la courette* ».

M. BOUVARD dit que l'expression : « *le sol de la courette* », s'applique tout aussi bien à l'hypothèse de M. BOILEAU qu'à celle de M. DONIOL, et après un échange d'observations à ce sujet entre MM. PASCAL, DONIOL et BADOIS, la rédaction suivante est adoptée par le Comité :

« *Une largeur au moins égale au sixième de la hauteur mesurée du sol de la courette au faîte.* »

Le paragraphe 2 est adopté sans discussion.

Quant au paragraphe 3, M. Jourdan expose que l'exception qu'il pose est utile : si les cuisines de loges de concierges ne pouvaient être aérées et éclairées sur des petites courettes, ces cuisines empesteraient les loges et souvent les escaliers ; il faut considérer, d'ailleurs, que les concierges restent peu de temps dans leur cuisine. C'est pour ces raisons que la Commission supérieure de voirie a toujours autorisé les cuisines de loges de concierges éclairées sur de petites courettes.

M. Bonnier dit qu'une cuisine distincte de la loge est nécessaire ; jamais le propriétaire d'un immeuble luxueux ne permettra que le concierge fasse sa cuisine dans sa loge, qui souvent est un véritable « *salon* ».

Il n'y a donc pas à craindre que les concierges n'aient plus de cuisine distincte si l'exception proposée n'était pas admise. Le propriétaire devra seulement leur donner une cuisine plus aérée, plus claire.

M. Bourdais ne s'oppose pas à ce que ces cuisines prennent jour sur des petites courettes, mais à condition que ces dernières soient bien aérées, or ce n'est pas le cas, en général ; pour y remédier, il suffirait d'ajouter au §. 3 : « à condition qu'il y ait une entrée d'air ».

M. Bonnier dit qu'en pratique, les arrivées d'air ménagées dans les constructions sont vite bouchées ; aussi pour assurer l'efficacité de la disposition proposée par M. Bourdais, il faudrait une inspection continue.

M. Pascal est d'avis que, comme de nombreuses personnes vivent dans les cuisines, il faut prendre une solution radicale et suprimer l'article 13 en disant: « une cuisine est une pièce habitable ».

M. Bouvard répond qu'alors les odeurs n'étant plus localisées, tout le monde sera infecté.

M. le Docteur A. J. Martin déclare qu'aujourd'hui il n'existe plus dans les habitations qu'un seul lieu d'insalubrité: c'est la cuisine ; c'est donc sur ce point que doit se concentrer l'attention si l'on veut arriver à l'assainissement des habitations ; il faut donner aux cuisines des dimensions et une aération suffisantes, aussi il se rallie complètement à la proposition de M. Pascal.

M. Boileau fait remarquer que les dimensions portées au projet pour les cours des cuisines sont égales à celles indiquées par le décret de 1884, pour les cours sur lesquelles donnent des pièces habitées.

Répondant à l'argumentation de M. Bonnier, en faveur de la suppression de l'exception posée au paragraphe 3, M. Boileau déclare qu'il ne faut pas considérer seulement que les grands immeubles ; pour lui, si cette exception n'est pas adoptée, beaucoup de concierges devront faire la cuisine dans leur loge.

M. Lisch expose que même dans les grands immeubles neufs, où les cuisines sont bien installées et éclairées sur des cours principales de 300 mètres superficiels par exemple, comme il en connaît dans le quartier des Champs-Elysées, ces uisines dégagent des odeurs qui se répandent dans tous les appartements.

M. Bonnier répond que ces odeurs peuvent être gênantes, mais ne sont pas malsaines.

M. Pascal fait remarquer que dans les petites cours, chaque cuisine reçoit les odeurs de toutes les autres ; pour lui, la dimension de ces cours est primordiale, souvent on couche dans les cuisines.

M. Bourdais dit qu'il faut considérer le cas de petits terrains : si on impose une grande superficie pour les cours et courettes, le constructeur sera dans l'obligation de les supprimer, il devra se résigner à mettre les cuisines sur la rue ou à ne pas construire ; dans bien des cas, on rendra la construction impossible.

M. Bonnier estime qu'il ne faut pas considérer seulement les propriétaires, mais aussi les locataires.

M. Bouvard demande à M. le docteur A.-J. Martin si, à son avis, il est avantageux de séparer la cuisine de l'appartement.

Sur la réponse affirmative de M. le docteur A.-J. Martin, M. Bouvard déclare qu'en conséquence la proposition de M. Pascal doit être repoussée, car si la cuisine est sur une grande cour, elle sera évidemment de grandes dimensions, elle fera partie de l'appartement, on y vivra, au grand désavantage de l'hygiène, de l'avis même de M. le docteur A.-J. Martin.

M. le Préfet fait observer que la question a déjà été discutée au sein de la Sous-Commission ; elle vient de faire l'objet d'une nouvelle discussion, il croit que le moment est venu de la résoudre et met aux voix la proposition de M. Pascal sous la forme suivante : « *Faut-il classer les cuisines dans les pièces habitables ?* ».

M. Daumet pense que l'on peut assurer la salubrité de la cuisine par l'installation d'un tuyau de ventilation, en plaçant par exemple un tuyau de tôle galvanisé et dans le tuyau du fourneau, il en résulte un vif appel d'air.

M. Bonnier répond que ce tuyau de tôle est promptement détérioré, d'ailleurs cette installation est interdite par la Préfecture de Police.

L'amendement de M. Pascal mis aux voix est repoussé.
Le paragraphe 2 est adopté tel qu'il est proposé par la Sous-Commission.
La suppression de l'exception posée par le paragraphe 3 pour les cuisines de concierges est repoussée.
Le paragraphe 3 proposé par la Sous-commission est adopté.

Art. 14.

Toute courette sur laquelle seront éclairés et aérés des cabinets d'aisances devra avoir au moins 4 mètres de surface avec une largeur minima de $1^m, 60$ mesurée dans œuvre.

Adopté,

Art. 15.

Au dernier étage des bâtiments, les pièces servant à l'habitation pourront prendre

jour et air sur des courettes à la condition que ces courettes aient une surface d'au moins 4 mètres carrés.
Adopté.

Art. 16.

Il est interdit d'établir des combles vitrés dans les cours et courettes au-dessus des parties des constructions sur lesquels sont éclairés et aérés, soit des pièces habitables, soit des cuisines, soit des cabinets d'aisances, à moins qu'il ne soit réservé un passage d'air libre permanent qui aura au moins la surface exigible de la cour ou de la courette.

Sur cet article M. Bourdais demande si l'on a entendu donner la permission d'établir la couverture vitrée à un étage quelconque ou au sommet du bâtiment.

M. Doniol répond qu'on a repris dans cet article la disposition de l'article 22 du décret de 1884, en augmentant simplement la surface d'aération; en somme, on a maintenu l'état de choses existant.

M. Bonnier ajoute que jamais cette disposition n'a soulevé de difficultés dans la pratique.

L'article 16 est adopté.

Art. 17.

Dans aucun cas les surfaces des courettes ne pourront-être réunies pour former soit une courette, soit une cour de dimensions règlementaires.
Adopté.

Art. 18.

Toutes les mesures des cours et courettes sont prises dans *œuvre*.
Adopté.

SECTION III.

Dispositions diverses

Art. 19.

Dans les bâtiments, de quelque nature qu'ils soient, en bordure des voies publiques ou privées ou des cours, la hauteur du rez-de-chaussée et celle de l'étage placé immédiatement au-dessus du rez-de-chaussée, ne pourront jamais être inférieures à $2^m,80$ mesurés sous plafond.

La hauteur des sous-sols et des autres étages ne devra pas être inférieure à $2^m,60$ mesurés sous plafond, mais toute chambre lambrissée devra avoir au moins 2 mètres superficiels de plafond horizontal.

Pour les étages dans les combles, cette hauteur de $2^m 60$ s'applique à la partie la plus élevée du rampant.

A cet article M. le Préfet rappelle que M. Pascal, obligé de quitter la séance, avait présenté des objections au sujet du nombre des étages.

M. BONNIER rappelle que si la Sous-Commission a adopté 2^m,60 sous plafond pour les étages autres que le 1er étage, la Commission administrative qui s'était occupée de la question avant cette Sous-Commission proposait 3 mètres.

M. DAUMET cite l'exemple d'hôtels du faubourg Saint-Germain où les rez-de-chaussée et les entresols, habités par les propriétaires, sont bas pour que les personnes qui les habitent n'aient pas toujours à monter beaucoup ; dans ces hôtels, plus on monte plus les étages sont élevés.

M. BONNIER répond que ces hôtels constituent une exception.

M. BOURDAIS dit qu'il faut, au contraire, considérer le cas de maisons à bas loyers ; il ne faut pas changer trop souvent les hauteurs minima des étages pour ne pas augmenter, par des changements de rideaux trop longs ou trop courts, par exemple, les frais déjà si lourds des déménagements.

M. BOURDAIS pense, d'autre part, qu'il serait dangereux de vouloir introduire dans le décret des dispositions trop rigoureuses, car le Conseil d'État pourrait ne pas les accepter.

En somme, les neuf étages rendus possibles avec la hauteur de 2^m,60 pour les étages, ne seront appliqués qu'aux maisons à bon marché. Si d'ailleurs on réduit le nombre des étages permis, rien ne prouve qu'il en résultera une augmentation de la hauteur des appartements.

M. BADOIS conclut en se déclarant opposé à la limitation du nombre des étages.

M. DONIOL expose que le projet de la Sous-Commission a été communiqué au Comité du Contentieux de la Préfecture de la Seine; ce Comité a émis l'avis que certaines dispositions du projet pouvaient être critiquées. Le décret-loi du 26 mars 1852 qui réglementait la hauteur des bâtiments, les dimensions minima des cours et courettes, etc., portait, en outre, que des modifications à cette matière pourraient être apportées par décret rendu dans la forme des règlements d'administration publique;
c'est pourquoi la hauteur des bâtiments, les dimensions minima des cours et courettes, etc., ont été déjà modifiées, par exemple, par le décret de 1884 et pourront l'être encore par le décret dont le texte est actuellement en discussion. Il n'en est pas de même des autres dispositions, telles que celles concernant les questions de salubrité, le cube, l'aération et le chauffage des pièces; pour ces dispositions, une loi est nécessaire. Le projet prescrit une hauteur minima de 2^m,60 pour les étages; comme cette cote existe déjà dans les décrets antérieurs, est entrée dans les mœurs, on peut espérer que cette prescription ne soulèvera pas de difficultés.

M. BOILEAU est d'avis qu'il faut permettre neuf étages au lieu de sept indiqués dans le décret de 1884; sinon sur les voies excentriques, larges, les propriétaires des maisons à bon marché, pour lesquelles les étages n'auront que 2^m,60 de hauteur, ne pourraient profiter du nouveau périmètre autorisé.

Dans les quartiers riches, au contraire, dont les maisons comporteront de grands appartements d'une hauteur bien supérieure à 2^m,60, sept étages suffiront pour que le périmètre autorisé soit utilisé.

M. Bonnier fait observer que le but que l'on doit viser est d'arriver à la diminution de la hauteur des bâtiments et non pas à obtenir une plus grande agglomération d'individus. Il faut chercher surtout à aérer Paris ; par suite, il n'est pas désirable d'avoir de nombreux étages.

M. le docteur A. — J. Martin reconnaît que dans le rapport qu'il a présenté au nom du Comité du Contentieux, M. Bétoland a conseillé d'éviter les innovations, mais il fait remarquer que le décret-loi de 1852 a été modifié par des décrets ultérieurs, entre autres par le décret de 1884. Or un décret peut être modifié par un autre décret, par suite la hauteur des étages ayant été réglementée par le décret de 1884, doit pouvoir l'être de nouveau par un décret postérieur.

M. Badois pense que c'est à bon droit qu'on n'a pas limité le nombre des étages ; il faut la liberté en cette matière, sinon on s'exposerait à des réclamations.

M. le docteur A.-J. Martin déclare que la salubrité dépend du nombre des individus réunis sur un même point ; il y a danger à ce qu'il y ait trop d'habitants par maison.

M. Badois dit que cependant à Londres la mortalité est à peine moins élevée qu'à Paris, quoique la densité de la population y soit moitié moindre.

M. le docteur A.-J. Martin répond qu'on ne peut comparer les statistiques de Paris et de Londres, dont les chiffres sont obtenus par des moyens différents.

M. le Préfet de la Seine expose que, d'après l'avis du Comité consultatif, le décret-loi de 1859 disposait qu'il serait statué, par des décrets en forme de règlement d'administration publique, en ce qui concerne la hauteur des maisons ; ce décret-loi était muet en ce qui touche la hauteur et le nombre des étages. Or, la proposition de M. Pascal tend à limiter ce nombre.

M. Boileau dit que c'est au cours de la rédaction de son rapport et préalablement à toute discussion, qu'il a déduit, de la limitation de la hauteur des appartements, que l'on pourrait élever neuf étages.

M. Jourdan fait remarquer que le projet innove en ce qui touche la hauteur minima de l'étage immédiatement au-dessus du rez-de-chaussée.

M. Bonnier reprend l'amendement de M. Pascal, limitant à sept le nombre des étages.

Cet amendement est repoussé.

M. Domiol demande que la fin du § 2 : « mais toute chambre lambrissée devra avoir au moins 2 mètres superficiels de plafond horizontal » soit reportée à la suite du § 3.

Cette proposition est adoptée.

L'article 19 ainsi modifié est adopté.

Art. 20.

Les dispositions qui précèdent ne sont pas applicables aux édifices publics.

Au sujet de cet article, M. BONNIER rappelle que l'article 19 du projet de la Commission administrative rendait applicables aux édifices publics, les dispositions du décret dictées par des considérations d'hygiène, par exemple celles relatives à la hauteur des étages. Quant aux articles relatifs aux saillies, à la hauteur des bâtiments, ils ne s'appliquaient pas aux édifices publics ; les architectes de ceux-ci conservant toute liberté au point de vue artistique.

M. BONNIER approuve complètement les prescriptions de l'article 19 de la Commission administrative, il propose au Comité technique de les reprendre. Il ne comprend pas pourquoi, alors que les particuliers sont soumis à des règles rigoureuses en ce qui touche l'hygiène et l'assainissement des habitations, les pouvoirs publics continueraient à donner le mauvais exemple et à mettre à la disposition de leurs employés des locaux dont ils interdiraient la construction dans les édifices privés.

M. LE DOCTEUR A.-J. MARTIN fait observer que depuis 1892 les projets des édifices construits par la Ville de Paris sont soumis à l'examen de l'Inspection générale du service de l'assainissement et de la salubrité de l'habitation et les projets des écoles sont examinés par la Sous-Commission de l'assainissement des écoles. Il ne reste donc que les constructions de l'État, pour lesquelles le Comité technique pourrait émettre un vœu.

M. DAUMET n'est pas partisan de l'application du décret aux édifices publics dont les dispositions doivent répondre à des besoins particuliers, comme à la Cour des Comptes par exemple. En tout cas, l'ingérence des agents de la Ville dans un édifice de l'État ne lui paraît pas possible.

M. LISCH déclare que la proposition de M. Bonnier est inacceptable, l'admettre serait nier la compétence des membres du Conseil général des Bâtiments civils, auxquels sont soumis les projets des édifices de l'État.

M. DAUMET ajoute que d'ailleurs il n'y aurait pas de sanction.

MM. BOUVARD ET JOURDAN sont d'avis que l'administration de la Ville n'a pas à intervenir pour les bâtiments publics.

L'article 20 est adopté sans modification.

ART. 21.

L'Administration pourra, pour les constructions privées ayant un caractère monumental, ou pour des besoins d'art, de science ou d'industrie, autoriser des modifications relatives aux dispositions des bâtiments, après avis du Conseil général des Bâtiments civils, et avec approbation du ministre de l'Intérieur.

ART. 22.

Le décret du 23 juillet 1884 est rapporté.
L'article 22 est adopté.

M. LE PRÉFET DE LA SEINE remercie les membres du Comité technique du concours qu'ils ont apporté à l'élaboration du projet de décret, dont les dispositions nouvelles constituent un grand progrès aussi bien au point de vue artistique qu'au point de vue de l'hygiène de la Ville de Paris.

M. Doniol exprime le vœu que, comme conséquence des nouvelles dispositions relatives aux saillies et aux hauteurs des bâtiments les droits de voirie soient révisés.

M. Jourdan répond que la Commission administrative a été chargée par M. le Préfet d'étudier cette question, qui sera examinée après l'approbation des nouveaux règlements, et qu'ainsi M. Doniol obtiendra satisfaction.

La séance est levée à 4 heures et demie.

Les Secrétaires,
De Mallevoue, Bonnevalle.

III

DOCUMENTS COMMUNS A LA RÉVISION

DES DEUX DÉCRETS

III

DOCUMENTS COMMUNS A LA RÉVISION DES DEUX DÉCRETS

I

MÉMOIRE AU CONSEIL MUNICIPAL

Messieurs,

Les hauteurs et les saillies des bâtiments dans la ville de Paris sont actuellement réglementées par deux décrets, celui du 23 juillet 1884, pour les hauteurs, et celui du 22 juillet 1882, pour les saillies.

Certaines prescriptions de ces décrets ne sont plus en rapport, d'une part, avec les nécessités de l'hygiène publique, et, d'autre part, avec les progrès de l'art de construire et les besoins du commerce parisien.

Aussi j'ai chargé une Commission administrative dont faisaient partie deux de vos honorables collègues, MM. Bassinet et Sauton, d'examiner les modifications qui pourraient être apportées à ces décrets, de manière à donner satisfaction aux divers intérêts en présence et à contribuer, en même temps, à l'embellissement de Paris.

C'est le résultat de cette étude qui a été adopté par le Comité technique de la Préfecture de la Seine, que j'ai l'honneur de soumettre à vos délibérations.

Conformément aux désirs exprimés par la Commission administrative et par le Comité technique, j'ai réuni dans un seul règlement les prescriptions des deux nouveaux décrets, dont certaines dispositions, en raison de leur connexité, ne peuvent être traitées séparément.

Je vous signalerai, aussi succintement que possible, les principales modifications qui sont proposées en les comparant avec les dispositions actuelles.

I. — Hauteurs des bâtiments.

Les questions d'hygiène et de salubrité publique dominent dans cette partie du nouveau règlement.

Le projet établit une proportionnalité continue et régulière entre entre les hauteurs des bâtiments et la largeur des espaces *(voies publiques et privées ou cours)* en bordure desquels ces bâtiments sont construits.

Toutes les prescriptions proposées tendent à ce but.

C'est dans ce même ordre d'idées que le minimum de hauteur de l'étage au-dessus du rez-de-chaussée a été relevé, que les dimensions de certaines courettes ont été augmentées et que des garanties ont été prises pour améliorer la situation des pièces lambrissées.

J'aurais voulu pouvoir exiger davantage en ce qui concerne la salubrité des pièces habitées dans les sous-sols et dans les combles — pièces presque toujours malsaines — en prescrivant des baies d'aération de certaines dimensions pour les sous-sols, ainsi qu'un minimum de cube d'air et des dispositions permettant le chauffage des chambres situées sous les combles.

Malheureusement, ces prescriptions sortiraient des limites de la délégation confiée, par le décret-loi du 26 mars 1852, au pouvoir exécutif, délégation qui ne s'applique qu'à la hauteur des maisons, les combles et les lucarnes.

Par suite, elles ne peuvent trouver place dans le décret projeté, et j'ai dû, conformément à l'avis du Comité consultatif, ne pas les insérer dans le nouveau règlement. Il y a lieu d'espérer, d'ailleurs, que le projet de loi pour la protection de la santé publique, renvoyé à l'examen des Chambres, donnera les pouvoirs nécessaires à l'Administration pour remédier à ces causes graves d'insalubrité de nos habitations parisiennes.

Les différences qui existent, au point de vue des hauteurs, entre la réglementation actuelle et la réglementation proposée, peuvent se résumer de la manière suivante :

1° La hauteur minima des bâtiments, fixée à 12 mètres, est abaissée à 7 mètres jusqu'à 11 mètres pour les voies les plus étroites, de 1 mètre à 5 mètres de largeur, et des hauteurs intermédiaires entre 12 mètres et 20 mètres sont autorisées, pour les voies plus larges, à partir de 6 mètres jusqu'à 20 mètres, au lieu des quatre catégories actuelles, invariables, de 12 mètres, 15 mètres, 18 mètres et 20 mètres;

2° La même règle est applicable au rayon de comble suivant une échelle de 6 mètres à 10 mètres, au lieu de l'échelle actuelle partant de 5 mètres pour atteindre seulement $8^m,50$.

En outre, il est ajouté, au rayon de comble, une tangente à 45 degrés qui permet d'élever le faîtage des bâtiments à une hauteur limitée par la rencontre des profils admis sur les cours, et sans que la hauteur des murs séparatifs puisse jamais dépasser de plus d'un mètre le point le plus haut du quart de cercle, auquel donnent droit les largeurs des rues ou des cours intérieures, qui limitent les constructions.

Ces dispositions sont avantageuses pour les constructeurs sans nuire à la salubrité, car elles n'enlèvent pas le moindre rayon de lumière aux bâtiments situés de l'autre côté des rues ou des cours;

3° Pour les bâtiments situés à l'angle de voies d'inégales largeurs, le retour de hauteur sur les voies les plus étroites ne s'étend plus que sur une fois et demie, au lieu de deux fois et demie la largeur de ces voies.

Toutefois, dans les carrefours, aux angles des voies et sur les pans coupés, la hauteur des bâtiments peut correspondre à la largeur de l'espace libre, au droit de ces bâtiments, mais seulement pour la façade qui est située au droit de ces carrefours, sans aucune répercussion sur les façades en retour;

4° Les bâtiments ou parties de bâtiments en arrière de l'alignement (qui doit toujours être articulé) peuvent monter à la hauteur correspondant à la largeur qui sépare la nouvelle façade de l'alignement légal opposé, au lieu d'être renfermés, comme aujourd'hui —

du moins en ce qui concerne les bâtiments retraités en partie seulement — dans le même périmètre que les bâtiments construits à l'alignement.

Cette disposition, tout à l'avantage de l'hygiène et aussi des constructeurs, permettra aux propriétaires d'élargir les voies étroites de leur propre initiative ;

5° La hauteur des bâtiments sur cours, *ainsi que la post-face des bâtiments élevés sur les voies publiques ou privées*, n'est plus régie par la façade sur la rue et subordonnée à certaines conditions de surface des cours. Cette hauteur, aussi bien pour *les ailes* que pour *les bâtiments de fond*, est proportionnelle à la largeur de l'espace libre au droit de l'axe des pièces habitables, c'est-à-dire pouvant servir à l'habitation de jour ou de nuit. Cette largeur ou ce prospect doit être égale à la moitié au moins de la largeur qui serait nécessaire pour monter à la même hauteur sur la rue, et à la condition d'avoir toujours un prospect minimum de 4 mètres, et une surface de cour d'au moins 25 mètres. Ce prospect varierait entre 4 et 10 mètres, suivant la hauteur des bâtiments, au lieu d'être uniformément fixé, comme maintenant, à 5 et 6 mètres de largeur moyenne avec une surface de cour de 30, 40 ou 60 mètres, selon les cas. Cette prescription des plus favorables à l'hygiène constitue l'innovation capitale du projet.

Le rayon de comble correspondrait à la hauteur ainsi déterminée, et les règles relatives aux bâtiments construits en tout ou en partie en arrière de l'alignement seraient applicables aux bâtiments élevés en retraite sur les cours, la retraite étant égale à un demi-prospect ;

6° Les courettes restent divisées en deux catégories. Les courettes des cabinets d'aisances conservent les dimensions de 4 mètres et de $1^m,60$. Mais les mesures des courettes des cuisines sont augmentées proportionnellement à l'élévation des faîtages des bâtiments dans lesquels ces courettes sont insérées. La largeur de ces courettes doit être au moins égale au sixième de la hauteur du faîte des bâtiments, sans pouvoir être inférieure à 2 mètres, et la surface ne peut être moindre de 9 mètres. C'est ainsi que dans les bâtiments dont le faîtage atteint 18 mètres, 24 mètres ou 30 mètres, le prospect de la courette devra être au minimum de 3 mètres, 4 mètres ou 5 mètres, suivant les cas. En même temps, les superficies de ces courettes croîtront au-dessus de 9 mètres, au fur et à mesure que leurs parois se développeront sur une plus grande étendue ;

7° La hauteur des étages, fixée aujourd'hui à $2^m,60$, est conservée, sauf pour l'étage immédiatement au-dessus du rez-de-chaussée, dont la hauteur est portée à $2^m,80$, comme celle du rez-de-chaussée.

En outre, toute chambre lambrissée devra avoir au moins 2 mètres superficiels de plafond horizontal, formant un matelas d'air entre les températures du dedans et du dehors.

Cette disposition aura pour effet d'améliorer la salubrité de ces chambres, établies dans les combles, et qui servent généralement à l'habitation des domestiques ;

8° Enfin, le nombre maximum des étages, limité actuellement à sept au-dessus du rez-de-chaussée, est supprimée.

Il résulte de cette situation que, dans le cas le plus favorable, un constructeur pourra élever neuf étages au-dessus du rez-de-chaussée. Il est à présumer que cette augmentation du nombre des étages, qui ne pourra se présenter que dans les voies de grande largeur, permettra de créer des logements à bon marché.

II. — Saillies des bâtiments.

Cette seconde partie du projet de règlement a été conçue d'après les principes suivants :

1° Renfermer les saillies dans des *gabarits* ou lignes verticales enveloppantes, comprenant un gabarit supérieur et un gabarit inférieur, séparés l'un de l'autre par une ligne horizontale de démarcation, placée à des hauteurs différentes suivant la largeur des voies.

Cette division en deux gabarits remplacerait les catégories actuelles, basées uniquement sur la hauteur des saillies au-dessus du trottoir ;

2° Rendre les saillies, sauf quelques exceptions (marquises, bannes et abat-jour), proportionnelles à la largeur des voies publiques ;

3° Augmenter les dimensions de la plupart des saillies ;

4° Autoriser l'établissement, toléré depuis quelque temps, de constructions en encorbellement, telles que les bow-windows et les vérandas, en évitant qu'elles soient une cause de gêne pour le voisinage ;

5° Favoriser le développement des silhouettes, en permettant d'importantes saillies pour les parties ornementales des combles des maisons ;

6° Remanier et simplifier le classement des saillies mobiles, c'est-à-dire de celles qui ne font pas partie intégrante des constructions, telles que les devantures de boutique, les enseignes, les bannes, les marquises, et remonter à 3 mètres au-dessus du trottoir, au lieu de 2^m,50, les saillies gênantes pour la circulation.

Comme vous le voyez, Messieurs, les modifications que je propose d'apporter au décret du 22 juillet 1882 sur les saillies, ont un double but : 1° faciliter aux constructeurs les moyens d'établir sur les façades de leurs immeubles des motifs plus accusés et plus mouvementés, qui donneront aux maisons de Paris une physionomie plus originale et contribueront ainsi à l'embellissement de la ville ; 2° accorder aux commerçants plus de latitude pour les saillies des devantures de leurs magasins et de leurs enseignes, qui ne peuvent aujourd'hui dépasser 16 et 50 centimètres.

M. le Préfet de police, consulté sur cette partie du projet de règlement, au point de vue de la liberté de la circulation, n'a présenté qu'une observation, relative aux marquises, pour lesquelles il demande s'il n'y aurait pas lieu d'imposer l'établissement d'un grillage protecteur au-dessous du vitrage, dans le but d'empêcher les chutes d'éclats de verre sur la voie publique.

La Sous-Commission du Comité technique a fait remarquer que, d'après la jurisprudence constante des tribunaux civil et administratif, l'Administration n'avait pas le droit d'imposer un moyen exclusif pour assurer, dans l'espèce, la sécurité publique ; qu'il pouvait exister d'autres moyens de protection que le grillage, et que l'Administration sortait de son rôle en réglementant le mode de construction ou d'établissement des saillies. La Sous-Commission a ajouté que, d'ailleurs, cette prescription constituait une mesure de police qui, par cela même, ne rentrait pas dans les attributions de la Préfecture de la Seine. Je partage entièrement cet avis et j'estime qu'il convient de laisser à la Préfecture de police le soin de prendre à cet égard telles mesures qu'elle jugera convenables.

Vous remarquerez, Messieurs, qu'au projet de décret est annexé un tableau qui indique les maxima de hauteurs et de saillies, permis dans chaque cas, en vertu des dispositions du nouveau règlement, de telle sorte qu'il suffit d'un coup d'œil jeté sur ce tableau pour permettre aux intéressés, ainsi qu'aux agents de l'Administration, de connaître exactement l'étendue de leurs droits et de leurs devoirs.

J'ai l'honneur de vous communiquer, Messieurs, avec le projet de réglementation nouvelle, les différents rapports de la Sous-Commission administrative et du Sous-Comité technique, qui se sont livrés, pendant soixante-quinze séances, à de longues et laborieuses études sur ces délicates questions, et je vous prie de vouloir bien en délibérer.

Paris, le 20 octobre 1899.

Le Préfet de la Seine,
J. DE SELVES.

II

RAPPORT PRÉSENTÉ PAR M. Adolphe CHÉRIOUX

Au nom de la 3ᵉ Commission (1) du Conseil municipal.

1

Messieurs,

Construire est le droit du propriétaire; empêcher sa construction de porter préjudice est le droit des pouvoirs publics. De là vient que chez les peuples modernes, dans toutes les communes, et surtout dans les grandes villes, la liberté de bâtir est réglementée.

La maison qu'on édifie ne doit nuire ni à la sécurité, ni à l'hygiène publique, ni à la santé de ceux qui l'habitent ou de ceux qui l'entourent, ni même à la beauté et au développement de la ville où elle s'élève et qui est, pour ainsi dire, la propriété collective de ses habitants. Soumettre les constructions et les constructeurs à des obligations et à des conditions qui n'ont d'autre but que de protéger autrui, ce n'est ni supprimer ni même entraver sensiblement leurs droits, mais simplement en régler l'exercice, en prévenir l'abus et défendre les tiers, car l'exercice de tout droit s'arrête au point précis où le droit d'autrui commence. Réglementer, en pareille matière, est

---

(1) La 3ᵉ Commission *(Voirie de Paris, Travaux affectant la voie publique)* est composée de MM. Champoudry, *président* ; Caron, Adolphe Chérioux, *vice-présidents* ; Max Vincent, *secrétaire* ; Blachette, Brenot, Caplain, Colly, Daniel, Paul Escudier, Fourest, Le Breton, Arsène Lopin, Opportun, Pierre Morel, N....

donc une nécessité d'ordre public; et cette nécessité est d'autant plus impérieuse que les habitations sont plus pressées, que la population est plus dense et qu'il y a, par conséquent, plus de dangers à prévoir et plus d'ennuis à éviter.

C'est pourquoi Paris a toujours été réglementé.

Ce qu'on prescrit et ce qu'on interdit dans cette matière est formulé par décret ; le droit de décréter dérive de la loi qui l'établit en principe et qui laisse aux pouvoirs publics le soin de décider des détails, en s'inspirant des besoins locaux, des exigences de l'hygiène et de la sécurité et des usages des lieux qui sont souverains ici, comme ils le sont en matière de baux et de locations verbales et en tant d'autres parties que le législateur vise, mais qu'il ne règle pas, parce qu'ils varient de région à région et de ville à ville.

Et non seulement ce droit de réglementation est en vigueur partout, mais à Rome il va jusqu'à imposer une couleur uniforme à la façade et aux fenêtres en façade d'une même construction, voire même jusqu'à ordonner la réfection de peinture quand celle-ci peut nuire à l'aspect de la rue. Mais il y a mieux encore, et à Bruxelles la nuance des tuiles est soumise au collège des échevins. Londres a un règlement spécial et rigoureux pour les habitations ouvrières, qui logent toujours plus de personnes dans un plus petit espace, et dont l'aération exige des mesures plus sévères.

Comme on construit pour répondre aux besoins présents, à mesure que ces besoins augmentent ou se modifient, les constructions se modifient aussi, et il devient nécessaire de modifier et de compléter les anciens règlements. C'est ainsi qu'il a fallu édicter en 1882 et 1884 des dispositions nouvelles et que, ces dispositions elles-mêmes, il est devenu indispensable de les transformer aujourd'hui.

Après avoir traversé une de ces rares régions qui ont conservé quelques-unes des vieilles rues du vieux Paris, telles que la rue de la Grande-Truanderie, près des Halles, la rue du Cloître-Notre-Dame, près de Notre-Dame, les rues Saint-Séverin et de la Huchette, derrière le vieil Hôtel-Dieu, lorsque ensuite le voyageur parcourt nos quartiers neufs ou transformés, tels que les Gobelins ou l'Étoile, il est étonné de la métamorphose de Paris. Les ruelles étroites et tortueuses, les maisons sans air et sans dégagements ont été remplacées par des voies spacieuses et rectilignes, par des avenues bordées de larges trottoirs et plantées d'arbres verdoyants, par des maisons saines et aérées. Le tout à l'égout a imposé ses exigences, l'hygiène a promulgué ses lois, l'accroissement prodigieux de la population, les transformations du commerce et de l'industrie, les nécessités de la concurrence, le souci de l'autorité publique pour la santé des travailleurs ont asservi l'art de bâtir à des obligations nouvelles. On trouve déjà que la circulation est à l'étroit dans nos rues insuffisamment élargies, on veut encore mettre plus d'espace dans le réseau de nos voies, dans les cours de nos maisons, et un cube d'air plus considérable dans le moindre de nos logements ; enfin le désir, très légitime d'ailleurs, de conserver à la cité son rang de capitale des arts et de l'esprit, tend à donner à nos maisons plus de variété et d'ornementation et un cadre plus beau à nos spécialités et à nos chefs-d'œuvre. Paris doit rester l'attraction du monde.

Il n'est plus permis à nos architectes de rester au-dessous de leur tâche; depuis plusieurs années déjà, poussés par la tendance générale, ils sont obligés de négliger ou de déborder le règlement, et il faut modifier aujourd'hui des prescriptions et une jurisprudence qui ont moins de vingt ans de date.

Trois décrets constituent, à l'heure où nous sommes, le code spécial de la construction parisienne : celui du 22 juillet 1882 règle les saillies de nos maisons; celui du 23 juillet 1884 en fixe les hauteurs ; le troisième, du 28 juillet 1874, les soumet à certaines impositions fiscales.

Il n'est pas question actuellement de toucher au dernier ; il s'agit de transformer les deux premiers.

Ils ne répondent pas aux besoins du jour, et, d'autre part, en certaines de leurs parties leur texte était si vague qu'un architecte hardi pouvait tout oser et qu'un administrateur timide pouvait tout empêcher. Ils avaient, il est vrai, fait un pas considérable sur la réglementation précédente, mais ils donnèrent trop peu de liberté aux constructeurs pour l'ornementation de leurs façades, et ils leur en laissèrent trop pour l'hygiène et l'aération de leurs pièces habitables. Ils sont trop prohibitifs d'un côté, et ils ne le sont pas assez de l'autre ; ils ont abouti, au point de vue architectural, à l'uniformité et à la monotonie. Nous avons un besoin impérieux d'art et d'espace, de propreté et de salubrité, de clarté et de précision, et c'est pourquoi on a entrepris l'étude d'une réglementation nouvelle.

La préparation d'un projet fut confiée au Comité technique de la Préfecture de la Seine et à une Commission spéciale. On crut d'abord qu'il suffirait de modifier quelques articles et d'en ajouter quelques autres, mais on s'aperçut bientôt qu'il fallait tout remanier et que le projet à établir exigeait une étude complète et approfondie. Les Commissions saisies s'entourèrent de toutes les lumières : la Société centrale des architectes français, la Société nationale des architectes, celle des ingénieurs et architectes sanitaires, un certain nombre de célébrités du monde de l'architecture, collaborèrent à la réforme entreprise et présentèrent leurs projets; on se documenta avec les règlements de Londres, de Lisbonne, de Rome, de Francfort, de Berlin et de Saint-Pétersbourg; tout fut étudié, comparé, mesuré, et, après un grand nombre de séances, on aboutit au projet qui vous est soumis aujourd'hui.

La question des hauteurs et celle des saillies, précédemment réglées par deux décrets distincts, furent l'objet d'études séparées; mais leur connexité était telle que les réformateurs se déterminèrent à les réunir; et, pour donner plus d'unité à leur œuvre, ils fondirent dans un projet unique toutes leurs conclusions. Cependant, pour plus de clarté, nous allons, dans les lignes qui suivent, les analyser séparément.

II

Les hauteurs. — Réforme du décret du 23 juillet 1884.

Les hauteurs doivent satisfaire à trois intérêts distincts et souvent opposés : celui du propriétaire qui veut multiplier les pièces habitables; celui du locataire qui veut plus d'air et plus d'espace; celui de l'esthétique qui rend la hauteur des maisons proportionnelle à la largeur des voies. C'est à ces trois points qu'il faut successivement se placer pour déterminer les dimensions à prescrire et le lieu où se rencontrent comme trois lignes concourantes les trois intérêts en présence.

C'est de cette méthode qu'il convient d'user et pour découvrir les défectuosités du décret de 1884 et pour juger le projet qui le revise.

Il convient aussi de tenir quelque compte et des droits acquis et des habitudes anciennes ; théoriquement, mieux vaudrait n'en pas faire état, mais dans la pratique la chose est à peu près impossible.

On considère deux parties dans la hauteur des constructions : celle de leurs façades et celle de leurs toitures.

Parlons d'abord des façades. A Paris, le règlement de 1884 classe les façades en quatre catégories arbitraires, dont le minimum est de 12 mètres et le maximum de 20 mètres :

La première, de 12 mètres de hauteur, dans les voies de $7^m,80$ de largeur et au-dessous ;

La deuxième, de 15 mètres de hauteur, dans les voies de $7^m,80$ à $9^m,74$ de largeur ;

La troisième, de 18 mètres de hauteur, dans les voies de $9^m,74$ à 20 mètres de largeur ;

La quatrième, de 20 mètres de hauteur, dans les voies de 20 mètres de largeur et au-dessus.

Ces chiffres fractionnaires ressortent aux anciennes mesures en pieds ; en outre, ce qui est bien plus grave, ces divisions sont purement arbitraires.

« Qu'une rue, dit M. l'architecte Boileau dans un rapport au Sous-Comité technique, ait $9^m,74$ de largeur, ou tout près de 20 mètres, exactement $19^m,99$, par conséquent plus du double, le constructeur a droit à une même façade de 18 mètres. Si la rue a moins de $9^m,74$, soit $9^m,73$ par exemple, la hauteur des façades est restreinte à 15 mètres ; c'est-à-dire que, pour un centimètre de largeur de rue en moins, le constructeur ne peut plus faire que cinq étages au lieu de six, sans cependant qu'il lui soit permis d'augmenter la hauteur sous plafond de chacun des étages. »

La justesse de ces critiques est évidente, et du simple énoncé des mesures qui précèdent il résulte que les hauteurs prescrites par le décret du 23 juillet 1884 ne sont ni proportionnées à la largeur des voies, ni déterminées par des considérations d'aération ou d'architecture. Elle n'ont rien de commun ni avec l'art, ni avec l'hygiène.

Il est certain qu'une ruelle de 1 ou 2 mètres, bordée de hautes façades de 12 mètres, ignore le soleil et n'est qu'une sorte de couloir humide et obscur dont la plupart des habitations seront insalubres. La hauteur des constructions sur cour et celle des post-faces des constructions est la même que celle de la maison sur rue ; une certaine superficie est bien imposée à la cour, avec une largeur moyenne de 5 ou 6 mètres ; mais, comme il s'agit d'une largeur *moyenne*, il arrive, suivant la forme de la cour et la disposition des façades qui l'encadrent, que la largeur réelle au droit des baies des pièces habitables est très inférieure à cette moyenne.

La même critique s'applique aux courettes.

Les maisons d'angle et les maisons sur deux rues — ces dernières lorsque la distance qui séparent les deux façades opposées n'est pas supérieure à 15 mètres — prennent sur la voie la plus étroite la hauteur que leur permet la voie la plus large, et là encore au détriment de l'hygiène et de l'harmonie architecturale.

La plupart des grandes villes sont entrées depuis longtemps dans la voie des réformes ; les hauteurs qu'elles permettent sont inférieures aux nôtres sur les petites voies ; elles s'élèvent ensuite par une progression régulière.

A Londres, la hauteur est déterminée par la construction d'un angle de 63 degrés et demi et représente à peu près le double de la longueur de la rue avec un minimum de $9^m,15$ et un maximum de $24^m,10$.

A Bruxelles, c'est la largeur de la voie constamment augmentée de 6 mètres ; à Saint-Pétersbourg, la cité qui semble être la plus remarquable au point de vue qui nous occupe, la hauteur du bâtiment est exactement égale à la largeur de la rue, avec un minimum de 4 mètres et un maximum de $23^m,50$.

En ce qui concerne la superficie obligatoire des cours et espaces libres, certaines villes ont eu l'heureuse audace de défendre de bâtir sur une proportion déterminée de chaque propriété. A Vienne, on ne peut bâtir que sur les cinq sixièmes de son terrain ; à Francfort, sur les trois quarts ; à Berlin, sur les deux tiers.

Nous sommes assurément moins audacieux ; quoi qu'il en soit, on s'est mis ici courageusement à l'œuvre, et dans le savant projet qui nous est soumis on a sacrifié à l'art et à l'hygiène. Le maximum des hauteurs reste fixé à 20 mètres ; mais le minimum est abaissé à 7 mètres. On va de l'un à l'autre par des élévations progressives, au lieu de ces sauts brusques et sans liaison auxquels on était acculé par les catégories ; les façades opposées sur voies parallèles sont régies dans tous les cas par les largeurs respectives de ces voies.

Enfin, pour les cours. on a fait une révolution. Quelle que soit la largeur de rue, il n'en est tenu aucun compte dans le calcul des postfaces et des façades sur cour. Celle-ci seule sert de base et de base unique à cette détermination. De plus, — et c'est là l'innovation la plus heureuse, — il n'est plus question de la largeur moyenne de la cour, mais de sa largeur réelle, c'est-à-dire de la perpendiculaire menée du milieu des fenêtres des pièces habitables au mur de face. Même dans une grande cour, une fenêtre au sommet d'un angle aigu est une base toujours insuffisante, et l'aération ne se fait bien que par l'espace libre qu'elle a devant elle. C'est à cette perpendiculaire que l'on a donné le nom si bien trouvé de *prospect*.

La hauteur sur cour se calcule sur ce prospect dans des conditions indiquées au tableau annexé au projet de règlement.

On peut remarquer ici que l'air ne circule pas dans les cours, que l'aération y est plus difficile que dans la rue, et que en se contentant pour une hauteur égale de la moitié du prospect qui est exigé sur rue, on laisse les façades sur cour dans des conditions beaucoup moins salubres que les façades sur rue, et cela est indéniable ; on peut même ajouter que les pièces sur cour appartiennent la plupart du temps à des logements ouvriers qui n'ont aucune baie sur rue et qui exigent plus de précautions hygiéniques, et cela est vrai encore ; mais, tout en regrettant que la Commission ait montré là quelque timidité, on est obligé de convenir qu'elle a fait un grand pas, et qu'il ne lui était pas possible de négliger la tradition et de bouleverser tout d'un coup, sans transition et sans mesure, la valeur des propriétés.

Les hauteurs intérieures des pièces habitables ont été maintenues à $2^m,60$ mesurées sous le plafond, mais l'entresol a été porté à ce chiffre du rez-de-chaussée, c'est-à-dire à $2^m,80$.

On eût voulu prescrire en outre diverses mesures nécessaires à la salubrité, et notamment à celle des sous-sols ; mais on a craint d'outrepasser la loi, on a préféré attendre qu'une loi d'ensemble sur l'hygiène publique donnât indiscutablement le droit de réglementer sur ces matières.

Quoi qu'il en soit, toutes les prescriptions qui précèdent sont projetées dans l'intérêt de l'hygiène, elles satisfont en partie à la loi des proportions, mais elles constituent en réalité des restrictions au droit de propriété. On a cherché à compenser ces empiétements par diverses dispositions, les unes relatives aux hauteurs et les autres aux saillies. Des dernières nous parlerons plus loin ; disons ici un mot des premières.

Le retrait total de l'alignement entraîne seul, aux termes du décret de 1884, une augmentation proportionnelle de la hauteur ; mais le retrait partiel, à partir de n'importe quel niveau et même à pied d'œuvre, ne donnerait pas droit à un étage de plus ; il n'en est plus ainsi dans le nouveau projet. Le retrait s'ajoute à la largeur de la voie, et la hauteur de la construction est calculée sur ce total.

L'hygiène n'en souffre pas, puisqu'il y a plus d'espace ; le propriétaire en profite puisqu'il a plus d'étages, et enfin ce procédé ingénieux prépare l'élargissement des rues, sans frais ou à peu de frais pour la Ville et sans perte pour le propriétaire.

Notons en passant que le retrait d'une construction sur l'un des côtés d'une rue, s'il correspond à un retrait égal sur la propriété de face, élargit la voie d'une quantité double.

Le décret de 1884 limitait le nombre des étages ; le projet nouveau supprime cette limitation, et il le fait sans nuire à l'aération, puisqu'il fixe d'autre part la hauteur minima mesurée sous le plafond des pièces habitables.

En ce qui concerne les combles, la nouvelle réglementation renferme des modifications importantes et au point de vue architectural et au point de vue de l'intérêt du constructeur.

En effet, le régime de 1884, qui proportionnait si mal, ainsi que nous l'avons vu, la hauteur des maisons à la largeur de la voie, rendait les combles rigoureusement proportionnels à cette largeur. Il les renfermait dans une demi-circonférence dont la moitié de la rue est le rayon. Cette règle aboutissait à la monotonie des combles, qu'elle emprisonnait toujours dans des pleins-cintres sans élégance et qu'elle rendait difficilement utilisables. On se propose aujourd'hui de conserver le principe de cette demi-circonférence tracée sous le même rayon, mais on la surmonte, on la coiffe pour ainsi dire d'un angle formé par la rencontre de deux tangentes opposées, menées à 45 degrés à chaque arc de cercle.

Le nouveau périmètre des combles se compose donc de chaque côté d'un arc de cercle de 45 degrés et d'une tangente rectiligne menée à l'extrémité de cet arc.

Le point où les deux tangentes se coupent détermine le sommet le plus élevé, le faîte le plus haut qu'il soit permis de donner à la construction.

Cette forme plus haute, plus variée, plus élégante, permet à l'architecte de mieux utiliser ses combles, et, s'il est réellement artiste, de mieux décorer ses toitures.

Ainsi donc, quatre innovations principales caractérisent le décret projeté : la hauteur des constructions proportionnée à la largeur des voies ; le droit de surélever en cas de retrait partiel ; le prospect des cours et courettes étendu et précisé, et enfin l'élévation et l'élégance des combles — toutes choses qui se réfèrent à l'art et à l'hygiène.

Je laisse de côté diverses dispositions relatives à la hauteur des cheminées, à leur distance des façades, aux murs de dossier, etc., etc. — dispositions qui paraissent heureuses, mais qui sont d'ordre secondaire, et j'arrive aux saillies.

III

Saillies. — Réforme du décret du 22 juillet 1882.

Qu'est-ce qu'une saillie ? C'est un avancement partiel de la construction sur sa façade alignée, c'est une emprise sur le domaine public ; c'est par conséquent une concession, un privilège accordé au propriétaire.

La réglementation des hauteurs restreint l'exercice du droit de propriété, celle des saillies l'étend.

Ce qui caractérise le décret du 22 juillet 1882 auquel les saillies sont aujourd'hui soumises, et ce qui le distingue du projet qui le réforme, c'est que le premier accorde moins et que le second donne plus.

Dans cette matière, il est deux choses à éviter et deux choses à poursuivre : il faut se garder d'une part des hardiesses téméraires et des empiétements excessifs. La concession doit s'arrêter là où la sécurité publique serait compromise par le défaut de solidité des avancements ; elle doit, d'autre part, s'arrêter encore là où les avancements diminueraient sensiblement l'espace libre et constitueraient aux dépens de l'aération une usurpation dangereuse sur le domaine public.

Mais, en deçà de ces limites, il convient d'accorder tout ce qui peut être utile soit à la décoration artistique, soit à l'intérêt de la maison. En un mot, l'utilité et l'esthétique, voilà les deux objectifs qu'il faut poursuivre.

La solidité dépend beaucoup du choix des matériaux, et l'introduction du fer et de l'acier dans la construction donne à ce point de vue des garanties qui permettent d'oser d'avantage.

La réglementation de 1882, étroite et timorée, avait amené la sécheresse et presque l'absence de motifs, et sa rigidité rectiligne avait abouti à une plate uniformité et à ce que l'on a appelé le « caporalisme architectural ». L'uniformité allait si loin que chaque architecte se croyait obligé d'aligner ses saillies avec celles de la maison voisine et, suivant l'expression usitée, de « *faire régner sa façade* ».

Les exemples plus hardis des grandes villes d'Europe, une sorte de réveil de l'art, cet amour du beau qui devient de jour en jour un besoin pour les peuples modernes, ont éveillé l'émulation des architectes et brisé par endroits l'enveloppe trop serrée du vieux règlement. L'administration a permis, et il faut la louer de cette tolérance intelligente, des motifs et des saillies défendus. A un essor nouveau il faut des règles nouvelles, et il le faut d'autant plus que les plus récentes sont déjà en désuétude.

Les saillies ont été réglées en 1882, détail par détail ; dans le projet actuel, elles sont considérées dans leur ensemble et fixées par une sorte de polyèdre semblable à la construction et plus grand qu'elle de toute la longueur permise aux saillies. Il les renferme toutes ; c'est le pardessus de l'édifice, et les mesures ou mieux le périmètre qu'elles forment sont données par le *gabarit*.

On appelle *gabarit*, dans le règlement projeté, une figure linéaire et verticale qui enveloppe le bâtiment et qui est comme le tracé extérieur et agrandi de sa coupe verticale. C'est pour ainsi dire une ferme destinée non pas à soutenir mais à couvrir l'établissement.

Chaque côté de ce gabarit est formé, parallèlement à chaque façade :

1° D'une droite qui part du sol et s'élève à une hauteur de trois mètres et plus;

2° D'une seconde droite faisant suite à la première, mais plus éloignée qu'elle de la façade et allant jusqu'au niveau de son arête supérieure. Ces deux côtés de la figure sont réunis entre eux au-dessus des combles, par une demi-circonférence *concentrique au périmètre légal*, dit l'article 27 du projet. Remarquons toutefois que cette rédaction est défectueuse; elle laisse en effet supposer que cette partie du gabarit est entièrement courbe, tandis qu'elle ne peut évidemment avoir d'autre forme que celle du périmètre légal et qu'elle se compose nécessairement, comme lui, de deux arcs opposés de 45 degrés, surmontés d'un angle formé par deux tangentes rectilignes menées à l'extrémité de ces arcs. Il y aurait donc lieu de modifier la rédaction et de dire par exemple : « devront être inscrits dans un premier périmètre parallèle au périmètre légal. » Nous appelons l'attention de l'Administration sur ce point, pour qu'elle puisse rectifier son projet avant qu'il n'aille au Ministère et au Conseil d'État. Ces explications, techniques et par conséquent arides, nous ont paru nécessaires pour l'intelligence du texte et de l'esprit du projet.

On voit par là que les réformateurs ont non seulement considéré les détails, mais surtout envisagé l'ensemble, et ils ont, avec le gabarit, forgé une sorte de régulateur qu'il suffit de modifier pour modifier le tout.

Il serait inutile d'entrer dans plus de détails, et il suffira d'indiquer les principaux objectifs qu'on a voulu atteindre.

En premier lieu, on a cherché une proportion entre les saillies, la largeur légale des voies et la hauteur des maisons ; c'est là une question d'art.

En second lieu, on a, d'une façon générale, étendu la dimension des saillies, afin de laisser une place suffisante aux motifs d'architecture ainsi qu'aux dispositions utiles.

Les constructions en encorbellement, les bow-windows et les vérandas, par exemple, interdits sous le régime actuel, mais pourtant tolérés par l'Administration, seront désormais autorisés — toutefois sur une partie de la façade et dans une mesure qui ne nuira ni à l'aération ni à la physionomie de la maison.

Les combles dotés de deux zones de saillies se prêteront désormais au développement des silhouettes et aux décorations ornementales.

Quant aux saillies mobiles qui ne font pas partie intégrante de la construction, elles ont été soumises à un classement nouveau, plus simple et plus pratique, au double point de vue des avantages du commerce et de la commodité des passants.

IV

Conclusion.

On a pu voir, dans les lignes qui précèdent, quelle est la connexité qui lie les hauteurs et les saillies, que les unes et les autres ont à rechercher les mêmes avantages et à éviter les mêmes inconvénients. C'est pourquoi la réforme des deux décrets est l'objet d'un projet unique. On a bien fait, puisqu'ils sont si connexes, et on a bien fait encore, parce que leur réunion en un seul fascicule en rend le maniement plus commode, l'interprétation plus certaine et l'appréciation plus facile.

Le projet est-il parfait? Nous ne le pensons pas ; nous ne pouvons prendre la responsabilité de ces mesures, de ces calculs, de ces effets. Là, comme en toute matière d'ailleurs, l'expérience seule soulignera ce qui est bien et bâtonnera ce qui est mal ; mais il a été préparé avec tant de soins, étudié par des hommes si compétents, examiné, discuté dans tant de séances, qu'à ces divers titres il mérite d'être pris en considération

D'autre part, l'examen que votre troisième Commission en a fait a donné des résultats très satisfaisants.

Il est assurément un progrès, un grand pas en avant vers l'art et vers l'hygiène. Parmi ses prescriptions, les unes obligeront à assainir, les autres à embellir. Ce qu'il interdit et ce qu'il permet semble établir des compensations heureuses entre l'intérêt des constructeurs d'une part et celui de la Ville et des habitants de l'autre. Sans doute aussi le trouvera-t-on timide quelquefois; mais il ne faut pas oublier qu'on doit toujours tenir compte de ce qui est quand on veut préparer ce qui sera. Certaines facilités que ce projet accorde provoqueront certainement l'établissement de logements à bon marché et auront ainsi une utilité directe pour les travailleurs. Je sais aussi que l'observation des règles qu'il impose gênera quelquefois messieurs les architectes et que la marge qu'il leur laisse à remplir mettra au supplice quelques cerveaux stériles; mais le vrai talent y trouvera place pour se développer et se faire valoir, et les obstacles auront pour effet de lui donner plus d'essor. Paris en sortira plus salubre et plus beau.

Nous vous proposons donc, Messieurs, au nom de votre troisième Commission, d'approuver le projet de la réglementation qui vous est soumis et de prendre en conséquence le projet de délibération qui suit.

Paris, le 20 décembre 1899.

Le Rapporteur,
Adolphe CHÉRIOUX.

III

DÉLIBÉRATION DU CONSEIL MUNICIPAL DU 28 DÉCEMBRE 1889
ET PROJET DE RÈGLEMENT Y ANNEXÉ.

Le Conseil,

Vu le mémoire en date du 20 octobre 1899, par lequel M. le Préfet de la Seine lui soumet un projet de règlement concernant les hauteurs et les saillies des bâtiments dans la ville de Paris et destiné à remplacer les décrets des 22 juillet 1882 et 23 juillet 1884;

Vu les rapports de la Sous-Commission administrative et de la Sous-Commission du Comité technique;

Vu l'avis du Préfet de Police sur la partie du projet de règlement concernant les saillies des bâtiments;

Vu les décrets des 22 juillet 1882 et 23 juillet 1884;

Vu le projet de règlement;

Sur le rapport présenté par M. Adolphe Chérioux, au nom de la 3ᵉ Commission,

Est d'avis :

Qu'il y a lieu d'adopter le projet de règlement concernant les hauteurs et les saillies des bâtiments dans la ville de Paris, annexé à la présente délibération.

PROJET DE RÈGLEMENT CONCERNANT LES HAUTEURS ET LES SAILLIES
DES BATIMENTS DANS LA VILLE DE PARIS

TITRE PREMIER

Des hauteurs des bâtiments.

SECTION PREMIÈRE
Des bâtiments bordant les voies publiques et privées.

Article premier.

La hauteur des bâtiments bordant les voies publiques (rues, places, carrefours, boulevards, avenues, quais, etc.), dans la Ville de Paris, est limitée, conformément aux indications du tableau ci-annexé, par un profil qui se compose des trois éléments suivants : 1° une ligne droite verticale à l'alignement ; 2° un arc de cercle tangent à cette ligne verticale ; 3° une tangente rectiligne à cet arc de cercle.

Art. 2.

La ligne droite verticale à l'alignement détermine le nu de toutes les saillies autorisées par le titre II du présent décret. Elle s'élève depuis le sol jusqu'à la ligne horizontale sur laquelle se trouve son point de raccord avec l'arc de cercle.

La cote de hauteur de cette ligne horizontale, mesurée à partir du niveau du trottoir ou du revers pavé au pied de la façade, et prise au point milieu de la façade, est proportionnelle à la largeur légale de la voie publique, pour les parties alignées. Pour les parties en retrait de l'alignement et pour les bâtiments retranchables, on n'admettra pas une largeur supérieure à l'intervalle compris entre la partie la plus saillante de la façade du bâtiment et l'alignement légal opposé. Pour le mesurage de cette largeur légale, toute fraction de mètre en plus du nombre entier est comptée pour un mètre.

Cette cote de hauteur s'établit de la manière suivante :

Dans les voies de 1 à 12 mètres de largeur, la hauteur ne pourra excéder 6 mètres augmentés de la largeur de la voie.

Dans les voies de 12 mètres de largeur et au-dessus, la hauteur ne pourra excéder 18 mètres augmentés du quart de l'excédent de la largeur de la voie en plus de 12 mètres, sans que dans aucun cas cette hauteur puisse dépasser 20 mètres.

Ce mode de mesurage ne sera applicable pour les bâtiments en bordure des voies en pente que dans une longueur de 30 mètres ; au delà de cette longueur, les bâtiments seront abaissés suivant la déclivité du sol.

Si le constructeur établit plusieurs bâtiments distincts, la hauteur sera mesurée séparément pour chacun de ces bâtiments suivant les règles énoncées ci-dessus.

Art. 3.

L'arc de cercle doit être tangent à la ligne verticale d'alignement et son centre situé sur la ligne horizontale (art. 2). Le rayon de cet arc de cercle peut être d'une longueur égale à la moitié de la largeur de la voie, avec droit pour le constructeur à un minimum de 6 mètres, mais sans que ce rayon puisse être supérieur dans aucun cas à 10 mètres.

Art. 4.

La tangente rectiligne de raccordement sera menée à l'arc de cercle, avec une inclinaison de 45° sur l'horizontale, jusqu'à la rencontre de la tangente correspondante de la post-face du bâtiment élevé en bordure de la voie publique.

Dans aucun cas le faîte des murs séparatifs ne pourra s'élever à plus de 1 mètre au-dessus du point le plus haut du quart de cercle, sous réserve des dispositions énoncées à l'article 8.

De part et d'autre de ces murs séparatifs, les constructions seront limitées par un plan à 45° sur l'horizon et passant par le faîte du mur.

Art. 5.

Dans les carrefours, aux angles des voies et sur les pans coupés, la hauteur permise correspondra à l'agrandissement du prospect assimilé à une largeur de rue. Le supplément de hauteur ne sera admis que sur la largeur de la façade au-devant de laquelle ce prospect sera réalisé.

Néanmoins, tout bâtiment situé à l'angle de voies publiques d'inégales largeurs. peut être élevé sur les voies les plus étroites jusqu'à la hauteur fixée pour la plus large. sans que toutefois la longueur de la façade ainsi élevée sur les voies les plus étroites puisse excéder une fois et demie la largeur légale de ces voies.

Si ces voies communiquant entre elles sont placées à des niveaux différents, la cote qui servira à déterminer la hauteur des bâtiments sera la moyenne des cotes prises au milieu de chaque façade.

Il sera fait abstraction pour ces mesurages des parties de façade à l'alignement qu'un pan coupé régulièrement ordonnancé aura supprimées.

Art. 6.

Pour les bâtiments, autres que ceux dont il est parlé en l'article précédent, et qui occupent tout l'espace compris entre les voies d'inégales largeurs ou de niveaux différents, le profil de chacune des façades ne peut dépasser la hauteur fixée en raison de la largeur ou du niveau de la voie publique sur laquelle ces façades seront élevées.

Art. 7.

Les bâtiments ou parties de bâtiments, qui seront construits à rez-de-chaussée ou aux étages en arrière de l'alignement, bénéficieront du périmètre permis pour la voie publique dont la largeur serait égale à la distance qui sépare la nouvelle façade ou partie de façade ainsi retraitée de l'alignement légal opposé, mais à la condition que l'alignement soit toujours articulé et effectivement réalisé.

Art. 8.

La tête du mur mitoyen sera limitée du côté de la voie publique, au-dessus de la ligne horizontale, (art. 2), par le gabarit des saillies à l'alignement, tel qu'il est indiqué au titre 2 du présent décret.

Les souches de cheminées ne pourront monter à plus d'un mètre au-dessus du point le plus élevé du périmètre autorisable pour le bâtiment, et leur parement vertical antérieur ne pourra se trouver à moins de 1 mètre en arrière de 'alignement.

L'ensemble produit par les largeurs cumulées des faces des lucarnes à l'alignement ne pourra excéder les deux tiers de la longueur de face du bâtiment, déduction faite des couronnements des constructions en encorbellement sur la voie publique, dans les conditions indiquées au titre 2 du présent décret.

Art. 9.

Les constructeurs qui n'élèvent pas les façades de leurs bâtiments à toute la hauteur permise ont la faculté d'établir les autres parties de leurs bâtiments suivant leur convenance, sans pouvoir toutefois sortir du profil légal, tel qu'il est déterminé aux articles 1, 2, 3, 4 et 8.

Art. 10.

La hauteur des bâtiments établis en bordure des voies privées de toute nature, fermées ou non à leurs extrémités, (passages, impasses, cités, squares, etc., à l'exception des cours et des courettes), est déterminée d'après la largeur de ces voies ou espaces, conformément aux règles fixées pour les bâtiments en bordure des voies publiques, et suivant les indications du tableau ci-annexé.

Les dispositions des articles précédents sont d'ailleurs applicables à ces bâtiments.

SECTION II

Des bâtiments bordant les cours et les courettes.

Art. 11.

La hauteur des bâtiments établis en bordure des cours ainsi que la hauteur de la post-face des bâtiments élevés en bordure des voies publiques ou privées sont déterminées d'après la largeur de la cour, largeur prise dans l'axe de chaque baie des pièces pouvant servir à l'habitation de jour ou de nuit, conformément aux indications du tableau ci-annexé.

Cette hauteur sera limitée par les mêmes profils que ceux autorisés pour les bâtiments en bordure des voies publiques, à la condition que la cour ait une largeur au moins égale à la moitié de la largeur nécessaire pour une même hauteur sur la voie publique, sans que, dans aucun cas, la largeur de la cour au-devant des baies puisse être inférieure à 4 mètres et la surface de la cour inférieure à 25 mètres carrés.

En aucun cas, la surface réglementaire de la cour ne pourra être diminuée par suite de constructions nouvelles ou par suite d'aliénation.

Les bâtiments ou parties de bâtiments, qui seront construits aux étages en arrière du rez-de-chaussée, bénéficieront des périmètres correspondants aux largeurs ainsi obtenues.

Le sol d'une cour peut être à un niveau différent de celui de la voie publique ou d'une autre cour.

Les cages d'escaliers pratiquées sur les cours pourront sortir du périmètre indiqué ci-dessus, de manière à s'élever jusqu'au plafond du dernier étage desservi par ces escaliers.

Art. 12.

Lorsque plusieurs propriétaires auront pris, par acte notarié, l'engagement envers la Ville de Paris de maintenir à perpétuité leurs cours communes et que la réunion de ces cours donnera le prospect réglementaire et la surface minima de 25 mètres, telle qu'elle est indiquée à l'article 11, les bâtiments limitant ces cours seront régis par les profils correspondant aux prospects obtenus.

Entre plusieurs cours réunies de la sorte, la hauteur des clôtures ne pourra excéder 5 mètres.

Art. 13.

Toute courette, qui servira à éclairer et aérer une ou plusieurs cuisines, devra avoir, au droit de l'axe des baies éclairant ces cuisines, une largeur au moins égale au sixième de la hauteur mesurée du sol de la courette au faîte des bâtiments entourant ou joignant ladite courette, sans que, en aucun cas, cette largeur mesurée dans œuvre puisse être inférieure à 2 mètres, et que la surface de la courette puisse être inférieure à 9 mètres carrés.

Dans une courette joignant des murs mitoyens ceux-ci seront supposés construits à une hauteur de 30 mètres.

Par exception, les cuisines des loges de concierges pourront être éclairées et aérées sur des courettes de 4 mètres superficiels avec une largeur minima de $1^m,60$.

Art. 14.

Toute courette sur laquelle seront éclairés et aérés des cabinets d'aisances devra avoir au moins 4 mètres de surface avec une largeur minima de $1^m,60$, mesurée dans œuvre.

Art. 15.

Au dernier étage des bâtiments, les pièces servant à l'habitation pourront prendre jour et air sur des courettes, à la condition que ces courettes aient une surface d'au moins 4 mètres carrés.

Art. 16.

Il est interdit d'établir des combles vitrés dans les cours et courettes au-dessus des parties des constructions sur lesquelles sont éclairés et aérés, soit des pièces habitables, soit des cuisines, soit des cabinets d'aisances, à moins qu'il ne soit réservé un passage d'air libre permanent qui aura au moins la surface exigible de la cour ou de la courette.

Art. 17.

Dans aucun cas, les surfaces des courettes ne pourront être réunies pour former soit une courette, soit une cour de dimensions réglementaires.

Art. 18.

Toutes les mesures des cours sont prises dans œuvre:

SECTION III

Hauteur des étages.

Art. 19.

Dans les bâtiments, de quelque nature qu'ils soient, en bordure des voies publiques ou privées ou des cours, la hauteur du rez-de-chaussée et celle de l'étage placé immédiatement au-dessus du rez-de-chaussée ne pourront jamais être inférieures à $2^m,80$ mesurés sous plafond.

La hauteur des sous-sols et des autres étages ne devra pas être inférieure à $2^m,60$ mesurés sous plafond.

Pour les étages dans les combles, cette hauteur de $2^m,60$ s'applique à la partie la plus élevée du rampant, et toute chambre lambrissée devra avoir au moins 2 mètres superficiels de plafond horizontal.

TITRE II

Des saillies des bâtiments.

SECTION PREMIÈRE

Dispositions générales.

Art. 20.

Il ne pourra être établi, sur les murs de face des constructions, alignées ou non alignées de la Ville de Paris, aucune saillie sur la voie publique autre que celles autorisées par le présent décret, et conformes aux indications du tableau ci-annexé.

Art. 21.

Pour les constructions alignées, les jambes étrières ou boutisses au droit des murs préparatifs devront toujours indiquer l'alignement. A cet effet, il sera réservé, sur la face antérieure du mur mitoyen, à 1^m,50 au plus du sol, un nu d'une surface minima de 20 centimètres sur 20 centimètres.

Art. 22.

Toutes les saillies autorisées seront, sauf les exceptions ci-après indiquées, proportionnelles à la largeur des voies, toute fraction de mètre en plus du nombre entier étant comptée pour un mètre.

Toutes les saillies seront mesurées à partir de l'alignement pour les constructions alignées, et à partir du nu du mur de face pour les constructions en saillie sur l'alignement, ainsi que pour celles sujettes à avancement par mesure de voirie.

Elles sont déterminées d'après la largeur légale de la voie au droit de la propriété pour les constructions alignées ou sujettes à avancement par mesure de voirie, et d'après la largeur effective pour les constructions en saillie sur l'alignement.

Toutes ces saillies sont limitées par un contour enveloppant appelé « gabarit ».

SECTION II

Saillies autorisées à titre provisoire au-devant des constructions.

Art. 23.

Barrières provisoires, étais, échafauds.

La saillie des barrières provisoires, étais, échafauds et engins servant à monter et descendre les matériaux, sera fixée, dans chaque cas particulier, suivant les localités et les circonstances.

Les constructeurs devront en outre se soumettre aux prescriptions du Préfet de Police.

Art. 24.

Constructions provisoires, échoppes.

Il pourra être permis de masquer les renfoncements par des constructions provisoires ou des appentis.

Ces constructions ne devront, en aucun cas, excéder la hauteur du rez-de-chaussée, et elles seront supprimées dès qu'une des constructions attenantes subira retranchement.

Il pourra de même être permis de masquer, par des constructions provisoires en forme de pan coupé, les angles de toute espèce de renfoncement, mais sous la même condition que ci-dessus pour leur établissement et leur suppression.

Le Préfet de Police sera consulté sur ces demandes.

SECTION III

Dimensions et conditions des saillies.

I. — Objets faisant partie intégrante des constructions.

ART. 25.

Éléments décoratifs. — Soubassements. — Balcons et constructions en encorbellement.

§ 1er. — Le gabarit qui limite la saillie des éléments décoratifs des façades, des soubassements, des balcons et des constructions en encorbellement est composé de deux lignes verticales.

L'une forme le gabarit supérieur, l'autre le gabarit inférieur.

La ligne horizontale de démarcation entre le gabarit supérieur et le gabarit inférieur sera placée à des hauteurs différentes, savoir :

Dans les rues de 30 mètres de largeur et plus, à une hauteur minima de 3 mètres au-dessus du trottoir.

Dans les rues de moins de 30 mètres de largeur, à une hauteur qui sera de 6 mètres, moins un dixième de la largeur de la voie.

§ 2. — La cote de saillie supérieur sera :

Pour les voies de moins de 10 mètres de largeur, 8 centièmes de la largeur de la voie.

Pour les voies de 10 mètres de largeur et au-dessus, 60 centimètres plus un cinquantième de la largeur de la voie avec un maximum de $1^m,20$.

Dans la zone régie par le gabarit supérieur, le nu de l'alignement devra toujours servir de fond à la décoration ; il occupera à chaque étage un dixième au moins de la surface de la façade de l'étage, déduction faite des baies.

§ 3. — Il pourra être établi, dans la limite du gabarit supérieur, des constructions ou motifs de décorations en encorbellement, dont les surfaces cumulées projetées sur un plan vertical parallèle à la façade n'excéderont, en aucun cas, le tiers de la surface totale de la façade du bâtiment régie par le gabarit supérieur y compris les étages d'attique.

Latéralement, les saillies des constructions seront limitées par un plan vertical à 45 degrés avec celui de l'alignement. Ce plan partira à $0^m,25$ de la ligne mitoyenne, mesure prise sur ledit alignement.

§ 4. — Dans les voies de 16 mètres de largeur et au-dessus, la saillie de chaque balcon pourra être augmentée de un quart, à la condition qu'il n'occupe au plus, en projection horizontale, que le quart de la surface permise.

§ 5. — La saillie du gabarit inférieur sera le quart de la saillie du gabarit supérieur avec droit à un minimum de 0^m,20.

Par exception, la décoration de l'entrée principale d'une construction et celle des corniches à rez-de-chaussée pourront descendre jusqu'à 2^m,50 au-dessus du trottoir avec une saillie égale à deux fois celle du gabarit inférieur.

Art. 26.

Herses, chardons, artichauts, etc.

Les herses, chardons, artichauts et autres objets analogues en ferronnerie destinés à servir de défense sur les balcons, pourront avoir 0^m,25 en sus de la saillie permise pour les corniches, balcons et entablements sur lesquels ces objets seront fixés.

Art. 27.

Objets d'ornementation extérieurs au périmètre légal du comble.

En dehors du périmètre légal du comble, les objets d'ornementation, tels que couronnements de lucarnes, crêtes ajourées, galeries, etc., devront être inscrits dans un premier arc de cercle concentrique au périmètre légal.

Le rayon de cet arc de cercle sera le rayon du périmètre légal augmenté de la saillie du gabarit supérieur (art. 25, § 2).

Pour les couronnements des constructions en encorbellement, le rayon du périmètre légal pourra être augmenté d'une quantité égale à deux fois la saillie du gabarit supérieur.

En aucun cas, l'extension donnée aux espaces habitables, par les objets d'ornementation, ne pourra s'étendre au delà du premier arc de cercle concentrique au périmètre légal.

Pour les constructions en encorbellement, les parties du couronnement qui s'élèveront au-dessus de la ligne de base légale du comble, ne pourront en aucun cas, avoir en largeur, plus du tiers de celle de la façade.

II. — Objets ne faisant pas partie intégrante des constructions.

Art. 28.

En aucun cas les saillies des objets ne faisant pas partie intégrante des constructions et dépassant le gabarit des saillies des objets faisant partie intégrante des constructions (art. 25), ne pourront être établies à moins de 0^m,50 de l'arête du trottoir.

Ces objets ne devront être établis qu'à partir de 3 mètres du trottoir, sous réserve des exceptions indiquées dans l'article 30, 36, § 1er et 37, § 1er.

Art. 29.

Devantures de boutiques, compris seuils et socles.

La saillie des devantures de boutiques, compris seuils et socles, devra être comprise dans le gabarit inférieur (art. 25, § 5).

Art. 30.

Corniches de devanture et tableaux sous corniche, y compris tous ornements pouvant y être appliqués.

La saillie maxima des corniches de devanture et des tableaux sous corniches, y compris tous ornements pouvant y être appliqués, sera les 3 centièmes de la largeur de la voie, avec un maximum de $0^m,80$ et avec droit à un minimum de $0^m,50$.

Art. 31.

Grilles de boutiques, volets ou contrevents pour fermeture de boutiques, pilastres, colonnes, chambranles, vitrines, caissons isolés en applique et parements de décoration dans la hauteur du rez-de-chaussée et de l'étage immédiatement au-dessus, moulures formant cadre.

La saillie maxima des grilles de boutiques, volets ou contrevents pour fermeture de boutiques, pilastres, colonnes, chambranles, vitrines, caissons isolés en applique et parements de décoration dans la hauteur du rez-de-chaussée et de l'étage immédiatement au-dessus, moulures formant cadre, sera celle du gabarit inférieur (art. 25, § 5).

Art. 32.

Grilles de croisées, persiennes, volets, jalousies et autres objets analogues.

La saillie maxima des grilles de croisées, persiennes, volets, jalousies et autres objets analogues, sera celle du gabarit inférieur (art. 25, § 5).
Dans la hauteur de 3 mètres au-dessus du trottoir, les persiennes, volets, etc., ne pourront être placés que dans l'épaisseur des tableaux des baies et devront ouvrir à l'intérieur. Tout développement à l'extérieur est interdit. Dans la hauteur des étages

tous châssis vitrés, toutes croisées simples ou doubles devront de même ouvrir à l'intérieur. Il est interdit de les développer extérieurement, hormis le cas où ils se trouveraient au-dessus d'un grand balcon.

Art. 33.

Supports d'étalage sur les façades.

La saillie maxima des supports d'étalage sur les façades sera égale à deux fois celle du gabarit inférieur (art. 25, § 5).

Aucun étalage ne sera permis plus haut que l'étage immédiatement au-dessus du rez-de-chaussée.

Art. 34.

Enseignes, tableaux-enseignes, attributs, écussons, écriteaux de location, grands tableaux (frises courantes portant enseignes), transparents en forme d'appliques, vitrines lumineuses, horloges, lanternes mobiles ou fixes, à bras ou à consoles et autres objets analogues.

La saillie maxima des enseignes, tableaux-enseignes, attributs, écussons, écriteaux de location, grands tableaux (frises courantes portant enseignes), transparents en forme d'appliques, vitrines lumineuses, horloges, lanternes mobiles ou fixes, à bras ou à consoles et autres objets analogues, sera :

1° *Quand ces objets sont parallèles au mur de face*, celle du gabarit inférieur (art. 25, § 5).

Il pourra être appliqué sur le garde-corps des balcons, sans pouvoir en dépasser la hauteur, des attributs et des lettres dont l'épaisseur n'excédera pas $0^m,10$.

Les enseignes, tableaux-enseignes et grands tableaux ne devront, en aucun cas, être suspendus ou appliqués aux balcons.

2° *Quand ces objets sont perpendiculaires au mur de face*, le dixième de la largeur de la voie, avec un maximum de 2 mètres ; la hauteur pourra être égale à la saillie permise et la largeur à la moitié de cette même saillie.

Les potences, supports et attaches des objets sont compris dans ces mesures.

Art. 35.

Marquises, transparents, baldaquins (supports compris).

La saillie des marquises, transparents, baldaquins (supports compris), n'excédera pas 3 mètres.

La distance entre la saillie de ces objets et l'aplomb de l'arête du trottoir ne sera pas inférieure à $0^m,50$.

L'Administration pourra autoriser l'établissement de grandes marquises excédant 3 mètres de saillie. Elle restera libre d'apprécier, dans chaque cas, la saillie qui pourra être permise suivant la largeur de la voie et des trottoirs et les besoins de la circulation.

La hauteur de ces objets, non compris les supports, n'excédera pas 1 mètre.

Ils ne pourront recevoir de garde-corps ni être utilisés comme balcons.

En outre, ils devront être disposés de façon à ne pas masquer les appareils de l'éclairage public, ni les plaques indicatives des noms des voies publiques.

La couverture des marquises sera entièrement translucide.

Aucune partie des supports, consoles ou accessoires ne devra être établie à moins de 3 mètres au-dessus du trottoir.

Aucun de ces objets ne pourra être autorisé sur les façades au droit desquelles il n'y a pas de trottoir.

Art. 36.

§ 1er. **Bannes et stores à rez-de-chaussée.**

La saillie maxima des bannes et stores à rez-de-chaussée n'excédera pas 3 mètres.

La distance entre la saillie des bannes et stores à rez-de-chaussée et l'aplomb de l'arête du trottoir ne sera pas inférieure à $0^m,50$.

Les lambrequins, branches, supports, coulisseaux, joues, en un mot toutes les parties accessoires des bannes, ne pourront descendre à moins de $2^m,50$ au-dessus du trottoir.

Les bannes devront être essentiellement mobiles et ne pourront, en aucun cas, être établies à demeure. En outre, elles devront être disposées de façon à ne pas masquer les appareils de l'éclairage public ni les plaques indicatives des noms des voies publiques.

Aucun de ces objets ne pourra être autorisé sur les façades au droit desquelles il n'y a pas de trottoir.

§ 2. **Bannes et stores aux étages.**

La saillie maxima des bannes et stores aux étages, au droit de chaque croisée non pourvue de grand balcon, sera de $0^m,80$.

Au droit des constructions en encorbellement, cette saillie sera prise à partir du nu desdites constructions.

Au devant des croisées pourvues de grands balcons, les stores ou bannes pourront avoir la même longueur et la même saillie que ces balcons, avec droit à un minimum de saillie de $0^m,80$.

Il pourra être placé des stores ou bannes au devant des étages en retraite, à la condition que leur saillie n'excédera pas le périmètre légal des saillies hors comble.

Art. 37.

§ 1. Abat-jour et réflecteurs diurnes.

La saillie maxima des abat-jour et réflecteurs diurnes sera de 0^m,50.
Ces objets ne pourront être placés qu'à 2^m,50, au moins, au-dessus du trottoir.

§ 2. Rampes d'illumination.

La saillie des rampes d'illumination ne dépassera pas de plus de 5 centimètres les gabarits ou la saillie des objets sur lesquelles elles seraient fixées.

§ 3. Tuyaux de descente.

La saillie maxima des tuyaux de descente sera celle du gabarit inférieur (art. 25, § 5).

§ 4. Cuvettes de dégorgement des eaux pluviales sous l'entablement.

La saillie des cuvettes de dégorgement des eaux pluviales sous l'entablement sera limitée à celle de la corniche sous laquelle elles sont placées, avec droit à un minimum de 0^m,35.

SECTION IV

Dispositions spéciales et transitoires.

Art. 38.

Les objets en saillie existant actuellement et dépassant les saillies fixées par le présent décret ne pourront être réconfortés, même en partie, et ne devront, dans leurs portions mauvaises, être rétablies que dans la limite des saillies réglementaires.

Cependant l'Administration pourra, en certains cas, autoriser la réparation d'objets anciens ayant un caractère archéologique, monumental ou artistique.

Art. 39.

Marches, Perrons, etc.

Il est interdit, en dehors du gabarit inférieur (art. 25, § 5) d'établir, de remplacer ou de réparer des marches, perrons, pas, entrées de cave, et tous autres ouvrages en saillie sur les alignements et placés sur le sol de la voie publique.

Néanmoins, il pourra être fait exception à cette règle pour ceux de ces ouvrages qui seraient la conséquence de changements apportés au niveau de la voie.

En outre, les marches, perrons, pas, entrées de cave, qui dépendraient d'immeubles atteints par l'alignement, au moment de la promulgation du présent décret, et qui feraient eux-mêmes saillie sur l'alignement, pourront être entretenus et au besoin reconstruits tels qu'ils existaient, jusqu'à l'époque où seront réédifiés les bâtiments dont ils dépendent.

Art. 40.

Bornes.

Il est interdit, en dehors du gabarit inférieur (art. 23, § 5), d'établir des bornes en saillie sur le mur de face ou de clôture et celles qui existent actuellement devront être enlevées partout où un trottoir sera construit.

Art. 41.

Conduits de fumée, cuvettes d'eaux ménagères ou industrielles, volets ou persiennes à rez-de-chaussée se développant à l'extérieur.

Aucun conduit de fumée ne pourra être appliqué sur le parement extérieur du mur de face, ni déboucher sur la voie publique.

Aucune espèce de cuvette pour l'écoulement des eaux ménagères ou industrielles ne pourra être établie en saillie sur la voie publique.

Les conduits de fumée, cuvettes d'eaux ménagères ou industrielles, ainsi que les persiennes et volets existant actuellement à rez-de-chaussée et se développant à l'extérieur, ne pourront être réparés ni remplacés.

TITRE III

Dispositions diverses.

Art. 42.

Les dispositions qui précèdent ne sont pas applicables aux édifices publics, sauf en ce qui concerne les prescriptions énoncées en l'article 21 ci-dessus.

Art. 43.

L'Administration pourra, pour les constructions privées ayant un caractère monumental, ou pour des besoins d'art, de science ou d'industrie, autoriser des modifications relatives aux dispositions du présent décret, après avis du Conseil général des Bâtiments civils, et avec l'approbation du Ministre de l'Intérieur.

Art. 44.

Les décrets des 22 juillet 1882 et 23 juillet 1884 sont rapportés.

TABLEAU ANNEXÉ AU PROJET DE RÈGLEMENT
Concernant les hauteurs et les saillies des bâtiments dans la Ville de Paris

LARGEUR des VOIES PUBLIQUES ET DES COURS	HAUTEUR VERTICALE MAXIMA DU PROFIL DES BATIMENTS		HAUTEUR de la LIGNE HORIZONTALE COMPRENANT LES GABARITS INFÉR. ET SUPÉR.	SAILLIES MAXIMA pour la partie de la façade régie par le GABARIT INFÉRIEUR	SAILLIES MAXIMA pour la partie de la façade régie par le GABARIT SUPÉRIEUR	SAILLIES MAXIMA à partir de 2m80 de hauteur pour l'auvent PRINCIPAL ET ACCESSOIRES du rez-de-chaussée	SAILLIES MAXIMA DES AUTRES CORNICHES		RAYONS			SAILLIES MAXIMA DES CHENEAUX	ENSEIGNES, ATTRIBUTS, TABLEAUX, etc. PERPENDICULAIRES au mur de face		OBSERVATIONS
	SUR LES VOIES PUBLIQUES ET PRIVÉES	SUR LES COURS							L'ARC de CERCLE	DES BÉGUTATIONS composées dans le GABARIT SUPÉRIEUR	DES BÉGUTATIONS des CONSTRUCTIONS en surcroit/comblement		SAILLIES et HAUTEUR	LARGEUR	
Mètres	Mètres	Mètres	Mètres	Mètres	Mètres	Mètres	Mètres		Mètres	Mètres	Mètres	Mètres	Mètres	Mètres	
1,00	7,00	»	5,90	0,20	0,08	0,40	»		6,00	6,08	6,16	»	0,10	0,05	1. Pour le mesurage des largeurs qui servent de base au calcul des hauteurs et des saillies, toute fraction de mètre en plus du nombre entier est comptée pour un mètre (art. 2 et 29).
2,00	8,00	»	5,80	0,20	0,16	0,40	0,08		5,00	6,16	6,32	0,30	0,20	0,10	
3,00	9,00	»	5,70	0,20	0,24	0,40	0,04		6,00	6,24	6,48	0,30	0,30	0,15	
4,00	10,00	14,00	5,60	0,20	0,32	0,40	0,02		6,00	6,32	6,64	0,30	0,40	0,20	
5,00	11,00	16,00	5,50	0,20	0,40	0,40	0,05		6,00	6,40	6,80	0,30	0,70	0,25	
6,00	12,00	18,00	5,40	0,20	0,48	0,40	0,65		6,00	6,48	6,96	0,50	0,60	0,30	2. Les saillies qui ne sont pas calculées d'après une progression réglée suivant la largeur des voies, sont limitées par les maxima ci-après indiqués:
7,00	13,00	18,30	5,30	0,20	0,56	0,40	0,65		6,00	6,56	7,02	0,30	0,70	0,35	
8,00	14,00	19,00	5,20	0,20	0,64	0,40	0,63		6,00	6,64	7,28	0,50	0,80	0,40	
9,00	15,00	19,50	5,10	0,20	0,72	0,40	0,63		6,00	6,72	7,44	0,50	0,90	0,45	
10,00	16,00	20,00	5,00	0,20	0,80	0,40	0,62		6,00	6,80	7,60	0,50	1,00	0,50	
11,00	17,00	20,00	4,90	0,205	0,88	0,41	0,65		6,00	6,88	7,04	0,50	1,10	0,55	Marquises . . 3 m. 00
12,00	18,00	20,00	4,80	0,21	0,84	0,42	0,67		6,00	6,84	7,68	0,50	1,20	0,60	
13,00	18,25	20,00	4,70	0,215	0,80	0,43	0,68		6,50	7,36	8,22	0,50	1,30	0,65	Bannes et stores à rez-de-chaussée . 3 m. 00
14,00	18,50	20,00	4,60	0,22	0,88	0,44	0,69		7,00	7,88	8,76	0,50	1,40	0,70	
15,00	18,75	20,00	4,00	0,225	0,93	0,45	0,70		7,50	8,40	9,30	0,50	1,50	0,75	
16,00	19,00	20,00	4,40	0,23	0,92	0,46	0,71		8,00	8,92	9,84	0,50	1,60	0,80	Bannes et stores aux étages, au droit d'une croisée . . 0 m 80
17,00	19,25	20,00	4,30	0,235	0,94	0,47	0,72		8,50	9,44	10,38	0,51	1,70	0,85	
18,00	19,50	20,00	4,20	0,24	0,96	0,48	0,73		9,00	9,96	10,92	0,54	1,80	0,90	
19,00	19,75	20,00	4,10	0,245	0,98	0,49	0,74		9,50	10,48	11,46	0,57	1,90	0,95	
20,00	20,00	20,00	4,00	0,25	1,00	0,50	0,75		10,00	11,00	12,00	0,60	2,00	1,00	
21,00	20,00	20,00	3,90	0,253	1,02	0,51	0,76		10,00	11,02	12,04	0,63	2,00	1,00	Bannes et stores aux étages, au droit de croisées pourvues de grands balcons, mêmes saillies que pour ces balcons, avec droit à mi-minimum de . . 0 m. 80
22,00	20,00	20,00	3,80	0,255	1,04	0,52	0,77		10,00	11,04	12,08	0,66	2,00	1,00	
23,00	20,00	20,00	3,70	0,265	1,06	0,53	0,78		10,00	11,06	12,12	0,69	2,00	1,00	
24,00	20,00	20,00	3,60	0,27	1,08	0,54	0,79		10,00	11,08	12,16	0,72	2,00	1,00	
25,00	20,00	20,00	3,50	0,275	1,10	0,55	0,80		10,00	11,10	12,20	0,75	2,00	1,00	
26,00	20,00	20,00	3,40	0,28	1,12	0,56	0,81		10,00	11,12	12,24	0,78	2,00	1,00	
27,00	20,00	20,00	3,30	0,285	1,14	0,57	0,82		10,00	11,14	12,28	0,80	2,00	1,00	
28,00	20,00	20,00	3,20	0,29	1,16	0,58	0,83		10,00	11,16	12,32	0,80	2,00	1,00	Abat-jour réflecteurs diurnes. 0 m. 50
29,00	20,00	20,00	3,10	0,295	1,18	0,59	0,84		10,00	11,18	12,36	0,80	2,00	1,00	
30,00	20,00	20,00	3,00	0,30	1,20	0,60	0,85		10,00	11,20	12,40	0,80	2,00	1,00	
et au-dessus.															

IV

LETTRE DU PRÉFET DE LA SEINE AU PRÉSIDENT DU CONSEIL, MINISTRE DE L'INTÉRIEUR, DU 18 JANVIER 1900

Paris, le 18 janvier 1900.

Monsieur le Président du Conseil,

Par une lettre en date du 13 novembre 1899, j'ai eu l'honneur de vous transmettre une série de documents imprimés, relatifs à l'étude entreprise par mon Administration pour reviser les décrets des 23 juillet 1884 et 22 juillet 1882 sur les hauteurs et les saillies des bâtiments dans la Ville de Paris, et comprenant notamment le projet de règlement destiné à remplacer les décrets actuellement en vigueur.

Dans sa séance du 28 décembre 1899, le Conseil municipal a été d'avis d'adopter ce projet de règlement.

Je vous adresse, Monsieur le Président du Conseil, copie de la délibération du Conseil municipal, ainsi que le rapport de M. Chérioux, conseiller municipal, rapport auquel est annexé le mémoire que j'ai soumis à cette assemblée sur la question. Vous trouverez, dans ce mémoire, l'exposé des raisons qui m'ont décidé à proposer la revision des décrets de 1884 et 1882, ainsi que les modifications qui sont présentées, comparées avec les dispositions existantes.

Vous remarquerez, Monsieur le Président du Conseil, que, dans son rapport, M. le conseiller Chérioux pense qu'il conviendrait de modifier la rédaction de l'article 27 du projet de règlement, en remplaçant le membre de phrase : « devront être inscrits dans un premier arc de cercle concentrique au périmètre légal » par celui-ci : « devront être inscrits dans un premier périmètre parallèle au périmètre légal ».

J'estime qu'il n'y a pas lieu d'accepter cette modification. En effet, l'article 27 ne vise que les objets d'ornementation extérieurs au périmètre légal du comble, et M. Chérioux ne s'est sans doute pas rendu compte que la saillie de ces objets est toujours limitée par l'arc de cercle dont il s'agit. Dans ces conditions, il n'est pas possible de supprimer le mot *concentrique*, qui est le seul terme géométrique applicable dans l'espèce.

J'ai cru devoir réunir, dans un seul règlement, les prescriptions sur les hauteurs et les saillies des bâtiments, certaines dispositions, en raison de leur connexité, ne pouvant être traitées séparément.

D'une façon générale, le nouveau règlement, conçu dans un sens plus libéral que les précédents, a surtout pour but d'établir, dans l'intérêt de la salubrité publique, une proportionnalité plus rationnelle entre la hauteur des bâtiments et la largeur des espaces libres situés au devant de ces bâtiments, et, d'autre part, d'accorder aux constructeurs de plus grandes facilités pour orner les façades de leurs maisons, et contribuer ainsi à l'embellissement de la Ville de Paris.

J'espère, Monsieur le Président du Conseil, que vous voudrez bien adopter les dispositions de cette nouvelle réglementation, et la transmettre, avec un avis favorable, au Conseil d'Etat.

Veuillez agréer, Monsieur le Président du Conseil, l'assurance de mon entier dévouement.

Le Préfet de la Seine,
J. DE SELVES.

V

ENQUÊTE SUR LES RÉGLEMENTATIONS DE VOIRIE

DANS LES GRANDES VILLES DE L'EUROPE

Par M. Louis BONNIER, architecte-voyer.

AVANT-PROPOS

Dès les premières réunions de la Commission administrative, instituée par M. le Préfet de la Seine en vue de la revision du Décret du 22 juillet 1882 sur les Saillies, la nécessité d'étendre les études aux deux autres Décrets, celui du 23 juillet 1884, sur les hauteurs des Constructions et celui du 28 juillet 1874, sur les droits de Voirie, apparut inévitable.

On a dès lors envisagé aussi l'intérêt qu'il y aurait à réunir les trois Décrets en un seul, formant, comme cela existe dans beaucoup de capitales, un règlement général des constructions à Paris.

Rapporteur de la Commission administrative, nous avons été conduit à recueillir en Europe un certain nombre de documents relativement récents et nous profitons de l'occasion qui nous est offerte ici pour remercier ceux qui, en nous les procurant, ont facilité notre tâche :

M. le Ministre des Affaires étrangères nous a fait parvenir les règlements de voirie de la Ville de Francfort ;

M. le Bourgmestre Buls, ceux de Bruxelles ;

M. Pascal, membre de l'Institut, ceux de Lisbonne ;

M. Ernst Otto, Stadtbaumeister à Langfuhr, ceux de Berlin ;

M. Lacau, notre confrère parisien, ceux de Saint-Pétersbourg ;

M. René Patouillard, pensionnaire de l'Académie de France, ceux de Rome ;

M. John Jackson, surveyor and architect, ceux de Londres ;

M. Zamboni, architecte impérial, ceux de Vienne.

Enfin, d'obligeantes lettres de M. le comte de Suzor, architecte du gouvernement et de la ville de Saint-Pétersbourg ; de M. Aitchison, président de l'Institut royal des Architectes Britanniques de Londres ; de M. Saintenoy, de Bruxelles, correspondants de la Société Centrale des Architectes Français, nous ont aidé puissamment à la compréhension des textes dont nous avons tenté une traduction aussi littérale que possible.

Évidemment, il y a lieu de rechercher dans ces règlements autre chose que des idées générales, de généreuses inspirations, des formules ingénieuses, et nous sommes loin de souhaiter que le Décret futur en soit simplement une compilation plus ou moins heureuse.

Dans les études dont il s'agit, sont avant tout à considérer les conditions de climat, de site, d'orientation, la valeur du terrain et les besoins généraux. C'est d'eux que se forment les mœurs d'une ville, mœurs que les règlements enregistrent plus souvent qu'ils ne les dirigent. Aussi une règle commune à tous les pays, ayant les multiples inconvénients des choses trop générales, est-elle impossible.

Renonçant à tout publier, nous nous sommes contenté de classer en chapitres, suivant les étapes naturelles d'une construction, et d'après la date de leur mise en vigueur, des extraits donnant les parties les plus caractéristiques des réglementations étrangères.

Paris, le 20 janvier 1898.

Louis BONNIER.
Architecte voyer,
Rapporteur des Sous-Commissions administratives
des hauteurs et des saillies.

I

Demandes en autorisation de bâtir. — Formalités.
Délais. — Pièces à fournir. — Façades. — Mitoyenneté.
Habitabilité.

VILLE DE FRANCFORT (¹)

Demande. — Tout nouveau bâtiment doit être l'objet au moins de trois réceptions : la première ayant lieu aussitôt que les fondations sont terminées, la seconde lorsque le bâtiment est prêt à recevoir la toiture, la troisième avant la mise en usage du bâtiment....

Le résultat de ces diverses inspections est communiqué aux intéressés dans les huit jours.

Alignements. — Pour tous les bâtiments nouveaux, reconstructions ou clôtures, on doit respecter l'alignement des rues, celui des maisons et la hauteur prescrite pour chaque rue.

Les alignements sont donnés par le géomètre de la ville aux frais du constructeur.

Il peut être permis, sur demande spéciale et pour une durée limitée, de faire saillie sur l'alignement ; les constructions faisant saillie sur l'alignement en vertu de cette permission peuvent toujours être ramenées à l'alignement sur demande de l'Administration, ou au plus tard à l'expiration du délai de l'autorisation.

Décoration des pignons mitoyens. — Il peut toujours être permis de construire en retrait de l'alignement pourvu que les côtés libres des constructions voisines soient décorés en manière de façade : les constructions en retrait doivent, sauf exception motivée, être parallèles à l'alignement.

Toutes constructions accessoires, telles qu'écuries, cuisines, etc..., doivent

---

(1) Polizei Verordnung den Erlasz einer Bauordnung fur die Stadt Francfurt und die Auszenstadt, 1897.

être placées, sauf exceptions motivées faisant l'objet d'une autorisation spéciale, sur les derrières du bâtiment.

Distances entre les maisons. — Quand le terrain voisin n'est pas bâti, la nouvelle construction peut être établie, soit immédiatement sur la limite, soit à une distance d'au moins $2^m,50$ de la limite.

Si, cependant, le terrain voisin a moins de 3 mètres de largeur, la construction doit être établie à au moins $2^m,50$ de la limite.

Si le terrain voisin est bâti à la limite des deux terrains, le nouveau bâtiment doit être accolé à l'ancien, au moins à la hauteur du rez-de-chaussée, ou bien à une distance de 5 mètres.

Les bâtiments situés sur la même parcelle doivent être construits l'un contre l'autre ou à une distance minima de 5 mètres. Dans le cas de bâtiments construits à distance de la construction voisine, les pignons doivent être décorés en façade.

. . . .

Porte-à-faux. — Il est interdit de construire en porte-à-faux en avant de la façade.

. . . .

Habitabilité. — Les pièces destinées à l'habitation ne peuvent être mises en usage, pour les nouvelles constructions, que six mois après la réception du gros œuvre.

L'Administration a le droit d'autoriser une réception anticipée pour les boutiques sises au rez-de-chaussée.

. . . .

VILLE DE ROME [1]

. . . .

Dispositions générales. — Sont sujettes au présent règlement toutes les constructions quelconques de la cité et des faubourgs, tant sur les voies et places publiques que dans l'intérieur des propriétés privées.

---

[1] Regolamento edilizio del comune di Roma, 1887.

Les dispositions ci-après s'appliquent aux constructions entières tant intérieurement qu'extérieurement, et pour les transformations et réparations aussi bien que pour les nouvelles constructions.

La demande d'alignement doit être antérieure à toute exécution.

. . . .

*
* *

VILLE DE LISBONNE (¹)

. . . .

Il ne sera permis de faire aucune modification à un édifice quelconque avant qu'il ait été reconnu officiellement que les modifications projetées ne doivent pas nuire à l'hygiène et à la sécurité de la propriété en question.

. . . .

*
* *

VILLE DE LONDRES (²)

. . . .

Demande en autorisation de bâtir. — Il n'est pas permis d'élever une nouvelle construction ou partie de construction ou d'étendre une construction ou partie de construction de manière qu'un mur extérieur quelconque de ladite construction, ou, si elle est précédée d'un jardin ou cour en façade, aucune partie de la clôture ou limite de cette cour ou ce jardin en façade, soit placé, sans permission par écrit donnée par le Conseil, à une distance inférieure à la distance prescrite du centre de la route, rue ou chaussée.

La distance prescrite est définie comme étant égale à 20 pieds (6^m,10) à

---

(1) Extrado do codigo de posturas do municipio de Lisboa, 1895.
(2) London Building Act 1994. An Act to consolidate and amend the Enactements relating to streets and Buildings in London.

partir du centre de la chaussée, lorsque cette chaussée est carrossable, et 10 pieds (3^m,05) quand elle n'est destinée qu'à la circulation des piétons.

Lorsque le Conseil, après avoir pris un avis de l'autorité locale, considérera utile, dans l'intérêt public, soit à raison de la longueur ou de l'importance de la voie, ou pour toute autre raison suffisante, d'élever la distance prescrite au-dessus du minimum de 20 pieds (6^m,10) pour les voies carrossables, le Conseil pourra légalement déterminer une largeur plus grande, mais ne dépassant pas 30 pieds (9^m,15) à partir de l'axe de la voie ou de la rue, soit d'un côté, soit de l'autre ou des deux, suivant qu'il décidera.

Réserve en faveur des voisins. — Le Conseil pourra, dans tous les cas où il le jugera utile, consentir à la construction ou à l'extension d'un bâtiment, cour ou jardin, à une distance de l'axe de la voie moindre que la distance prescrite et à telle distance qu'il le jugera bon et aux conditions qu'il pensera convenable d'autoriser, pourvu toutefois que ce consentement n'affecte en rien les droits des propriétaires des terrains adjacents. Avant de donner ce consentement, le Conseil avisera les autorités locales de son intention de donner son consentement. Toute personne qui croirait avoir à se plaindre de ce consentement ou de la décision du Conseil pourra recourir au Tribunal d'appel.

Constructions antérieures. — Quand une personne se proposera de modifier ou de reconstruire un bâtiment existant lors de la mise en vigueur de cette loi, ou dans les sept ans précédents, et qui ne serait pas établi conformément aux prescriptions de la section de cette loi relative aux bâtiments nouveaux, ladite personne pourra faire préparer des plans indiquant l'étendue des bâtiments en question (ou, si ces bâtiments ont cessé d'exister avant la promulgation de cette loi ou ont été détruits accidentellement, les meilleurs plans possibles dans les circonstances), ainsi que l'étendue des jardins ou cours en façade qui peuvent ou ont pu exister entre le mur extérieur de la construction et la chaussée ; et, ces plans ayant été soumis à l'architecte du district, celui-ci, s'il obtient une conviction suffisante concernant l'exactitude de ces plans, pourra en délivrer un certificat faisant foi de l'exactitude desdits plans. Il sera alors permis légalement à la personne en question de modifier ou de reconstruire ledit bâtiment, mais de telle manière que le bâtiment reconstruit ou modifié, etc., n'empiète sur aucune partie située dans l'intérieur de la distance prescrite, sauf celle qui pouvait être occupée dans l'intérieur de cette distance par le bâtiment reconstruit ou modifié, avant la reconstruction.

Faute par ladite personne de soumettre lesdits plans à l'architecte du district, ou faute par ledit architecte de certifier l'exactitude des plans, la personne sera tenue de se conformer aux prescriptions de cette loi, comme si le terrain en question n'avait jamais été bâti dans la période susmentionnée.

Maisons ouvrières. — Prescriptions s'appliquant aux maisons non en bordure sur la rue et destinées ou adaptées à l'habitation de personnes appartenant à la classe ouvrière :

1° Dépôt des plans indiquant la hauteur des bâtiments et leur situation relativement à ceux du voisinage, un mois avant le commencement des travaux ;

2° Si le Conseil juge, au vu des plans, qu'il n'a pas été prévu un espace ouvert suffisant aux besoins de lumière et d'aération, il pourra refuser, pendant le mois qui suit le dépôt des plans, de sanctionner les plans ou les sanctionner sous réserve de conditions par lui prescrites ;

3° Il sera interdit de commencer à bâtir une habitation de ce genre sans avoir préalablement obtenu la sanction du Conseil ;

4° Faute par le Conseil de notifier dans le délai d'un mois, à dater du dépôt des plans, que ces plans sont désapprouvés, ils seront censés avoir reçu la sanction du Conseil ;

5° Appel au Tribunal, si le refus de sanction est considéré comme arbitraire.

. . . .

VILLE DE BERLIN [1]

. . . .

Les façades doivent être baties soit à l'alignement, soit parallèlement à l'alignement.

. . . .

---

(1) Bau Pölizei Ordnung für den stadtkreis Berlin vom 15 januar 1897.

VILLE DE BRUXELLES (¹)

Autorisations. — Tout constructeur de maisons, avant de se mettre à l'œuvre, doit adresser au Collège un plan et des coupes cotées des constructions qu'il projette et se soumettre aux conditions qui lui seront faites dans l'intérêt de la salubrité.

Quiconque demande l'autorisation de construire, reconstruire, changer ou réparer un bâtiment, un mur ou toute autre clôture, doit joindre à sa requête les plan, élévation et coupes de la façade, ou de la construction servant de clôture, le tout coté.

Ce plan est signé par le propriétaire et dressé en double à l'échelle de $0^m,02$ par mètre.

Les deux exemplaires du plan sont estampillés lors de la réception de la demande; l'un sur papier fort ou toile anglaise est conservé au dossier, et l'autre, qui peut être fait sur papier calque ordinaire, est remis à la partie intéressée pour être suivi exactement, avec les modifications qui y auraient été apportées.

Enduits. — On ne peut enduire aucun bâtiment avant que les agents de l'Administration, chargés de la surveillance des bâtisses, aient pris inspection de l'ouvrage.

Délai. — Le Collège des Bourgmestre et Echevins est tenu de statuer sur les plans de bâtisses dans la quinzaine à partir du jour du dépôt des plans, à moins qu'il ne s'agisse de travaux à faire sur des terrains destinés à être incorporés à la voie publique, en exécution de plans d'alignement dûment approuvés; dans ce dernier cas, le Collège est tenu de statuer dans le délai de trois mois, à partir de la réception de la demande.

---

(1) Règlement sur les bâtisses, 8 janvier 1883.

Les autorisations sont considérées comme non avenues s'il n'en est fait usage dans les six mois.

Le Collège des Bourgmestre et Échevins doit être informé, par écrit, du jour où l'on se propose de mettre la main à l'œuvre.

Déclarations. — On ne peut, sans en avoir préalablement fait la déclaration au Collège des Bourgmestre et Échevins :

Enduire un bâtiment neuf, ou reconstruit à neuf et longeant la voie publique ;

Enduire, peinturer, ni badigeonner une façade ou un mur de clôture joignant la voie publique.

. . . .

Construction. — Les pierres sont transportées à l'atelier, taillées de manière à pouvoir être mises en œuvre immédiatement ; si, néanmoins, il est nécessaire d'en modifier la forme, les ouvriers qui les travailleront doivent avoir soin de les ranger et de les abriter de façon que les éclats et recoupes ne puisse blesser les passants.

Aucun ravalement, aucune taille ou sculpture ne peuvent être faits sur place que moyennant l'établissement, de chaque côté de la façade et sur toute sa hauteur, d'une cloison bien jointe, empêchant la poussière et les déchets de se répandre sur les maisons voisines ou de tomber sur la voie publique.

. . . .

Le propriétaire ou l'entrepreneur doit maintenir la voie publique en état de propreté sur toute l'étendue de la façade ou du mur de clôture en construction, en réparation ou en démolition, et ce, pendant toute la durée des travaux.

. . . .

* * *

VILLE DE VIENNE [1]

. . . .

Demande en autorisation. — Pour construire des bâtiments nouveaux indépendants, ainsi que des bâtiments formant dépendances ; pour reconstruire

---

[1] Bauordnung für die K. R. Reichshaupt-und Resident stadt. — Wien, 17 janvier 1883.

des bâtiments déjà existants, ou pour faire des clôtures à l'alignement, lorsque ces clôtures sont à établir sur fondations, ainsi que pour entreprendre des modifications de bâtiments déjà existants qui peuvent exercer une influence sur la solidité, la sécurité au point de vue de l'incendie et la condition sanitaire du bâtiment, ou bien qui intéressent les droits des voisins, ou encore qui modifient d'une manière essentielle l'aspect extérieur de la construction, il est nécessaire d'obtenir l'autorisation des Administrations à qui la loi confère le droit de donner ladite autorisation.

L'addition d'un nouvel étage n'est pas une reconstruction de nature à imposer l'obligation de faire rentrer une maison dans l'alignement.

Les reconstructions de parties isolées d'un bâtiment ne tombent pas sous le coup de cette prescription, mais seulement les travaux qui entraînent un renouvellement complet ou une modification totale ou essentielle d'un bâtiment ou de tout un corps de bâtiments. Il ressort en particulier du but que se propose la prescription de la loi en question, qui a trait à l'obligation de faire rentrer une maison ou propriété dans un nouvel alignement, que le législateur n'avait à l'esprit, en ce qui concerne cette prescription, que les travaux de construction qui, au point de vue technique, comme au point de vue du droit, permettent d'arriver à ce but. La prescription de cette ordonnance ne s'applique donc, en cas de reconstruction ou modifications partielles d'un bâtiment, que là où ces travaux se font du côté de la maison qui fait face à la rue.

De plus, il semble que l'obligation dont parle ce paragraphe de l'ordonnance n'est applicable, eu égard aux droits acquis par le propriétaire, que dans le cas où les travaux entrepris sont de nature à changer d'une manière essentielle la propriété existante, de manière qu'elle devienne en quelque sorte un autre objet :

Que les réfections de parties isolées d'un bâtiment ne sont pas toujours à considérer comme une reconstruction dans le sens de l'ordonnance, ainsi qu'il ressort encore du paragraphe 14 qui, sous la rubrique de « Modifications à des bâtiments existants », distincte de celle des « reconstructions », comprend des réfections qui peuvent exercer une certaine influence sur la solidité, la sécurité contre l'incendie, l'état sanitaire, ou modifier essentiellement l'aspect extérieur du bâtiment.

Des travaux de construction qui, en conservant les fondations existantes, le mur extérieur et la charpente du toit, consistent à exécuter dans l'intérieur du bâtiment un mur de séparation et un plafond et à ouvrir des issues sur la rue, ne sont pas à considérer comme des travaux de construction nouvelle ou de reconstruction, mais simplement comme une modification à un bâtiment existant.

Reconstruction. — Il n'y a pas reconstruction dans le sens de l'ordonnance lorsque, de deux bâtiments situés sur la même parcelle de terrain, mais séparés l'un de l'autre par un mur en matériaux réfractaires (Feuer mauer), sans ouvertures, et formant ainsi deux bâtiments absolument indépendants, l'un est démoli et l'autre reste tel quel ou même est soumis en même temps à certaines améliorations ; en effet, ces travaux ont eu pour but non pas de créer un objet de construction, mais bien deux.

Clôture. — L'établissement d'une clôture de terrain en bois ne nécessite l'obtention d'aucune autorisation administrative.

Le remplacement d'une clôture en bois par un mur de clôture permanent est à considérer comme une construction ou une reconstruction.

La réfection d'un mur de clôture de jardin partiellement écroulé n'est pas à considérer comme une reconstruction, mais comme une amélioration essentielle qu'il est permis de faire sur l'ancien alignement, sans égard au nouvel alignement.

Les voisins. — Les modifications à des bâtiments de nature à avoir une influence sur les droits acquis des voisins, telles que, par exemple, le percement de fenêtres dans le mur attenant à la propriété voisine, dépendent du consentement des voisins intéressés et toute modification des projets acceptés est interdite.

Une prescription administrative qui oblige à faire une certaine construction (par exemple, à établir une clôture autour d'une propriété riveraine d'une rue), ne dispense pas d'obtenir l'autorisation administrative de bâtir suivant les formes prescrites.

Menus travaux. — Pour les travaux d'importance secondaire, il suffit de faire une déclaration par écrit à l'administration compétente ; toutefois cette déclaration doit être faite avant le commencement des travaux.

L'Administration se réserve la faculté, dans le cas où elle reconnaîtrait que les travaux rentrent dans la catégorie de ceux énumérés par le paragraphe 14, d'en arrêter l'exécution et de demander que les plans lui soient soumis.

Pour entreprendre des améliorations qui n'entraînent pas de modification du bâtiment en général, la déclaration n'est pas nécessaire.

Le plan, qui doit être déposé en trois exemplaires, doit contenir :

Plans. 1. — La situation et l'orientation du bâtiment autant qu'il est nécessaire pour en reconnaître et en déterminer exactement la position, avec indication des bâtiments existants sur l'espace à bâtir, des maisons ou terrains adjacents, avec le nom des propriétaires et les numéros des maisons, des cours voisines de l'alignement des rues en bordure et de la largeur des rues limitrophes.

2. — Le plan et la coupe en élévation de tous les étages du bâtiment, y compris les caves et souterrains, avec indication des planchers de chaque étage.

Dans le plan des caves doivent être indiqués les tuyaux de drainage et les conduites d'eau, les fosses d'aisances ou citernes et ensuite le collecteur ou égout desservant la rue et dans lequel débouchent les drains de la maison.

Dans le plan des mansardes, toute la maçonnerie doit être indiquée, y compris les murs en pierre réfractaire (Brandmauer) ainsi que le mode de construction.

3. — La façade du bâtiment et, dans les bâtiments d'angle, les différentes façades sur l'étendue qui paraîtra nécessaire.

4. — L'indication des constructions en fer courantes — les constructions spéciales devront être représentées en détail et à une plus grande échelle et les calculs de résistance devront y être joints.

Pour la demande en autorisation d'entreprendre des modifications à des bâtiments existants (§ 14), on peut se borner à n'indiquer sur les plans que les données nécessaires pour former une opinion sur l'admissibilité de la demande. Ces plans devront être complétés si l'Administration le demande.

Les plans de situation des lieux doivent être établis à l'échelle de 1/360 de la grandeur réelle, les plans de niveau dans la même proportion pour les longueurs et augmentée d'un cinquième pour les hauteurs.

Pour les plans, coupes et élévations, l'échelle est de 1/100.

Tous les plans doivent être établis sur du papier fort ou sur toile, complètement cotés, et les plans de détail et d'exécution doivent être établis sur une plus grande échelle et de la manière la plus exacte et la plus claire.

L'autorisation de bâtir perd toute validité si dans les deux ans du jour où elle a été accordée, il n'y a pas eu commencement d'exécution.

. . . .

Constructions soumises à un régime spécial. — Le Conseil municipal se réserve la faculté de déterminer un régime de construction à suivre dans certaines parties d'arrondissement, en sorte que les habitations soient construites avec jardins en façades ou isolées les unes des autres avec ou sans jardin en façade ainsi que de déterminer la largeur des jardins, l'espace minimum à laisser entre les maisons isolées, les hauteurs maxima et minima des maisons et le nombre des étages.

Régime de tolérance. — Le Conseil municipal se réserve aussi d'accorder, pour une durée de 10 ans, dans certaines parties d'arrondissement qui doivent être exactement délimitées, des facilités et tolérances sur les prescriptions de l'ordonnance sur les constructions, ainsi que l'indiquent les paragraphes qui suivent.

Cependant, les tolérances ainsi accordées peuvent precevoir es modifications avant l'expiration de ce délai et même être retirées, et, dans ce cas, les prescriptions générales de l'ordonnance doivent être immédiatement mises en vigueur.

Les mêmes facilités et tolérances peuvent encore être accordées suivant les circonstances sur demande formée par le propriétaire auprès du Conseil s'il est reconnu que la situation du terrain se prête à ce que ces facilités soient accordées.

(Voir Vienne, incendie, combles et étages, pages 58 et suivantes.)

. . . .

Autorisation d'habiter. — Les habitations nouvellement bâties ou modifiées d'une manière essentielle, ainsi que les locaux servant au commerce, les écuries, fabriques et ateliers, ne peuvent être habitées ou employées avant que l'Administration, après s'être rendue compte de l'exécution de la construction conformément aux prescriptions de l'ordonnance, ainsi que de la condition sanitaire des lieux (humidité provenant de la construction), ait donné l'autorisation de les habiter ou de les utiliser.

Toute infraction à cette prescription rend passible de trois jours à un mois de prison et d'une amende se montant à la moitié du loyer annuel.

Toutefois cette autorisation administrative ne dépend pas de l'état des décorations ou embellissements intérieurs; elle n'a trait qu'à l'état de la construction proprement dite.

L'inspection des lieux doit se faire dans les huit jours de la demande en autorisation d'habiter ou d'utiliser, et la décision administrative doit suivre dans les huit jours de l'inspection.

. . . .

VILLE DE SAINT-PÉTERSBOURG ([1])

Demande. — Aux demandes d'autorisation pour constructions de distilleries ou fabriques, les propriétaires sont obligés de joindre, en plus des plans élaborés pour la construction, le témoignage des autorités de la ville que, pour la permission de ces constructions, d'après le genre de leurs productions, il n'y a pas d'empêchement dans le quartier de la ville où se trouve le terrain du propriétaire.

Droits. — *Remarque.* D'après l'article 332 des règlements de la construction, à la réception de la ratification des plans, les propriétaires doivent verser à la trésorerie du Tribunal de la ville : pour les plans de nouvelles constructions en pierre, 3 roubles; et, pour les constructions en bois, 1 rouble pour chaque feuille du format de la Couronne, et pour la remise de la permission pour les réparations peu importantes, on verse chaque fois 75 kopecks.

Chaque autorisation donnée avec les plans pour exécution de construction, reconstruction ou réparation, est valable en vertu de la loi... :

A. — Pour les constructions en pierre ou brique, pour cinq ans.
C. — Pour les constructions en bois et conduites d'eau, pour trois ans.

Si, pendant la durée de ces périodes, le propriétaire ne se sert pas de l'autorisation qui lui a été donnée, il est obligé, pour l'exécution de la construction de redemander une nouvelle permission de la même manière.

Plans. — Le propriétaire est obligé, avant le commencement de la construction ou de la reconstruction, de présenter le plan adopté à l'Administration technique avec la signature de son architecte.

Changement d'architecte. — Le propriétaire est obligé, dans le cas où il prendrait un autre architecte pendant l'exécution des travaux, d'en prévenir

---

[1] Clauses et conditions de construction et dispositions obligatoires de la municipalité de la ville de Saint-Pétersbourg, 1882.

l'Administration et d'envoyer la signature du nouvel architecte comme témoignage que celui-ci se charge de la surveillance et de la conduite de la construction et répond de l'exactitude et de la solidité du travail.

. . . .

Habitabilité. — Il est interdit, dans les villes, pour les maisons en briques, construites en une année, de crépir, plâtrer à l'extérieur avant l'écoulement d'une année à partir de la terminaison de la construction et, en général, il est ordonné d'observer les autres règlements d'architecture pour laisser sécher entièrement les nouveaux murs. Ces règlements s'appliquent aussi aux constructions du Gouvernement. Il est imposé à la police une grande sévérité pour l'infraction à ces règlements.

Épaisseur des murs extérieurs. — Tous les murs extérieurs et mitoyens des constructions d'habitation en brique ou en pierre, ne doivent pas avoir moins de 15 verchoks (0^m,67) d'épaisseur.

. . . .

II

**Surfaces bâties et non bâties. — Proportions,
Cours.
Mesures d'aérage, d'éclairage ou de salubrité.**

VILLE DE FRANCFORT

Surfaces non bâties obligatoires, proportions. — En général, on ne peut bâtir que les trois quarts de la surface du terrain et dans les terrains d'angle les cinq sixièmes. Les sous-sols ne comptent pas comme constructions dans le sens de cette prescription à moins qu'on n'y ait accès par la cour; dans ce cas, ils sont comptés comme construction à rez-de-chaussée.

Les surfaces non bâties qui sont reconnues par l'Administration être inutiles à l'éclairage ou à la ventilation des constructions peuvent être déduites du calcul de la surface *non œdificandi*.

Exceptions. — Il est fait exception à ces prescriptions dans le cas de terrains de très petite surface situé entre deux rues et dans le cas où toutes les fenêtres, y compris celles des cuisines, donnent sur la rue et que, d'une manière générale, il est pourvu d'une façon suffisante à l'aération et à l'éclairage de la maison.

Cette exception n'est admissible que quand l'une des rues, sur lesquelles est situé le terrain, a plus de 8 mètres de large.

Quand le rez-de-chaussée ne sert qu'à usage de commerce, le terrain peut être entièrement bâti à hauteur du rez-de-chaussée, pourvu que la surface bâtie des étages supérieurs soit réduite en proportion.

Dans tous les cas, le maximum du cube bâtissable pour un terrain et une hauteur donnée, ne doit jamais être dépassé.

Toutes les cours doivent être pourvues d'accès suffisants.

. . . .

Éclairage et ventilation. — Toutes les pièces servant à l'habitation continue ou temporaire, ainsi que les cuisines et cabinets d'aisances, doivent être pourvues de fenêtres ayant au moins un huitième de la surface de la pièce à éclairer. Ces fenêtres doivent ouvrir directement sur la rue ou sur une cour ou jardin.

Fenêtres des chambres d'habitation sur cour. — En appelant e la distance entre la maison et un mur opposé, en mètres ;

f la surface de la cour ou du jardin en mètres carrés ;

u l'étendue de la cour ou du jardin, en mètres ;

On ne peut ouvrir des fenêtres pour éclairer des chambres servant à l'habitation que si le mur opposé n'est pas plus haut que $\dfrac{6 \times e}{4}$ ou que $\dfrac{6 \times f}{u}$.

Le constructeur peut choisir celle de ces formules qui lui plaira.

La surface de la cour, mesurée à la hauteur du plancher de la chambre doit avoir au moins 15 mètres carrés ; l'éloignement du mur opposé doit être d'au moins 4 mètres et la cour doit avoir au moins 3 mètres de longueur parallèlement à la fenêtre.

Pour les locaux destinés au commerce, on emploiera les mêmes formules en remplaçant toutefois le chiffre 6 par 8 dans ces formules.

Cuisines. — Pour les cuisines, mêmes prescriptions, en changeant le chiffre 6 de la formule en 10 ; de plus, la distance de la fenêtre au mur opposé peut n'être que de $2^m,50$.

Water-closets. — Pour les cabinets d'aisances, on ne peut ouvrir les fenêtres sur une cour que si elle a au moins 10 mètres carrés de superficie avec une dimension minima de $2^m,50$.

L'éclairage par en haut est permis pourvu que la ventilation soit suffisamment assurée et que la surface de la fenêtre atteigne au moins le huitième de celle de la chambre.

. . . .

VILLE DE ROME

Cours. — Dans les maisons nouvelles, les cours devront avoir comme côté au moins un tiers de la hauteur de la maison et la surface devra égaler au moins le carré du plus petit côté. La hauteur sera mesurée au milieu de la façade, y compris l'attique, s'il y en a une.

Quand, pour des raisons spéciales, la construction de cours couvertes sera permise, les dispositions ci-dessus resteront applicables.

Toute construction est interdite sur la surface de la cour, en tant qu'elle diminuerait le minimum de surface prescrit.

Balcons sur cours. — Dans les cours, on ne peut construire de balcons que quand la surface de la cour est telle que, malgré la saillie, la surface minima soit conservée.

Mitoyennetés. — Il est interdit de laisser entre deux constructions des surfaces non bâties ayant une largeur inférieure au plus petit côté que devrait avoir une cour d'après les dispositions ci-dessus.

Dans aucun cas ne sont permis les *puits d'éclairage*; encore qu'ils ne soient destinés qu'à l'éclairage des water-closets ou cuisines.

En général, il n'est pas permis de laisser un espace libre entre deux constructions qui débouchent sur la voie, mais l'Administration, sur l'avis de la Commission, peut donner une autorisation spéciale à cet effet, en déterminant les dimensions et mode de construction.

Toutes les surfaces non bâties et les cours devront être pavées, à moins qu'elles n'aient une surface au moins double de celle prescrite; dans ce cas, elles devront avoir une zone pavée de $1^m,20$ au moins.

Toutes les cours devront avoir des gouttières pour l'écoulement des eaux de surface et être tenues libres de toute humidité et d'immondices.

Dans les cours couvertes, il devra être pourvu à la ventilation d'une manière suffisante.

VILLE DE LONDRES

Cours. — Pour les habitations construites après le commencement de cette loi qui auront un sous-sol habitable, il sera prévu à l'arrière du bâtiment, et lui appartenant exclusivement, un espace ouvert mesurant en tout au moins 100 pieds carrés (90 mètres) libres de toute construction s'élevant au-dessus du niveau du trottoir adjacent.

Pour les habitations domestiques construites après le commencement de cette loi et en bordure d'une rue tracée après le commencement de cette loi, il y aura derrière chaque habitation un espace ouvert lui appartenant exclusivement et mesurant en tout au moins 150 pieds carrés (139^m,50).

Lorsqu'il y aura un sous-sol éclairé directement et suffisamment aéré par l'espace ouvert prévu par la Section précédente, quel que soit l'usage auquel est affecté ce sous-sol, ou bien lorsqu'il n'y aura pas de sous-sol de ce genre, mais que le rez-de-chaussée ne sera pas construit ou adapté pour l'habitation, l'espace ouvert requis par cette section peut être établi au-dessus du niveau du plafond du rez-de-chaussée ou d'un niveau de seize pieds, mesurés à partir du niveau du trottoir adjacent.

Dans tous les autres cas, l'espace ouvert prévu sera libre de toute construction établie au-dessus du niveau du trottoir adjacent, à l'exception des water-closets, urinoirs ou réceptacles à ordures, ainsi que du mur de clôture. Aucune de ces constructions ne dépassera 9 pieds de hauteur (2^m,70 environ).

Cet espace ouvert s'étendra sur toute la largeur du bâtiment et aura au moins dix pieds de profondeur.

Cours intérieures. — Quand une cour ouverte partiellement ou totalement à sa partie supérieure, mais enfermée de toutes parts par des bâtiments, et servant à amener l'air et la lumière dans une habitation, aura une profondeur, mesurée du rez-de-chaussée à la corniche ou gouttière de la maison, excédant la longueur ou la largeur de la cour, il sera prévu des moyens suffisants pour assurer la ventilation de cette cour au moyen d'une communication entre cette cour et l'air extérieur.

Il ne sera pas construit de chambre habitable n'ayant de fenêtre que sur une cour, à moins que la largeur de cette cour, de ladite fenêtre au mur opposé, soit égale à la moitié de la hauteur comprise entre l'appui de la fenêtre jusqu'à l'arête supérieure du mur opposé.

Une cour dont la plus grande dimension ne dépasse pas deux fois la plus petite sera censée conforme aux prescriptions ci-dessus, si une cour de même surface, mais carrée, y était conforme.

Il sera illégal de construire une chambre habitable, au-dessus du niveau du rez-de-chaussée, qui n'ait pas une fenêtre s'ouvrant autrement que sur une cour ouverte d'un côté et dont la profondeur, mesurée à partir du côté ouvert, dépasse deux fois la largeur, à moins que chaque fenêtre ne soit placée à une distance du mur opposé qui excède la moitié de la hauteur de ce mur au-dessus du seuil de ladite fenêtre.

. . . .

Escaliers. — Dans toute maison construite ou aménagée pour être divisée en logements ou en appartements séparés pour plus de deux familles, le principal escalier employé en commun sera aéré à tous les étages au-dessus du rez-de-chaussée au moyen de fenêtres ou de lanternaux ouvrant directement à l'extérieur, à moins qu'il ne soit fait usage d'un autre système de ventilation également efficace.

*
* *

VILLE DE BERLIN

. . . .

Surfaces non bâties obligatoires, proportions. — Les terrains non bâtis jusqu'ici ne peuvent être recouverts que jusqu'à concurrence des deux tiers de leur surface.

Ceux déjà bâtis lors de la publication de l'Ordonnance peuvent être bâtis ou rebâtis jusqu'à concurrence des trois quarts de leur surface.

Cours. — Les constructions doivent être interrompues par des cours d'une surface minima de 60 mètres carrés ayant un côté minimum de 6 mètres, de manière que les constructions, sauf exceptions à justifier par des circonstances particulières, n'aient pas plus de 18 mètres de profondeur.

Constructions d'angle. — Pour les constructions d'angle, la surface de la première cour pourra être réduite à 40 mètres carrés avec 6 mètres au moins de plus petite dimension.

Mais une cour existante ne pourra, même dans ce cas, être réduite à une surface moindre de 60 mètres carrés.

Les terrains qui seront déjà bâtis sur plus des trois quarts de leur surface lors de la publication de l'Ordonnance pourront être rebâtis sur la même étendue, pourvu que les prescriptions de l'article concernant la hauteur des bâtiments aient été observées et pourvu que la construction soit interrompue par des cours dont la plus petite dimension aura 6 mètres, conformément aux prescriptions ci-dessus. Les cours plus grandes déjà existantes ne pourront être réduites que si elles ont plus de 60 mètres carrés de surface.

Pour les bâtiments en retrait de plus de 15 mètres sur l'alignement, la cour n'est pas nécessaire si la rue en façade a une largeur égale à la hauteur du bâtiment projeté, et si toutes les pièces destinées à l'habitation permanente sont aérées et éclairées directement par la rue de telle manière que la surface des fenêtres représente le septième de celle de la pièce qu'elles éclairent, et si toutes les pièces habitées d'une manière passagère sont aérées et éclairées d'une manière suffisante par une courette (Lichtschacht, puits d'éclairage) de dimensions conformes aux prescriptions ci-dessus.

Les façades de tous les bâtiments de derrière ou en ailes, ainsi que le mur de derrière de la partie antérieure des bâtiments (post-face) doivent donner sur une cour répondant aux prescriptions ci-dessus.

Est considéré comme « déjà bâti », dans le sens des prescriptions, tout terrain qui, à la publication de l'ordonnance, sera déjà couvert par des bâtiments d'habitation arrivés au moins jusqu'au premier étage.

Dans le calcul des terrains *non ædificandi*, il est tenu compte au préalable de la surface des jardins en façade, mais on considère comme terrain bâti toute surface se trouvant au-dessous d'une galerie ou autre saillie aux étages, ou d'une corniche faisant saillie de plus de $0^m,30$.

. . . .

Cours ou puits d'éclairage. — Les cours ou puits d'éclairage doivent avoir une surface minima de 6 mètres carrés, la plus petite dimension étant de $1^m,50$; ils doivent être entourés de tous côtés de murs en maçonnerie massive et ils doivent présenter à leur partie inférieure une prise d'air sur la cour voisine ou tout autre espace libre, et cela d'une manière permanente.

Si les cours d'éclairage sont recouvertes d'un vitrage, les mesures nécessaires seront prises pour assurer la ventilation.

Les puits d'ascenseur doivent également être entourés de tous côtés de murs en maçonnerie massive.

Les puits servant seulement à l'aération peuvent n'être recouverts que de feuilles de métal ou d'un enduit réfractaire.

. . . .

Locaux habités d'une façon passagère. — Les cabinets d'aisances et salles de bains ne peuvent être établis que dans des locaux où ils reçoivent l'air et la lumière directement de la rue, de la cour ou d'une courette ouverte à sa partie supérieure, et d'une surface d'au moins 10 mètres carrés, la dimension la plus petite étant de 2 mètres. Les cabinets d'aisances ne pourront se trouver au-dessous de pièces destinées à l'habitation permanente.

Les passages et corridors qui ne sont pas éclairés directement par des fenêtres sur la rue ou la cour ou au moyen d'une cour ou puits d'éclairage d'au moins 6 mètres de surface doivent être ventilés au moyen de tuyaux d'aération d'au moins 250 centimètres carrés de section.....

VILLE DE BRUXELLES

. . . .

Toute habitation doit être pourvue d'une cour dont l'étendue est déterminée par le Collège des Bourgmestre et Échevins, selon les circonstances.

. . . .

VILLE DE VIENNE

. . . .

Cours. — L'étendue des cours des maisons est liée à leur position, à l'étendue et à la hauteur des bâtiments, à la situation des cours avoisinantes, au nombre et à l'utilisation des locaux voisins et, de toute façon, elle doit être telle que les exigences sanitaires, au point de vue tant de l'air que de la lumière, soient pleinement satisfaites.

Cour couverte. — L'établissement d'une toiture vitrée au-dessus d'une partie d'une cour peut être autorisé, pourvu que la toiture en question soit munie d'un appareil de ventilation. — Voir aussi certains cas particuliers, visés par le dernier paragraphe du présent article et dans lesquels il est prévu certaines exceptions à la règle générale.

Proportions. — En principe, il faut prévoir, dans la construction de maisons isolées, un minimum non bâti s'élevant à 15 0/0 de la construction totale; et la plus grande partie de ces 15 0/0 doit être attribuée à la cour principale de la maison.

Courettes. — Les courettes qui servent à l'éclairage de locaux d'habitation ou de cuisines doivent avoir une surface minima de 12 mètres carrés.

Si, cependant, les courettes ne sont utilisées que pour l'éclairage des corridors, des water-closets ou autres locaux non habités, il suffit de prévoir une surface de 6 mètres carrés au minimum.

Les trémies servant à la ventilation des water-closets ne peuvent avoir une section inférieure à 1 mètre carré.

Les courettes servant à l'éclairage et les puits de ventilation doivent être, autant que possible, reliées à la rue ou à la cour principale, en vue de leur aération, au moyen de tuyaux de diamètre convenable.

Dans le cas de locaux à construire pour servir à d'autres usages que l'habitation, ainsi que là où les cours ou courettes de plusieurs maisons sont contiguës et, enfin, dans le cas de terrains ou parcelles de terrains à bâtir encastrés dans des bâtiments déjà existants de façon à rendre nécessaire une dérogation aux règles ci-dessus, l'Administration se réserve d'accorder les autorisations ou tolérances nécessaires relativement à la proportion à observer entre la partie à bâtir et celle qui doit rester non bâtie, d'après les circonstances locales.

En Bohême, le mur mitoyen entre deux cours n'est pas obligatoire.

. . . .

VILLE DE SAINT-PÉTERSBOURG

Cours. — Dans chaque portion de terrain séparée, il doit y avoir au moins une cour de 30 sajènes carrées (136^m,50) dans laquelle la largeur ne doit pas être moindre de 3 sajènes (6^m,40). Les autres cours peuvent avoir moins de 30 sajènes carrées, mais elles doivent conserver un passage d'une largeur d'au moins 4 archines 1/2 (3^m,20) communiquant avec la rue ou une autre cour.

Courettes. — En plus des cours ordinaires, il est permis d'en établir d'autres spécialement pour l'éclairage des escaliers, corridors, lieux d'aisances, entrepôt, chambres à provisions et autres pièces.

Les moindres mesures pour les courettes d'éclairage, quelle que soit la forme qu'on veuille leur donner, doivent être telles que, en surface, il soit possible d'y inscrire une sajène au carré.

Dans les cours d'éclairage, il doit être établi des passages libres donnant sur d'autres cours, en vue de faciliter le nettoyage des saletés pouvant y tomber, boue, neige, etc....

Il est interdit d'y installer des fosses d'aisances....

III

Sous-sols. — Caves.

VILLE DE FRANCFORT

. . . .

Sous-sols. — Les habitations en sous-sol sont interdites.

On peut employer des pièces dont le plancher est situé en contre-bas du niveau de la chaussée pour l'habitation temporaire, pour les besoins domestiques ou commerciaux, pourvu que ces pièces soient construites conformément aux règles de l'hygiène.

Elles ne seront autorisées que dans les rues où les inondations ne sont pas à craindre.

Elles doivent être aménagées de manière qu'elles soient protégées contre les infiltrations et l'humidité du sol.

Elles doivent avoir une hauteur minima de 3 mètres sous le plafond.

Le plafond doit avoir au moins 1^m,50 de hauteur au-dessus du sol; les fenêtres au moins 1 mètre de haut.

Ces locaux doivent être séparés du terrain adjacent par une tranchée de 25 centimètres de largeur au moins, allant jusqu'au niveau du plancher.

L'écoulement des eaux ménagères et pluviales doit être soigneusement assuré.

. . . .

*
* *

VILLE DE ROME

. . . .

Sous-sols. — Les sous-sols à l'usage de cuisine devront être suffisamment ventilés et protégés contre l'humidité.

Les rez-de-chaussées habitables devront être surélevés d'au moins 1 mètre au-dessus du terrain et il sera pourvu à l'aération.

. . . .

⁂

VILLE DE LONDRES

. . . .

Sous-sols. — Dans les bâtiments d'habitation, tout sous-sol ayant un parquet en bois autre qu'un plancher massif sur béton, présentera un espace libre suffisant entre le sol et le dessous du plancher, pour permettre la ventilation au moyen de briques creuses ou autrement.

Toute chambre habitable construite au-dessus d'une écurie en sera séparée par un plancher qui sera hourdé d'une couche de béton de bonne qualité et d'une couche d'autre matière solide d'au moins 3 pouces d'épaisseur à la surface supérieure, et le dessous de cette surface sera enduit en plâtre.

. . . .

⁂

VILLE DE BERLIN

. . . .

Sous-sols. — Les prises de lumière pour les sous-sols ne sont admissibles que sur les trottoirs de plus de 3 mètres de largeur et ne doivent pas faire saillie de plus de 30 centimètres.

Les marches des escaliers des caves ne doivent en aucun cas faire saillie sur le trottoir.

. . . .

Le plancher d'une pièce destinée à l'habitation permanente ne pourra être situé à plus de $0^m,50$ au-dessous du niveau du sol, mais ce maximum pourra être augmenté jusqu'à 1 mètre si la pièce est éclairée par une prise de lumière de 1 mètre de largeur au moins et si le fond de cette fosse ou prise de lumière est situé à 15 centimètres de profondeur au-dessous du plancher de la pièce en question.

Ces pièces en sous-sol ne pourront être établies du côté de la cour que si la longueur et la largeur de la cour ne sont pas inférieures aux dimensions des bâtiments environnants.

Le plancher de toute pièce destinée à l'habitation permanente doit être situé à au moins 40 centimètres au-dessus du niveau le plus élevé des eaux de fond et protégé d'une manière effective contre l'humidité ascendante du sol au moyen d'une couche de béton massive et impénétrable.

Les murs d'entourage de ces pièces devront également être protégés contre l'humidité montant du sol, au moyen de couches isolantes.

. . . .

* *

VILLE DE VIENNE

. . . .

Sous-sols. — Dans toutes les maisons à bâtir à l'avenir, le plancher du rez-de-chaussée doit être à au moins 15 centimètres de hauteur au-dessus du niveau de la rue ou chaussée.

Il n'est permis de déroger à cette règle que dans les localités qui ne sont pas exposées aux inondations et cette dérogation est soumise à l'observation des conditions suivantes :

1° Les locaux en question doivent être suffisamment protégés contre l'humidité du sol et la hauteur mentionnée au § 41 doit être maintenue (4 mètres).

2° — Dans le cas où ces locaux d'habitation n'auraient pas 4 mètres de hauteur sous plafond, ils devront dépasser le niveau de la rue ou chaussée d'au moins la moitié de leur profil en hauteur. De plus, la cour devra avoir une surface minima de 75 mètres carrés avec largeur minima de 5 mètres.

3° — Le plancher de ces locaux d'habitation, s'ils ont plus de 4 mètres de hauteur sous plafond, ne pourra en aucun cas être placé à plus de 2 mètres au-dessous du niveau du sol. Dans le cas d'un terrain en pente ou d'une différence de niveau entre la rue et la cour, la hauteur du plancher de tous les locaux d'habitation en sous-sol se calculera en prenant pour base le point le plus élevé du terrain ou le niveau le plus élevé de la rue.

4° — Si, dans l'espèce, il est difficile de se conformer aux prescriptions concernant la hauteur au-dessus du sol ou la profondeur au-dessous, les locaux d'habitation en sous-sol doivent être pourvus de soupiraux d'au moins 2 mètres de largeur allant jusqu'au plancher du souterrain et clos conformément aux prescriptions de l'Administration.

5° — Ces habitations en sous-sol doivent être séparées du terrain extérieur par un contre-mur, indépendant du mur propre de la maison et distant de ce mur d'au moins 0^m,30, et l'espace intermédiaire ainsi formé doit être mis en communication avec l'air extérieur.

6° — Les parties en sous-sol servant à l'habitation doivent être séparées des caves proprement dites par un couloir facile à ventiler. Les caves doivent être également ventilées.

Ateliers. — Les ateliers en sous-sol ne peuvent être autorisés que quand ils ont au moins 0^m,60 au-dessus du terrain environnant et qu'ils ne sont pas en contre-bas de plus de 2^m,60 au-dessous du niveau du trottoir et, de plus, quand les mesures convenables ont été prises pour assurer la ventilation, l'éclairage et l'absence d'humidité; les plans doivent, d'ailleurs, indiquer les précautions prises dans ce but.

Les autres locaux destinés à l'habitation, mais non à servir de chambres à coucher, doivent être construits conformément aux exigences sanitaires, eu égard à leur destination.

L'établissement de cuisines et de buanderies dans les locaux en cave est permis, pourvu que les arrangements nécessaires soient prévus pour l'éclairage naturel et l'évacuation des vapeurs.

Ouvertures de caves. — Les caves ne peuvent s'ouvrir sur le trottoir des rues que sur permission spécialement accordée par l'autorité compétente et sur le consentement du propriétaire du terrain et, dans ce cas, l'entourage ainsi que la fermeture de ces ouvertures sur trottoir doivent être en granit.

. . . .

VILLE DE SAINT-PÉTERSBOURG

. . . .

Caves. — La construction de logements dans les caves est autorisée, avec l'observation des conditions suivantes :

a) La hauteur de ces logements ne doit pas être moindre de 3 archines et demie (environ 2^m,50), et le plafond ou la voûte doit être plus haut que le trottoir; dans les constructions sur cour, plus haut que la surface de la cour d'au moins 1 archine et 12 verchoks (1^m,25).

b) Le plancher et les murs de ces logements, jusqu'à hauteur du trottoir ou de la cour, doivent être impénétrables à l'eau.

c) Ces logements doivent avoir par les fenêtres suffisamment de clarté et la possibilité d'une ventilation naturelle.

. . . .

IV

Hauteur des façades. — Hauteur des étages.

VILLE DE FRANCFORT

Hauteur sur rue. — Sur les rues de moins de 9 mètres de large, les maisons auront au plus 11 mètres. Sur les rues plus larges, la hauteur pourra excéder la largeur de 2 mètres, sans jamais excéder 20 mètres.

On peut, par exception, permettre une hauteur excédant de 3 mètres la hauteur normale dans les rues de plus de 9 mètres de large, pourvu que cette hauteur ne soit pas utilisée pour faire un étage supplémentaire.

Pour les maisons formant angle de deux rues de largeur différente, la rue la plus large est seule considérée pour la détermination de la hauteur sur les deux rues, mais seulement pour une longueur de façade qui ne dépasse pas le double de la largeur de la rue la plus étroite.

Pour les maisons faisant face à deux rues, ou faisant angle sur des rues de largeur différente, ou pour les îlots situés sur plusieurs rues de largeur différente, on pourra établir une moyenne de ces largeurs pour déterminer la hauteur.

La hauteur se compte de la face du trottoir à l'arête supérieure de la corniche principale.

Les façades sur cour auront la même hauteur que celles sur rue.

Si cependant la largeur de la cour excède celle de la rue à sa partie la plus étroite, la façade sur cour peut avoir la hauteur qu'elle aurait si elle était située sur une rue de la largeur de la cour.

Exceptions. — Si les prescriptions ci-dessus, relatives à la hauteur, donnent lieu à des craintes de moins-value pour un terrain qui a déjà été bâti, on pourra, par exception, élever la construction jusqu'à la hauteur des anciens bâtiments.

Nombre des étages. — Les maisons ne peuvent avoir, en plus du rez-de-chaussée, que quatre étages, et le plancher de l'étage supérieur ne peut être situé à plus de 17 mètres du trottoir.

Hauteur des pièces. — Les pièces destinées à l'habitation doivent avoir au moins 3 mètres de haut.

Dans les maisons destinées à l'habitation d'une seule famille, cette prescription peut être restreinte.

L'Administration peut, d'autre part, exiger une plus grande hauteur pour des pièces destinées à loger une grande quantité de personnes.

Rez-de-chaussée. — Le plancher doit être situé à au moins $0^m,50$ de haut au-dessus du trottoir.

Si cependant le plancher est situé sur caves, ou pourvu de tuyaux de ventilation, cette hauteur peut être réduite à $0^m,30$.

Pour les terrains en pente, l'Administration peut, au besoin, permettre une élévation moindre.

. . . .

Cabinets d'aisances. — Chaque habitation doit posséder un cabinet d'aisances; quand une maison est divisée en habitations indépendantes, chacune doit avoir un cabinet.

Ces cabinets d'aisances doivent être situés dans toute leur hauteur contre un mur extérieur.

. . . .

*
* *

VILLE DE ROME

. . . .

Hauteur sur la rue. — L'élévation des façades sur la rue ne peut dépasser une fois et demie la largeur de la rue au droit de la construction.

La largeur de la rue est la moyenne des largeurs au droit des extrémités de la façade.

a) Cependant, quelle que soit la largeur de la rue, la hauteur de 14 mètres est toujours admise et celle de 24 mètres est un maximum.

b) La limite maxima de 24 mètres ne peut être dépassée que pour les constructions de caractère monumental, ou pour raisons spéciales d'ordre édilitaire, après délibération expresse du Conseil communal, entendue la Commission édilitaire.

c) Pour les rues en pente, la hauteur sera mesurée sur la verticale passant par le milieu de la longueur de la construction, de manière cependant que la hauteur au point maximum ne puisse dépasser de $1^m,50$ la hauteur maxima réglementaire au milieu de la construction.

d) Pour les maisons faisant angle sur deux rues, la hauteur maxima permise sur la rue la plus large est permissible également, sur la plus étroite sur une étendue de 10 mètres, lorsque la rue la plus étroite a une largeur de moins de 10 mètres; lorsque cette section dépasse 10 mètres, la hauteur applicable à la rue la plus large peut égaler la largeur de la rue la plus étroite.

Attiques. — Les étages d'attique qui se construisent au-dessus de la hauteur réglementaire ne peuvent être établis que sur le premier mur intérieur parallèle à la façade; leur hauteur ne peut dépasser la distance de la façade de l'attique à la façade principale; d'une manière générale, la hauteur totale de la construction, attique comprise, ne devra jamais excéder la hauteur maxima prescrite de 24 mètres.

L'autorité municipale, sur l'avis de la Commission édilitaire, se réserve le droit de prohiber la construction d'attiques dans le cas où elle les considérerait comme nuisibles à l'aspect esthétique des rues ou places publiques.

Les façades devront être décorées en rapport avec l'importance de la situation de la maison.

Les règles précédentes s'appliquent tant aux constructions nouvelles qu'aux réparations et surélévations projetées.

Les édifices mentionnés dans l'article précédent et les murs faisant façade sur la voie publique devront être munis d'un socle en pierre.

. . . .

Peinture des façades. — Les peintures des murs et des portes et fenêtres en façade doivent être uniformes sur toute l'étendue de la façade.

Même lorsque la propriété du mur de façade est divisée entre plusieurs propriétaires, il n'est pas permis de peindre différemment les parties appartenant à différents propriétaires. Quand les peintures des murs de façade sont de nature à nuire à l'aspect de la rue, l'autorité peut, dans certains délais, ordonner une nouvelle peinture.

Murs de clôture. — La hauteur des murs de clôture de terrains non bâtis sur les voies publiques est fixée à un maximum de 1^m,80. Ces murs doivent avoir du côté de la rue un socle de pierre et doivent être peints ou construits en pierre régulière et recouverts d'un chaperon en pierre de taille.

L'autorité municipale, sur l'avis de la Commission, pourra autoriser la construction de murs d'enceinte de plus de 1^m,80, mais jamais de plus de 3 mètres dans les rues d'importance secondaire. Les prescriptions de l'article ci-dessus s'appliquent également pour la construction et la décoration de ces murs.

. . . .

Étages. — La hauteur du rez-de-chaussée à usage de magasin ou atelier devra être de 4 mètres au moins, mesurée du plancher au plafond ou à l'intrados de la voûte à sa partie la plus saillante.

La hauteur de tout étage habitable devra être de 3 mètres au moins.

Pour les étages couverts en voûte, la hauteur sera la moyenne entre celle du plan d'imposte et celle de l'intrados.

. . . .

*
* *

VILLE DE LISBONNE

. . . .

Hauteur sur rue. — Quand la rue aura moins de 5 mètres de largeur, la hauteur sera au plus de 12 mètres.

Quand la rue aura de 5 à 7 mètres, la hauteur des maisons sera au plus de 15 mètres.

Quand la rue aura plus de 7 mètres, les maisons pourront avoir au plus 20 mètres de haut.

Pour les maisons faisant façade sur deux rues, la hauteur sera déterminée par la largeur de la rue la plus large.

Quand une maison sera située sur deux rues suivant à peu près la même direction, mais présentant des niveaux très différents, la hauteur sera l'objet d'une décision spéciale.

Quand les maisons seront construites en dehors de l'alignement des rues, avec jardins intérieurs ou extérieurs, la hauteur n'excédera pas 15 mètres, sauf autorisation spéciale.

Les hauteurs des maisons, indiquées ci-dessus, s'entendent de la face supérieure du trottoir ou de la rue à la partie supérieure de la corniche.

Les mesures sont prises au centre de la façade.

Étages. — La hauteur des étages doit être de 3 mètres au moins.

Dans les rues de largeur variable, la hauteur des maisons sera déterminée par la largeur moyenne.

. . . .

* *

VILLE DE LONDRES

. . . .

Hauteur sur rue. — La hauteur des bâtiments, relativement à l'espace requis derrière ces bâtiments, sera fixée comme suit :

a) Une ligne imaginaire (désignée ci-dessous sous le nom de « ligne horizontale ») sera tracée à angle droit avec la chaussée existante ou projetée en face du bâtiment, par un point situé au centre de la façade du bâtiment.

b) La ligne horizontale sera prolongée jusqu'à son intersection avec la limite de l'espace ouvert qui est la plus éloignée de la chaussée.

c) La ligne horizontale sera tracée au niveau du trottoir existant ou à créer en face du centre du bâtiment, à moins que le site ne soit incliné vers la chaussée; dans ce cas, la ligne horizontale sera tirée exactement au point de centre de la façade qui est au niveau du terrain à la limite de l'espace ouvert qui est la plus éloignée de la chaussée.

d) Une seconde ligne imaginaire (appelée, dans ce chapitre, la « ligne diagonale ») sera menée dans la direction du bâtiment, au-dessus de la ligne horizontale et dans le même plan, en faisant avec elle un angle de 63° 1/2 à l'intersection de la limite de l'espace ouvert qui est la plus éloignée de la chaussée.

e) Aucune partie de la construction ne s'étendra au-dessus de la diagonale ainsi tracée, sauf les cheminées, pignons, tourelles ou autres ornements d'architecture ne mesurant pas une largeur totale qui excède un tiers de l'élévation postérieure du bâtiment.

f) Quand le trottoir en face d'un bâtiment n'est pas entièrement au même niveau, le niveau moyen sera supposé être le niveau véritable. Quand la limite de l'espace ouvert à la partie arrière du bâtiment ne sera pas parallèle au mur de derrière, la ligne horizontale sera tracée jusqu'à un point situé à une distance de ce mur telle qu'elle représente la distance moyenne, que ce point soit ou ne soit pas sur la limite réelle.

g) Quand la limite arrière sera si irrégulière que la manière de faire les mesures ci-dessus paraîtra douteuse, le Conseil décidera sur demande, sauf appel.

h) Quand le terrain situé à l'arrière d'un bâtiment et lui appartenant exclusivement est immédiatement contigu à une rue ou à un espace ouvert réservé d'une manière permanente à l'usage du public, la ligne horizontale sera prolongée et la diagonale pourra être tirée du centre de ladite rue au niveau de sa surface, ou à la limite la plus éloignée dudit espace ouvert et il ne sera pas nécessaire de prévoir un espace ouvert derrière ladite construction.

Le Conseil,

a) Dans le cas d'un bâtiment faisant angle sur deux rues,

b) Dans le cas d'un bâtiment donnant d'un côté sur une rue et de l'autre sur un espace ouvert d'au moins 40 pieds de large ($12^m,20$) et réservé au public d'une manière permanente,

Peut permettre la construction de bâtiments ayant plus de 30 pieds ($9^m,15$) de hauteur, sur telle partie qu'il le jugera convenable, pourvu que les bâtiments soient placés de manière à ne pas intercepter la lumière ou l'air nécessaires aux bâtiments voisins.

. . . .

Aucun bâtiment n'étant pas un édifice destiné au culte ne sera élevé à une hauteur qui excède 30 pieds ($24^m,40$), non compris deux étages de combles ainsi que les tours tourelles ou autres décorations architecturales, sans un consentement spécial du Conseil.

Reconstruction. — Exceptions dans le cas de reconstruction de bâtiments antérieurs à cette loi, qui pourront être rétablis à leur hauteur originaire, même au-dessus de $24^m,40$.

Si une maison fait partie d'un îlot existant dont la hauteur dépasse la limite de $24^m,40$, ladite maison pourra être élevée à la même hauteur, mais pas plus haut.

Rien, dans cette loi, ne s'opposera à la surélévation d'un bâtiment quand il s'agira de relever l'étage supérieur pour le rendre conforme en hauteur aux prescriptions de la présente loi.

. . . .

Maisons ouvrières. — Aucune maison ou construction destinée à l'habitation des classes ouvrières ou adaptée à l'habitation des classes ouvrières ne sera élevée ou reconstruite, sans la permission du Conseil, à une hauteur excédant la distance comprise entre la façade de ladite construction et celle des constructions immédiatement en face, et aucune maison ne sera transformée en habitation ouvrière dans la distance prescrite de manière à excéder cette hauteur.

Toutefois, cette prescription ne s'appliquera pas à la reconstruction d'une habitation ouvrière construite avant la promulgation de la loi.

. . . .

Étages. — Toute chambre habitable, à l'exception de celles situées en tout ou partie sous combles, aura une hauteur minima de 8 pieds 6 pouces ($2^m,70$ environ) du plancher au plafond.

Toute chambre en tout ou partie sous combles aura au moins 8 pieds ($2^m,45$ environ) de hauteur du plancher au plafond, sur au moins la moitié de la surface de la chambre.

Toute chambre habitable aura au moins une fenêtre ouvrant directement sur l'air extérieur et dont la surface éclairante (section de la fenêtre) sera au moins égale au dixième de la surface du plancher de la chambre et toute fenêtre devra pouvoir s'ouvrir d'une quantité au moins égale au vingtième de ladite surface, et l'ouverture devra, dans tous les cas, s'étendre à au moins 7 pieds ($2^m,15$ environ) au-dessus du niveau du plancher.

Exception est faite pour les salles couvertes par un toit vitré (ateliers, etc.).

. . . .

VILLE DE BERLIN

. . . .

Hauteur sur rue. — Les façades des maisons ne pourront avoir moins de 12 mètres ni plus de 22 mètres de hauteur, et, dans ces limites, il sera tenu compte des prescriptions ci-après :

a) Les bâtiments en front à rue pourront avoir une hauteur égale à la largeur de la rue mesurée entre les deux alignements. Si la saillie de la corniche dépasse 50 centimètres, il est fait déduction de l'excédent de saillie dans le calcul de la hauteur à permettre.

Dans les rues dont un seul côté doit être bâti, la hauteur extrême de 22 mètres est permise.

Si la largeur de la rue varie de place en place, ou si un bâtiment donne sur plusieurs rues, à moins qu'on ne préfère donner à chaque partie de la construction la hauteur propre déterminée par la largeur de la rue adjacente, il sera fixé une hauteur moyenne pour tout le bâtiment.

Si les façades sont en retrait sur l'alignement, on pourra permettre un accroissement de hauteur proportionnel.

b) La hauteur des bâtiments de derrière et des ailes ne pourra excéder de plus de 6 mètres l'étendue de l'espace en cour situé devant eux. Si la cour est de forme irrégulière, cette hauteur sera calculée sur une moyenne.

Les bâtiments qui ne dépassent pas 5 mètres de hauteur et n'occupent pas plus de 40 mètres de surface n'entrent pas dans le calcul de la hauteur des bâtiments de derrière et des ailes.

c) En cas de reconstruction sur plus des trois quarts de la surface d'un terrain la hauteur des nouveaux bâtiments ne pourra dépasser 14 mètres.

d) On pourra rebâtir une maison démolie à la hauteur première, jusqu'à concurrence de la limite extrême de 22 mètres, sous réserve de conformité aux prescriptions concernant l'éclairage, etc.

Définition de la hauteur. — Par hauteur des bâtiments, on entend dans les prescriptions ci-dessus leur hauteur mesurée depuis le niveau du trottoir de la rue ou du pavé de la cour jusqu'à l'arête supérieure de la corniche principale ou de l'attique, s'il y en a une. Si le trottoir ou la cour est incliné, on prendra le niveau moyen.

Toits. — Au-dessus de la hauteur ainsi mesurée, les toits ne pourront dépasser une ligne imaginaire faisant un angle de 45° avec la façade.

Si on se propose de bâtir des tours, tourelles, etc., sur une façade, au-dessus de la hauteur permise, on calculera la hauteur moyenne de la façade, mais les constructions les plus élevées ne pourront dépasser la hauteur moyenne permise de plus d'un cinquième et l'ensemble de ces constructions n'occupera pas plus d'un quart de l'étendue de la façade, et, séparément, pas plus de 5 mètres de largeur.

. . . .

Étages. — Pour les pièces habitées d'une manière permanente, il ne pourra être construit plus de cinq étages.

Le plancher de l'étage supérieur ne pourra être élevé de plus de $17^m,50$ au-dessus du trottoir.

Toutes les pièces destinées à l'habitation devront être sèches et suffisamment éclairées et aérées par des fenêtres ouvrant directement sur la rue ou sur la cour.

Les pièces qui, par destination, doivent être éclairées par en haut devront présenter des moyens suffisants de ventilation.

Les pièces dont le plafond est incliné ou se trouve à des hauteurs différentes devront avoir une hauteur minima de $2^m,50$.

VILLE DE BRUXELLES

Murs de face, de refend et de pignon. — La hauteur des façades longeant les voies publiques est déterminée par la largeur de ces voies.

Le maximum de la hauteur des façades est :

21 mètres sur les places publiques, les boulevards et les rues de 15 mètres de largeur et au delà.
20 mètres dans les rues de 14 mètres
19 mètres — 13 mètres
18 mètres — 12 mètres
17 mètres — 11 mètres
16 mètres — 10 mètres
15 mètres — 9 mètres
14 mètres — 8 mètres
13 mètres — 7 mètres
12 mètres — 6 mètres
11 mètres — 5 mètres
10 mètres — 4 mètres
8 mètres — 3 mètres et en deçà.

Le Collège des Bourgmestre et Échevins peut permettre des hauteurs supérieures à celles énumérées ci-dessus, à raison de l'importance des constructions et de la beauté de leur architecture.

La hauteur des façades est prise au milieu des bâtiments et mesurée à partir du dallage du trottoir jusques et y compris les entablements ou corniches de couronnement, ainsi que les attiques construits à plomb des façades et les mansardes tenant lieu d'attiques.

La largeur des voies publiques est mesurée sur le nu des murs de face.

Lorsque le débouché d'une rue se trouve vis-à-vis d'une façade, la largeur de la voie publique est prise à partir d'une ligne fictive allant de l'un à l'autre angle de cette rue.

. . . .

La hauteur des façades ou parties de façades élevées en arrière de la voie publique doit être réglée d'après la distance à laquelle elles se trouvent des bâtiments de l'autre côté de la rue.

Les façades, actuellement existantes, dont l'élévation est supérieure au maximum établi ci-dessus, peuvent conserver cette élévation si les travaux qu'on y exécute consistent en réparations ou changements; en cas de reconstruction totale, leur élévation doit être réduite.

Étages. — Les étages des bâtiments, les entresols et les mansardes servant à l'habitation doivent avoir respectivement au moins $2^m,80$ et $2^m,60$ de hauteur, mesures prises entre le plafond et le plancher; la hauteur du rez-de-chaussée est fixée au minimum de 3 mètres.

Épaisseur des façades. — L'épaisseur des façades longeant la voie publique est déterminée d'après leur élévation.

Les façades de moins de 15 mètres doivent avoir pour minimum d'épaisseur (plâtrage non compris) :

38 centimètres au rez-de-chaussée et à l'entresol ou deux briques;

28 centimètres aux étages, ou une brique et demie.

Les façades de 15 mètres et au-dessus doivent avoir pour minimum d'épaisseur (plâtrage non compris) :

46 centimètres au rez-de-chaussée et à l'entresol ou deux briques et demie.

38 centimètres au premier étage ou deux briques.

28 centimètres aux étages supérieurs ou une brique et demie.

L'épaisseur des façades postérieures et des murs parallèles ou de refend servant à supporter les gîtages, ne peut être moindre de 38 centimètres ou deux briques au rez-de-chaussée et à l'entresol et de 28 centimètres ou une brique et demie aux étages.

Si les façades sont construites en d'autres matériaux plus résistants que la brique, le Collège peut admettre d'autres épaisseurs que celles déterminées ci-dessus.

. . . .

Toute façade en pan de bois est prohibée. Les seuils et les linteaux en bois pour portes et fenêtres sont également prohibés.

. . . .

*
* *

VILLE DE VIENNE

. . . .

Hauteur sur rue. — La hauteur des maisons d'habitation, prise jusqu'à l'arête de la corniche supérieure, ne doit pas, en règle générale, dépasser 25 mètres. Le plancher de l'étage supérieur ne devra pourtant, en aucun cas, être placé à plus de 20 mètres au-dessus du niveau de la chaussée.

Dans le cas d'un terrain en pente, ces hauteurs sont à calculer à partir du point le plus élevé du terrain.

Étages. — Les pièces servant à l'habitation doivent être claires et faciles à ventiler.

La hauteur sous plafond, dans toutes les pièces servant à l'habitation, doit être de 3 mètres au minimum dans le cas de plafonds horizontaux.

Là où les plafonds ne sont pas horizontaux, cette hauteur est à calculer de manière que l'habitant jouisse du même cube d'air que si ce plafond était horizontal avec une hauteur de 3 mètres sous plafond.

Les maisons d'habitation ne doivent pas avoir plus de cinq étages en tout, y compris le rez-de-chaussée et l'attique (mezzanin).

L'Administration peut donner l'autorisation de diviser des étages en deux, à condition toutefois que les deux divisions inférieure et supérieure ainsi formées auront toutes deux une hauteur sous plafond d'au moins 3 mètres.

Dans les arrondissements XI à XIX, les prescriptions ci-dessus établies, concernant la hauteur des maisons d'habitation et le nombre des étages, ne sont applicables que pour les propriétés sises dans les rues et places déterminées par le Conseil municipal.

Dans les autres quartiers de ces arrondissements auxquels ne s'appliquent pas des dispositions spéciales, les maisons d'habitation ne doivent pas avoir, en règle générale, plus de trois étages, non compris le rez-de-chaussée : tout attique ou mansarde (mezzanin) étant à considérer comme étage.

Dans ces maisons d'habitation, toutes les pièces doivent avoir au moins $2^m,60$ de hauteur sous plafond quand le plafond est droit et une hauteur moyenne de $2^m,60$ quand ce plafond est incliné.

. . . .

Régime spécial et tolérances. (Voir demande en autorisation, Vienne, page 13). — Les bâtiments à construire sous le régime de la tolérance ne doivent pas avoir plus de deux étages, non compris le rez-de-chaussée ; les chambres doivent avoir une hauteur, sous plafond, de $2^m,60$ au moins et cette hauteur ne peut être divisée horizontalement.

. . . .

* *

VILLE DE SAINT-PÉTERSBOURG

. . . .

Hauteur sur rue. — A Saint-Pétersbourg, relativement aux hauts bâtiments et construction d'étages sur des bâtiments déjà existants, il faut observer les règles suivantes :

1º La hauteur des nouvelles maisons particulières quel que soit le nombre d'étages, ne doit pas dépasser, en général, la largeur de la rue ou ruelle où elles sont construites, en mesurant cette hauteur du trottoir au commencement du toit. Sur les places et autres endroits découverts, ainsi que dans les rues qui ont plus de 11 sajènes (environ $23^m,50$), on ne permet pas de donner aux constructions particulières plus que cette mesure 11 sajènes) ;

2° Si le bâtiment est construit au coin de deux rues ayant différentes largeurs, il peut être élevé sur les deux rues à la même hauteur, même si cette hauteur surpasse la largeur de la rue la plus étroite ;

3° La moindre hauteur pour les maisons, si étroites que soient les rues ou ruelles où on les construit, est fixée à 5 archines et demie (environ 4 mètres).

. . . .

A Saint-Pétersbourg, dans la construction des maisons, pour les étages à habiter, une hauteur de moins de 3 archines et demie (2^m,50) n'est pas autorisée.

. . . .

Constructions sur cour. — La hauteur des constructions sur cours ne doit pas dépasser 11 sajènes (23^m,50) mesurées dans toute la hauteur, de la surface de la cour au commencement du toit ; de plus, si la cour a la forme d'un rectangle, la construction ne doit pas s'élever à plus d'une fois et demie en mesure de longueur la distance du mur extérieur de cette construction à la construction la plus rapprochée placée vis-à-vis. Si la cour a une forme irrégulière, pour déterminer la hauteur à donner à la construction sur cour, on prend une fois et demie la largeur moyenne de toute la cour. Cependant, si le propriétaire désire établir des constructions sur cour de hauteurs différentes, pour déterminer la hauteur de chacune de ces constructions, on ne prend pas, comme il est indiqué plus haut, une fois et demie la largeur moyenne de la cour, mais seulement de la partie en face de laquelle on désire bâtir.

Pour les constructions donnant sur plus d'une cour, la hauteur voulue se calcule sur les mesures de la plus grande de ces cours.

. . . .

V

Combles. — Toitures. — Mansardes.

VILLE DE FRANCFORT

. . . .

Toits. — La hauteur du toit ne doit pas dépasser la moitié de la largeur de la rue et ne doit jamais excéder 9 mètres. Dans les rues de moins de 10 mètres de largeur, la hauteur de 5 mètres est admise.

La pente du toit ne doit pas dépasser un angle de 45 degrés.

Dans les rues de plus de 13 mètres, on pourra donner au toit une pente, sur la rue, plus forte que celle indiquée ci-dessus, dans l'intérieur d'un quart de cercle dont le rayon n'a pas moins d'un tiers de la largeur de la rue et dont le centre se trouve sur la ligne de hauteur permise ; la saillie de la corniche n'est pas comprise à l'intérieur de ce quart de cercle.

Pour une maison formant angle sur deux rues de largeur différente, le toit peut avoir la même hauteur et la même pente sur la rue la plus étroite que sur la plus large, cela sur une longueur de façade double de la largeur de la rue la plus étroite. Toutefois, cette longueur de façade ne dépassera pas 12 mètres dans les rues de moins de 8 mètres, et, en aucun cas, 20 mètres.

Pour le toit d'une maison en retrait, l'Administration pourra permettre des toits de hauteur et diamètre plus grands.

La longueur totale des constructions ou saillies sur ce toit (mansarde, etc.) ne pourra dépasser la moitié de la longueur de la façade.

Exception est faite pour les églises, monuments publics et aussi pour les constructions privées de caractère monumental.

. . . .

Mansardes et sous-toits. — Le plancher des habitations sous toits ne doit, en aucun cas, être situé à plus de 30 centimètres au-dessus de la hauteur autorisée pour la façade, ni à plus de 17 mètres au-dessus du trottoir.

La hauteur doit être de 3 mètres au moins sur la moitié de la surface.

L'éclairage et la ventilation doivent être assurés par des fenêtres ayant une surface totale au moins égale au dixième de la surface de la chambre.

Le plafond et les murs doivent être recouverts de matériaux incombustibles.

. . . .

VILLE DE ROME

. . . .

Mansardes. — La hauteur des sous-toits habitables sera de $2^m,50$ au moins.

Dans ces sous-toits, le plafond ne devra pas être formé par la toiture seulement ; il devra y avoir un faux plancher.

Terrasses. — Quand on voudra recouvrir d'asphalte en tout ou en partie le dessus d'une maison d'habitation, la couche d'asphalte ne pourra être posée immédiatement sur le plafond de l'habitation, mais sur une aire séparée de ce plafond par un espace vide d'au moins 50 centimètres pourvu de ventilation.

. . . .

VILLE DE LONDRES

. . . .

Toits. — Tout bâtiment ayant une hauteur de plus de 30 pieds ($9^m,15$) et servant en tout ou en partie comme habitation ou comme fabrique, et ayant un parapet, sera muni de moyens d'accès faciles vers le toit, tels que porte ouvrant sur ledit toit, trappe avec échelle fixe ou à gonds, etc.

Le plan de la surface du toit d'un bâtiment à usage de fabrique ne fera pas avec l'horizon un angle de plus 47 degrés, sauf pour les tours, tourelles, ou clochers.

Pour tout autre bâtiment, l'angle d'inclinaison ne sera pas de plus de 75 degrés avec l'horizon, sauf pour les tours, tourelles, etc.

Il ne sera pas construit plus de deux étages dans les combles.

. . . .

.

VILLE DE BERLIN

. . . .

Toits. — Les combles ne pourront être utilisés pour l'habitation permanente que s'ils sont construits conformément aux prescriptions générales et, de plus, s'ils sont situés immédiatement au-dessus de l'étage supérieur et s'ils sont séparés des parties voisines de l'étage du toit par des murs en maçonnerie pleine.

. . . .

.

VILLE DE BRUXELLES

. . . .

Mansardes. — Les mansardes dont les fenêtres ont leur bord supérieur à moins de 2 mètres au-dessus du sol doivent être munies de moyens de ventilation agréés par le Collège des Bourgmestre et Echevins.

. . . .

Tous les bâtiments longeant la voie publique sont couverts en ardoises, en tuiles ou en métal.

Toitures. — La nuance des tuiles doit être agréée par le Collège des Bourgmestre et Échevins.

Toutefois, il est défendu de couvrir en tuiles le rampant des mansardes.

Toute couverture en chaume ou en autres matières combustibles est prohibée.

Le premier versant des toitures à la Mansard ne peut dépasser comme inclinaison un angle de 70 degrés par rapport à l'horizontale.

Quand un plan de façades symétriques est arrêté pour les bâtiments à ériger au long de la voie publique, l'élévation des toitures et l'inclinaison de leurs versants sont établies d'une manière uniforme.

On doit appliquer sur la première partie des toitures à la Mansard des crochets en métal pour fixer les échelles des ouvriers couvreurs.

VILLE DE VIENNE

Mansardes. — Il est interdit, sans aucune exception, d'établir des logements dans les combles.

Cette prescription ne s'applique pas rétroactivement à des bâtiments appartenant à une époque ancienne, pourvu que l'accès des chambres se fasse par des escaliers en fer et qu'elles soient isolées du reste des combles contre le danger d'incendie.

Régime spécial et tolérance. (Voir Vienne, autorisation, page 13). — Les combles ne peuvent servir d'habitation que dans les maisons habitées par une famille où celles à usage de villa.

Les chambres sous combles doivent avoir suffisamment d'air ou de lumière, et la hauteur minima sous toit devra être, à la partie la plus élevée, de $2^m,60$ et de $2^m,10$ à la partie la plus basse.

VILLE DE SAINT-PÉTERSBOURG

. . . .

Combles. — La construction des mansardes dans les constructions en brique ou en pierre est autorisée aux conditions suivantes :

Les mansardes ne doivent pas augmenter la hauteur légale des constructions.

Mansardes. — Dans les mansardes des maisons en brique, dont la hauteur égale la largeur de la rue, la pente du toit jusqu'à la brisure ne doit pas avoir moins de 45 degrés.

Cette règle s'applique également aux constructions sur cour, dont la hauteur atteint la limite extrême par rapport à la largeur de la cour.

Les mansardes doivent être couvertes en fer.

. . . .

Toutes les séparations, cloisons, ainsi que les plafonds intérieurs dans les mansardes, doivent être plâtrés.

La hauteur intérieure des mansardes habitables ne doit pas être moindre que 3 archines et demie (2^m50).

Au-dessus des mansardes habitables, il est interdit d'établir d'autres logements.

. . . .

VI

Précautions contre l'incendie.

VILLE DE FRANCFORT

. . . .

Escaliers. — Les bâtiments à un seul étage peuvent n'avoir qu'un escalier qui peut être en bois tendre rendu incombustible, ou en bois de chêne.

Cependant l'Administration peut exiger deux escaliers si l'immeuble doit servir à une industrie exposant particulièrement à l'incendie ou si l'étage supérieur doit loger une grande quantité de personnes.

Tout bâtiment de deux ou plusieurs étages doit être pourvu de deux escaliers situés dans des cages différentes, en bois, ou d'un seul escalier en pierre ou en fer forgé.

Tout bâtiment de deux étages ou plus, servant à usage d'hôtel ou de fabrique, ou particulièrement exposé à l'incendie, ou bien destiné à loger une grande quantité de personnes, ou dont les étages supérieurs contiennent une grande quantité de matières combustibles, doit être pourvu de deux escaliers au moins, dont un au moins en pierre ou en fer forgé, ou en chêne rendu incombustible.

L'Administration se réserve, suivant les circonstances, d'autoriser l'établissement d'un escalier unique, pourvu qu'il soit construit entièrement en pierre, ou en « construction Monier ou Rabitz, ou autre reconnue incombustible », mais seulement si le plan rend difficile l'établissement de deux escaliers.

Tous les escaliers doivent être d'accès facile pour toutes les parties de la maison et aucune chambre ne doit se trouver à plus de 20 mètres d'un escalier.

Les cages d'escalier doivent être, du haut en bas de la maison, construites en matières à l'épreuve du feu.

Les escaliers extérieurs ne sont permis que sur autorisation spéciale et, dans ce cas, doivent entièrement être en pierre ou en fer forgé.

. . . .

Dans les maisons de plus de deux étages, les habitants doivent pouvoir facilement arriver au toit, en cas d'incendie.

. . . .

**

VILLE DE ROME

. . . .

Incendie. — Les escaliers principaux ne pourront avoir une charpente en bois, quand même les degrés seraient en marbre.

Les corniches en bois sont prohibées.

. . . .

**

VILLE DE LONDRES

. . . .

Incendie. — Toute charpente fixée dans un mur extérieur sera placée à au moins quatre pouces ($0^m,10$) de la face extérieure de ce mur, mais le Conseil pourra exempter de cette prescription, par voie réglementaire ou autrement, les bois tels que le teck, etc., pourvu que le travail soit exécuté à la satisfaction de l'architecte municipal.

Si une gouttière dont une partie quelconque est formée de matériaux combustibles est contiguë à un mur extérieur, ce mur sera surélevé de manière à former un parapet s'élevant à au moins un pied au-dessus de l'arête supérieure de la gouttière, et ce parapet aura une épaisseur minima de 8 pouces et demi ($0^m,20$).

Le toit de tout bâtiment ainsi que toute tour, tourelle, dôme, etc., placé sur le toit, sera couvert extérieurement d'ardoises, tuiles, métal ou autres matériaux réfractaires, à l'exception de toute corniche en bois... ne dépassant pas 12 pouces de profondeur.

. . . .

Tout étage de comble dont le plancher est à 60 pieds (18^m,30 au-dessus du niveau de la rue sera construit entièrement en matériaux incombustibles.

Tout bâtiment ayant plus de 60 pieds de hauteur (18^m,30) devra présenter à tous les étages au-dessus de 60 pieds du niveau de la rue, des moyens d'échapper au feu accessibles aux personnes demeurant ou employées à ces étages, et aucun de ces étages ne sera occupé avant que le Conseil ait délivré un certificat constatant qu'on s'est conformé en ce point aux prescriptions de la présente loi.

Dans tout bâtiment ayant un cube de plus de 125.000 pieds et construit pour l'usage de familles séparées, les parquets des passages, corridors, paliers, ainsi que les escaliers seront construits en matériaux réfractaires au feu, supportés eux-mêmes par des matériaux également incombustibles.

. . . .

Tout escalier ou galerie d'accès à une chambre située au-dessus d'une écurie, sera séparé de l'écurie par un mur en brique d'au moins 9 pouces (0^m,225) d'épaisseur.

. . . .

***

VILLE DE BERLIN

. . . .

Incendie, Murs, Escaliers. — Les murs de façade et les murs de refend seront construits d'une manière massive.

Les cages d'escalier seront construites également en murs massifs sans autre interruption que celles nécessaires pour l'éclairage et le passage. Les cages d'escalier contiguës devront être entièrement isolées l'une de l'autre.

Murs séparatifs. — Dans l'intérieur des bâtiments il sera construit, au moins tous les 40 mètres, un mur d'incendie (Brandmauer) traversant tous les étages jusqu'à 0^m,20 au moins au-dessus du toit. Ce mur aura une épaisseur de 0^m,25 au moins; toute ouverture pratiquée dans ce mur sera munie d'une porte en fer se fermant automatiquement.

Par exception, on pourra se dispenser de ce mur lorsque son existence sera incompatible avec l'usage spécial auquel le bâtiment est destiné.

Murs mitoyens. — Les bâtiments immédiatement attenants à la limite de la propriété voisine, ou distants de cette propriété de 6 mètres au plus, devront être séparés de la propriété voisine par un *mur d'incendie* sans aucune ouverture autre que celles destinées à l'éclairage et garnies de verres maçonnés d'au moins $0^m,01$ d'épaisseur ayant au plus 500 centimètres carrés et à une distance d'au moins 3^m00 les uns des autres à chaque étage.

Les bâtiments immédiatement contigus doivent toujours être séparés par un mur d'incendie ininterrompu.

Quand, par exception, il sera permis de faire communiquer ensemble d'une manière permanente deux bâtiments contigus, les ouvertures devront être pourvues de portes en fer à fermeture automatique.

Construction en remplissage. — Les bâtiments dont les dimensions ne dépassent pas $12^m,00$ de longueur, $8^m,00$ de profondeur et $6^m,00$ de hauteur de façade, peuvent être construits en panneaux de remplissage au lieu de murs en maçonnerie massive.

Les murs d'entourage de ces bâtiments qui sont contigus à la rue, les propriétés voisines ou des bâtiments construits sur la même parcelle de terrain, ou qui n'en sont pas éloignés de plus de $6^m,00$, devront cependant être en maçonnerie massive de 0^m12 au moins. Sauf exceptions pour des cas particuliers, la limite d'éloignement de 6^m00 subsiste.

Cloisons en bois. — Les cloisons en bois devront, à l'intérieur des maisons, être recouvertes de plâtre ou rendues incombustibles de toute autre manière. Aux combles et caves, on pourra s'en dispenser.

Plafonds. — Pour les plafonds établis avec des solives, les intervalles entre les solives devront être remplis de matières incombustibles sur une épaisseur d'au moins $0^m,13$, et la partie inférieure devra ensuite être plâtrée ou rendue incombustible d'une manière quelconque.

Les matériaux de remplissage ne devront contenir aucune matière organique dangereuse pour la santé des habitants ; il est spécialement interdit de faire usage de matériaux de démolition quelconques.

Dans les constructions non pourvues de cheminées, etc., on pourra se dispenser du plâtrage.

Toits. — Les toits des bâtiments en pierre ou en bois, ainsi que ceux des constructions provisoires et ouvertes, en bois, doivent être protégés par des matériaux suffisamment réfractaires au feu, tels que pierre, métal, ciment, verre, etc.

Les ouvertures des toits sont soumises, en ce qui concerne le voisinage des propriétés adjacentes, aux mêmes conditions que les ouvertures dans les murs d'entourage. Cependant il est fait exception pour les ouvertures d'éclairage (Licht schachte, puits d'éclairage.)

. . . .

Escaliers. — Toute maison ayant un plancher situé à plus de $2^m,00$ au dessus du sol doit être pourvue d'un escalier au moins, mais cet escalier peut être en bois.

Les maisons dans lesquelles le plancher de l'étage supérieur est situé à plus de $6^m,00$ de hauteur au-dessus du sol, doivent être pourvues de deux escaliers au moins, situés dans des parties différentes de la maison, ou dans des cages différentes ou bien elles devront avoir un seul escalier construit à l'épreuve du feu. Mais quand le plancher de l'étage supérieur est situé à plus de $10^m,00$ de hauteur, un seul escalier, même construit en matériaux réfractaires, ne sera considéré comme suffisant que dans des cas exceptionnels.

De n'importe quel point de la maison, l'escalier ne devra être éloigné de plus de 25^m00.

. . . .

Tout escalier devra donner accès immédiat à toutes les localités qu'il dessert et avoir une largeur minima de $1^m,00$ et un éclairage suffisant dans toutes ses parties.

Tous les escaliers doivent être garnis de rampes. A l'étage supérieur, il devra être établi à chaque escalier, nécessaire d'après les prescriptions actuelles, une communication à l'épreuve du feu avec les combles.

Est réputé à l'épreuve du feu un escalier dont les parties portant charge, ainsi que les marches et les degrés, sont en pierre ou en fer.

Les marches peuvent être recouvertes de bois si elles sont construites en pierre ou en fer.

Les escaliers nécessaires, construits en bois, doivent être enduits en plâtre ou autrement incombustibilisés à leur partie inférieure. Ils ne peuvent être garnis à cette partie de planches en bois.

. . . .

Toute pièce destinée à l'habitation permanente devra avoir accès immédiat et à l'abri du feu à deux escaliers ou à un escalier réfractaire au feu.

. . . .

VILLE DE VIENNE

Incendie, Murs. — Chaque maison doit être séparée du terrain voisin par un mur indépendant à l'épreuve du feu et régnant à tous les étages y compris l'étage d'attique.

Ces murs ne doivent présenter aucune ouverture sur la propriété voisine. Par exception, et avec le consentement de l'Administration, il peut être pratiqué des portes de communication entre les deux bâtiments contigus.

Si des parties de la charpente en bois du toit sont scellées dans ces murs réfractaires, il devra rester encore une épaisseur de maçonnerie d'au moins $0^m,15$.

Escaliers. — Dans toute maison d'habitation nouvelle, on devra pouvoir descendre de tous les étages et de celui d'attique à la porte d'entrée de la maison et dans la cave par des escaliers construits de manière à être entièrement incombustibles.

Il en résulte que, dans la construction d'une maison d'habitation, on devra prévoir, suivant son étendue, l'établissement d'un ou plusieurs escaliers à l'épreuve du feu.

Les escaliers doivent avoir, pour les maisons à un ou deux étages, au moins $1^m,10$ de largeur utile; pour les maisons de plus de deux étages : au moins $1^m,10$ aux deux étages supérieurs et $1^m,25$ aux étages inférieurs.

Si, dans une maison à trois ou quatre étages, il y a, en outre de l'escalier principal, un ou deux escaliers supplémentaires, ces derniers peuvent être employés comme escaliers principaux pour les deux étages supérieurs, pourvu qu'ils soient construits en matériaux absolument réfractaires et qu'ils aient une largeur de $1^m,10$.

Pour les escaliers principaux, les marches droites ne doivent pas avoir moins de 29 centimètres de largeur et les marches obliques doivent avoir au moins 29 de largeur à 40 centimètres de distance du mur de la cage de l'escalier, et au moin 13 centimètres de largeur à l'extrémité la plus étroite.

La hauteur des marches ne doit pas dépasser 16 centimètres pour les escaliers des étages au-dessus du niveau du terrain et 20 centimètres pour les escaliers des caves et sous-sols.

Les escaliers doivent être garnis de rampes et les paliers de balustrades d'au moins 1 mètre de hauteur.

Les rampes des escaliers doivent être munies d'arrêts pour empêcher de glisser dessus à la descente.

Dans toutes les maisons à quatre étages, les cages d'escalier doivent contenir des paliers de repos (nieder stellen) au moins au premier et au troisième étage et, dans les maisons à trois étages, au moins au premier.

Dans des cas particuliers, tels que bâtiments d'utilité publique ou escaliers de luxe, l'Administration peut, à sa discrétion, consentir à se départir de de ces prescriptions.

Les paliers des escaliers, ainsi que les passages compris dans les cages d'escaliers, doivent être construits de matériaux absolument incombustibles. Pour les escaliers secondaires qui mènent à des pièces déjà desservies par les escaliers principaux, on n'est pas tenu de se conformer aux prescriptions ci-dessus.

Il est interdit d'établir des portes ouvrant directement sur l'escalier.

Quand une cage d'escalier est éclairée par un toit en verre, la charpente de ce toit doit être en fer et reposer de toute part sur la maçonnerie.

Si d'autres pièces sont éclairées également par des toits en verre, il faut également éviter toute construction non réfractaire au feu.

Dans la construction de toits vitrés, on assurera la ventilation ainsi que la protection du toit lui-même, si le besoin s'en fait sentir, au moyen de grillages.

Les passages ou galeries extérieurs qui assurent les communications entre les habitations et l'escalier principal, doivent être entièrement construits en matériaux réfractaires et avoir une largeur utile d'au moins $1^m,10$.

Ces galeries ou passages doivent être garnis de ballustrades incombustibles ou de parois en bois (verglasten) recouvertes de verre d'au moins 1 mètre de hauteur.

A l'étage supérieur, les galeries extérieures doivent avoir un toit incombustible isolé du toit du bâtiment.

. . . .

Planchers. — Les planchers intermédiaires doivent être construits pour une résistance convenable.

Les dessins du plan peuvent être exécutés dans le genre de construction qui conviendra au propriétaire, avec la restriction que, pour les sous-sols ou caves, il ne pourra faire emploi de planchers en bois.

Pour les planchers en bois, le parquet doit être isolé du plafond par une couche de plâtre de 8 centimètres d'épaisseur au moins.

Le plafond de l'étage supérieur doit non seulement être construit de matériaux incombustibles, mais encore il doit présenter une force suffisante pour résister, en cas d'incendie, à la chute des charpentes et des parties de maçonnerie formant le toit.

Si l'Administration le juge nécessaire, dans le cas de planchers d'une étendue anormale ou d'une construction spéciale, elle peut toujours exiger des épreuves de résistance jusqu'à ce que l'autorisation d'utiliser la construction ait été accordée, et cela, aux frais du propriétaire. L'Administration indique la résistance qu'elle juge nécessaire et la manière de procéder à l'épreuve.

Murs et pans de bois. — En général, il n'est pas permis d'élever de constructions soit entièrement en bois, soit en pans de bois maçonnés. Ces constructions doivent faire l'objet de permissions spéciales de l'Administration.

D'autre part, il est permis de faire des cloisons séparatives dans les bâtiments déjà existants, soit en bois, soit en pans de bois maçonnés, mais ces cloisons doivent toujours être recouvertes des deux côtés d'un enduit en plâtre.

Dans le voisinage d'une cheminée, les cloisons doivent être en maçonnerie massive.

Couverture. — La couverture des toits doit être faite de matériaux reconnus incombustibles.

. . . .

La maçonnerie (hourdis) de la couverture des toits doit être placée à au moins 8 centimètres au-dessus du plancher des combles.

. . . .

Combles. — Les combles doivent être isolés au moyen d'une porte en fer encastrée dans un cadre en fer ou en pierre.

. . . .

Toits. — Quand un toit s'étend sur plus de 30 mètres de longueur, les combles doivent être divisés, dans toute leur largeur, par des murs construits en matériaux réfractaires.

Ces murs doivent avoir une épaisseur d'au moins 15 centimètres et, au besoin, être renforcés par des piles. Ils doivent faire saillie d'au moins 15 centimètres au-dessus de la surface de la couverture et séparer la charpente du toit d'une manière absolue.

Régime spécial et tolérance (Voir demande en autorisation, page 13). — Chaque mur de séparation doit être pourvu d'une porte en fer encastrée dans un cadre, soit en fer, soit en pierre ; les portes doivent être disposées de manière à se fermer automatiquement et à pouvoir être ouvertes facilement d'un côté ou de l'autre au moyen de boutons.

. . . .

Escaliers. — Les escaliers peuvent avoir une largeur de 1 mètre seulement et être construits en bois, pourvu qu'ils soient recouverts de stuc à leur partie inférieure. L'obligation de les construire en nombre suffisant reste entière.

Sous réserve de la responsabilité du propriétaire et de l'entrepreneur pour la solidité suffisante de la construction, les prescriptions suivantes déterminent la résistance et la nature des matériaux à employer.

Murs. — Les murs de 45 centimètres d'épaisseur au moins peuvent être construits en fragments de pierre.

Pour une maison à deux étages, les murs construits avec ces matériaux doivent avoir au moins 60 centimètres d'épaisseur au rez-de-chaussée.

Les murs de moins de 45 centimètres d'épaisseur doivent toujours être construits en brique cuite. Les murs d'entourage des maisons ne comprenant qu'un rez-de-chaussée, ainsi que l'étage supérieur des bâtiments plus élevés, peuvent n'avoir que 30 centimètres, pourvu qu'ils soient en terre cuite et que la hauteur n'excède pas 3 mètres.

L'emploi des murs en pan de bois est permis à l'intérieur comme à l'extérieur.

Les murs ou cloisons de séparation peuvent être construits en matériaux quelconques ; mais, si les murs sont mitoyens, ils doivent avoir une épaisseur minima de 15 centimètres ou bien être construits en brique.

Dans le voisinage d'une cheminée, il devra toujours y avoir un espace de maçonnerie massive qui devra avoir au moins 45 centimètres quand cel espace comprendra un tuyau de cheminée.

Murs séparatifs. — De 25 mètres en 25 mètres, il devra être construit des murs à l'épreuve du feu, en briquette cuite d'une épaisseur minima de 30 centimètres, dépassant le niveau du toit de 25 centimètres au moins ; ces murs ne devront donner passage à aucune partie de charpente. Il ne pourra être établi de communications à travers ces murs qu'avec l'autorisation de la municipalité et lorsque les mesures nécessaires auront été prises pour isoler les maisons intéressées au point de vue de l'incendie.

Les maisons contiguës pourront avoir des murs mitoyens mais réfractaires au feu.

Combles — Les toits doivent être construits et couverts de matériaux à l'épreuve du feu.

. . . . , .

Les murs doivent être recouverts intérieurement d'un enduit de stuc et l'accès y devra être assuré par des passages permettant en tous temps et en toutes circonstances d'échapper facilement au danger d'incendie.

Dans les maisons en bois ou en pans de bois maçonnés, on ne peut habiter les combles que quand le bâtiment n'a qu'un étage.

. . . .

***

VILLE DE SAINT-PÉTERSBOURG

. . . .

Incendie. — Prescription nombreuses pour les maisons en bois.

Prescription de solution de continuité dans les importantes constructions en bois.

La construction de maisons en bois de deux étages (rez-de-chaussée et un étage) dans lesquelles le rez-de-chaussée serait en pierre et l'étage supérieur en bois, n'est pas autorisée, excepté pour les fabriques et les maisons de campagne, les mezzanines ne comptant pas comme étage.

. . . .

Il est permis de construire des maisons en pierre ou brique contiguës, en observant cependant cette condition que dans les greniers, sous les toits, il y ait des murs de sûreté séparant la maison de celle voisine et que, dans les grandes maisons d'une longueur de plus de 12 sagènes, ($25^m,60$), il y ait, sur l'étendue, plusieurs murs de sûreté sur les murs principaux.

Par mur de sûreté, on comprend des murs en brique sans interruption, sans portes ni fenêtres, dépassant un peu le toit.

. . . .

La construction de bâtiments en pierre ou en brique (à l'intérieur des cours) rapprochés l'un de l'autre est permise, mais à condition que ces constructions soient disposées à une distance l'une de l'autre d'au moins 2 sagènes (4^m,25).

A l'extérieur des maisons en brique, il est défendu, en ville, de faire des additions en bois (escaliers, perrons, galeries), lesquelles, en plus de la difformité, sont une cause de danger en cas d'incendie. Ces défenses concernent aussi les constructions particulières qui sont destinées aux fabriques, magasins, boutiques, maisons de commerce et entrepôts.

. . . .

Linteaux, escaliers. — Les linteaux en bois sont interdits.

Tous les escaliers dans les habitations en pierre ou brique venant de la rue ou de la cour, ainsi que les escaliers du grenier, doivent être construits avec des matériaux incombustibles, des paliers incombustibles, et être placés dans des cages en pierre. Le passage du rez-de-chaussée conduisant à l'escalier doit être recouvert de matériaux incombustibles.

Dans les bazars, les marchés et, en général, les maisons de commerce, les escaliers intérieurs doivent être construits en matériaux incombustibles.

Couverture. — Les constructions en brique ainsi que les maisons d'habitation en bois ne peuvent être recouvertes en bois et, en général, de matériaux inflammables.

. . . .

VII

Saillies sur la voie publique. — Décoration des façades, enseignes, etc.

VILLE DE FRANCFORT

. . . .

Aucune construction fixe ou mobile ne pourra être faite en avant de l'alignement sans une permission spéciale et révocable de l'Administration.

A titre d'exception il pourra être permis de construire :

Prises de lumière sur le trottoir. — Jusqu'à $0^m,10$ en avant de l'alignement, si le trottoir a de 1 mètre à 2 mètres de large, et jusqu'à $0^m,25$ si le trottoir a plus de 2 mètres.

Les ouvertures en question doivent, sauf permission spéciale, être recouvertes par des plaques ou grilles en fer, exactement au niveau du trottoir.

Socles, pilastres, marches, tuyaux de descente des eaux. — a) Jusqu'à $0^m,05$ de saillie si le trottoir a moins de 1 mètre.

b) $0^m,10$ entre 1 mètre et 2 mètres.

c) $0^m,15$ si le trottoir a plus de 2 mètres; pour les marches, cette saillie peut aller jusqu'à $0^m,25$.

Cette disposition ne s'applique pas aux ornements, décorations architecturales, corniches et autres qui se trouvent à plus de $2^m,50$ au-dessus du trottoir.

Appareils d'éclairage privés. — Pourvu que leur saillie ne dépasse pas un dixième de la largeur de la rue et que la hauteur sous la lanterne soit au moins de 3 mètres.

Balcons et erkers. — Avec approbation spéciale de l'Administration, à condition que :

a) Toute partie soit élevée à au moins 3^m,50 du trottoir.

b) Que la saillie sur la façade ne dépasse pas un dixième de la largeur de la rue, et jamais le maximum de 1^m,50.

c) Que le balcon soit au moins à 3 mètres de la propriété voisine, à moins de consentement du voisin à une distance moindre.

d) Que la largeur ne dépasse pas, pour les windows, un tiers de la façade.

e) Que les erkers, avec leur toit, ne dépassent pas la hauteur de la maison, toit compris.

Pour les maisons en coin de rue, cette hauteur peut être *dépassée* de 4 mètres, sauf approbation de l'Administration.

Grandes marquises mobiles (bannes). — Pourvu qu'elles soient à 2^m,50 au-dessus du trottoir et qu'elles soient construites de manière à éviter les oscillations et que la saillie ne dépasse pas la largeur du trottoir.

Pour les maisons à usage d'hôtel, etc., l'Administration peut permettre, à titre révocable, la construction d'une marquise fixe au-dessus du trottoir.

Les portes, volets, contrevents ou stores, etc., qui ne se trouvent pas à plus de 2^m,50 au-dessus du trottoir, ne doivent pas dépasser l'alignement du rez-de-chaussée.

Porte-à-faux. — Il est interdit de construire en porte-à-faux en avant de l'alignement (sur toute la largeur de la façade).

. . . .

* * *

VILLE DE ROME

. . . .

Dans les constructions ou murs en façade sur la voie publique :

a. Jusqu'à une hauteur de 2^m,50 du sol de la chaussée, les saillies de plus de 0^m,15 sont interdites.

Dans les rues de moins de 7 mètres de large, les balcons faisant plus de 0^m,80 de saillie sur l'alignement sont interdits.

Dans les rues de 7 mètres à 12 mètres, la saillie peut aller jusqu'à 1^m,20.

Les balcons ne peuvent être placés à moins de 4 mètres de hauteur au-dessus de la chaussée.

L'Autorité communale, sur l'avis de la Commission édilitaire, peut permettre des saillies supérieures quand il s'agit de décorer des constructions de caractère monumental.

Dans le cas où la limite permise de $0^m,15$ de saillie serait excédée, le Conseil détermine l'indemnité spéciale à payer pour occupation du sol public.

b) Sont interdites les portes, jalousies ou persiennes ouvrant à l'extérieur à une hauteur inférieure à $2^m,20$ au-dessus du sol.

Les tuyaux de descente des eaux pluviales doivent être incorporés au mur jusqu'à 2 mètres à partir du sol, ou bien, si on veut qu'ils soient établis extérieurement, ils devront être faits en « ghisa » jusqu'à la hauteur ci-dessus.

. . . .

***

VILLE DE LISBONNE

. . . .

Il est permis d'établir des marquises, etc., sur la façade des bâtiments lorsque la rue sur laquelle se trouve cette façade est garnie de trottoirs.

Les marquises seront en verre encadré de fer ou de bois; elles devront être à au moins $3^m,00$ de hauteur au-dessus du trottoir.

La hauteur des ornements ou garnitures des marquises ne dépassera pas 3 décimètres.

La saillie n'excédera pas $2^m,50$.

. . . .

***

VILLE DE LONDRES

. . . .

Saillies générales. — Sauf consentement du Conseil, toute corniche, portique, porche, balcon, véranda, balustrade, galerie extérieure, escalier extérieur, ou autre décoration ou saillies quelconques, excepté les corniches des devantures, etc., seront en brique, tuile, pierre artificielle, ardoise, ciment ou toute autre matière réfractaire.

Toute saillie sera fixée et attachée au nu du mur à la satisfaction de l'architecte municipal.

Aucune saillie ne fera plus de 2',6" (0^m,75) sur la voie publique.

Devantures. — Dans une rue dont la largeur n'excède pas 30' (9^m,00) une devanture de boutique peut faire saillie de 5" (0^m,125) au plus sur le nu du mur et toute corniche de ladite devanture peut faire saillie de 13" (0^m,325) au plus.

Dans une rue de plus de 30' (9^m,00) de largeur, la devanture peut faire saillie de 10" (0^m,25) au plus et les corniches de ladite devanture de 18' (0^m,45) au plus sur le nu du mur et *au-dessus du terrain appartenant au propriétaire* (spécial à Londres). La devanture ne pourra, dans aucun cas, faire saillie au-dessus de la voie publique, à l'exception de la corniche.

Aucune partie de la boiserie de la devanture ne sera fixée à une hauteur dépassant 25' au-dessus du niveau de la chaussée.

Bay-windows. — Dans une rue ayant au moins 40' de largeur (12^m,00) ou quand le bâtiment sera à une distance au moins égale à 40' de la limite opposée de la rue, on pourra construire des bay-windows au-dessus du sol appartenant au propriétaire du terrain, par dérogation aux prescriptions de cette loi sur l'alignement et aux conditions suivantes :

a) Ces fenêtres ne s'étendront pas à une hauteur de plus de trois étages au-dessus du niveau de la rue.

b) Elles ne feront pas saillie de plus de 3' (0^m,90) sur le nu du mur.

c) En aucun endroit, elles ne feront saillie sur la mesure prescrite.

d) Elles seront toujours éloignées du centre du mur mitoyen d'une distance égale à la saillie qu'elles font sur le mur dont elles dépendent.

e) Elles n'occuperont pas, prises toutes ensemble, plus de 2/5 de la façade dont elles dépendent.

e) En aucun point elles ne surplomberont la voie publique.

G. — Elles ne pourront être employées pour le commerce.

Dans les rues d'au moins 40' de largeur (12^m,00), on pourra construire des fenêtres en saillie (oriel windows) ou tourelles, pourvu que :

a) Aucune partie de la saillie ne s'étende à plus de 3' du nu du mur (même en retrait), et à plus de 12" sur la voie publique.

b) Aucune partie de la saillie ne sera située à moins de 10' au-dessus du niveau de la rue.

c) Aucune partie de la saillie qui surplombe la voie publique ne sera à moins de 4' du prochain mur mitoyen.

d) A aucun étage, la largeur totale de ces saillies n'excédera les 3/5 de la longueur du mur au niveau de cet étage.

e) Toute saillie de ce genre devra être construite à la satisfaction de l'architecte municipal, ou en cas de différence d'opinion, à la satisfaction du surintendant qui décidera sans appel.

Il ne sera construit de « oriel windows » ou tourelles non conformes à ces règles qu'avec le consentement du Conseil, après consultation des autorités locales.

VILLE DE BERLIN

Saillies. — Les parties de la construction qui font saillie sur les murs et sur le toit sont soumises, en ce qui concerne les matériaux, aux mêmes conditions et prescriptions que les murs et toits eux-mêmes.

La corniche du toit peut, cependant, dans les constructions en bois, être construite en bois, pourvu que, à une distance minima d'un mètre de la propriété voisine, il soit fait usage d'une matière absolument réfractaire.

Les ornements en stuc, ciment, ou autres matières ne doivent pas être fixées sur bois, mais doivent être construits de manière à faire corps avec la maçonnerie.

Il n'est permis d'établir des toits en surplomb au-dessus de la corniche que lorsque les circonstances autorisent ce mode de construction.

Saillies sur l'alignement. — *a) Sur les trottoirs.* Il n'est pas permis de construire des parties en saillie sur les trottoirs, et sur une hauteur de 3 mètres au-dessus des trottoirs, à moins qu'il ne reste un espace uniforme d'au moins 3 mètres de trottoir entièrement libre. On admet pourtant une saillie de plinthes jusqu'à $0^m,13$, corniche incluse, même au-dessus de trottoirs de moins de 3 mètres.

Quand le trottoir a plus de 4 mètres, on peut construire des marches faisant une saillie de 0^m,20 au plus sur le trottoir.

Toutes les portes, fenêtres, etc... doivent s'ouvrir vers l'intérieur, jusqu'à une hauteur de 3 mètres au moins au-dessus du trottoir.

On ne peut établir de *balcons* ou *erker* au-dessus des trottoirs que dans les étages supérieurs des bâtiments et dans les rues qui ont plus de 15 mètres entre alignements et pourvu qu'il y ait une hauteur claire de 3 mètres de leur arête inférieure à la surface supérieure du trottoir.

Sauf réserve des prescriptions formulées ci-après, les balcons et bow-windows peuvent faire saillie, suivant les circonstances, jusqu'à concurrence de 1^m,30 au plus; les entrées de caves jusqu'à 0^m,30, les autres parties de la construction jusqu'à 0^m,60 sur l'alignement.

b) Dans les rues où la ligne des constructions est en arrière du trottoir. — On pourra, dans ces rues, permettre suivant, les circonstances, une saillie de 2^m,50 au plus sur l'alignement, à condition que les jardins de façade soient entretenus.

Prescriptions générales. — *c)* Les bow-windows et autres saillies fermées ne devront occuper au plus que le tiers de la façade d'un bâtiment.

Toutes les parties en saillies de plus de 30 centimètres sur l'alignement doivent être éloignées de la propriété voisine d'au moins une fois et demie leur saillie.

Ouvertures. — Les prises de lumière pour les sous-sols ne sont admissibles que sur les trottoirs de plus de 3 mètres de largeur et ne doivent faire saillie de plus de 30 centimètres.

Les marches des escaliers des caves ne doivent, en aucun cas, faire saillie sur le trottoir.

Bow-windows (Erker). — Largeur de la rue : 15 à 16 mètres, 0^m,60
— — 16 à 17 — 0^m,70
— — 17 à 18 — 0^m,80
— — 18 à 19 — 0^m,90
— — 19 à 20 — 1^m,00
— — 20 à 21 — 1^m,10
— — 21 à 22 — 1^m,20
— — 22 mètres 1^m,30

On ne se départira de ces dimensions, dans les limites cependant du maximum 1ᵐ,30, que lorsque les bow-windows répondront aux prescriptions de l'ordonnance, c'est-à-dire qu'ils occuperont *moins* du tiers de la largeur de la façade. Dans ce cas, la saillie sera calculée spécialement en multipliant la surface de la saillie permissible par la saillie normale (telle qu'elle est donnée par la table ci-dessus) par le tiers de la longueur de la façade et en divisant le produit par la longueur sur laquelle doivent s'étendre les windows.

Balcons. — Pour les balcons qui, y compris les bow-windows ou autres bâtiments en saillie fermés, prennent plus des deux tiers de la longueur des la façade, on ne pourra pas permettre une saillie de plus de 50 centimètres.

Si les constructions en question prennent exactement deux tiers de la façade, la saillie sera conforme à la table ci-dessus.

Si l'étendue des erkers et balcons n'atteint pas les deux tiers, la saillie se calculera de la manière suivante :

DONNÉES.		SAILLIES.
$A.$ — $\quad$ 6ᵐ,00 de erker............		0ᵐ.80
$+$ 6ᵐ,00 de balcon...........		0ᵐ,80
$B.$ — $\quad$ 4ᵐ,00 Erker	$\dfrac{6 \times 0.08}{4}$	1ᵐ,20
$+$ 6ᵐ,00 Balcon		0ᵐ,80
$C.$ — $\quad$ 4ᵐ,00 Erker	$\dfrac{6 \times 0.08}{4}$	1ᵐ,20
$+$ 4ᵐ,00 Balcon....	$\dfrac{6 \times 0.08}{4}$	1ᵐ,20
$D.$ — $\quad$ 4ᵐ,00 Erker...............		0ᵐ,80
$+$ 8ᵐ,00 Balcon..........		0ᵐ,80
$E.$ — $\quad$ 4ᵐ,00 Erker...............		0ᵐ,80
$+$ 6ᵐ,00 Balcon....	$\dfrac{8 \times 0.08}{6}$	1ᵐ,07
$F.$ — $\quad$ 4ᵐ,00 Erker...............		« »
$+$ 4ᵐ,00 Balcon...	$\dfrac{8 \times 0^{m},08}{4}$	1.60 (max. 1ᵐ,30)

VILLE DE BRUXELLES

Saillies fixes. — Art. 42. — Les saillies sont fixes ou mobiles. Sont qualifiés saillies fixes : les socles formant la première assise, les plinthe. entrées de caves, soupiraux, seuils de porte ou marches, bornes, décrottoirs pilastres, colonnes, seuils de croisée, cordons, balcons, corniches, chéneaux et gouttières, etc., etc.

Saillies mobiles. — Sont qualifiés saillies mobiles : les persiennes, contrevents, enseignes, barres de vitrines, lanternes, etc.

La construction des entrées de caves, soupiraux, seuils de porte ou marches, bornes et décrottoirs, forme l'objet d'un titre particulier du règlement concernant les trottoirs.

Toute saillie est comptée à partir du nu du mur de face. Lorsque le degré de saillie autorisé par le règlement varie selon la largeur de la voie publique, cette largeur est mesurée de la manière prescrite par l'article 31.

Saillies fixes. — Art. 43. — La saillie des socles et des plinthes ne peut dépasser :

12 centimètres dans les rues de 10 mètres de largeur et au-dessus;

7 centimètres dans les rues de moins de 10 mètres de largeur.

La saillie de la première marche ne peut dépasser de plus de 5 centimètres le nu des plinthes.

Art. 44. — Au rez-de-chaussée, la saillie des seuils de croisée et des cordons ne peut dépasser :

15 centimètres dans les rues de 10 mètres de largeur et au-dessus;

10 centimètres dans les rues de 7 mètres jusqu'à 10 mètres exclusivement;

7 centimètres dans les rues de moins de 7 mètres.

Si les seuils se trouvent à une hauteur de 2 mètres, le Collège peut, suivant les circonstances, autoriser une saillie plus forte.

Saillies mobiles, devantures, enseignes, contrevents. — Art. 45. — Les saillies des vitrines ne peuvent dépasser les dimensions suivantes :

Châssis de vitrines . . . . 0^m,05
Corniches desdits châssis et ornements placés dans la partie supérieure des vitrines (à 2^m,50 au moins du sol). . . . . 0^m,35
Barres horizontales placées en avant des vitrines (épaisseur des barres comprise). . . . . 0^m,16

Dans les rues larges et pour les vitrines qui constituent un embellissement, le Collège est autorisé à porter jusqu'à 50 centimètres la saillie des corniches.

Art. 46. — Lorsque les contrevents et persiennes sont tenus ouverts, ils doivent être maintenus contre les trumeaux au moyen de crochets en métal. Quand deux contrevents ou persiennes d'un trumeau doivent, étant ouverts, être appliqués l'un contre l'autre, ils ne peuvent avoir ensemble plus de 12 centimètres de saillie ; quand ils ne sont pas superposés, ils ne peuvent avoir plus de 6 centimètres de saillie.

Les enseignes, tableaux et bas-reliefs doivent être suspendus à 2^m,50 au moins du sol et ne peuvent avoir plus de 50 centimètres de saillie, sauf les exceptions spécialement autorisées par le Collège.

Les persiennes, contrevents, enseignes, tableaux et bas-reliefs peuvent être fixés aux murs au moyen de fortes pentures en fer scellées au plomb dans des pierres de taille ou solidement ancrées.

Le Collège des Bourgmestre et Echevins détermine, selon les divers cas, la saillie qui peut être donnée aux écriteaux, aux écussons ou petites enseignes qui sont posés à moins de 2^m,50 du sol.

Les portes du rez-de-chaussée, les portes et les contrevents des souterrains ne peuvent ouvrir extérieurement. Toutefois, la manœuvre des vantaux peut se faire du côté de la voie publique à la condition de ne pas dépasser la saillie de la plinthe. Quant aux portes des souterrains, le Collège peut en autoriser la manœuvre à l'extérieur lorsqu'elle ne présente aucun inconvénient pour la circulation.

Lanternes. — Art. 47. — Les lanternes mobiles doivent être suspendues à 2^m,30 au moins du trottoir ; elles ne peuvent avoir plus de 75 centimètres de saillie et doivent, dans tous les cas, être placées à 35 centimètres au moins en arrière de l'alignement du trottoir.

Ces lanternes ne peuvent être posées avant la chute du jour et doivent être retirées aux heures où elles cessent d'éclairer.

Bannes. — Art. 48 (modifié). — Il peut être posé des stores contre les vitrines.

Les stores ne peuvent descendre à une distance moindre de $2^m,30$ du trottoir (antérieurement $2^m,50$); on peut adapter en contrebas de cette limite une frange ou bordure flottante de 20 centimètres au plus de hauteur.

Les supports doivent être munis d'arrêts qui les empêchent de descendre à une hauteur moindre de $2^m,30$ du trottoir.

La saillie des stores ne peut s'étendre à plus de $1^m,50$. Cette saillie doit, sauf des cas exceptionnels à déterminer par le Collège, rester à moins de 25 centimètres au moins en arrière de l'alignement des trottoirs.

Saillies fixes. — Art. 49. — Les colonnes et pilastres ne peuvent avoir à leur base qu'une saillie de : 10 centimètres en dehors de l'alignement des plinthes dans les rues de 10 mètres de largeur et au-dessus; 5 centimètres dans les rues de moins de 10 mètres de largeur.

Il est permis de donner aux pilastres et aux colonnes une saillie plus forte, à la condition d'établir l'excédent de saillie en arrière de l'alignement de la propriété, de manière que le nu du mur de face forme arrière-corps à l'égard de cet alignement; les angles de la façade doivent être raccordés avec les façades contiguës.

Balcons. — Art. 50. — Les balcons ne peuvent avoir plus de 70 centimètres de saillie dans les rues au-dessous de 12 mètres de largeur et plus de 90 centimètres dans les rues plus larges, mesures prises entre le nu du mur de face et l'extrême saillie des balcons.

Les balcons doivent être construits en fer ou en pierre de taille; ils sont encastrés dans la façade de toute l'épaisseur de celle-ci; ils portent sur des consoles solides en fer ou en pierre; ils doivent être établis à une hauteur de $3^m,50$ au moins au-dessus du trottoir.

Tuyaux de descente des balcons. — Des tuyaux de descente en plomb, en zinc ou en fer, sont adaptés aux balcons pour l'écoulement des eaux pluviales; ces tuyaux sont appliqués contre la façade et ont leur décharge au niveau du sol.

Les balustrades des balcons doivent être en fer ou en pierre de taille et être solidement établies.

Corniches. — Art. 51. — La saillie des corniches de couronnement est déterminée par le Collège des Bourgmestre et Echevins, proportionnellement aux dimensions des façades.

Les corniches sont encastrées dans la façade de toute l'épaisseur de celle-ci.

Art. 52. — En cas de construction ou de reconstruction totale ou partielle d'une maison ou d'une façade, le propriétaire est obligé de réduire ou de supprimer toutes les saillies dépassant les dimensions autorisées par le présent règlement.

Tolérance. — Art. 53. — Le collège des Bourgmestre et Echevins peut autoriser des saillies plus fortes que celles qui sont permises par les règlements, mais seulement pour les édifices publics et les monuments, ainsi que pour les constructions présentant un caractère artistique.

. . . .

. . .

VILLE DE VIENNE

. . . .

Saillies sur l'alignement, balcons, galeries, bow-windows, auvents, socles, ornements (p. 60). — Les parties en saillie sur l'alignement telles que portails à colonnes, colonnes, piliers, pieds-droits (Lesenen), barrières, marches, escaliers extérieurs, etc., sont soumises à l'autorisation de l'Administration, jointe au consentement du propriétaire du terrain.

Les balcons ouverts ou galeries sur consoles ne peuvent, en général, faire saillie de plus de $1^m,25$, comptés à partir du nu du mur principal jusqu'à l'arête extrême de la balustrade ou du parapet. Les balcons fermés ou « Erker » ne peuvent, en règle générale, s'étendre sur plus d'une largeur de fenêtre et ne peuvent être construits que dans des rues ayant au moins 16 mètres de large. Ils ne peuvent faire saillie sur l'alignement de plus de $1^m,25$, et doivent être éloignés d'au moins 3 mètres de la construction avoisinante. L'Administration se réserve le droit d'autoriser, suivant le cas, des dérogations à cette règle générale.

Pour les auvents, les dimensions ci-dessus ne sont pas obligatoires; on se guide sur les conditions locales existantes.

Les balcons, galeries, erkers et porches devront être construits de matériaux solides incombustibles et à une hauteur suffisante pour ne pas créer d'obstacles gênant la circulation sur la rue ou le trottoir. Ces balcons devront être garnis de gouttières, amenant l'eau au moyen de tuyaux jusqu'au trottoir, devant la maison.

Les corniches, ainsi que toutes parties du bâtiment servant à la décoration doivent être établies en matériaux solides et réfractaires au feu et reliées d'une manière continue avec la maçonnerie.

Les *socles*, ainsi que toutes décorations et portails situés à rez-de-chaussée peuvent dépasser l'alignement de 20 centimètres, mais, en règle générale, ces socles ne devront pas dépasser une hauteur de 1^m,50.

Ce droit de saillie des socles est à interpréter dans un sens strict et comme exception, et, par conséquent, ne doit pas s'étendre à d'autres parties de construction qui ne peuvent être considérées comme des socles proprement dits soit au point de vue technique, soit au point de vue édilitaire (???).

Les bahuts qui se trouvent placés devant les prises de lumière, etc., lesquelles se trouvent en dedans de l'alignement, ne sont pas à considérer comme des socles et la construction en est permise, même quand elles empiètent sur l'alignement contre paiement d'un droit.

Pour les ouvertures de prises de lumière qui sont établies au niveau du trottoir, si elles sont construites de manière à empiéter sur une partie du trottoir, et à en faire, par suite, un prolongement de la propriété, il est dû un droit pour le terrain communal ainsi employé.

Dans les autres cas, il n'est pas dû de droit.

Toutes modifications aux prescriptions ci-dessus en ce qui concerne la saillie, la hauteur, etc., doivent faire l'objet d'une autorisation spéciale de l'Administration et exigent le consentement du propriétaire du terrain.

Les motifs d'ornementation peuvent faire saillie de 10 centimètres sur le nu du mur ou l'alignement.

Les fenêtres établies au niveau du sol et pour éclairer les caves sur rue doivent s'ouvrir en dedans.

**

VILLE DE SAINT-PÉTERSBOURG.

Auvents, marquises. — Les auvents au-dessus des entrées, les marquises, etc., doivent être construits de façon qu'il reste au-dessous un passage libre d'au moins 3 archines de hauteur ($2^m,15$ environ).

www.ingramcontent.com/pod-product-compliance
Lightning Source LLC
Chambersburg PA
CBHW050131240426
43673CB00043B/1628